Rééducation en traumatologie du sport

2. Membre inférieur et rachis

CHEZ LE MÊME ÉDITEUR

RÉÉDUCATION EN TRAUMATOLOGIE DU SPORT, Tome 1 : membres supérieurs, par J.-C. CHANUSSOT, R.-G. DANOWSKI, *Collection Sport*, 4e édition, 2005, 360 pages.

Des mêmes auteurs

TRAUMATOLOGIE DU SPORT, par R.-G. DANOWSKI, J.-C. CHANUSSOT. *Collection Sport.* 6e édition, 2001, nouvelle présentation, 2004, 376 pages.

Dans la même collection

DROIT ET MÉDECINE DU SPORT, par M. HARICHAUX, P. HARICHAUX. 2004, 192 pages.

NUTRITION DU SPORTIF, par X. BIGARD, Y. GUEZENNEC. 2003, 144 pages.

RÉCUPÉRATION DU SPORTIF BLESSÉ, par E. VIEL, M. ESNAULT. 2003, 200 pages.

PHYSIOLOGIE DU SPORT, par H. MONOD, R. FLANDROIS. 5e édition, 2003, 296 pages.

STRETCHING, par M. ESNAULT, E. VIEL. 2e édition, 2002, 192 pages.

TRAUMATOLOGIE DU SPORT CHEZ L'ENFANT ET L'ADOLESCENT, par H. BENSAHEL. 2001, 128 pages.

LA MAIN TRAUMATIQUE DU SPORTIF, par C. LECLERCQ. 2001, 168 pages.

MÉDECINE DU SPORT, par E. BRUNET-GUEDJ, B. MOYEN. 6e édition, 2000, 376 pages.

Autres ouvrages

ANOMALIES ANATOMIQUES ET PATHOLOGIE SPORTIVE, par J. RODINEAU, G. SAILLANT. *22e Journée de traumatologie du sport de la Pitié-Salpêtrière.* 2004, 268 pages.

DICTIONNAIRE DU DOPAGE, par J.-P. DE MONDENARD. 2004, 1 264 pages.

EXAMEN CLINIQUE DES MEMBRES ET DU RACHIS, par S. HOPPENFELD. Traduit de l'anglais par D. Duizabo. Nouvelle présentation, 2004, 312 pages.

TRAITÉ DE PHYSIOLOGIE DE L'EXERCICE ET DU SPORT, par P. CERRETELLI. Traduit de l'italien par H. Monod. 2002, 496 pages.

PANORAMA EN TRAUMATOLOGIE DU SPORT, par J. RODINEAU, G. SAILLANT. *20e Journée de traumatologie du sport de la Pitié-Salpêtrière.* 2002, 288 pages.

LA MARCHE HUMAINE, LA COURSE ET LE SAUT, par E. VIEL. *Le Point en rééducation et en APS,* 2000, 280 pages.

collection

Sport

sous la direction de R.-G. Danowski (†)
et de J.-C. Chanussot

Rééducation en traumatologie du sport

2. Membre inférieur et rachis

J.-C. Chanussot
Kinésithérapeute Cadre de Santé
DEA de génie biomédical
DSU de biomécanique
Certifié de kinésithérapie du sport

R.-G. Danowski (†)
Rhumatologue
Qualifié en médecine physique et de réadaptation
Directeur de l'École nationale de kinésithérapie
Médecin de l'Union internationale de patinage

Service de rééducation du Centre médico-chirurgical des jockeys de Chantilly
Service de rééducation de la Fondation de A. De Rothschild de Chantilly

Préface de J. RODINEAU

4e édition

MASSON

Illustrations : J.-C. CHANUSSOT

ISBN : 2-294-01756-0

MASSON S.A.S. – 21, rue Camille-Desmoulins, 92789 Issy-les-Moulineaux Cedex 09

TABLE DES MATIÈRES

PRÉFACE

Importance de la rééducation dans le traitement des traumatismes sportifs

Aujourd'hui, il n'est pas permis de méconnaître la place qu'occupent les soins de rééducation dans le traitement des traumatismes liés à la pratique sportive. La majorité de ces traumatismes peuvent bénéficier d'un traitement non opératoire. Les thérapeutiques physiques concourent largement à la rapidité de la récupération et à la précocité du retour aux activités sportives.

Quand au traitement chirurgical s'il s'avère nécessaire, qu'il soit précoce et de réparation, ou tardif et de substitution, le blessé tire le plus large bénéfice des soins de rééducation. Ils sont mis en route de plus en plus précocement, pratiquement dès le retour de l'opéré dans sa chambre.

Ces soins de rééducation font appel à de nombreuses techniques : récupération de l'amplitude des mouvements par des exercices actifs, aidés ou passifs, lever des sidérations musculaires par des méthodes de facilitation neuro-musculaire, lutte contre l'amyotrophie par des stimulations électriques, renforcement musculaire par le travail statique, dynamique et isocinétique, régression de la déafférentation proprioceptive par la reprogrammation sensori-motrice et le réapprentissage.

Ces techniques de rééducation sont progressivement sorties d'un certain empirisme, pour devenir de véritables méthodes scientifiques, sans cesse améliorées et renouvelées, pour s'adapter aux modifications des conceptions thérapeutiques.

Quel exemple plus démonstratif que celui des traumatismes du genou où, en une vingtaine d'années, qu'il s'agisse de genoux bénéficiant d'un traitement conservateur ou de genoux opérés, nous sommes passés d'une immobilisation plâtrée prolongée, à une mobilisation de plus en plus précoce et, progressivement dans de nombreuses indications, à une absence totale d'immobilisation.

Quel chemin parcouru depuis les premiers plâtres articulés confectionnés de façon artisanale, à l'aide de ferrures empruntées à de vieux appareils de marche de poliomyélitiques, et les orthèses de genou dont nous disposons actuellement. Manufacturées ou standardisées, ces orthèses répondent parfaitement à toutes les demandes, et permettent toutes les adaptations souhaitées pour assurer la mobilisation précoce du genou dans un secteur défini.

En les comparant aux résultats obtenus dans le passé, ces techniques de mobilisation précoce permettent de mieux appréhender les effets néfastes de l'immobilisation prolongée. Elles montrent que, pour en améliorer la qualité, la cicatrisation tissulaire peut être guidée. Et quel meilleur guide que le mouvement ?

Dans un domaine voisin, qui peut nier le formidable intérêt de la rééducation sensori-motrice ? En un quart de siècle, d'immenses progrès ont été accomplis dans la lutte contre la déafférentation proprioceptive, tant dans le domaine de la connaissance neuro-physiologique du phénomène que dans celui des moyens de le combattre.

Les méthodes de renforcement musculaire sont, elles, de nos jours, complètement sorties de leur empirisme pour devenir des techniques parfaitement codifiées. Il faut se souvenir de l'apport des chercheurs aux règles de travail dynamiques et au bon usage du travail statique. La rééducation isocinétique demeure encore un vaste champ de recherches. Elle est pleine des plus franches promesses.

L'évolution de ces techniques de rééducation que nous vivons au quotidien doit être parfaitement connue de chaque praticien, tant en ce qui concerne les bases théoriques que les applications pratiques.

Le genou ligamentaire est le sujet d'un chapitre important. La classification des lésions est précisée et la rééducation de chaque catégorie d'entorse est détaillée phase par phase. La complexité de la technologie kinésithérapique dans le domaine des lésions ligamentaires du genou est bien mise en évidence pour les auteurs mais leur sens didactique et une riche iconographie rendent aisée la compréhension des techniques de rééducation.

Dans ce même chapitre, le difficile problème des syndromes rotuliens et de leur rééducation est également traité, permettant de préciser un certain nombre de notions fondamentales et les bases d'une rééducation bien adaptée à chaque cas particulier.

La pathologie de la jambe, de la cheville et du pied est ensuite abordée et deux chapitres sont particulièrement bien développés : les lésions du tendon d'Achille et les entorses de la cheville. Le lecteur y trouvera un guide précieux autant pour faire un choix thérapeutique cohérent que pour conduire à bien la rééducation et la réadaptation de ces différentes lésions si fréquemment observées en pathologie du sport.

Au total, il s'agit d'un ouvrage important sur la rééducation des traumatismes sportifs. L'exposé en est clair et pourrait se suffire à lui-même. Toutefois, il est rendu encore plus précis et plus pédagogique par une iconographie riche et performante.

Docteur Jacques RODINEAU

1 | BASSIN

LA PUBALGIE

La pubalgie est une maladie de surcharge locorégionale s'extériorisant à l'occasion d'une majoration de travail physique dans les sports qui sollicitent spécifiquement et exagérément la symphyse pubienne.

Pathomécanique de la symphyse pubienne

Le pubis est un véritable carrefour où doivent s'équilibrer un ensemble de contraintes d'origine articulaire, musculaire ou posturale.
L'articulation interpubienne est une amphiarthrose comprenant des surfaces articulaires recouvertes de cartilage. L'intervalle qui les sépare, en forme de coin à base antérieure, est occupé par un « ligament » interosseux ayant la même structure et assurant la même fonction que les disques intervertébraux : constitué d'une partie périphérique fibreuse, dense et résistante, et d'une zone centrale molle, ce *discus articularis* est capable de se déformer et d'absorber des contraintes en traction, compression, cisaillement, flexion et torsion (fig. 1.1). Le disque interpubien est renforcé dans ce rôle par quatre ligaments périphériques formant un manchon fibreux : les ligaments pubiens antérieur, postérieur, supérieur et inférieur (ligament sous-pubien encore appelé ligament triangulaire).

En appui bipodal, selon la conception de Pauwels, le bassin peut être considéré comme une voûte dont le sacrum constitue la clef, les os iliaques les piliers, et les branches pubiennes l'entrait. Les supports de la voûte (cotyles et fémurs) sont déportés en dehors de sorte que le tirant se trouve plus bas qu'eux (fig. 1.2). Cette architecture particulière permet d'accepter des charges importantes : les composantes verticales V de la charge T (poids du tronc) sont directement transmises aux supports alors que les composantes horizontales H sont reprises par l'entrait.

La symphyse pubienne est soumise à une contrainte en traction d'autant plus importante que le bassin est antéversé. La répétition de ces sollicitations en traction peut aboutir à une augmentation de mobilité de la symphyse et la rendre plus sensible aux autres contraintes notamment en cisaillement : cette analyse semble avoir été validée récemment par une étude expérimentale réalisée par P. Carné. Ses travaux corroborent parfaitement les données cliniques faisant état d'une plus grande fréquence des pubalgies chez les sportifs ayant une hyperantéversion du bassin, et les données radiologiques et opératoires montrent des signes d'instabilité pubienne.

Les sollicitations en traction, imposées à la symphyse par ce rôle d'entrait, sont majorées par deux autres facteurs :

– dans le plan frontal, l'ensemble du bassin est sollicité en flexion et réagit comme une poutre supportée à ses deux extrémités et chargée en son milieu (fig. 1.2) : la partie inférieure des articulations sacro-iliaques et de la symphyse subissent une traction alors que leur partie supérieure subit une compression. Cette compression supérieure au niveau symphysaire est certainement annulée par l'effet de coin qu'exerce le sacrum en se calant entre les ailes iliaques ;

– dans le plan sagittal, le couple charnière de T. Marnay et J. Vidal joue un rôle sur la symphyse (fig. 1.3) :

- le poids du tronc T s'appliquant à la face supérieure de S1 tend à abaisser le promontoire et induit une contrainte sacrée dans le sens de la nutation N autour de l'axe S2. Ce mouvement est freiné par les deux ligaments sacro-sciatiques ;
- la réaction du sol S, appliquée au niveau des têtes fémorales O, induit une contrainte en rotation postérieure RP des ailes iliaques, ce qui majore la position relative du sacrum en nutation entre les deux ailes iliaques.

La nutation du sacrum s'accompagne d'un écartement des ischions et des branches symphysaires pubiennes (augmentation du détroit inférieur) amplifiant ainsi les contraintes en traction sur la symphyse (fig. 1.3).

Au total, trois facteurs s'intriquent pour imposer des contraintes en traction à la symphyse pubienne :

– un facteur architectural qui impose un rôle d'entrait aux branches et à la symphyse pubiennes ;

– un facteur mécanique qui transfert au bassin une activité de poutre transversale soumise à une contrainte en flexion ;
– un facteur postural qui induit d'autant plus de contraintes en traction que le bassin est antéversé et que le sacrum est en nutation.

La figure 1.3 récapitule l'ensemble des contraintes s'exerçant sur le bassin en appui bipodal.

En appui unipodal, le bassin forme un cadre fixé unilatéralement et soumis à des contraintes en flexion : ce cadre n'est pas de nature homogène car il est formé de trois pièces, les deux ilions et le sacrum, articulées par des jointures semi-flexibles (fig. 1.4). Du côté de l'appui, l'ilion est tracté en dehors par les muscles stabilisateurs latéraux et les contraintes qui lui sont imposées tendent, comme en appui bipodal, à provoquer une rotation postérieure de l'aile iliaque. Par opposition, l'autre ilion part en rotation antérieure et latéroversion sous l'effet du poids du tronc et du membre inférieur oscillant.

Le mouvement discordant des deux ilions provoque des contraintes dans les trois plans de l'espace :

– des contraintes importantes en cisaillement de haut en bas mais aussi d'avant en arrière ;

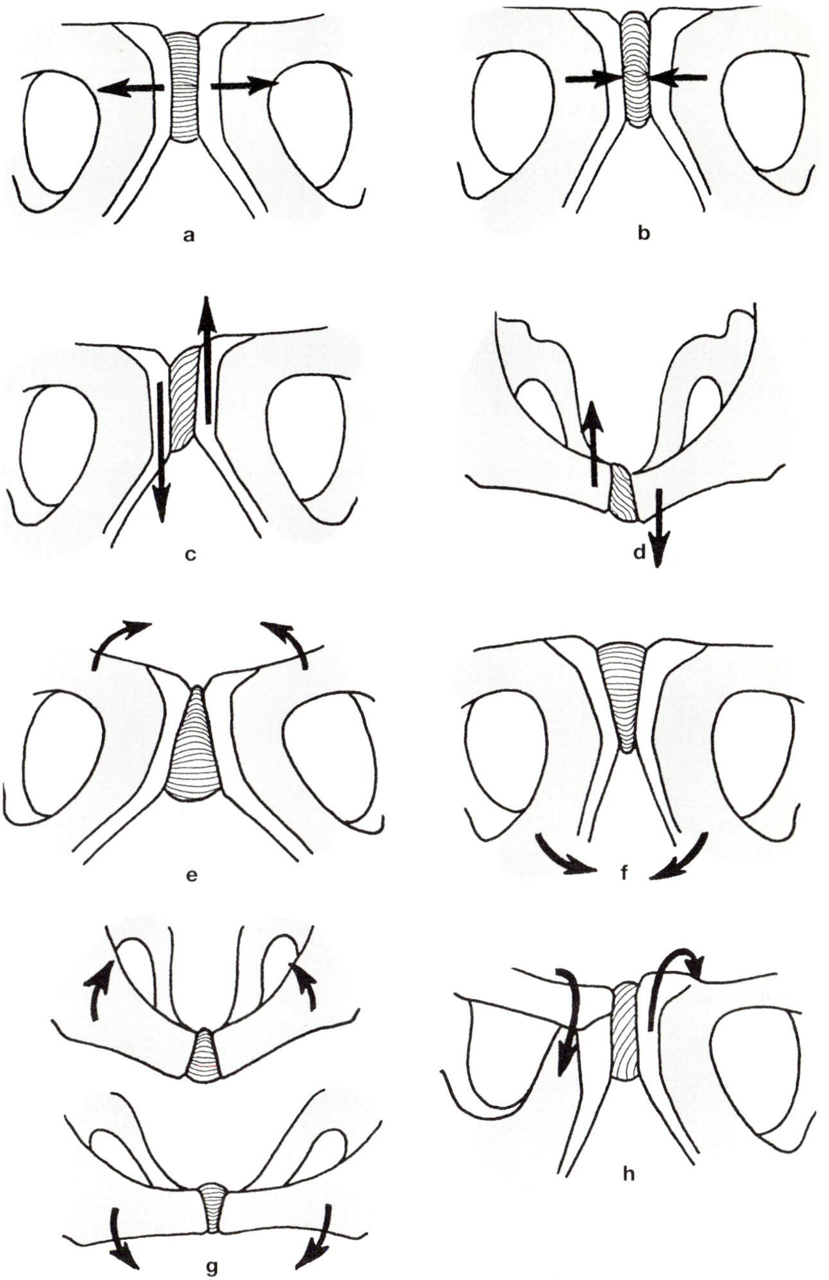

Fig. 1.1. *Contraintes symphysaire pubiennes : en traction* (a), *compression* (b), *cisaillement* (c et d), *flexion* (e, f et g), *et torsion* (h).

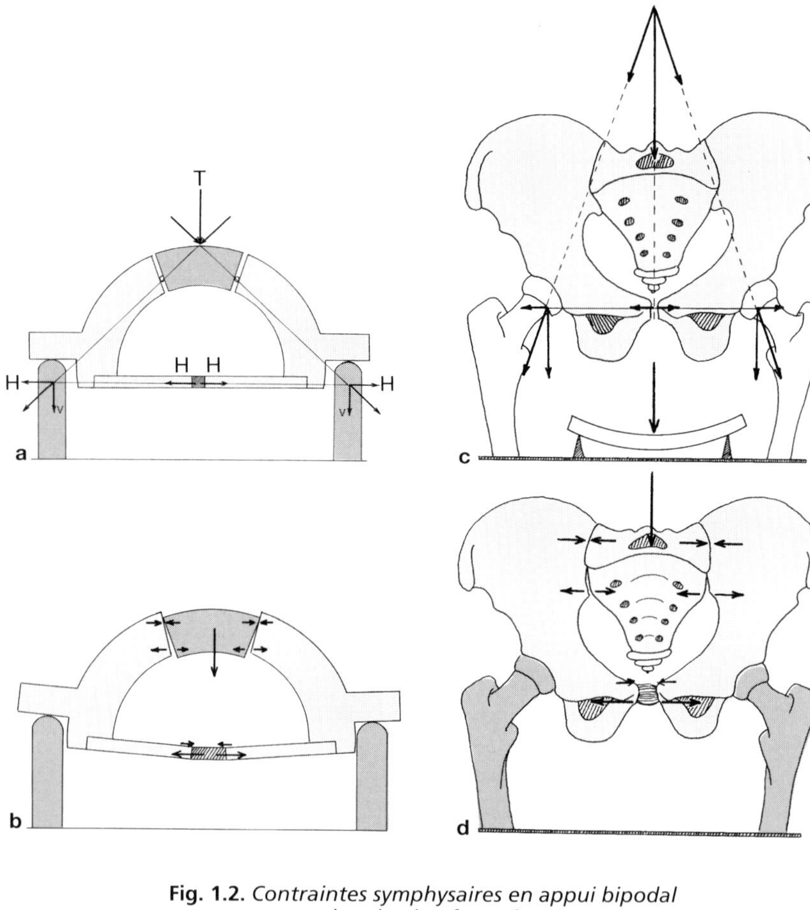

Fig. 1.2. *Contraintes symphysaires en appui bipodal dans le plan frontal.*
T : poids du tronc ;
V : composante verticale ;
H : composante horizontale.

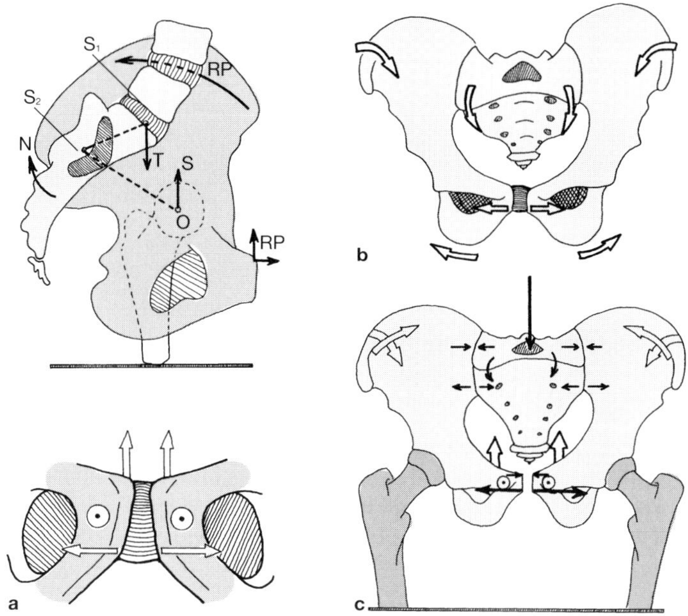

Fig. 1.3. *Contraintes symphysaires dans le plan sagittal.*

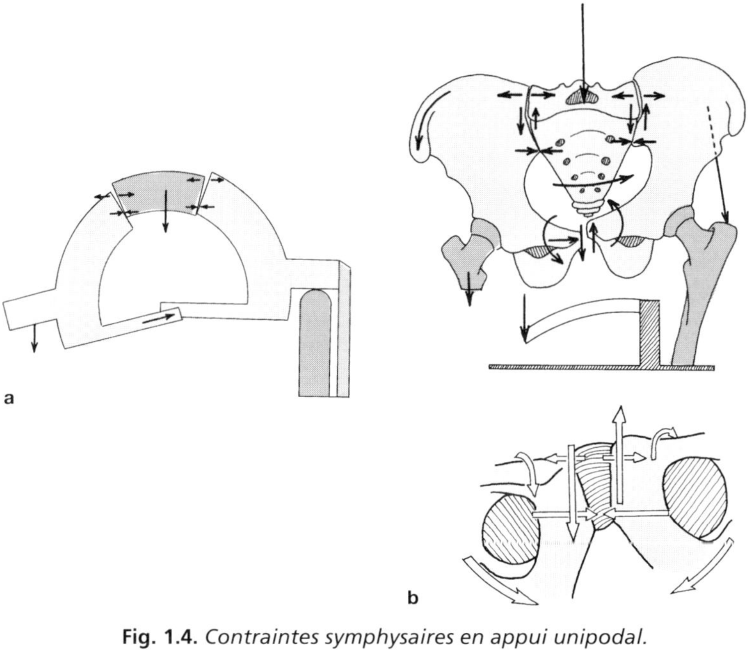

Fig. 1.4. *Contraintes symphysaires en appui unipodal.*

– des contraintes en torsion dues à la rotation postérieure de la branche pubienne du côté portant s'opposant à la rotation antérieure de la branche pubienne controlatérale ;
– des contraintes en compression par appui de la branche pubienne du côté oscillant contre l'ilion du côté porteur ;
– des contraintes en flexion dans le plan frontal et dans le plan horizontal majorant la compression à la partie inférieure de la symphyse.

Le sacrum et les articulations sacro-iliaques subissent des contraintes similaires car l'ensemble du bassin est soumis à une contrainte en torsion hélicoïdale.

Dans les sports nécessitant des sauts ou des changements de direction rapides, en pleine course, il est facile d'imaginer l'importance des contraintes asymétriques imposées au bassin et à ses structures d'amortissement.

Lors de la pratique sportive, d'autres contraintes d'origine articulaire, musculaire ou posturales peuvent venir majorer celles qui ont déjà été évoquées en appui bi- ou unipodal :
– *les mouvements de l'articulation coxo-fémorale* (fig. 1.5) ont une incidence directe sur la symphyse pubienne : l'extension s'accompagne par exemple d'une rotation antérieure de l'aile iliaque à l'origine de contraintes et cisaillement dans les deux plans de l'espace et des contraintes en torsion. La rotation interne entraîne une compression symphysaire et une flexion dans le plan horizontal. L'abduction forcée réalise essentiellement une traction. Les mouvements antagonistes de flexion, de rotation externe et d'adduction créent presque point par point des contraintes opposées. La diminution des amplitudes articulaires de la hanche dans un de ces secteurs peut entraîner une compensation fonctionnelle par mise en jeu précoce des mouvements de l'ilion et aboutir à des contraintes anormales au niveau de la symphyse pubienne.
– *L'équilibre des muscles* (fig. 1.6) qui s'insèrent au contact du pubis (grands droits, pyramidaux de l'abdomen, obliques, droits internes, petits et moyens adducteurs) ou qui ont une incidence sur la symphyse (grand adducteur, pectiné, psoas-iliaque, droits antérieurs, ischio-jambiers, etc.) influe sur la statique et la dynamique de la symphyse pubienne. Par exemple, une hypotonicité de la paroi abdominale associée à une hypertonicité des muscles adducteurs risque de majorer l'antéversion du bassin et les contraintes en traction sur la symphyse. De même, une activité asymétrique entre les muscles qui induisent une rotation antérieure de l'aile iliaque d'un côté (antéverseurs) et les muscles qui induisent une rotation postérieure du côté opposé (rétroverseurs) peut être à l'origine de contraintes importantes en cisaillement et en torsion de la symphyse.
– *L'équilibre postural du sportif* est aussi un facteur primordial de régulation des contraintes imposées au cadre pelvien :
  - dans le plan frontal, toute asymétrie de la ligne de charge d'origine sus-pelvienne (attitude scoliotique ou scoliose non équilibrées)

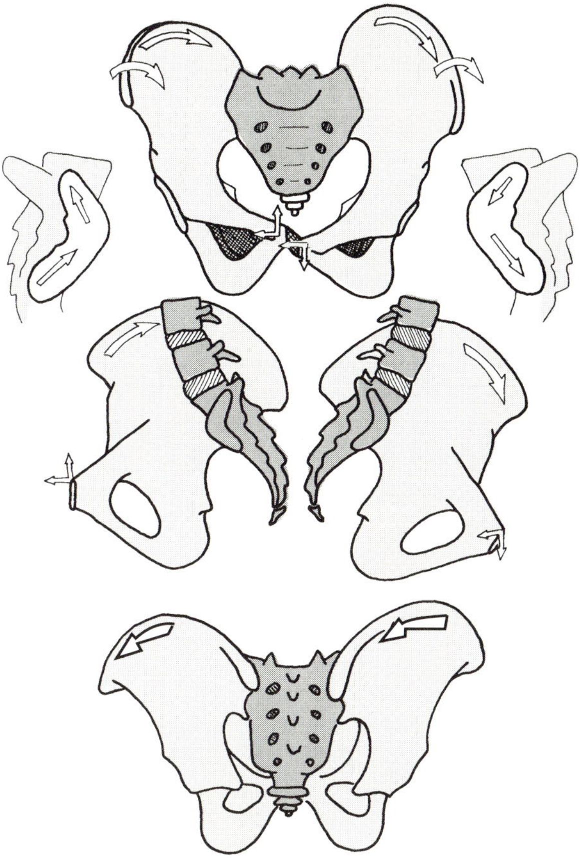

Fig. 1.5. *Contraintes symphysaires en relation avec les mouvements de flexion (aile iliaque droite) – extension (aile iliaque gauche) de hanche.*

ou sous-pelvienne (inégalités de longueur ou asymétries d'axes des membres inférieurs) risque d'induire une asymétrie des contraintes imposées au bassin en appui bipodal ;

• dans le plan sagittal les dysharmonies de courbures à type d'hypercyphose dorsale, hyperlordose lombaire, horizontalisation du sacrum, et les pathologies des zones charnières dorso-lombaires ou lombo-sacrées (spondylolyse ou spondylolisthésis) peuvent avoir une incidence directe sur la répartition des contraintes pelviennes mais aussi une incidence indirecte sur les douleurs du pubis : irradiations douloureuses selon le trajet des nerfs grand et petit abdominaux génitaux, syndrome spondylo-pubien, etc.

Le shoot du footballeur est l'exemple type du geste sportif capable d'engendrer d'importantes contraintes symphysaires asymétriques. Le shoot se déroule en 5 phases successives : la préparation, l'armer, l'accélération, la frappe, la décélération et l'accompagnement (fig. 1.7).

– *La préparation* s'effectue par un transfert du poids du corps sur le pied pivot. Cet ancrage souvent brutal, tronc incliné sur le côté, impose au bassin des contraintes asymétriques, telles que nous les avons étudiées en appui unipodal, mais avec une force proportionnelle à l'énergie cinétique d'un sujet en pleine course.

– *L'armer* fait intervenir toute une chaîne rotatoire à partir du pied pivot jusqu'à la ceinture scapulaire. La hanche d'appui est fixée en rotation externe et flexion. La hanche oscillante part en extension, abduction, rotation externe accompagnée par un mouvement en fléau du genou en flexion : cette contre-rotation entre les deux ilions ainsi que l'hyper-lordose lombaire qui l'accompagne créent d'importantes contraintes symphysaires en cisaillement et torsion.

– *L'accélération* nécessite une contraction puissante des rotateurs internes de la hanche portante, des muscles petit et grand obliques de l'abdomen, du droit antérieur de la hanche oscillante et surtout des adducteurs et du psoas iliaque qui propulsent puissamment le membre inférieur vers la flexion, l'adduction et la rotation externe. Les muscles adducteurs exercent une traction sur la branche pubienne vers le bas et l'arrière à l'origine de contraintes en cisaillement, traction et torsion ; ces contraintes sont amplifiées par l'appui du psoas iliaque qui se réfléchit sur la branche ilio-pubienne comme sur une poulie de renvoi (fig. 1.6).

– *La frappe* est réalisée lorsque le mouvement balistique du membre oscillant atteint sa vitesse maximale : l'impact de la balle produit une onde de choc au sein des muscles et des articulations de la chaîne cinétique du membre inférieur.

– *La décélération* est sous le contrôle des muscles ischio-jambiers qui doivent se substituer aux fléchisseurs de hanche et extenseurs du genou : le réglage de cet antagonisme/synergie entre ces deux groupes musculaires poly-articulaires, en chaîne cinétique ouverte et à grande vitesse, nécessite un contrôle gestuel parfait à partir du pied d'appui. Le bassin constitue le lieu de transition entre le membre inférieur d'appui qui travaille en chaîne cinétique fermée à partir de chaînes musculaires parallèles et le membre inférieur oscillant dont les sangles antérieures et postérieures travaillent en série sur de grandes amplitudes : la fixation de l'ilion du côté de l'appui et la mobilité de l'ilion du côté oscillant impose aux articulations sacro-iliaques et à la symphyse des contraintes opposées.

– *L'accompagnement du geste* s'effectue par une giration pelvienne sur le membre inférieur pivot venant verrouiller l'articulation coxo-fémorale en rotation interne, extension et adduction. Le membre inférieur oscillant poursuit son mouvement de flexion, adduction et rotation externe, les muscles ischio-jambiers entraînant l'ilion homolatéral en rotation postérieure. La convergence du mouvement des hanches en adduction et rotation interne provoque une contrainte en compression et en flexion de la symphyse alors que la contre-rotation des ilions réalise une torsion et un cisaillement.

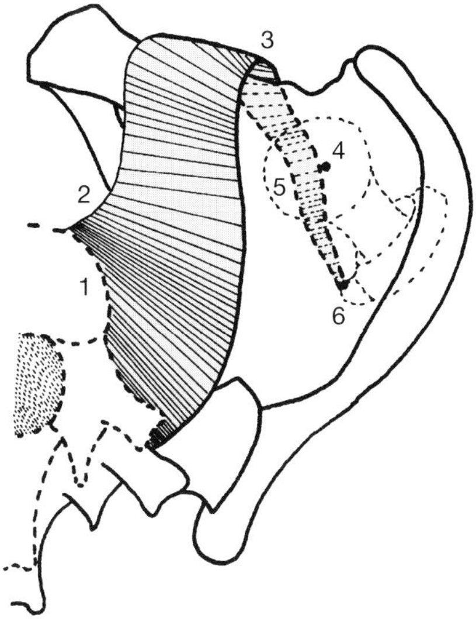

Fig. 1.6. *Projection horizontale du muscle grand psoas :* insertions latéro-vertébrales *(1)*, concavité ventrale dans les portions lombaires et iliaques *(2)*, forte concavité dorsale dans sa poulie de réflexion entre l'épine iliaque antéro-inférieure et l'éminence ilio-pubienne *(3)*, axe mécanique de l'articulation coxo-fémorale *(4)*, concavité dorsale au point de tangence de l'articulation *(5)*, insertion sur le petit trochanter *(6)*, (modifié d'après M. Guillot).

Certains sports tels que le football, le triple saut, la course de haies, l'équitation ou la danse entraînent des contraintes variées et itératives sur la symphyse pubienne.

Ces sollicitations excessives peuvent donner lieu à une pubalgie qui est une pathologie du carrefour pubien associant à des degrés divers : une arthropathie pubienne, une maladie des adducteurs, une pathologie pariétale abdominale.

Cette pathologie a d'autant plus de chances de s'extérioriser que le sujet accumule des facteurs mécaniques défavorables tels que des troubles posturaux rachidiens, une inégalité de longueur des membres inférieurs, une hypo-extensibilité de certaines chaînes myo-tendineuses ou une asymétrie de tonicité de groupes musculaires antagonistes.

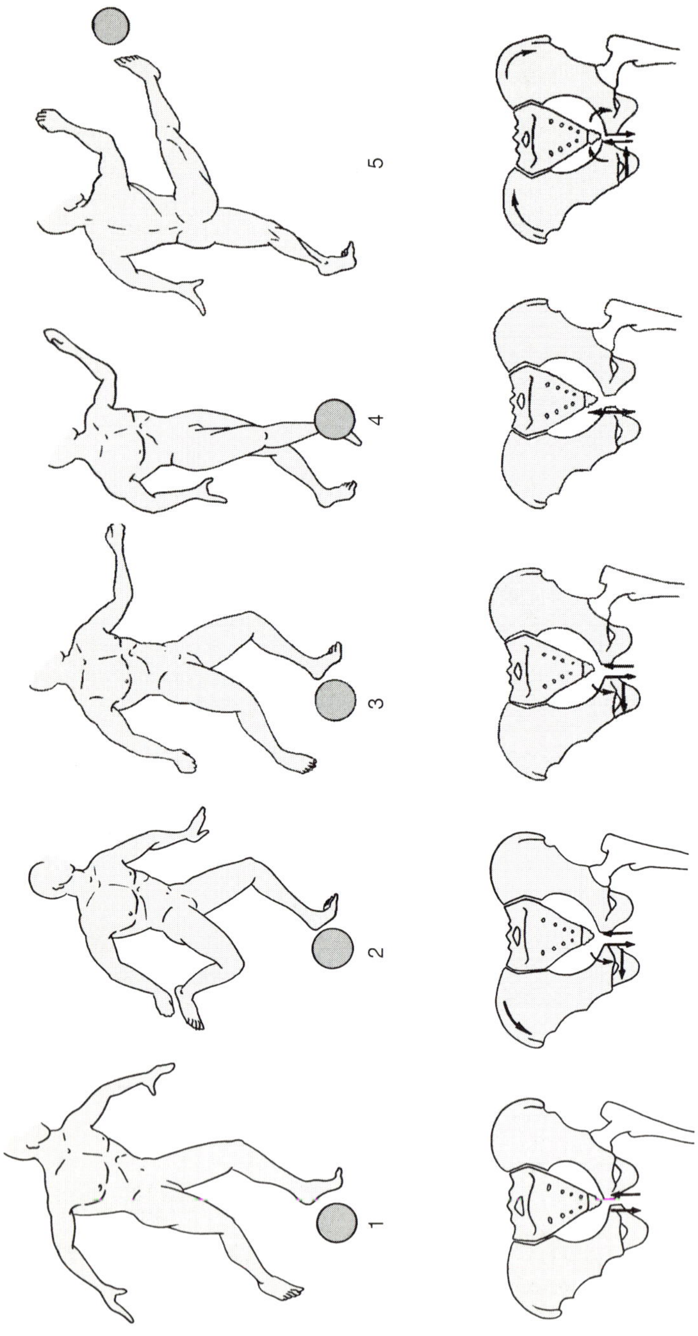

Fig. 1.7. *Shoot du footballeur et contraintes symphysaires pubiennes.*
préparation *(1)*, armer *(2)*, accélération *(3)*, frappe *(4)*, décélération et accompagnement *(5)*.

Rééducation de la pubalgie

Enquête étiopathogénique et bilan

L'enquête étiopathogénique menée dans le cadre des pubalgies sert à mettre en exergue les facteurs de risque qui s'intriquent à des degrés divers pour aboutir à la maladie pubienne (tableau 1.I) : il s'agit généralement de facteurs intrinsèques (tableau 1.II, fig. 1.8) tels que des déséquilibres articulaires, musculaires ou posturaux congénitaux ou acquis qui s'extériorisent sous l'impulsion de facteurs extrinsèques (tableau 1.III) liés à une pratique sportive intensive et mal dosée.

La synthèse de l'enquête étiopathogénique, du bilan clinique et de l'imagerie permet de déterminer un certain nombre de critères importants pour le traitement :

– l'âge, le type de sport pratiqué et le niveau de pratique ;

– l'ancienneté des douleurs, leur intensité et leur retentissement sur les activités sportives ou de la vie quotidienne ;

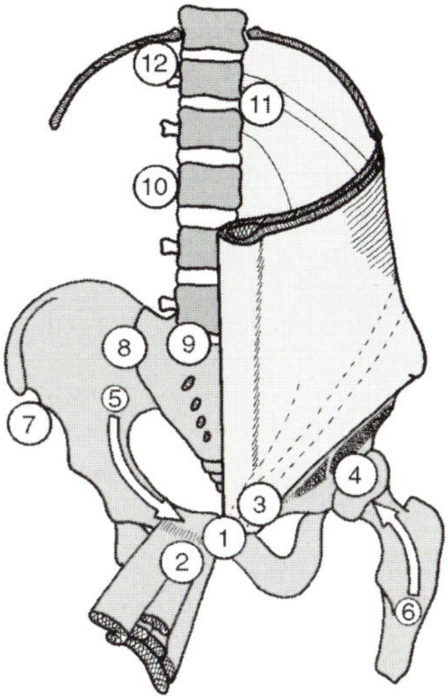

Fig. 1.8. *Facteurs biomécaniques de la chaîne locomotrice du carrefour pubien pouvant être à l'origine d'une pubalgie :* laxité ligamentaire symphysaire *(1)*, déséquilibre de la balance musculaire entre les adducteurs *(2)*, et les abdominaux *(3)*, limitation articulaire ou pathologique coxo-fémorale *(4)*, asymétrie de contraintes entre le poids du corps *(5)*, et la réaction au sol *(6)*, antéversion du bassin *(7)*, dysfonctionnement sacro-iliaque *(8)*, anomalies de la charnière lombo-sacrée *(9)*, hyperlordose lombaire *(10)*, irradiation radiculaire D2 L1 *(11)*, pathologie mécanique de la charnière dorso-lombaire *(12)*.

Tableau 1.I. *Facteurs étiopathogéniques de la pubalgie*

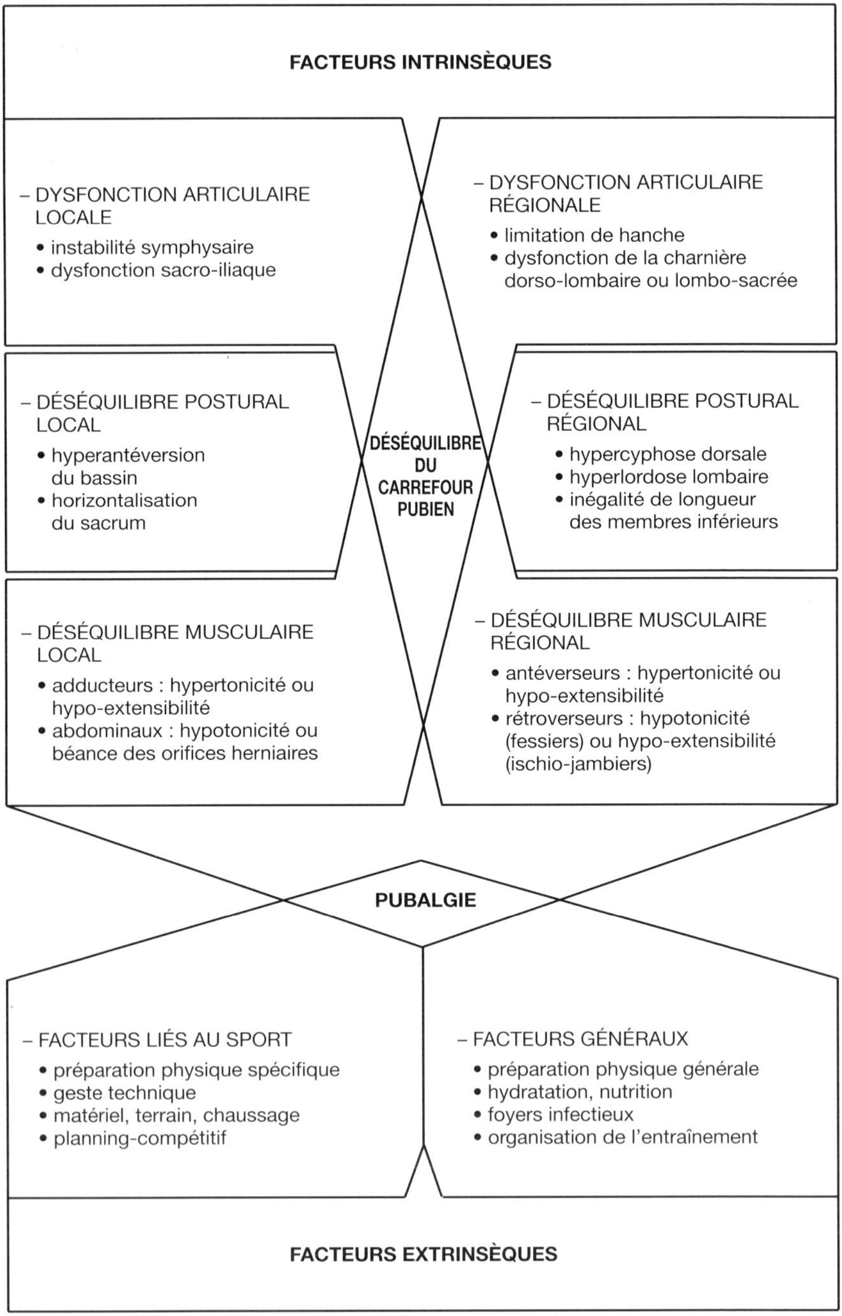

Tableau 1.II. *Facteurs intrinsèques recherchés dans le cadre d'une pubalgie*

Signes à rechercher	Techniques d'exploration
Instabilité symphysaire pubienne	– Sensations de claquements symphysaires à la marche ou à la course. – Palpation des berges symphysaires à la marche sur place : décalage, ressaut, hypermobilité. – Radiographie centrée sur la symphyse en appui monopodal alterné : décalage des berges, écart symphysaire anormal.
Asymétries de force des muscles ayant une incidence sur la dynamique pubienne	– Tests isocinétiques ou isométriques des muscles fléchisseurs/extenseurs du tronc, rotateurs droits/rotateurs gauches du tronc, abducteurs/adducteurs de hanche, fléchisseurs/extenseurs de hanche, rotateurs internes/rotateurs externe de hanche à la recherche de déséquilibres notables lors des tests.
Hypo-extensibilité des muscles sous-pelviens	– Mesures de l'extensibilité des muscles droits antérieurs, ischio-jambiers, adducteurs (position anatomique, flexion, extension), tenseurs du *fascia lata* à la recherche d'une raideur anormale ou asymétrique.
Limitations articulaires	– Mesure goniométrique des deux hanches dans les trois plans de l'espace en recherchant particulièrement les déficits en rotation interne, extension et flexion. – Douleurs et limitations des articulations sacro-iliaques.
Insuffisance de la paroi abdominale	– Rapport de force musculaire fléchisseurs / extenseurs du tronc inférieur à 60 % – Signe de Malgaigne : positif – Ptose en position spontanée (± toux) – Palpation des orifices herniaires à la recherche de déhiscence ou extériorisation à la toux.

Signes évocateurs de tendinopathie d'insertion des abdominaux ou adducteurs	– Douleurs lors de :
	  – la contraction isométrique,
	  – l'étirement,
	  – la palpation.
	– Signes échographiques évocateurs : calcifications, érosions, etc.

Signes d'irradiation dans les territoires des nerfs grand et petit abdominaux génitaux, génito-crural ou obturateur	– Exploration radio-clinique de la charnière D12 L1 – Douleurs irradiantes et de caractère neurologique.

Signes radiologiques spécifiques	– Bassin de face et clichés centrés sur la symphyse :
	  – signes spécifiques d'ostéo-arthropathie pubienne : encoches, sclérose des berges, pseudo-élargissement
	  – signes spécifiques d'une pathologie ostéo-tendineuse : condensation, irrégularité, calcification en regard de l'insertion des adducteurs.

Tableau 1.III. *Facteurs extrinsèques recherchés dans le cadre d'une pubalgie*

Sports à risque	– Sports induisant des contraintes en cisaillement de la symphyse : football, courses de haies, sports de sauts, danse, tennis.
Intensité de l'entraînement	– Surentraînement : stages intensifs, périodes de compétition, entraînement technique avec répétition du geste spécifique (shoots, passages de haies, etc...)
Qualité de la préparation physique générale	– Étirements insuffisants des muscles ischio-jambiers, adducteurs, psoas, droits antérieurs et spinaux lombaires – Musculation insuffisante des muscles de la paroi abdominale – Absence de travail en mobilité des hanches (surtout en rotation interne)
Qualité et adéquation entre la chaussure et le sol	– Surfaces dures (terrain « gelé », surfaces synthétiques) – Chaussures munies de crampons (ancrage du pied au sol).
Facteurs généraux	– Règle hygiénodiététiques : hydratation, nutrition, hygiène dentaire... – Climat psychologique : motivation, surentraînement, entourage...

– la forme anatomo-clinique : il peut s'agir d'une forme pure, symphysaire (ostéo-arthropathie pubienne), pariétale (pathologie pariétale abdominale), ou ostéo-tendino-musculaire (maladie des adducteurs), mais en pratique on est le plus souvent confronté à des formes mixtes (tableau 1.IV) ;

– l'existence d'autres anomalies associées des hanches (coxarthrose débutante, dysplasie), du rachis (spondylolyse, discopathie, anomalie transitionnelle) ou des membres (troubles statiques du pied ou du genou).

Tableau 1.IV. *Fréquence formes pures et formes mixtes (Areski* et al.*, 1991)*

FT (*)	Lésion anatomique	Total	%
Forme pure	Pariétale (P)	2	14,29
	Ostéotendino-musculaire (A)	8	
Forme mixte	Pariétale (P) + ostéo-musculaire (A)	7	85,71
	Ostéo-musculaire (A) + symphysaire (S)	22	
	Pariétale (P) + ostéo-musculaire (A) + symphysaire (S)	31	
Toutes formes		70	100,00

(*) FT : Forme topographique.

Protocole général du traitement

Tous les auteurs s'accordent pour un traitement médical et kinésithérapique de première intention. Ce traitement doit avoir été correctement mené pendant 3 à 6 mois avant de conclure à un échec indiquant un éventuel traitement chirurgical. Celui-ci est envisageable chez un sportif jeune évoluant à un haut niveau.

Le protocole général de traitement est résumé sur le tableau 1.V.

Le traitement kinésithérapique comporte trois domaines d'action :

– *un traitement symptomatique* à visée antalgique et anti-inflammatoire venant compléter le traitement médical ;

– *une correction des déséquilibres d'origine intrinsèque :* selon les résultats du bilan clinique il peut s'agir de techniques visant à améliorer l'extensibilité de certaines chaînes myo-aponévrotiques, à corriger des limitations articulaires, à renforcer les groupes musculaires déficitaires, à modifier la posture du patient et à adapter le geste sportif ;

Tableau 1.V. *Protocole général du traitement de la pubalgie*

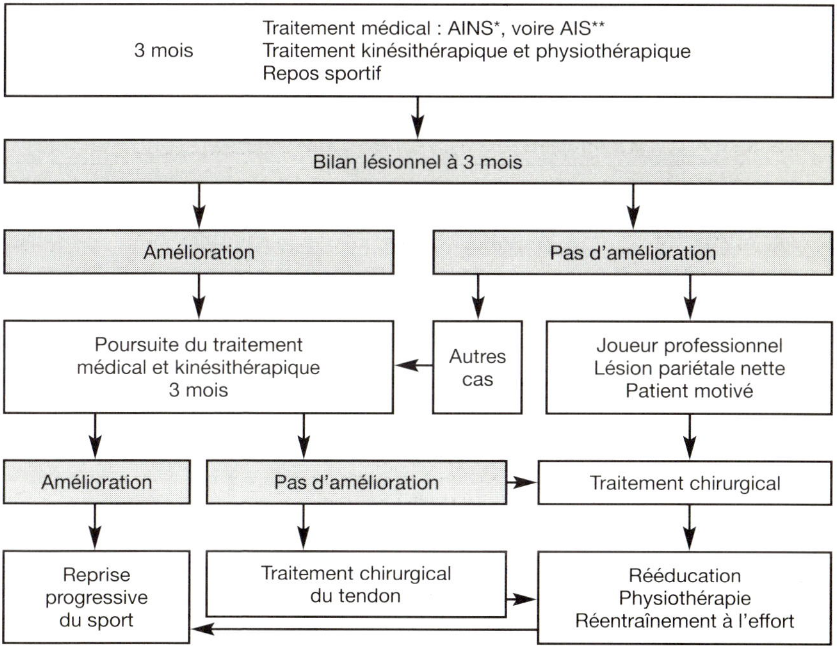

* AINS : anti-inflammatoires non stéroïdiens.

** AIS : anti-inflammatoires stéroïdiens.

– *une correction des déséquilibres extrinsèques :* ce travail réalisé en étroite collaboration avec l'entraîneur vise à programmer une préparation physique générale individualisée, à modifier le planning de travail, à surveiller le choix des surfaces d'entraînement et à équilibrer les apports hydriques et alimentaires.

Le protocole du traitement kinésithérapique est résumé sur le tableau 1.VI.

Techniques

Physiothérapie

Cryothérapie pluriquotidienne

– Application locale d'un pack de froid pendant 1/2 h, quatre fois par jour, sur les muscles adducteurs et leurs insertions tendineuses ou sur la symphyse et l'insertion des grands droits de l'abdomen selon la topographie des douleurs.
– Massage local à la glace sur les tendons d'insertion des adducteurs ou des grands droits, pendant 8 à 10 min.

Stimulation électrique transcutanée à visée antalgique (SETA)

– Type de courant : courant de basse fréquence.
– Situation des électrodes :
• ***pour les douleurs symphysaires et abdominales basses*** les électrodes doivent être positionnées sur le trajet des nerfs grand abdomino-génital (L1), petit abdomen-génital (L1), génito-crural (L1 et L2) et le rameau antérieur du nerf sous-costal (D12) :
– *Montage pour une douleur abdominale basse latéralisée* (fig. 1.9a) : dans ce montage bipolaire la première électrode (A, 6 × 4 cm) est positionnée latéralement à la partie haute de la région lombaire, en regard des émergences de D12, L1 et L2. La deuxième électrode (B, 8 × 3 cm) est placée le long du canal inguinal.
– *Montage pour une douleur symphysaire* (fig. 1.9b) : ce montage tripolaire nécessite deux électrodes (A1 et A2, 6 × 4 cm), situées de part et d'autre de la région lombaire haute en regard des émergences de D12, L1 et L2, et une troisième électrode (B, 12 × 4 cm) placée transversalement en regard du pubis.
• ***pour les douleurs des adducteurs,*** les électrodes doivent être positionnées sur le trajet du nerf obturateur (L2, L3, L4) :
– *Montage pour une douleur tendineuse des adducteurs* (fig. 1.9c) : dans ce montage tripolaire la première électrode (A, 8 × 4 cm) est placée latéralement entre les vertèbres L2 et L5, la deuxième électrode (B, 3 × 5 cm) doit être située à 1 cm du tubercule du pubis au contact du bord inférieur de la branche pubienne, la troisième électrode (C, 3 × 5 cm) est située à la face interne du genou au-dessus et en arrière du tubercule du troisième adducteur.

Tableau 1.VI. *Protocole du traitement kinésithérapique*

TRAITEMENT À VISÉE ANTALGIQUE ET ANTI-INFLAMMATOIRE

- Cryothérapie
- Gels AINS*
- MTP***
- Ultrasonothérapie
- SETA**
- Diélectrolyse

CORRECTION DES DÉSÉQUILIBRES D'ORIGINE INTRINSÈQUE

– CORRECTION DES RÉTRACTIONS MUSCULAIRES PAR ÉTIREMENT DES :

- ischio-jambiers
- adducteurs
- fléchisseurs de hanche
- spinaux lombaires
- grands dorsaux

– CORRECTION DES DYSFONCTIONS ARTICULAIRES :

- hanches
- sacro-iliaques
- rachis ; zones charnières D12-L1 et L5-S1, cyphose dorsale

– CORRECTIONS POSTURALES ET GESTUELLES :

- travail des appuis
- rétroversion du bassin
- délordose lombaire
- lutte contre la cyphose dorsale
- intégration au geste sportif

– CORRECTIONS DES DÉSÉQUILIBRES MUSCULAIRES :

- renforcement de la paroi abdominale
- renforcement des muscles rétroverseurs du bassin
- renforcement des spinaux

– CORRECTION DES FACTEURS LIÉS AU SPORT :

- améliorer la préparation physique spécifique
- choix du terrain et du chaussage
- adopter le planning compétitif

– CORRECTION DES FACTEURS GÉNÉRAUX :

- équilibrer la préparation physique générale
- hygiène alimentaire
- planification de l'entraînement sur l'année, le mois, la semaine

CORRECTION DES DÉSÉQUILIBRES D'ORIGINE EXTRINSÈQUE

* AINS : anti-inflammatoires non stéroïdiens.

** SETA : Stimulation électrique transcutanée à visée antalgique.

*** MTP : massage transversal profond.

– Durée : séance de 30 min, où à la demande lorsque la SETA est pratiquée en ambulatoire.

– Variantes :
  - les électrodes peuvent être polarisées pour effectuer une diélectrolyse de substances anti-inflammatoires, antalgiques ou myorelaxantes. Pour une sportive, il faut auparavant s'assurer qu'il n'existe pas de pièce métallique endo-tissulaire (stérilet),
  - deux larges électrodes (15 × 10 cm chacune) peuvent être placées en regard du rachis dorso-lombaire et reliées à un générateur de très basse fréquence activant le système enképhalinergique.

Ultrasonothérapie

En regard de la symphyse, sur les insertions tendineuses des muscles adducteurs et des grands droits : émission pulsée, à une fréquence de 3 MHz, avec une puissance de 0,5 à 1 Watt/cm^2, en utilisant une petite tête d'émission (1 cm^2). Cette application peut s'effectuer en point fixe ou sous la forme de frictions circulaires ou transversales en employant l'interface d'un gel anti-inflammatoire ou d'un cube de glace (fig. 1.10). Durée : 2 à 4 min par point douloureux.

Sur les muscles adducteurs, droit interne, pectiné et les spinaux lombaires : émission continue, à une fréquence de 1 MHz, avec une puissance de 2 à 3 Watt/cm^2, en utilisant une tête d'émission de grande surface (4 cm^2). L'application est réalisée par des balayages lents longitudinaux et spiroïdes, l'interface étant réalisée par un gel neutre ou un gel myorelaxant. Durée : 8 à 10 min par groupe musculaire.

Techniques manuelles

Les techniques manuelles visent à lutter contre les douleurs et à lever les tensions des différents tissus qui concourent à la pérennisation des pubalgies soit localement, au niveau pelvien, ou plus à distance (complexe lombo-pelvien, segment sus-pelvien, segments sous-pelviens antérieur ou postérieur). Ces techniques manuelles comportent plusieurs temps :

– **massages et étirements des muscles ou aponévroses** hypo-extensibles ou douloureux tels que le groupe des adducteurs ou des fléchisseurs de hanche, les muscles ischio-jambiers, les spinaux lombaires, les aponévroses lombo-fessières et les grands dorsaux ;

– **MTP du tendon proximal des adducteurs** ou de l'insertion basse des grands droits, ainsi que des ligaments douloureux (sacro-iliaques, ilio-lombaires, sacro-sciatiques) ;

– **mobilisation spécifique des articulations** coxo-fémorales, sacro-iliaques, de la charnière lombo-sacrée et dorso-lombaire.

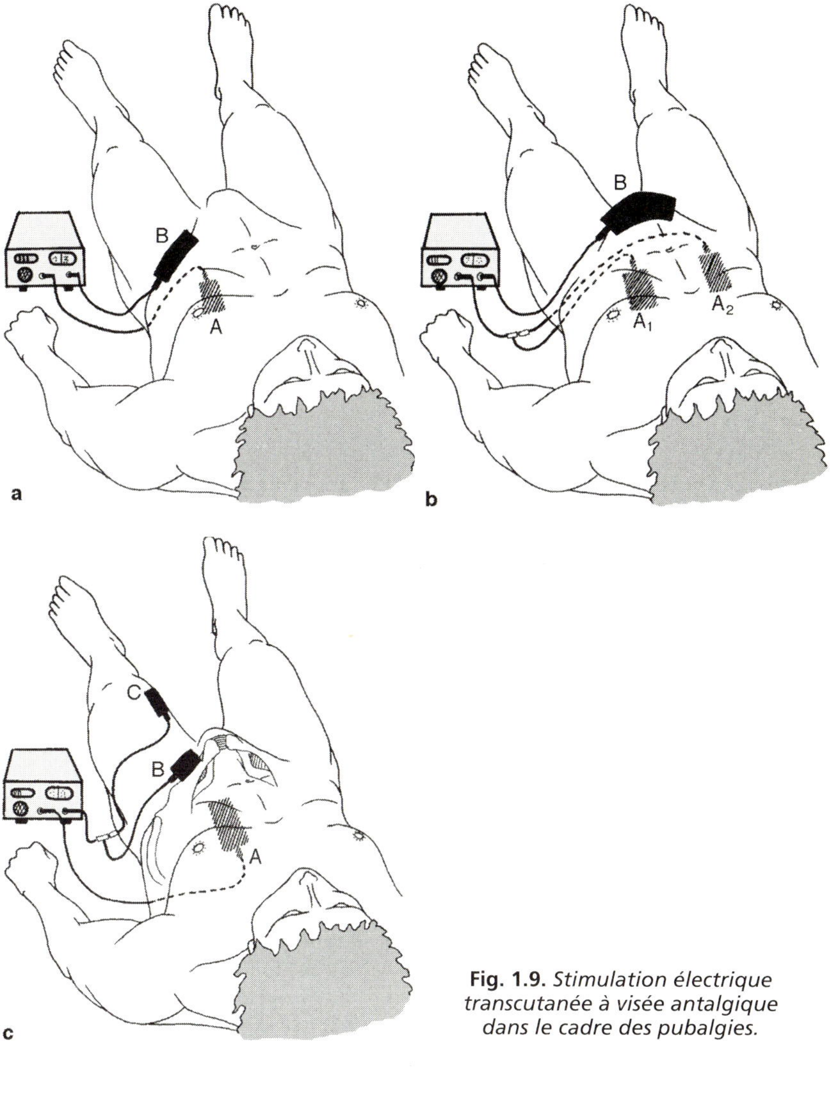

Fig. 1.9. *Stimulation électrique transcutanée à visée antalgique dans le cadre des pubalgies.*

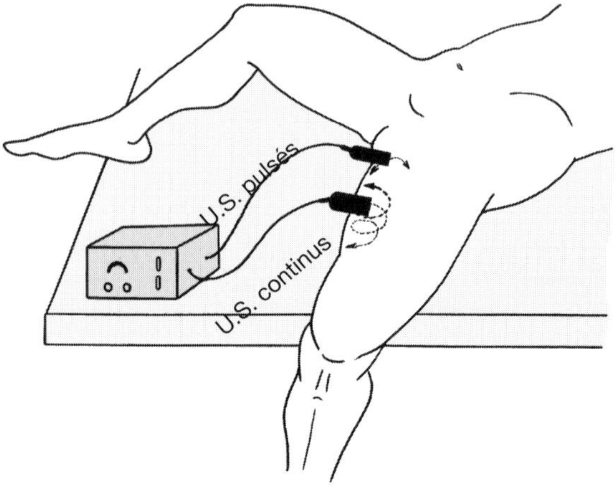

Fig. 1.10. *Ultrasonothérapie.*

Exemple de technique manuelle d'étirement des adducteurs (fig. 1.11)

– 1 : sujet en décubitus dorsal, en suspension axiale excentrée de manière crâniale et vers le dehors : composantes d'étirement vers l'abduction-extension ;
– 2 : pétrissages des adducteurs : l'application des mains, pour effectuer le massage, induit automatiquement un étirement vers l'abduction-extension ;
– 3 : contraction des adducteurs contre résistance manuelle puis relâchement ;
– 4 : MTP du tendon proximal des adducteurs puis cryothérapie *loco dolenti* ;
– 5 : après le MTP, une posture d'étirement de longue durée, associée à la cryothérapie des tendons, peut être entreprise dans cette position ou la pesanteur à un effet constant mais modéré (fluage).

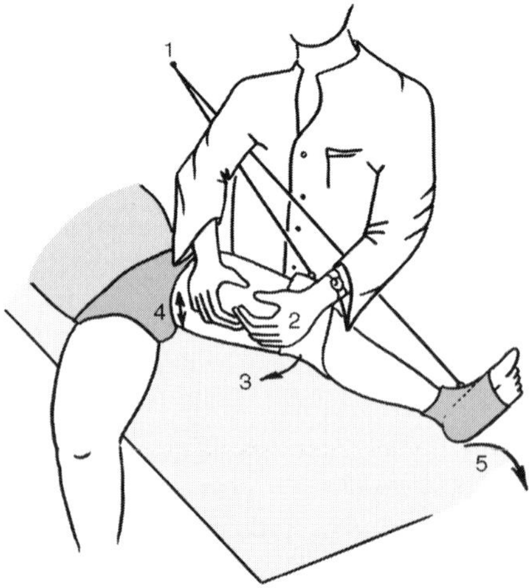

Fig. 1.11. *Étirement des adducteurs.*

Exemple de technique de mobilisation en flexion-adduction-rotation interne de hanche et rotation postérieure de l'aile iliaque (fig. 1.12)

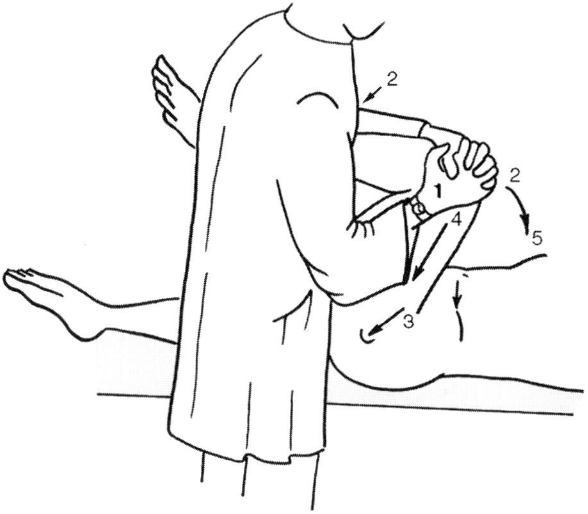

Fig. 1.12. *Mobilisation passive de la hanche.*

– 1 : sujet en décubitus dorsal, traitement masso-kinésithérapique (MK) homolatéral à la hanche à mobiliser, prise en hamac au niveau du genou ;

– 2 : le MK contrôle la rotation interne avec le coude appuyé contre le segment jambier du sujet, puis induit une flexion maximale de hanche ;

– le gain en flexion de hanche peut être obtenu par la séquence suivante : flexion pure (2) ; puis traction dans l'axe du col en position de flexion (3) ; puis flexion avec pression dans l'axe du fémur (4) ; puis contracter-relâcher des abducteur-extenseurs-rotateurs externes ; puis flexion ; puis manœuvres d'impaction en flexion maximale (5) ;

Exemple de technique de décompression de la symphyse pubienne (fig. 1.13)

– sujet en décubitus dorsal, hanches fléchies en abduction horizontale, talons au contact l'un de l'autre ;

– le MK oppose une résistance isométrique bilatérale et symétrique aux adducteurs : la traction bilatérale active (T) entraîne une décompression symphysaire (D) avec réduction (R) d'un éventuel décalage des berges symphysaires.

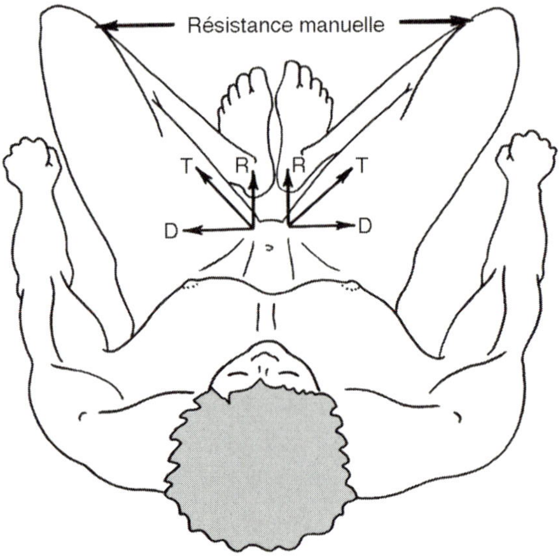

Fig. 1.13. *Technique de décompression de la symphyse.*

Techniques actives

Les techniques de stretching

Effectuées sur les muscles rétractés du complexe lombo-pelvi-fémoral elles doivent êtres réalisées avec le temps actif de l'étirement effectué à partir du bassin et si possible de manière symétrique : ce point est important car l'étirement d'un muscle à partir de ses insertions périphériques risque d'aggraver la malposition pelvienne. Par exemple, la rétraction du droit antérieur qui fixe la malposition de l'aile iliaque en rotation antérieure ne doit pas être combattue par un étirement réalisé classiquement en décubitus dorsal à partir de l'insertion tibiale ; le fait de rechercher une flexion du genou, sur une position préalable en extension de hanche avec flexion stabilisatrice de la hanche controlatérale associe trois erreurs :

– l'extension de hanche initiale s'accompagne d'une rotation antérieure de l'aile iliaque que l'on souhaite *a priori* combattre ;

– la tension du droit antérieur tracte l'épine iliaque antéro-inférieure et aggrave la rotation antérieure de l'aile iliaque ;

– la rotation antérieure ainsi aggravée s'accompagne d'un positionnement relatif de l'autre aile iliaque en rotation postérieure ce qui induit des contraintes pubiennes en cisaillement.

Des exercices de stretching sont développés dans le chapitre 4 : « Spondylolyse et spondylolisthésis ».

Bilans musculaires isocinétiques et techniques de tonification

Les bilans musculaires isocinétiques et les techniques de tonification entreprises en rééducation dans le cadre des pubalgies ont quelques particularités :

– avant toute technique de renforcement, des abdominaux notamment, il faut avoir éliminé l'existence d'une pathologie pariétale abdominale avec état préherniaire, déhiscence de la paroi etc. qui représentent des contre-indications absolues au renforcement ;

– tous les sportifs souffrant d'une pubalgie ne doivent pas être systématiquement tonifiés car pour un certain nombre d'entre eux ce sont les étirements qui ont été négligés alors que la musculation a été régulière ;

– la musculation doit être précédée de bilans visant à mettre en évidence l'existence d'un déséquilibre méconnu entre agonistes et antagonistes (fléchisseurs / extenseurs du rachis, des hanches, ou des genoux, rotateurs droits / gauches du tronc, etc.) en se méfiant de quelques pièges :

- les sports dits « symétriques » ne sont pas exempts de déséquilibres musculaires et *a contrario* un sportif exerçant un sport dit « asymétrique » peut très bien n'avoir pas d'asymétrie musculaire,
- un rapport fléchisseurs concentrique / extenseurs concentrique peut être normal alors que le rapport fléchisseurs excentrique/extenseurs concentrique peut montrer un déséquilibre,
- un rapport fléchisseurs à X degrés/seconde/extenseurs à X degrés / seconde peut être normal alors que le rapport fléchisseur à X degrés / seconde / extenseurs à Y degrés / seconde peut montrer un déséquilibre,
- un rapport fléchisseurs / extenseurs peut être normal à différentes vitesses de test mais montrer un déséquilibre sur les tests de fatigabilité,
- le MK doit surtout informer sur les techniques de musculation que le sujet doit intégrer à sa préparation physique générale : en accord avec le sportif et son entraîneur, il faut éliminer les techniques qui relèvent souvent de vieilles habitudes et qui paraissent nuisibles (exercice de « la gargouille » pour tonifier les spinaux par exemple) et réaliser un planning personnalisé d'exercices musclants qui auront été tout d'abord appris en kinésithérapie. Ces exercices doivent être essentiellement orientés vers la tonification du caisson thoraco-abdominal et de la poutre composite lombaire. Ces techniques seront développées dans le chapitre 4 « Spondylolyse ».

Les techniques neuro-musculaires

Elles ont pour objectif, dans le cadre des pubalgies, de corriger les postures ou les gestes sportifs trop sollicitant pour la charnière lombo-sacrée et pour la symphyse pubienne : il s'agit essentiellement des positions en hyperlordose lombaire ou des mouvements asymétriques des membres inférieurs pourvoyeurs de contraintes symphysaires anormales. Les techniques employées sont superposables à celles qui seront expliquées dans le traitement des spondylolyses.

Préalablement à tout traitement kinésithérapique de la pubalgie, il importe :

– de rechercher systématiquement, à travers une enquête rigoureuse, les différents facteurs biomécaniques de la chaîne locomotrice du carrefour pubien pouvant être à l'origine de cette pubalgie ;

– de déterminer quels sont les éléments anatomiques les plus concernés : symphyse pubienne, adducteurs, paroi abdominale, articulations sacro-iliaques, charnière lombo-sacrée ou dorso-lombaire.

La prise en charge kinésithérapique des pubalgies comporte 4 volets :

– la prévention primaire reposant sur la préparation physique générale (PPG) et sur la préparation physique spécifique (PPS), à réaliser en étroite collaboration avec l'entraîneur ;

– le traitement masso-kinésithérapique et physiothérapique localisé aux structures anatomiques concernées ;

– le traitement rééducatif global visant à réharmoniser les déséquilibres posturaux et gestuels propres à chaque sport et à chaque sportif ;

– la prévention secondaire permettant d'éviter les récidives qui repose sur la PPG, la PPS, le choix du matériel (chaussage) et de la surface de jeu, mais aussi sur le respect de certaines règles hygiéno-diététiques (alimentation, hydratation, récupération physique et psychologique).

Genou ligamentaire

PATHOMÉCANIQUE DE LA STABILITÉ DU GENOU

La stabilité tridimensionnelle du genou est un phénomène complexe qui résulte de la convergence de quatre facteurs essentiels (fig. 2.1) :
– des propriétés mécaniques et de la forme des structures osseuses, cartilagineuses et méniscales ;
– des propriétés mécaniques des formations capsulo-ligamentaires ;
– de l'intensité et de la direction des contraintes imposées à l'articulation ;

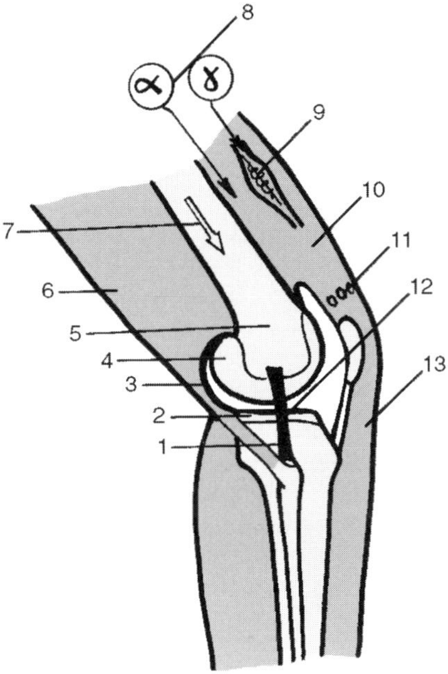

Fig. 2.1. *Facteurs de stabilité du genou :*
– stabilité d'origine passive : facteurs ligamentaires *(1)*, méniscaux *(2)*, capsulaires *(3)*, cartilagineux *(4)*, osseux *(5)*, tendineux et musculaires (CEP) *(6)*, contrainte en compression *(7)*,
– stabilité d'origine neuro-musculaire : coactivation α–γ *(8)*, FNM *(9)*, raideur ponts active-myosine et tendons (CES) *(10)*, OTG *(11)*, récepteurs articulaires *(12)*, récepteurs cutanés *(13)*.

– de la raideur du système musculaire en considérant cette raideur sous deux aspects :

- une raideur passive dépendant surtout des propriétés visco-élastiques de la composante élastique parallèle (CEP) (tissus d'enveloppe du muscle) des muscles antagonistes au mouvement. Ce facteur de stabilité n'intervient que pour des mouvements extrêmes et intéresse essentiellement les muscles poly-articulaires tels que les ischio-jambiers ou le droit antérieur,
- une raideur que nous pouvons qualifier, par opposition à la précédente, d'active faisant intervenir les propriétés contractiles des muscles péri-articulaires du genou (composante contractile) en association avec la composante élastique sériée (CES) (tendons, ponts actine-myosine). Le réglage de cette raideur active est sous l'étroite dépendance des systèmes neuro-musculaires de régulation posturale et gestuelle et fait intervenir les afférences issues de récepteurs musculaires, articulaires et cutanés.

Stabilité d'origine passive

Mécaniquement, la stabilité du genou a été expliquée depuis longtemps par le rôle de frein passif joué par les structures osseuses, cartilagineuses, méniscales, ligamentaires ou myo-aponévrotiques de cette articulation. Cette conception de la stabilité du genou a eu trois ordres de conséquences :

– *Chaque mouvement du genou est limité par des structures passives bien déterminées et mécaniquement liées :* ces facteurs de limitation passive prennent en compte les contraintes articulaires en compression ou en cisaillement résultant du poids du corps et des tensions musculaires, de la géométrie des surfaces ménisco-cartilagineuses, et de la mise en tension sélective de l'appareil capsulo-ligamentaire (tableau 2.I). Certains auteurs tels que Noyes *et al.* ont même pu établir une hiérarchie à l'intérieur de chaque mouvement en montrant par exemple que le LCAE intervenait pour 85 % de la force nécessaire pour éviter un glissement antérieur des plateaux tibiaux, le LCPI pour 95 % dans la limite du glissement postérieur, le LLI pour 78 % dans la limite du valgus, et le LLE pour 69 % dans la limite du varus.

– *Chaque mécanisme pathologique peut engendrer selon sa direction et son intensité une destruction plus ou moins complète des facteurs de limitation passive de l'articulation :* certains auteurs tels que Kennedy *et al.* par exemple se sont attachés à étudier la résistance mécanique des différents ligaments du genou et ont pu montrer par exemple que la charge de rupture du LCAE et du LLI était d'environ 1725 N. La charge de rupture du LCPI et du LLE est plus importante alors que les lésions osseuses apparaissent quant à elles pour de moindres contraintes. D'autres auteurs se sont attachés à établir une relation entre l'importance d'un tiroir antérieur et le degré d'atteinte du LCAE. Dans cet esprit, chaque test de laxité reflète, lorsqu'il est positif, l'atteinte d'une structure particulière avec un degré de gravité précis.

Tableau 2.I. *Facteurs de stabilité d'origine passive (les mouvements décrits sont les mouvements du tibia sous le fémur)*

Mouvements	F. capsulaires et ligamentaires	F. ménisquaux	F. musculaires	F. osseux
Flexion	PAAE PAAI Tendon rotulien Ligaments ménisco-rotuliens	Cornes post.	Quadriceps Contact des muscles postérieurs	Impaction rotulienne
Glissement postérieur	LCPI et LLE Coques condyl. Tendon rotulien	Cornes ant.	Quadriceps Poplité Jumeaux	
Extension	PAPE et PAPI LLI et LLE LCAE	Cornes ant.	Ischio-jambiers Droit interne Couturier Poplité Jumeaux	Compression antérieure des plateaux
Glissement antérieur	LCAE et LLI Tendon rotulien PAAE et PAEI	Cornes post.	Ischio-jambiers Droit interne Couturier TFL	
Rotation externe	LLI et LLE LCPI PAPI et PAAE Aileron rot. int.	Corne post. MI Corne ant. ME	Patte d'oie Poplité Demi-membran. Vaste interne	Joue externe de la rotule contre trochlée
Rotation interne	LCAE et LCPI PAPE et PAAI Aileron rot. ext.	Corne ant. MI Corne post. ME	Biceps et TFL Vaste externe	Joue interne de la rotule contre trochlée
Valgus	LLI et PAPI LCAE Aileron rot. int.	Comp. ME tract. MI	Patte d'oie Demi-membran. Vaste interne	Comp. condyle ext. contre plat. tibial ext.
Varus	LLE et PAPE Aileron rot. ext.	Comp. MI tract. ME	Biceps et TFL Poplité Vaste interne	Comp. condyle int. contre plat. tibial interne

Liste des abréviations employées dans le tableau :

PAPI : point d'angle postéro-interne, PAPE : point d'angle postéro-externe, PAAE : point d'angle antéro-externe, PAAI : point d'angle antéro-interne, LCAE : ligament croisé antéro-externe, LCPI : ligament croisé postéro-interne, LLI : ligament latéral interne, LLE : ligament latéral externe, MI : ménisque interne, ME : ménisque externe.

– *Le traitement des laxités du genou passe par un traitement chirurgical* qui, s'appuyant sur la connaissance de la biomécanique et des mécanismes pathologiques, vise à suppléer les lésions structurales du système de protection passif.

Pratiquement, certaines critiques se sont élevées contre cette approche mécaniste de la stabilité du genou mettant en exergue plusieurs discordances :

– *Discordance entre la mécanique et la pathomécanique :* un mécanisme traumatique donné ne touche pas forcément le ligament théoriquement le plus concerné.

– *Discordance entre la clinique et la mécanique :* les tests de laxité ne sont quant à eux pas toujours fiables et ne reflètent qu'imparfaitement une lésion à laquelle on pourrait s'attendre.

– *Discordance entre les mesures de laboratoire et la pratique sportive :* théoriquement la pratique de certains sports très contraignants pour le genou devraient dépasser notoirement les possibilités de stabilisation des structures péri-articulaires, ce qui n'est pas le cas concrètement.

– *Discordance entre la thérapeutique et les résultats cliniques :* la mise en place de ligaments naturels ou artificiels dont la solidité mécanique est supérieure à celle du ligament d'origine n'empêche pas une rupture secondaire et n'améliore pas toujours de manière efficace l'instabilité ressentie par le sujet.

Il ressort de ces contradictions que la stabilité du genou ne résulte pas seulement de facteurs mécaniques passifs mais aussi de facteurs neuromusculaires et chacun s'oriente actuellement, que ce soit dans le domaine de la recherche ou en thérapeutique, vers une analyse plus fonctionnelle de ce problème.

Stabilité d'origine neuro-musculaire

Physiologiquement, la stabilité du genou dépend du réglage de la raideur active des muscles péri-articulaires. Ce réglage, extrêmement précis, fait appel à deux phénomènes complémentaires (fig. 2.2) :

– Un phénomène d'anticipation (*feedforward*) d'origine centrale faisant appel à la programmation neuro-motrice posturale ou gestuelle acquise au cours de l'apprentissage du geste sportif. Cette anticipation est responsable de la raideur musculaire préalable à tout mouvement (activité posturale) et de la qualité d'un geste hautement finalisé comme l'est un geste sportif (activité gestuelle).

– Un phénomène de rétro-action (*feedback*) d'origine périphérique, prenant naissance dans les récepteurs sensitifs extéro- et proprioceptifs, et permettant d'adapter en permanence la tension des muscles péri-articulaires du genou en modulant les influx d'origine centrale.

Nous n'entrerons pas dans le détail de ces phénomènes de régulation communs à toutes les articulations pour nous attacher à ce qui est propre à la proprioception du genou soit dans le domaine de la physiologie soit dans celui de la pathologie.

Innervation du genou

Le genou est une articulation extrêmement innervée puisqu'elle possède une vingtaine de rameaux capsulaires issus soit du nerf crural soit du nerf sciatique (tableau 2.II). Ces rameaux sont destinés non seulement

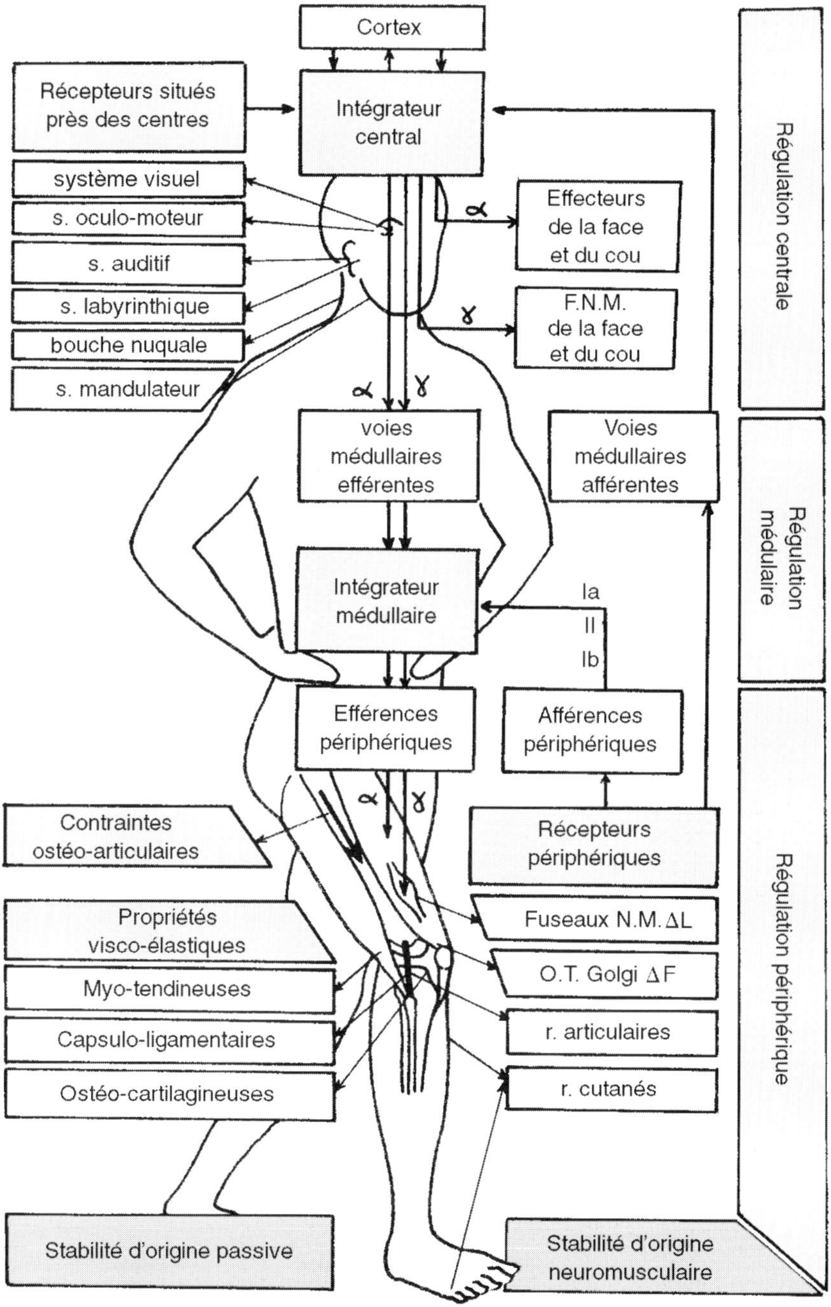

Fig. 2.2. *Facteurs de régulation de la stabilité du genou.*

aux ligaments et à la capsule, à la portion périphérique des ménisques, au cartilage, au panicule adipeux (creux poplité et ligament adipeux), au périoste de la rotule mais aussi pour une grande part à la paroi des vaisseaux assurant la vascularisation articulaire : une étude de Langford *et al.*, sur le rameau articulaire interne du chat a montré qu'il existait dans ce nerf seulement 200 fibres myélinisées (types I, II et III) pour 900 fibres non-myélinisées (types IV) dont 50 % étaient d'origine sympathique ; ces fibres sympathiques destinées à l'advantice des parois vasculaires des vaisseaux de l'articulation auraient pour certains des projections sur les FNM des muscles péri-articulaires et auraient un rôle dans leur contrôle.

Les autres fibres amyéliniques (type IV) sont issues de terminaisons libres se répartissant dans tous les tissus de l'articulation et véhiculent des informations nociceptives.

Schématiquement, les fibres myélinisées de type I émanent principalement des récepteurs de Golgi-Mazzoni situés dans les ligaments (LLE,

Tableau 2.II. *Innervation sensitive du genou (d'après Poirier, Gray, Toldt, Cahen, Rouvière et Delmas)*

	Innervation principale	Innervation secondaire
Face antérieure	**Nerf crural (L2-L3-L4) :** nerf rotulien (branche rotulienne terminale du nerf saphène interne) L'anastomose du nerf rotulien avec les nerfs musculo-cutané, fémoro-cutané et fémoro-cutané externe de Valentin forme le plexus patellaire	*Nerf crural :* nerfs du sous-crural, du vaste externe, du vaste interne, fémoro-cutané externe de Valentin, perforant cutané antérieur, musculo-cutané externe (perforants supérieur et moyen). *Nerf fémoro-cutané* (L2) : branche crurale destinée à la partie antéro-externe de l'articulation. *Nerf sciatique poplité externe :* rameau récurrent se dirigeant vers la TTA.
Face interne	**Nerf saphène interne (SI) :** rameau articulaire collatéral du SI L'anastomose de ces trois rameaux constitue le plexus latéral interne du genou	*Rameau cutané accessoire* du nerf saphène interne (issu du nerf musculo-cutané externe). *Branche cutanée du nerf obturateur.*
Face externe	**Nerf sciatique poplité externe :** rameau articulaire du genou et nerf saphène péronnier collatéraux du SPE L'anastomose de ces rameaux constitue le plexus latéral externe du genou	*Nerf sciatique poplité externe :* nerf cutané péronier collatéral du SPE, branche cutanée péronnière collatérale du SPE, rameau du nerf supérieur du jambier antérieur (collatéral du SPE) destiné à l'articulation péronéo-tibiale supérieure. *Nerf grand sciatique :* nerf articulaire du genou collatéral du GS ou du nerf de la courte portion du biceps.
Face postérieure	**Nerf sciatique poplité interne :** rameau articulaire postérieur du genou et rameau du nerf saphène externe collatéraux du SPI	*Rameau poplité* de la branche cutanée du nerf petit sciatique (S1-S2). *Rameau articulaire du nerf du poplité* collatéral du SPI et destiné à la face postérieure de l'articulation péronéo-tibiale supérieure.

LLI, LCAE, LCPI), les fibres myélinisées de type II proviennent des récepteurs de Pacini (tissu adipeux intra- et extra-articulaire, capsule, ménisques). Certains auteurs insistent cependant sur le fait qu'une fibre nerveuse unique peut donner naissance à des corpuscules nerveux différents au sein de ses branches terminales (souvent deux récepteurs de Pacini et un récepteur de Golgi-Mazzoni).

Les récepteurs articulaires du genou

Tous les tissus intra- ou extra-articulaires du genou possèdent de nombreux récepteurs, répartis classiquement depuis Wyke et Freeman en quatre groupes, dont les fonctions sont hautement différenciées (tableau 2.III).

Tableau 2.III. *Caractéristiques des récepteurs articulaires*

Récepteurs	Localisation	Fibres afférentes (diamètre et vitesse de conduction)	Fonction
Type I Corpuscules encapsulés de Ruffini	Capsule (couche superficielle) Ligaments Ménisques	Fibres de type III 1 à 7 microns 25 à 30 m/s	Mécano-récepteurs statiques et dynamiques Informations : position articulaire, amplitude et vitesse des mouvements, pression intra-articulaire, Adaptation lente Seuil d'activation bas
Type II Corpuscules coniques de Pacini	Tissus graisseux intra et extra-articulaire Capsule (couche profonde) Ligaments Ménisques	Fibres de type II 5 à 12 microns 30 à 70 m/s	Mécano-récepteurs dynamiques Informations sur le début et la fin du mouvement : sensibles aux accélérations et décélérations (inactifs si l'articulation est immobile ou si la vitesse est constante) Adaptation rapide Seuil d'activation bas
Type III Corpuscules encapsulés de Golgi-Mazzoni	Ligaments	Fibres de type I 10 à 20 microns 60 à 120 m/s	Mécano-récepteurs dynamiques Informations sur les positions articulaires extrêmes (inactifs si l'articulation est immobile) Adaptation lente Seuil d'activation élevé
Type IV Terminaisons libres	Capsule Ligaments Tissus graisseux Adventice	Fibres de type III amyéliniques de type IV 0,3 à 1,3 microns 0,5 à 2,5 m/s	Algo-récepteurs Informations sur les stimuli mécaniques ou chimiques Intenses Adaptation lente Seuil d'activation élevé

Physiologiquement, ces récepteurs spécialisés sont capables de donner des informations au système nerveux central sur la position articulaire, la vitesse et la direction des mouvements, et la pression intra-articulaire. Ils donnent aussi des informations nociceptives en réponse à des stimuli mécaniques ou chimiques (histamine, bradykinines, prostaglandines). Ils ont un rôle primordial dans la genèse des réflexes monosynaptiques ou polysynaptiques conduisant à la facilitation ou à l'inhibition des neurones de la corne antérieure de la moelle responsables d'influx moteurs sur les muscles péri-articulaires du genou : cet effet inhibiteur ou excitateur, non seulement sur les muscles agonistes mais aussi antagonistes, permet de régler la raideur musculaire active et de protéger l'articulation.

En pratique sportive, lors de mécanismes traumatiques rapides, le rôle dans le réflexe de protection articulaire dévolu aux récepteurs arthrokinétiques a été longtemps controversé à cause de l'argument « temps » : Pope *et al.* ont établi que le temps écoulé entre le début de la contrainte imposée au LCAE d'un skieur et la rupture était de 34 millisecondes alors que le réflexe musculaire de protection ne survenait qu'au bout de 89 millisecondes. Les études actuelles montrent que le rôle de protection des récepteurs articulaires ne joue pas sur le réflexe de défense que nous venons d'évoquer mais sur le contrôle permanent de la raideur musculaire active : les afférences issues des récepteurs articulaires se projettent sur le système motoneurone γ - FNM et contribuent à l'adaptation constante d'une raideur musculaire active permettant d'anticiper la tension musculaire nécessaire pour préserver l'articulation.

Après un traumatisme ligamentaire ou une intervention chirurgicale, peut persister une sensation d'instabilité qui, toujours en considérant le rôle des récepteurs articulaires, peut s'expliquer de deux manières :

– Freeman *et al.* expliquent que les traumatismes sont à l'origine d'une déafférentation de la capsule et des ligaments et d'un apauvrissement du nombre de récepteurs : le manque de rétro-action d'origine articulaire pourrait perturber la régulation musculaire et le contrôle gestuel et être à l'origine d'une instabilité fonctionnelle ;

– en cas d'épanchement intra-articulaire, il existe une décharge anormalement élevée des récepteurs articulaires (fig. 2.3) à l'origine d'une perturbation du contrôle moteur : cette perturbation peut engendrer soit un spasme musculaire de défense figeant le genou dans la position de capacité articulaire maximale (20° de flexion) et permettant de soulager les pressions intra-articulaires, soit dans d'autres cas une inhibition musculaire. Cette inhibition musculaire n'est pas négligeable puisque 20 à 30 ml d'épanchement, cliniquement difficilement décelables, peuvent entraîner une chute de 50 à 60 % de la contraction maximale volontaire.

Récepteurs musculaires du genou et raideur active

Physiologiquement, la raideur musculaire (rapport entre une variation de force dF et une variation de longueur dL), responsable de la stabilité du genou, fait appel à une composante mécanique intrinsèque (propriétés visco-élastiques de la composante élastique sériée) et à une composante neuro-musculaire adaptable.

Cette adaptation de la raideur « active » des muscles péri-articulaires du genou dépend d'une préactivation α et γ régie par le système nerveux central : ce système d'anticipation ou *feedforward*, responsable du degré de contraction musculaire à un moment donné, est régulé par les informations provenant des boucles occulo-motrices, visuelles, vestibulaires, auditives, nuquales et manducatrices.

La raideur « active » dépend aussi d'une régulation périphérique (système de rétro-action ou *feedback*) venant de récepteurs musculaires sensibles à une variation de force dF (organes tendineux de Golgi, OTG) et à une variation de longueur dL (fuseaux neuro-musculaires, FNM). La sensibilité des FNM dépend elle-même de la modulation de l'activité fusimotrice régit par les motoneurones-γ qui reçoivent des informations en provenance des récepteurs articulaires, des barorécepteurs artériolaires et des récepteurs cutanés. Selon l'hypothèse de Nichols et Houk, il existe une modulation constante entre l'influence facilitatrice des FNM et inhibitrice des OTG sur la raideur musculaire.

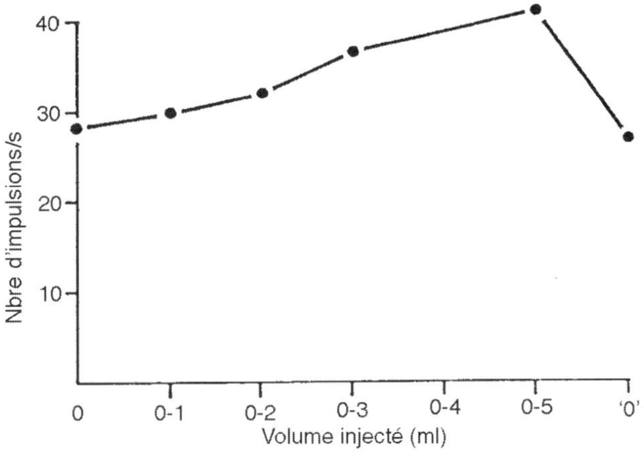

Fig. 2.3. *Effet de l'augmentation de volume intra-articulaire sur les mécano-récepteurs statiques du genou. Le dernier point de la courbe correspond à la décharge des récepteurs après aspiration.*

Les abcisses représentent le volume injecté. Les ordonnées représentent le nombre d'impulsions / seconde des mécano-récepteurs.

(D'après Ferre W.R., Wood L., Bapenale R.H. The effect of acute joint inflammation on the flexion reflex excitability in the decerebrate, low spinal, *Q. J. Exp. Physiol.*, 1988, *73*, 95.)

En pratique sportive, le contrôle d'une raideur active optimale (dF/dl) protégeant efficacement le genou résulte d'un apprentissage psychomoteur très élaboré dépendant de chaque sport et affinant progressivement les systèmes de contrôle. L'entraînement doit privilégier trois qualités garantes de la stabilité du genou :

– qualités posturales : dans l'ensemble de la posture du sportif, le genou est généralement positionné entre 30 et 60° de flexion. Cette position type, retrouvée dans de nombreux sports, semble concilier un parfait équilibre entre la liberté de mouvement et la stabilité active : amortissement et impulsion grâce à la flexion-extension, ajustement des trajectoires et réponse aux déséquilibres grâce aux rotations, réglage de la longueur efficace des muscles péri-articulaires (optimisation de la raideur active) ;

– qualités mécaniques du muscle favorisant la raideur : la raideur musculaire intrinsèque est favorisée par un travail postural de longue durée favorisant le développement des fibres lentes (fibres de type I) et par un travail utilisant des cycles étirement-raccourcissement (pliométrie). La raideur active des muscles péri-articulaires du genou dépend aussi du degré de prétension (phénomène d'anticipation), de la force instantanée développée (la raideur augmente avec la force), et de la longueur du muscle que nous avons évoquée dans le paragraphe précédent ;

– qualités neuro-physiologiques du muscle : un entraînement plurimodal doit développer les possibilités de coordination intra et intermusculaire et favoriser le recrutement spatial et temporel des unités motrices en sachant, selon le principe d'Henneman, que les unités motrices lentes (fibres de type I) sont recrutées plus précocement que les unités motrices rapides (fibres de type IIa et IIb) à l'exception de gestes particuliers (changements de direction rapides, mouvements balistiques, contractions excentriques). La qualité de cette régulation neuro-musculaire accroît la vigilance des muscles stabilisateurs et augmente leur raideur instantanée, cette raideur ayant pour effet d'impacter et de stabiliser les surfaces articulaires : par exemple, la contraction des muscles de la patte d'oie ou du quadriceps augmentent respectivement de 108 % et 164 % la raideur effective du LLI.

Après un traumatisme ou une intervention chirurgicale, l'instabilité du genou résulte de plusieurs facteurs responsables d'une inhibition de l'activité musculaire et d'une perte des qualités mécaniques du muscle :

– Le réflexe d'inhibition de l'activité musculaire n'est due qu'en partie aux stimuli nociceptifs en provenance des terminaisons libres de l'articulation. D'autres afférences venant de l'articulation peuvent aussi inhiber les cellules de la corne antérieure de la moelle innervant les muscles du genou dues notamment à l'existence d'un épanchement que nous avons préalablement souligné : l'injection d'une solution saline stérile dans un genou normal diminue le réflexe H (réflexe monosynaptique de

Hoffman) ≤à la fois au repos et durant une contraction sous-maximale. Dans le même ordre d'idée, la ponction d'un épanchement intra-articulaire provoque une augmentation instantanée de la contraction maximale volontaire (fig. 2.4). D'autres afférences d'origine cutanée liées aux appuis provoqués par l'immobilisation, d'origine articulaire dépendant de la voie d'abord (l'inhibition musculaire après arthroscopie est réduite de moitié en comparaison d'une arthrotomie) mais aussi de la durée et du type d'immobilisation (absolue ou relative), et d'origine supra-segmentaire (perturbation du schéma moteur, appréhension du sujet) participent aussi à cette sidération.

– La perte des qualités mécaniques du muscle est liée au phénomène d'atrophie : Young *et al.* ont constaté en ultrasonographie qu'il n'est pas inhabituel de constater une amyotrophie quadricipitale de 30 à 50 % après une immobilisation stricte. A ce sujet, la mesure des périmètres, souvent utilisée en clinique, ne reflète qu'imparfaitement cette amyotrophie car l'épaisseur du tissu sous-cutané, masquant les reliefs, augmente conjointement.

La biopsie quant à elle montre un envahissement intra-musculaire de tissus fibreux mais ne révèle pas de destruction des fibres musculaires à proprement parler : il s'agit surtout d'une réduction considérable de la

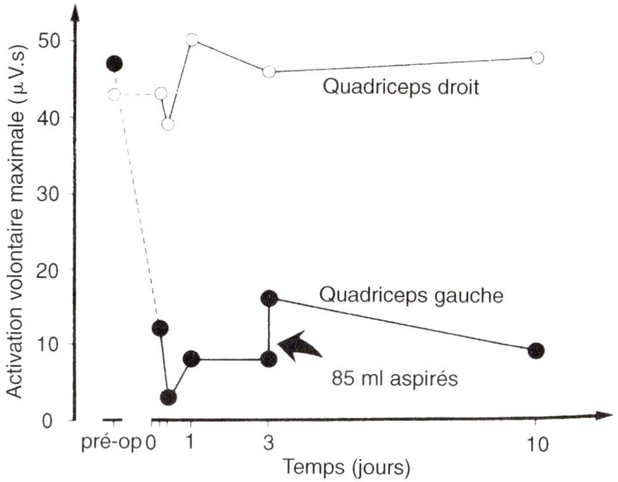

Fig. 2.4. *Mesure bilatérale de la force maximale volontaire avant et après arthrotomie et ménisectomie à gauche chez un homme de 33 ans. Le troisième jour postopératoire, la mesure a été effectuée avant et après aspiration de 85 ml d'épanchement du genou gauche.*
(D'après Youg A., Stokes M. Reflex Inhibition of Muscle Activing and the Morphological Consequence of inactivity. Biochemitry of exercice VI, international on sport sciences, vol. 16, *Human kinetics publishers,* Champeigne, 1986, 44.)

taille des fibres musculaires. Cette atteinte porte sur les deux types de fibres (types I et II) mais il semble que l'atteinte des fibres lentes (type I) soit généralement plus prononcée.

La conséquence directe de cette amyotrophie est une augmentation importante de la raideur musculaire passive (hypo-extensibilité due à la présence de fibrose) entraînant une limitation des amplitudes articulaires, mais aussi une diminution de la raideur active (déficit des fibres lentes) qui, alliée aux phénomènes d'inhibition, expliquent la sensation d'instabilité : cliniquement il n'est pas rare de constater cette contradiction, le patient présentant un genou raide, limité passivement mais pourtant instable à la marche.

L'inhibition musculaire et l'amyotrophie, en dehors des phénomènes que nous venons d'expliquer, sont aussi largement tributaires de la qualité de la rééducation entreprise (préopératoire, per- et post-immobilisation).

Le tableau 2.IV résume les modifications des propriétés musculaires suite à une immobilisation.

La stabilisation tridimensionnelle du genou est un phénomène complexe qui repose sur deux mécanismes :

- une stabilisation dite « passive » liée aux structures ostéo-cartilagineuses et méniscales, aux formations capsulo-ligamentaires et à la direction des contraintes imposées à l'articulation ;
- une stabilisation dite « active » qui dépend de la raideur des muscles péri-articulaires.

La raideur active des muscles péri-articulaires dépend de leur état de pré-tension *(feedforward)* et de la régulation neuro-musculaire de cette tension à partir de récepteurs prenant en compte l'environnement *(feedback)*.

La raideur active des muscles péri-articulaires permet de les considérer comme des ressorts à raideur variable, capables de protéger l'articulation, de la stabiliser, tout en permettant le contrôle du mouvement.

Cette raideur active ne doit pas être confondue avec la raideur passive, ou hypo-extensibilité musculaire, qui n'intervient pas dans le contrôle de la stabilité articulaire.

RÉÉDUCATION DES ENTORSES BÉNIGNES

Les entorses bénignes définies par une simple élongation voire une microrupture d'un élément périphérique concernent, dans l'immense majorité des cas, le ligament latéral interne à son insertion haute. Elles posent en rééducation essentiellement un problème lié à la douleur et au flessum éventuel.

Tableau 2.IV. *Modification des propriétés musculaires en réponse à une immobilisation*

Modifications morphologiques et structurelles	Perte de masse musculaire Diminution de surface du muscle Diminution de surface de toutes les fibres musculaires mais plus marquée pour les fibres I que pour les fibres II et IIa Accumulation de graisse intramusculaire Formation d'une fibrose intramusculaire : augmentation du tissu conjonctif et épaississement de l'endomysium Accumulation de graisse sous-cutanée
Modifications mécaniques	Augmentation de la fatigabilité musculaire globale mais pas des fibres lentes Augmentation du seuil de recrutement des UM lentes Augmentation de la vitesse maximale de raccourcissement des muscles ayant des UM lentes (caractéristiques de fibres rapides) Diminution globale de la force tétanique maximale (FTM) des muscles antigravitaires, mais si on rapporte la FTM à la surface des muscles on ne constate pas de variation de force spécifique Diminution de la compliance de la composante élastique parallèle entraînant une augmentation de la raideur passive Augmentation de la compliance de la composante élastique série (CES) se traduisant par une extensibilité tendineuse majorée (diminution de la synthèse collagénique du tendon) et une raideur active diminuée
Modifications EMG	Diminution de la fréquence moyenne de décharge des UM traduisant une fatigabilité musculaire globale : cette diminution de fréquence est plus importante dans les UM de seuil bas (UM lentes) que pour les UM de seuil haut (UM rapides) L'ensemble des UM est recruté plus précocement que pour un muscle sain et un plus grand nombre d'UM est nécessaire pour développer une force sous-maximale Augmentation du nombre d'UM de haut seuil recrutées pour un pourcentage donné de la FTM volontaire Diminution de l'amplitude et de la vitesse de propagation du potentiel d'action des UM Diminution de l'amplitude des EMG et augmentation des périodes de silence électrique conjointement à une diminution des bouffées de type tonique
Modifications des mouvements calciques	Augmentation du seuil de sensibilité au Ca pour les muscles posturaux Augmentation de la quantité de Ca nécessaire pour provoquer une contraction (due à une diminution de l'affinité calcique de la troponine C) Augmentation du nombre de sites calciques de la troponine C L'évolution des propriétés membranaires du réticulum sarcoplasmique, pour les mouvements calciques, s'effectue pour les muscles lents vers des caractéristiques de muscles rapides
Modifications des protéines contractiles	Diminution du pourcentage de fibres lentes par rapport aux fibres rapides ou intermédiaires Diminution de la quantité de myosines natives de type lent Augmentation de la quantité de myosines natives de type rapide Augmentation des chaînes lourdes (MHC) de type rapide Augmentation des chaînes légères (MLC) de type rapide
Modifications biochimiques	Augmentation de l'activité de la créatine kinase reflétant un dommage musculaire : le pic d'activité se situe entre 12 et 36 h après le début d'immobilisation Désorganisation des mitochondries, très importante à 36 h d'immobilisation, due à une hypoxie Désorganisation des myofilaments et diminution de la synthèse des protéines Diminution de la capacité aérobie globale du muscle due à une diminution de l'activité des enzymes oxydatives des muscles lents Augmentation de l'activité des enzymes de la glycolyse anaérobie
Modifications de la vascularisation	Diminution du nombre de capillaires par fibre musculaire dans le muscle lent Augmentation de la densité capillaire (nombre de capillaires/mm^2) car le diamètre des fibres diminue (atrophie) Diminution de la distance moyenne de diffusion

Protocole et techniques de rééducation

Dominantes	Techniques
antalgique	Cryothérapie sur le terrain et dans les heures suivant l'accident (*cold pack,* massage à la glace) (fig. 2.5).

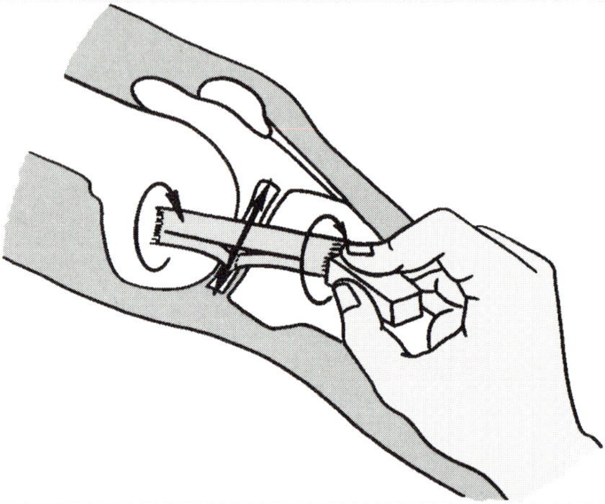

Fig. 2.5. *Cryothérapie du LLI : frictions circulaires sur les insertions et transversales sur le trajet du ligament.*

Mise au repos de l'articulation en fonction de la douleur :
- douleur modérée : contention adhésive et marche sans canne,
- forme hyperalgique : genouillère plâtrée en extension maximale supportée pendant 10 jours « plâtre aspirine », et appui soulagé avec 2 cannes anglaises,
- AINS par voie générale, et/ou en application locale : gel, diélectrolyse (fig. 2.6),

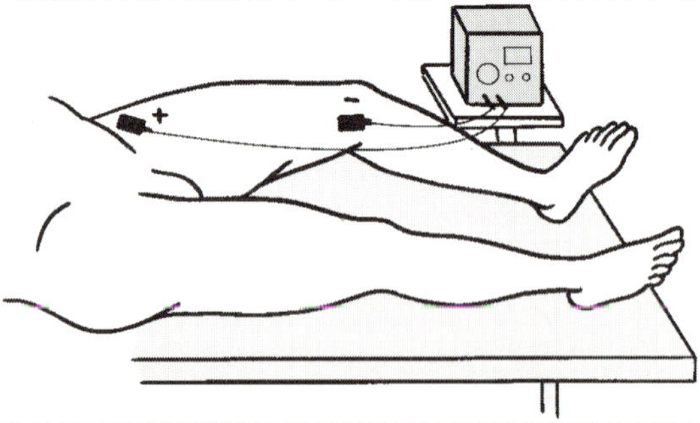

Fig. 2.6. *SETA + diélectrolyse sur le LLI.*

– ultrasonothérapie pulsée sur le ligament (fig. 2.7),

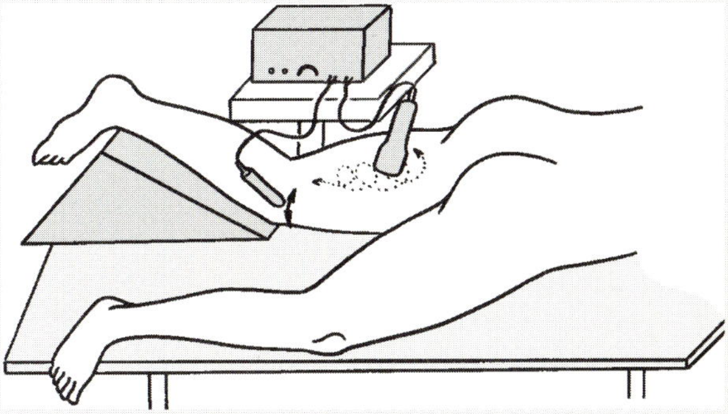

Fig. 2.7. *Ultrasonothérapie pulsée sur le LLI, et US continue sur les contractures musculaires.*

– MTP après 2 à 3 jours selon les douleurs (fig. 2.8).

articulaire

Mobilisation nécessaire après immobilisation plâtrée.
Travail orienté vers les derniers degrés d'extension.
Automobilisation dans l'eau chaude à domicile.

musculaire

Travail 4 faces du genou.
Si entorse du LLI : travail du couturier, du demi-tendineux, du droit interne, du demi-membraneux et du poplité.

neuro-musculaire

Travail en charge dès la disparition des douleurs.
Reprise des activités sportives en moyenne entre J21 et J30.

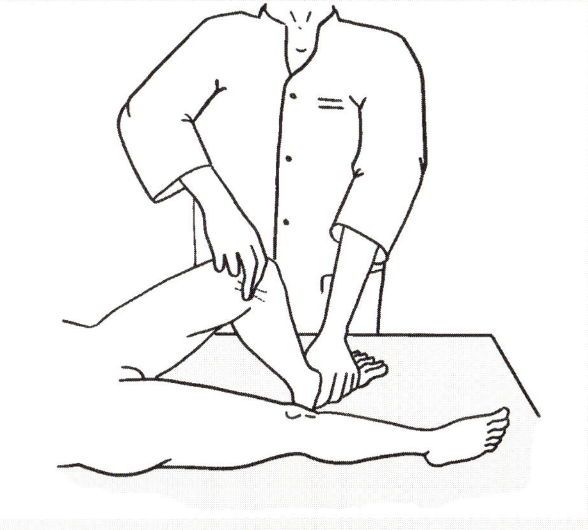

Fig. 2.8. *MTP du LLI.*

Un certain nombre de complications peuvent émailler l'évolution de ces entorses bénignes du LLI :

– ***Le syndrome de Palmer*** apparaît dans 5 à 10 % des cas, le plus souvent sur des entorses négligées. Il se traduit par des douleurs ligamentaires siégeant à l'insertion haute condylienne du LLI, voire au regard de l'interligne articulaire (il faut alors éliminer la possibilité d'une atteinte méniscale). La mobilisation met en évidence une limitation de l'extension de 10° à 15° avec sensation de résistance élastique dure. Ces phénomènes sont dus à une cicatrisation vicieuse en rétraction du LLI avec sclérose et épaississement. Une à deux infiltrations de corticoïdes en suspension sont alors nécessaires associées au MTP (favorisant le glissement du LLI), à la physiothérapie (massage à la glace, ultrasons, diélectrolyse), et à la rééducation en extension (lutte contre le flexum par postures manuelles, attelles nocturnes en extension, travail du quadriceps).

– ***Le syndrome de Pelligrini-Strieda*** se manifeste par des douleurs persistantes, trois à quatre semaines après l'accident, avec une limitation progressive du genou tant en flexion qu'en extension. Le diagnostic est surtout affirmé à la radio par l'apparition d'une calcification linéaire en regard du condyle interne et descendant le long du ligament latéral interne. L'évolution se fait vers une ossification paracondylienne. Le traitement est identique au cas précédent mais avec deux différences :

- le MTP doit être proscrit (risque de majorer la calcification),
- la rééducation doit insister sur le gain d'amplitude en faisant appel à des postures de longue durée et à la balnéothérapie.

– ***L'algo-neuro-dystrophie*** localisée au condyle interne est une complication survenant essentiellement dans des entorses bénignes négligées. Il s'agit d'une complication rare mais redoutable par ses possibilités d'extension à l'ensemble du genou et par sa longueur d'évolution.

Le traitement des entorses bénignes du LLI dure environ 3 semaines. Il repose sur la physiothérapie antalgique, la mobilisation immédiate, la musculation 4 faces du genou et la rééducation proprioceptive visant à solliciter les muscles contrôlant les mouvements de flexion-valgus-rotation externe.

Le sport peut être repris entre 3 semaines et 1 mois après le traumatisme.

Les 3 complications possibles des entorses bénignes du LLI mal traitées sont : le syndrome de Palmer, le syndrome de Pellegrini-Strieda et l'algoneuro-dystrophie.

RÉÉDUCATION DES ENTORSES DE MOYENNE GRAVITÉ

La rupture des deux faisceaux du ligament latéral, ou entorse de moyenne gravité, nécessite une immobilisation précédée, en cas d'épanchement volumineux, par une ponction évacuatrice.

Plusieurs types d'immobilisation peuvent être proposés :

– Immobilisation stricte par genouillère en résine en extension maximale supportée pendant 4 à 6 semaines.
L'appui est autorisé sous couvert de deux cannes anglaises. Cette immobilisation à pour avantage d'être une solution sûre et simple mais peut être source de raideur, d'amyotrophie et de perte de proprioceptivité. Pour pallier en partie ces problèmes, il est nécessaire de réaliser une fenêtre antérieure, permettant, outre le glaçage de la région, la mobilisation du cul-de-sac sous-quadricipital et de la rotule et la vibration mécanique du tendon rotulien (assistance tendineuse vibratoire de basse fréquence).

– Immobilisation par plâtre bivalvé en extension maximale supportée pendant 4 à 6 semaines. Comme l'immobilisation précédente, il s'agit d'une technique simple mais qui présente en plus l'intérêt de pouvoir mobiliser le genou en flexion (hors attelle) dans un secteur protégé (60° jusqu'à J15, au-delà de 90° après J30).

– Immobilisation par genouillère articulée : 2 semaines avec secteur articulaire de 0°/60°, 2 semaines à 0°/90° puis amplitudes libres avec genouillère (contrôle des mouvements latéraux). Cette immobilisation relative présente l'avantage de permettre une marche proche de la normale.

La rééducation, quel que soit le type d'immobilisation, comprend deux phases résumées ci-après et a un rôle d'autant plus important que l'immobilisation aura été totale.

Rééducation phase I : lors de l'immobilisation, de J1 à J30

Dominantes	Techniques
antalgique	AINS *per os.* Stimulation électrique transcutanée à visée antalgique.
trophique	Anticoagulants systématiques. Cryothérapie pluriquotidienne. Mise en déclive du membre inférieur. Massages à visée circulatoire.
articulaire	Mobilisation du cul-de-sac sous-quadricipital et de la rotule. Mobilisation du genou en flexion-extension (fig. 2.9) : – J1 à J15 : 0°/60°, – J15 à J30 : 0°/90°,

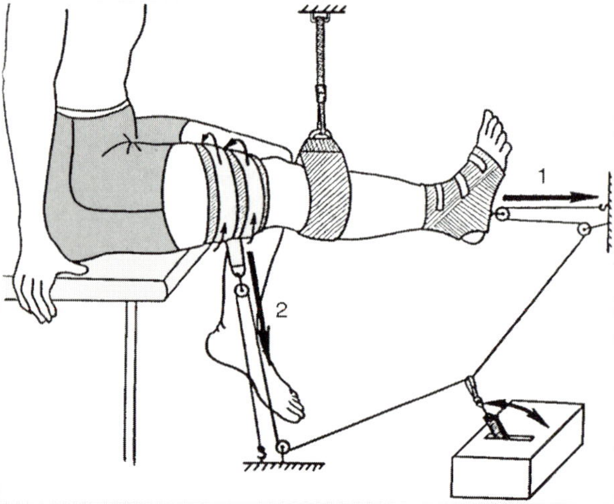

Fig. 2.9. *Posture de gain d'extension avec kinésithérapie hypopressive séquentielle :*
le chef distal du filin *(1)* assure une décompression articulaire, le chef proximal du filin *(2)* assure une rotation interne et un glissement postérieur des condyles fémoraux sur le plateau tibial (extension physiologique).

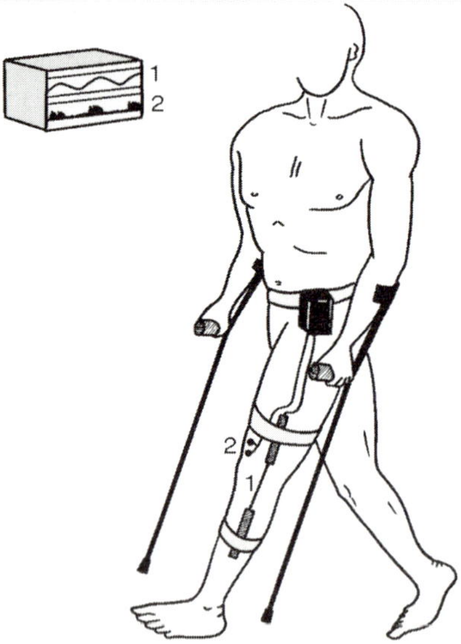

Fig. 2.10. *Exercice de marche avec EMG* biofeedback *du quadriceps* (2) *et* feedback *goniométrique* (1) *permettant de contrôler l'efficacité du quadriceps et l'amplitude du genou au cours de la marche (transmission par télémétrie).*

	– après J30 : aucune restriction. Mobilisation du genou en rotation interne et mobilisation de l'articulation péronéo-tibiale supérieure. Mobilisation des articulations libres : hanche, cheville, pied.
musculaire	Étirement des adducteurs, ischio-jambiers, triceps sural et aponévrose plantaire. Contractions statiques 4 faces du genou et des releveurs et fléchisseurs plantaires du pied ± stimulation électrique transcutanée à visée excito-motrice. Élévation jambe tendu pluriquotidienne.
neuro-musculaire	Vibrations tendineuses sous plâtre (tendon rotulien) ou hors plâtre (tendon rotulien et ischio-jambiers). Techniques d'irradiation. Stimulation des appuis cutanés plantaires. Rééducation proprioceptive en décharge.
fonctionnelle	Apprentissage de la déambulation avec appui et 2 cannes anglaises (fig. 2.10)

Rééducation phase II : à l'ablation de l'immobilisation, après J30 (voire J45)

Dominantes	Techniques
articulaire	Récupération de l'extension totale active : – mobilisation passive spécifique et analytique en extension, – postures diurnes voire attelle d'extension nocturne si flexum persistant, – MTP sur les adhérences péri-articulaires, – Étirement des muscles du plan postérieur (ischio-jambiers et triceps sural), – balnéothérapie, – travail en répulsion du membre inférieur sur des exercices dérivés de la marche en insistant sur l'attaque du talon au sol et le pas postérieur associé à une extension totale.
musculaire	Musculation des 4 faces de la cuisse en isométrique puis en isocinétique en insistant sur : – le quadriceps, – les muscles luttant contre la flexion-valgus-rotation externe c'est-à-dire les muscles de la patte d'oie, le demi-membraneux et le poplité.
neuro-musculaire	Rééducation proprioceptive en charge sur plans instables (fig. 2.11). Courses avec changement de direction. Sauts et entraînement pliométrique. Exercices dérivés de l'activité sportive (fig. 2.12).
fonctionnelle	Reprise de l'activité sportive à J90 sous couvert d'une contention pendant 1 mois.

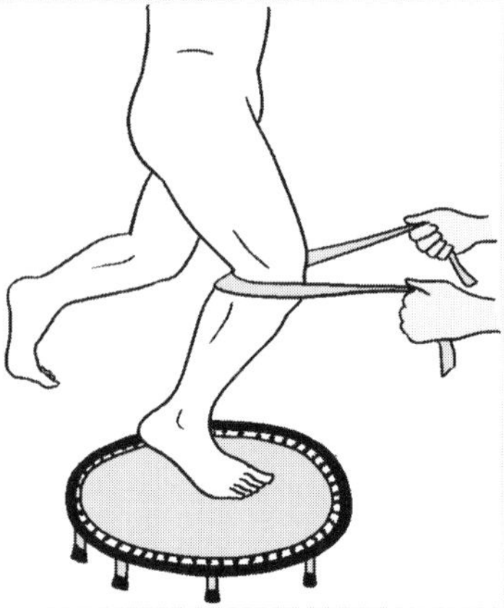

Fig. 2.11. *Rééducation proprioceptive en charge sur plan instable avec déstabilisation rythmique imposée par le MK.*

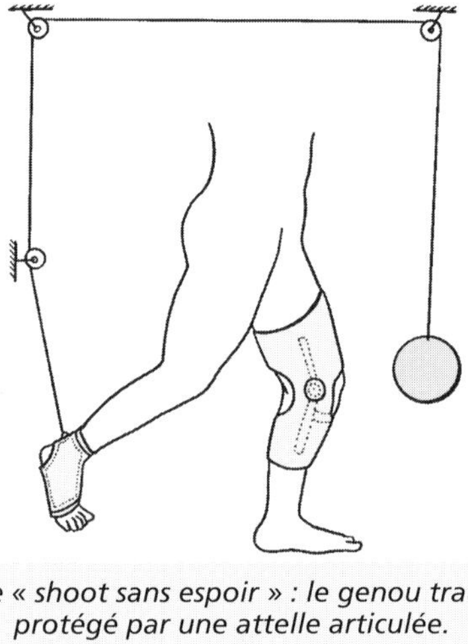

Fig. 2.12. *Le « shoot sans espoir » : le genou traumatisé est protégé par une attelle articulée.*

Le traitement des entorses de moyenne gravité du LLI dure de 2 à 3 mois.

Il repose sur une immobilisation relative permettant la marche tout en contrôlant le valgus du genou.

La rééducation a surtout pour objectifs de lutter contre l'épanchement et les douleurs, de récupérer l'extension active et d'assurer la stabilisation tridimensionnelle du genou.

Le sport peut être repris 3 mois après le traumatisme.

Une lésion de la corne postérieure du ménisque interne accompagne souvent ce type d'atteinte.

RÉÉDUCATION DES ENTORSES GRAVES

Mise en perspective de la rééducation des ruptures du LCAE

La prise en charge des entorses graves du genou a subi d'importants changements au cours des années passées. L'évolution des indications opératoires, des techniques de reconstruction et des protocoles rééducatifs a considérablement modifié la fréquence des complications et les délais de reprise de sport. Ce paragraphe a pour objectif de réaliser un « arrêt sur image » de la rééducation des ruptures du LCAE et de la mettre en perspective.

Les indications et délais opératoires

Ils ont connu de profonds bouleversements passant du « tout doit être opéré immédiatement » à une certaine forme de prudence qui prévaut actuellement.

Dans les années 70, toute rupture du LCAE devait être opérée rapidement : la suture du LCAE devait survenir en 3 à 4 jours. En moins d'une semaine, tout était rondement mené : le genou était exploré, le diagnostic était posé, les sportifs étaient opérés puis immobilisés dans une genouillère plâtrée pendant 1 mois à 1 mois et demi. La rééducation qui survenait ensuite durait 6 à 12 mois.

Le recul a permis de voir que, sauf exception (LCAE en nourrice sur le LCPI), le LCAE ne cicatrisait pas ou mal et qu'il était illusoire, sauf cas exceptionnels, de vouloir le réparer.

Depuis les années 80, les ruptures du LCAE sont rarement opérées en urgence mais après un laps de temps suffisant qui permet de mieux sérier les problèmes diagnostiques : un examen clinique est réalisé à chaud (le genou « du lundi ») et un autre réalisé à froid, lorsque les phénomènes algiques et inflammatoires se sont en partie amendés (une semaine à 10 jours environ).

Ce bilan clinique est pratiquement toujours accompagné d'un bilan d'imagerie dominé par l'IRM. Celle-ci permet de confirmer le diagnostic et de prendre en compte les lésions associées (contusion osseuse du condyle, atteintes périphériques, lésions méniscales). Les techniques chirurgicales ne visent plus à suturer le LCAE rompu mais à le remplacer par un transplant. La rééducation là encore survient après l'intervention chirurgicale.

Depuis les années 90, cette démarche est toujours appliquée à la suite d'une entorse grave, mais une rééducation aussi précoce que possible est entreprise. Il s'agit d'une rééducation très fonctionnelle : sevrage de l'attelle (qui a un but antalgique et non plus contentif) et des cannes aussitôt que l'état clinique le permet, emploi systématique de la physiothérapie à visée antalgique et anti-inflammatoire (cryothérapie, électrothérapie), travail musculaire et proprioceptif précoce, préparation physique générale systématique.

Depuis les années 2000, trois types de traitements restent proposés : ils tiennent compte de l'âge du patient, de son activité professionnelle, du sport qu'il pratique (sport pivot – contact ou non) et surtout de ses motivations :

– le traitement fonctionnel (rééducation fonctionnelle et proprioceptive) ;

– le traitement orthopédique (immobilisation et rééducation) en cas de lésions associées ;

– le traitement chirurgical : il est volontiers précédé de quelques semaines de rééducation qui ont pour but d'« assécher » le genou, de récupérer une bonne mobilité et un quadriceps fonctionnel, ceci afin de limiter les risques d'amyotrophie et de raideur postopératoires. Ce traitement s'adresse surtout aux patients jeunes, sportifs qui veulent reprendre toutes les activités sportives ou dont l'instabilité n'a pas été réglée par le traitement fonctionnel de première intention.

Les ligamentoplasties du LCAE en urgence sont réservées aux sportifs de haut niveau ayant des contraintes professionnelles et une motivation forte.

Les autres patients sont opérés à distance du traumatisme si une instabilité persiste après 3 mois de rééducation.

La prise en charge

La problématique de la prise en charge des ruptures du LCAE repose depuis toujours sur un traitement fonctionnel rééducatif *versus* un traitement chirurgical. Le premier privilégie la fonction (retrouver une stabilité dynamique) et le second l'anatomie (combattre la laxité).

Dans les années 50-60, les ruptures isolées du LCAE étaient le plus souvent rééduquées et chacun s'accordait à dire que cette rupture ligamentaire (lorsqu'elle était diagnostiquée…) n'était pas compatible avec la pratique sportive. En cas d'échec, une technique extra-articulaire préconisée par Lemaire pouvait éventuellement être proposée. L'intervention de Lemaire évitait le ressaut rotatoire et donc l'apparition d'arthrose mais n'excluait pas, bien au contraire, la rééducation à qui la stabilisation dynamique du genou était dévolue.

À partir des années 70, des techniques plus lourdes (qui existaient pour certaines d'entre elles depuis plusieurs dizaines d'années) se sont largement

répandues. Leur principe repose sur le fait que la laxité du genou est incompatible avec une fonction normale et que l'instabilité est directement liée à cette laxité. Le LCAE étant remplacé, le genou doit retrouver une fonction normale. Dans ce cadre on considère que la rééducation est utile pour combattre les conséquences de l'intervention (contractures, amyotrophie, raideur), mais qu'elle intervient peu pour stabiliser le genou.
Avec la vague d'interventions relativement délabrantes des années 70-80 (Mac Intosh, Lindeman, etc.) et l'échec cuisant des ligamentoplasties prothétiques (*Goretex*, allogreffes au TFL), il aura fallu plus de 10 à 15 ans avant de s'apercevoir que les conséquences de la chirurgie intra-articulaire des ruptures du LCAE n'étaient pas anodines et qu'on ne devait pas s'engager dans cette voie à la légère.

De la période des années 80, seule a perduré l'intervention de Kenneth Jones (KJ) (prélèvement aux dépens du tendon rotulien) puis de sa version arthroscopique (Rosenberg).

Depuis 4 à 5 ans, une nouvelle technique épargnant l'appareil extenseur s'est progressivement implantée sans pour autant détrôner la précédente : il s'agit du DIDT (prélèvement des tendons du tendon interne et du demi-tendineux).

Même si les ligamentoplasties de type Kenneth Jones (tendon rotulien) restent majoritaires (55 % des patients opérés), la ligamentoplastie de type DIDT (Droit Interne-Demi Tendineux) représente désormais 40 % des opérés. La plastie externe de Lemaire (fascia lata) reste de rigueur en cas de ressaut rotatoire externe.

Actuellement, de nombreux auteurs s'accordent sur le fait que le traitement princeps des entorses graves du genou devrait reposer sur une prise en charge fonctionnelle dans laquelle la rééducation tient une place privilégiée. En effet, le recul pris par certains devant les résultats mitigés du KJ ou du DIDT les conduit soit à les compléter par un Lemaire externe (il s'agit à nouveau d'interventions lourdes intra- et extra-articulaires associées…), soit plus volontiers à leur préférer en première intention une prise en charge purement rééducative.

Cette rééducation précoce, qui évite les déconditionnements (articulaires, musculaires, neuro-musculaires et fonctionnels), doit être menée pendant 3 mois. Un bilan mensuel permet d'évaluer les progrès accomplis et la gêne fonctionnelle résiduelle. À l'issue des 3 mois, une évaluation de l'instabilité et des possibilités fonctionnelles est réalisée et une décision est prise : soit on poursuit la rééducation (6 mois en général), soit l'indication opératoire est posée.

Dans les cas où l'indication chirurgicale est posée plus précocement, une rééducation préopératoire d'au moins 1 mois doit être systématiquement pratiquée.

En pratique, sauf exception (athlètes de haut niveau), la rééducation des ruptures isolées du LCAE devrait commencer aussi précocement que possible sous couvert d'un traitement antalgique et anti-inflammatoire.

Les protocoles de rééducation après ligamentoplastie du genou

Les protocoles de rééducation après ligamentoplastie du genou (KJ ou DIDT) ont été profondément remaniés, passant d'un profil « prudent » à un profil « accéléré » (tableau 2.V).

Dans les années 70-80, le protocole de rééducation était « prudent » : les sujets étaient immobilisés dans un plâtre 30 à 45 jours. La rééducation active débutait à l'ablation du plâtre et devait faire face à une raideur articulaire souvent difficile à combattre, à une amyotrophie très importante et à un déconditionnement neuro-musculaire majeur. L'ensemble de ces mesures faisait le lit d'un bon nombre d'algoneurodystrophies et d'une rééducation longue et laborieuse.

Dans les années 80-90, un protocole dit « classique » est venu se substituer au précédent : attelle + 2 cannes pendant 3 semaines à un mois, associés à des restrictions d'amplitudes (secteur –10° d'extension à 60° de flexion), puis jusqu'à 45 jours travail en charge partielle et sevrage des aides techniques en respectant d'autres restrictions articulaires (–5° d'extension à 90° de flexion), et enfin au-delà de 45 jours, travail en charge totale et récupération articulaire et musculaire sans restriction.

Dans les années 90-2000, un protocole de rééducation dit « accéléré » a supplanté le protocole dit « classique ». Ce protocole « accéléré » repose sur le fait que le transplant et ses ancrages sont solides en période postopératoire immédiate (avant 21 jours) et qu'il n'y a aucune raison de ne pas gagner ce qui peut l'être au plus tôt : les amplitudes articulaires de 0 à 100° sont recherchées d'emblée, l'appui total est autorisé, les cannes sont enlevées dès que le patient se sent stable, le travail musculaire en chaîne cinétique fermée se fait contre résistance.

Actuellement, on remet en cause les protocoles « accélérés » jugés trop agressifs : l'hyperextension précoce risque de distendre définitivement la plastie, le flexum postopératoire se pérennise volontiers si on ôte trop rapidement les aides de marche, l'appui complet immédiat en cas de geste associé sur les ménisques entretient l'inflammation, une recherche trop rapide de la flexion accroît les phénomènes douloureux.

Tableau 2.V. *Protocole de « rééducation classique »* versus *protocole « accéléré » ou « actuel »*

Protocole	**« Classique »**	**« Accéléré »**	**« Actuel »**
Secteurs articulaires autorisés	Flexion/extension limitées : – J1 à J21 : 60°/-10° – J21 à J45 : 90°/-5° – Après J45 : 120°/0°	Aucune restriction : – Flexion extension : 100°/0° d'emblée – Flexion à 120° à J45	Pas de limitation de secteur Extension totale sur 15 jours
Travail musculaire	Sans restriction pour les fléchisseurs Travail prudent du quadriceps avec différentes techniques pour éviter le tiroir antérieur que ce soit en chaîne cinétique ouverte ou fermée	Sans restriction pour les fléchisseurs Travail du quadriceps contre résistances croissantes mais toujours en chaîne cinétique fermée	Différé de trois semaines pour les DIDT, et en CCO pour les IJ En CCF pour quadriceps
Appui	Soulagé jusqu'à J21 voire J30	Total autorisé d'emblée selon les réactions du patient	idem
Cannes	2 cannes antibrachiales jusqu'à J30 voire J45	2 cannes à enlever dès que le patient se sent stable (J15 à J21)	2 cannes anglaises jusqu'à J21
Attelle	Attelle articulée 45 jours	Absence d'attelle	Attelle amovible à visée antalgique et de stabilisation, dont le sevrage s'effectue quand le quadriceps est fonctionnel
Reprise du sport	Entraînement à 6 ou 8 mois Reprise du sport à 1 an	Entraînement à 2 ou 3 mois Reprise du sport à 6 mois	Entraînement à 3 mois avec une flexion > 120° Reprise du sport à 6 mois, 8 mois, 12 mois selon que le sport est ou non avec pivot et/ou contact

Des modifications notoires sont maintenant intégrées dans les protocoles actuels de rééducation : l'abandon de l'attelle dès que l'indolence est obtenue et le quadriceps jugé efficace, la recherche immédiate mais sans postures forcées de l'extension complète, la mise en charge totale d'emblée en l'absence de geste méniscal ou de lésions chondrales mais retardée si de telles lésions existent, enfin un renforcement musculaire en chaîne cinétique fermée.

Très récemment, une plastie intra-articulaire à 2 faisceaux, à partir des tendons droit interne et demi-tendineux, a vu le jour. Elle permet de mieux contrôler les ressauts rotatoires et la laxité antérieure. Cependant, la nécessité de forer quatre tunnels osseux très proches deux à deux rend la technique chirurgicale délicate et augmente les contraintes rééducatives.

Le renforcement musculaire après rupture du LCAE

Le renforcement musculaire après rupture du LCAE, opéré ou non, a fait d'énormes progrès sur le plan méthodologique.

Dans les années 60-70, le renforcement du quadriceps représentait l'alpha et l'oméga de la rééducation. Le travail statique intermittent décrit par Troisier, réalisé sur une chaise de musculation, était une technique bien codifiée donnant en apparence d'excellents résultats.

À partir des années 70, le rôle délétère du travail du quadriceps avec une charge placée distalement a pu être montré. L'analyse de la biomécanique du genou et une série de mesures ont pu objectiver qu'une résistance distale favorisait le tiroir antérieur. Toutes les précautions ont alors été prises pour que la résistance soit placée de manière proximale, en regard de la TTA, et n'ait plus d'effet iatrogène. Dans le même temps, le rôle freinateur, protecteur, des muscles ischio-jambiers a été mis en exergue et chacun s'est employé à les tonifier.

Dans les années 80-90, plusieurs modifications fondamentales sont apparues :

– les tests musculaires isocinétiques ont permis de comprendre que la balance musculaire ischio-jambiers/quadriceps était importante pour l'équilibre dynamique du genou. Une tonification excentrique des ischio-jambiers et concentrique du quadriceps et des tests isocinétiques réalisés sur les mêmes modes ont permis d'optimiser cette balance (un rapport ischio-jambier excentrique/quadriceps concentrique de 0,6 ou 0,7 étant idéal) ;

– l'analyse de la biomécanique musculaire a permis de définir que le travail musculaire en chaîne cinétique parallèle avec co-contraction du quadriceps et des ischio-jambiers était le plus pertinent pour éviter un tiroir antérieur. Ce travail est d'autant plus efficace lorsqu'il est réalisé en chaîne cinétique fermée (point fixe distal). La musculation sur chaise ou banc de musculation a laissé place à la rééducation sur stepper ou presse-leg et aux techniques de squats ou 2 squats.

Dans les années 90-2000, les avantages respectifs des différents modes de contraction musculaire, isométrique, concentrique, excentrique et pliométrique, ont pu être mieux identifiés. La rééducation des ruptures du LCAE s'est appropriée ces nouvelles données et intègre désormais un travail musculaire plurimodal à l'intérieur duquel les modes excentriques et pliométriques prévalent.

En 1987, les travaux de Butler *et al.* ont permis de mieux cerner les contraintes imposées au LCAE et de proposer des activités rééducatives et fonctionnelles reposant sur une approche plus rigoureuse (tableau 2.V).

Aujourd'hui, le renforcement musculaire s'adapte à chaque type d'intervention proposée :

– pour une ligamentoplastie de type Kenneth Jones, le travail dynamique excentrique et statique des ischio-jambiers est démarré d'emblée. Le travail du quadriceps, en revanche, n'est plus réalisé qu'en chaîne concentrique fermée les deux premiers mois postopératoires ;

– pour une ligamentoplastie de type DIDT, le travail dynamique des ischio-jambiers contre résistance est différé de trois semaines en raison du site de prélèvement. Le renforcement du quadriceps est, là aussi, réalisé en chaîne concentrique fermée, ce qui protège le transplant.

L'électrostimulation pourra être proposée d'emblée mais l'isocinétisme ne sera pas envisagé avant le quatrième mois postopératoire.

La rééducation neuro-musculaire

La rééducation neuro-musculaire a peu évolué dans la pratique quotidienne mais elle a vu ses indications s'élargir et ses bases scientifiques se renforcer.

Avant les années 70, la stabilisation du genou reposait sur le renforcement des 4 faces de la cuisse. La tonification des muscles péri-articulaires (force pure) était garante de la stabilité de l'articulation.

À partir des années 70, la rééducation dite « proprioceptive » s'est implantée en France, sous l'impulsion d'auteurs anglo-saxons tels que Freeman et Wyke relayés par Castaing et Viel. La stabilisation dynamique du genou repose désormais sur une rééducation sensori-motrice faisant appel aux mécanorécepteurs articulaires et musculaires et à des voies réflexes. La reprogrammation de ces réflexes de protection supplante le renforcement musculaire analytique pur. L'usage de plans instables de toutes sortes s'est alors uniformément répandu dans toutes les salles de rééducation conjointement à d'autres techniques dites « proprioceptives », « sensori-motrices » ou « neuro-musculaires ». La rééducation des genoux ligamentaires fait appel encore à l'heure actuelle à ces techniques.

Dans les années 80, plusieurs voix, dont celle de Pope et de Thonnard, se sont élevées contre ce principe, non pas dans son usage mais sur ses principes neurophysiologiques. La protection dynamique du genou ne serait pas due à des réflexes de protection *(feedback)* mais à des phénomènes d'anticipation *(feedforward)* à l'intérieur desquels les propriocepteurs auraient un rôle important.

Dans les années 90-2000, bien que les techniques employées en pratique courante n'aient pas beaucoup changé, la compréhension des phénomènes de protection de genou a beaucoup évolué. Les explications fondamentales concernant la stabilisation dynamique du genou (notion de raideur active) reposent sur les propriétés mécaniques intrinsèques du muscle (élasticité, compliance, viscosité, etc.) conjointement à ses propriétés neurophysiologiques. Les récentes évolutions de la recherche ont relégué le manichéisme qui prévalait jusqu'à présent entre la biomécanique musculaire et la neurophysiologie.

Actuellement, c'est la reprogrammation sensori-motrice qui conditionne la reprise sportive, permettant à certains patients bien « entraînés » de reprendre leurs activités au plus tôt en 4 à 8 mois après l'intervention.

En conclusion

Le traitement des ruptures du LCAE doit s'engager sur une voie pragmatique qui puisse concilier, dans l'ordre : l'intérêt des patients (technique la moins invasive et la moins traumatisante possible), la fonction (stabilisation dynamique du genou compatible avec la pratique sportive) et la mécanique (combattre la laxité). En pratique courante, la rééducation devrait systématiquement être tentée sur 2 à 3 mois. À l'issue de cette période « probatoire », deux solutions sont possibles : soit le sujet retrouve sa fonction (et sa stabilité articulaire dynamique) et la rééducation mérite d'être poursuivie, soit le sujet est trop gêné et l'indication opératoire doit être posée. Dans ce cas, la rééducation préopératoire n'aura pas été un temps inutile, le sujet venant se faire opérer dans les meilleures conditions possibles.

Les interventions d'avenir devraient, pour être totalement efficaces, jouer leur rôle mécanique habituel (résistance à la traction pour compenser le ligament rompu) mais aussi un rôle sensitif (innervation et mécanorécepteurs compatibles avec les ajustements proprioceptifs nécessaires à la préservation du genou et... du transplant). Un rendez-vous reste à prendre afin de savoir quel sera l'apport des recherches biologiques et des thérapies géniques et cellulaires, dans la prise en charge des ruptures du ligament croisé antéro-externe.

Rééducation des ruptures isolées du LCAE traitées fonctionnellement

La rupture isolée du ligament croisé antéro-externe (LCAE) est la plus fréquente des entorses du genou. Les spécificités du traitement fonctionnel des ruptures isolées du LCAE sont :

Les indications de ce type de traitement :

– sujet de plus de 40 ans ;

– sportif de loisir pratiquant des disciplines telles que la bicyclette, le jogging, etc.

Les objectifs du traitement fonctionnel :

– il faut tout d'abord remarquer que ce traitement n'est pas un abandon thérapeutique car l'absence de LCAE peut être compensée par une stabilisation d'origine neuro-musculaire ;

– la rééducation neuro-musculaire s'oppose à l'instabilité mais non à la laxité pathologique ;

– le traitement fonctionnel peut parfois servir de préambule soit à une intervention chirurgicale programmée, soit à une intervention décidée en cas d'instabilité persistante.

Les particularités de la rééducation :

– la coopération du sportif blessé est fondamentale ;

– la rééducation doit être entreprise le plus précocement possible après l'accident pour éviter un déconditionnement trop important ;

– la rééducation est longue et doit se dérouler de manière pluri-hebdomadaire sur plusieurs mois (3 à 6 mois)

Rééducation phase I : phase post-traumatique immédiate, J1 à J10

Principes

– période dominée par les phénomènes inflammatoires locaux liés au traumatisme : douleurs, épanchement (hémarthrose le plus souvent) ;

– selon l'intensité des douleurs, possibilité de mise en place d'une attelle en extension en résine « plâtre aspirine » ou d'une genouillère articulée ;

– déambulation avec appui soulagé et 2 cannes anglaises (selon les douleurs) ;

– aucune restriction d'amplitude ;

– travail du quadriceps en chaîne cinétique fermée avec co-contraction des ischio-jambiers.

Techniques

Dominantes	Techniques
antalgique anti-inflammatoire trophique	Ponction évacuatrice. AINS par voie générale. Cryothérapie pluriquotidienne. Stimulation électrique transcutanée à visée antalgique (SETA), et excito-motrice (SETE) pluriquotidienne. Drainage lymphatique manuel. Cure de déclive dans la journée et surélévation du lit. Si appui non total : prescription d'anti-coagulants.
articulaire	Mobilisations des articulations sus- et sous-jacentes (éviter le flexum de hanche et l'équin du pied). Mobilisation multidirectionnelle de la rotule. Mobilisation du genou en flexion-extension dans les amplitudes infra-douloureuses.
musculaire	Techniques de lever de sidération. Travail statique 4 faces de la cuisse en chaîne cinétique fermée et du triceps sural + SETE. Travail musculaire du membre inférieur controlatéral.
fonctionnelle	Si genou libre : marche pieds nus en veillant à dérouler correctement le pas. Si mise en place d'une attelle et appui soulagé par 2 CA : apprentissage du pas-contact (travail du pas postérieur +++).

Rééducation phase II : phase post-traumatique secondaire, J10 à J45

Principes

– phase la plus importante de la rééducation devant insister sur le renforcement musculaire et la rééducation proprioceptive ;

– la récupération articulaire pose peu de problème la flexion étant d'emblée > 90° même si elle n'est pas totale, par contre l'existence d'un flessum n'est pas rare ;

– ablation de l'attelle et des cannes, réalisation d'un appui complet aussitôt que possible selon les réactions algiques et inflammatoires ;

– mise en place d'une orthèse articulée amovible, avec sangle anti-tiroir antérieur jusqu'à 45 jours.

Techniques

Dominantes	Techniques
antalgique anti-inflammatoire trophique	Mêmes techniques que la phase I, sauf arrêt des anti-coagulants à la reprise de la marche.
articulaire	Récupération progressive de la flexion par la balnéothérapie et par le biais du travail proprioceptif et de la marche. Récupération de l'extension par utilisation de postures manuelles et par le biais du travail musculaire et de la marche.
musculaire	Travail des 4 faces de la cuisse en insistant sur : – le renforcement des ischio-jambiers dans leur rôle de fléchisseurs, de rotateurs externes (en course interne), de rotateurs internes (en course externe) et dans leur rôle freinateur ; – le renforcement du quadriceps à différentes amplitudes de flexion (60°, 40°, 20° et extension) avec travail en chaîne cinétique fermée et co-contraction des ischio-jambiers ; – le renforcement spécifique des muscles s'opposant au mécanisme traumatique initial, *Remarque :* le renforcement isocinétique peut commencer à J30.
neuro-musculaire	Progression en décharge puis en charge en restant en appui bipodal. Répétition et correction du geste sportif à vitesse lente.

Rééducation phase III : phase de réentraînement à l'effort, après J45

Principes

– phase devant être réalisée avec prudence, en restant à l'écoute des douleurs et des réactions inflammatoires éventuellement provoquées par la rééducation ;

– le travail musculaire doit être systématiquement réalisé en chaîne cinétique fermée ;

– le port d'une orthèse amovible, avec sangle anti-tiroir antérieur est conseillé durant les séances de réentraînement à l'effort et à la reprise du sport.

Techniques

Dominantes	Techniques
musculaire	Poursuite des techniques de renforcement statique et isocinétique en chaîne cinétique fermée.

neuro-musculaire	Marche puis course sur tapis roulant à différentes vitesses et selon différents modes (montée des genoux, talon fesse, etc.). Exercices de sauts en jouant sur : – le nombre de sauts, – la direction des sauts (avant-arrière, droite-gauche), – l'appui bipodal puis unipodal, – la qualité du sol (stable puis instable), – les mouvements associés (lancement de balles, etc.).
préparation physique générale (PPG) et spécifique (PPS)	PPG : – stretching, – musculation globale, – réentraînement à l'effort (stepper, bicyclette) puis course en terrain plat puis en terrain varié (après 2 à 3 mois), PPS : – répétition du geste sportif en situation. Reprise du sport à 6 mois environ.

Le traitement fonctionnel des ruptures du LCAE concerne essentiellement les sportifs au-delà de 40 ans et les personnes qui pratiquent un sport de loisir.

Le protocole n'impose aucune restriction : marche avec appui immédiat sous couvert de 2 cannes tant que le quadriceps n'est pas fonctionnel, récupération des amplitudes, musculation et travail proprioceptif dosés en fonction des douleurs et des réactions inflammatoires du patient.

Le traitement dure 3 à 6 mois, en fonction des progrès musculaires et de l'efficacité de la stabilisation dynamique du genou.

La reprise d'un sport sans pivot ni contact s'envisage à partir du 6e mois.

En cas d'échec, le traitement chirurgical est indiqué.

Rééducation des ruptures du LCAE par plastie extra-articulaire (intervention de Lemaire)

Les spécificités des plasties extra-articulaires de Lemaire sont :

Les indications de ce type de traitement :

– sujet de plus de 40 ans, sportif de loisir, avec instabilité persistante après traitement fonctionnel ;

– sujet jeune, sportif motivé, présentant un ressaut rotatoire mais un tiroir antérieur modéré.

Les objectifs de la plastie extra-articulaire de Lemaire

Corriger le ressaut rotatoire antéro-externe de manière à stabiliser l'instabilité du genou en rotation interne et à plus long terme l'apparition d'une arthrose fémoro-tibiale externe.
Cette plastie ne corrige pas le tiroir antérieur.

Les particularités chirurgicales (fig. 2.13) *:*

– il s'agit d'une plastie extra-articulaire passive, verrouillant le genou en rotation externe ;

– le transplant est découpé au dépend du 1/3 antérieur du TFL avec arthrolyse fémoro-patellaire externe. Le transplant reste inséré au tubercule de Gerdy. L'extrémité libre passe dans un tunnel sous périosté du condyle externe. Le transplant est fixé à ce niveau par une agrafe puis est rabattu vers le bas pour être fixé sous tension sur le tubercule de Gerdy, genou en rotation externe ;

– absence d'immobilisation postopératoire.

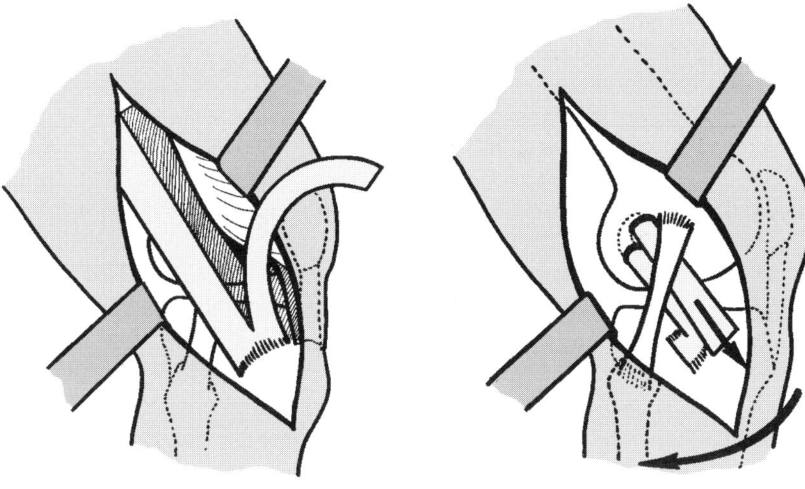

Fig. 2.13. *Intervention de Lemaire.*

Les particularités de la rééducation :

– la rééducation et la reprise sportive s'effectuent dans des échéances beaucoup plus courtes qu'une plastie intra-articulaire : la rééducation dure environ 3 mois, la reprise sportive s'effectue en 3 à 6 mois ;

– l'intervention étant extra-articulaire, les raideurs postopératoires sont extrêmement rares et le retentissement neuro-musculaire modéré (peu d'amyotrophie de l'appareil extenseur, peu de déconditionnement du schéma moteur) ;

– la progression de la rééducation est essentiellement basée sur les réactions inflammatoires du genou et sur les douleurs du compartiment antéro-externe.

Rééducation phase I : phase postopératoire immédiate, J1 à J15

Principes

– absence totale d'immobilisation ;
– rééducation précoce (le lendemain de l'intervention), 2 h/j ;
– appui autorisé d'emblée mais sous couvert de deux cannes anglaises ;
– interdictions :
  • pas de rotation interne,
  • pas de travail dynamique du quadriceps,
  • pas de travail du quadriceps contre résistance distale en chaîne cinétique ouverte ;
– autorisations :
  • obtenir l'extension totale libre à J15,
  • obtenir une flexion de 90° à J15,
  • obtenir une marche sans canne à J15.

Techniques

Dominantes	Techniques
antalgique cutanée trophique	AINS et anticoagulants. Cryothérapie pluriquotidienne. Drainage lymphatique manuel. Cures de déclives dans la journée et surélévation du lit. Massages de la cicatrice et mobilisation par rapport aux plans profonds.
articulaire	Éviter toute attitude spontanée de repos en flexum. Mobilisation du cul-de-sac sous-quadricipital. Mobilisation de la rotule (surtout vers le dedans et le bas). Récupération de l'extension complète + étirement des ischio-jambiers et du triceps sural en décharge. Récupération de la flexion à 90° + étirement du plan antérieur en décharge. Mobilisation des articulations sus- et sous-jacentes.
musculaire	Techniques de lever de sidération. Travail du quadriceps avec co-contraction des ischio-jambiers en chaîne cinétique fermée ± stimulation électrique transcutanée à visée excito-motrice (SETE). Travail intensif des ischio-jambiers, du TFL, des fessiers et du triceps sural.

neuro-musculaire	Déstabilisations antéro-postérieures en décharge ou charge partielle. EMG *biofeedback* pour intégrer la co-contraction quadriceps-ischio-jambiers.
fonctionnelle	Lever, le lendemain de l'intervention. Augmenter progressivement l'appui pour abandonner les cannes anglaises à J15. Insister sur le verrouillage du genou lors de l'attaque du talon au sol et le pas postérieur, et sur la flexion du genou lors de la phase oscillante.

Rééducation phase II : phase postopératoire, J15 à J45

Principes

- rééducation intensive 3 à 5 h/j ;
- interdictions :
  - pas de rotation interne,
  - pas de travail du quadriceps contre résistance distale,
  - pas de rééducation proprioceptive unipodale en charge ;
- autorisations :
  - obtenir l'extension totale contre résistance proximale importante à J45 (10 à 20 kg),
  - marche sur terrain varié et rééducation proprioceptive bipodale en charge autorisées.

Techniques

Dominantes	Techniques
cutanée trophique	Cryothérapie systématique après les séances. Massage de la cicatrice. Si épanchement persistant : • augmenter la fréquence de la cryothérapie, • alléger la rééducation sur quelques jours, • AINS, voire ponction évacuatrice si nécessaire.
articulaire	Automatiser l'extension active et la flexion au-delà de 90° surtout en balnéothérapie et à la marche. Si les amplitudes articulaire stagnent : – intensifier la balnéothérapie ; – insister sur le massage et la mobilisation des tissus péri-articulaires ; – utiliser une attelle motorisée en dehors des séances, – mettre en place une attelle nocturne d'extension, – en cas de douleurs associées et de troubles vasomoteurs, rechercher les signes précurseurs d'un syndrome AND.
musculaire	Intensifier le renforcement 4 faces de la cuisse par travail statique + SETE. Tonification du hauban externe +++.

	Tonification des rotateurs externes en course interne et rotateurs internes en course externe, en statique et en excentrique. Travail isocinétique : à partir de J30, commencer le travail des fléchisseurs, extenseurs du genou (vitesse lente, résistance proximale, peu de répétitions) en surveillant les réactions inflammatoires).
neuro-musculaire	Déstabilisation en flexion-valgus-rotation externe et flexion-varus-rotation interne en appui bipodal en modifiant progressivement le pourcentage d'appui côté sain/côté opéré.
fonctionnelle	Progression de la marche et de la course : – à partir de J21 : marche rapide sur tapis roulant et sur sol lisse ; – à partir de J30 : marche sur terrain varié et marche avec changements de direction, course en balnéothérapie ; – à partir de J40 : sautillements sur place, course sur place puis course en ligne droite sur terrain lisse ou tapis roulant. Préparation physique générale : – stretching et musculation générale.

Rééducation phase III : phase de réentraînement sportif, après J45

Principes

- pas de recherche de rotation interne ;
- pas de recherche de flexion totale avant J60 ;
- travail proprioceptif unipodal en charge et sauts progressivement autorisés.

Techniques

Dominantes	Techniques
musculaire	Renforcement statique en chaîne cinétique fermée et isocinétique analytique quadriceps-ischio-jambiers. Renforcement isocinétique sur positions dérivées du geste sportif.
neuro-musculaire	Déstabilisations multidirectionnelles en appui unipodal en charge. Travail d'impulsion et de réception puis réentraînement pliométrique. Courses sur terrain varié avec obstacles et changements de direction.
fonctionnelle	Reprise de l'entraînement à J60. Reprise de la compétition : – sports sans pivot, sans contact : après 3 mois ; – sports avec pivot, avec contact : après 6 mois.

Le traitement des ruptures du LCAE par plastie extra-articulaire de type Lemaire externe isolée est à l'heure actuelle peu fréquent.

Cette intervention permet de supprimer le ressaut rotatoire antéro-externe en rotation interne mais ne corrige pas le tiroir antérieur.

Les avantages de cette intervention extra-articulaire peu traumatisante pour le genou, comportant une rééducation postopératoire posant peu de difficultés, ne sont pas forcément compensés par ses inconvénients ultérieurs : distension de la plastie, persistance du tiroir, apparition d'une gonarthrose fémoro-tibiale, déstabilisation du genou.

Actuellement en revanche, cette plastie extra-articulaire peut être associée à une plastie intra-articulaire en cas de laxité postéro-externe importante.

Rééducation des ruptures isolées du LCAE traitées par plastie intra-articulaire ou mixte (intra- et extra-articulaire)

Les spécificités des plasties intra-articulaires ou mixtes sont :

Les indications de ce type de traitement :

– sujet jeune pratiquant un sport de manière intensive (sportif de haut niveau, sportif professionnel, voire sportif de niveau régional), présentant une rupture du LCAE avec ressaut rotatoire et tiroir important, et instabilité incompatible avec une pratique performante ;
– sujet jeune, sportif, motivé pour lequel le traitement fonctionnel ou la plastie extra-articulaire de Lemaire se sont révélés décevants (instabilité fonctionnellement très handicapante).

Les objectifs des plasties intra-articulaires ou mixtes

Corriger le tiroir et le ressaut rotatoire par une plastie assurant la stabilisation du genou.

Les particularités chirurgicales

La reconstruction du LCAE peut faire appel en théorie à des plasties intra-articulaires pures, des plasties extra-articulaires ou des plasties mixtes. Les plasties utilisées sont soit des transplants biologiques par autogreffe (tendon rotulien, fascia lata, ischio-jambiers), soit des transplants biologiques par allogreffe (bandelette de fascia lata allogène), soit des transplants synthétiques (biomatériaux). En pratique, les aléas rencontrés avec ces deux derniers types de greffes font que le choix se porte actuellement sur des greffes tendineuses dont les caractéristiques biomécaniques sont bien étudiées (tableaux 2-VI et 2-VII).

Les interventions de reconstructions du LCAE les plus courantes sont :

– les plasties intra-articulaires au tendon rotulien : l'intervention de Kenneth Jones consiste à prélever le 1/3 moyen du tendon rotulien avec une baguette osseuse prise aux dépends de la rotule et une autre aux dépens de la TTA (fig. 2-14). L'intervention de Rosenberg correspond au même type d'intervention mais réalisée sous-arthroscopie ;

– les plasties intra-articulaires au demi-tendineux et au droit interne (DIDT) : l'intervention consiste à prélever les tendons de ces deux muscles. Ces tendons sont pliés sur eux-mêmes pour obtenir une plastie à 4 faisceaux ;

– les plasties intra- et extra-articulaires soit de type Mac Intosch (prélèvement du surtout fibreux du tendon quadricipital et de la rotule et une partie du tendon rotulien) soit plus volontier de type Kenneth Jones-Lemaire (plastie intra-articulaire de KJ associée à un Lemaire externe).

Tableau 2.VI. *Résistance mécanique des greffes tendineuses (% de la résistance du LCAE) (d'après Christel P., La ligamentisation des greffes de LCA,* J. Traumatol. Sport, 14*, 66-74, 1997)*

Tiers central du tendon rotulien (os-tendon-os)	168 %
Tiers interne du tendon rotulien (os-tendon-os)	159 %
Demi-tendineux (DT)	70 %
Droit interne (DI)	49 %
Partie distale de la bandelette ilio-tibiale (18 mm de large)	44 %
Fascia lata (16 mm de large)	66 %

Tableau 2.VII. *Résistance à la rupture en traction des différents moyens de fixation des greffes tendineuses (d'après Christel P., La ligamentisation des greffes de LCAE,* J. Traumatol. Sport, 14*, 66-74, 1997)*

Greffe	Type fixation	Résistance (N)
TR*	Vis interférence	478
TR	Vis d'interférence + sutures (Ethibon 5) + vis tib et fém + rondelles	674
DT	Vis + rondelle à picots	180
DT	Vis + plaque à tendon	238
DI + DT (4 brins)	Sutures (Ethibond 5) + vis + rondelles	821

** TR : tendon rotulien os-tendon-os.*

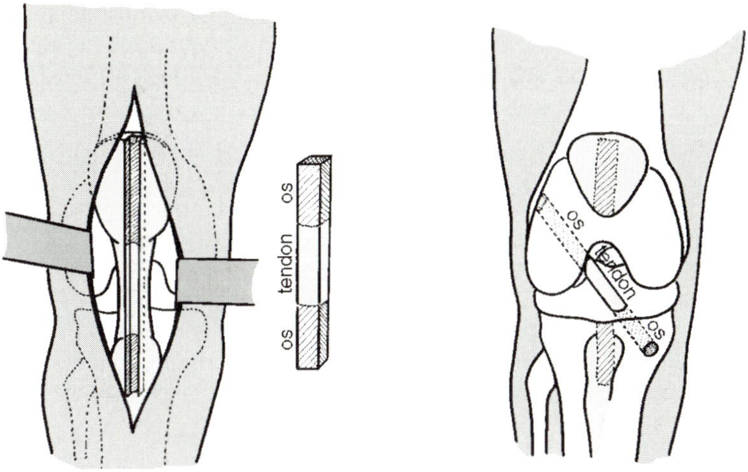

Fig. 2.14. *Intervention de Kenneth Jones.*

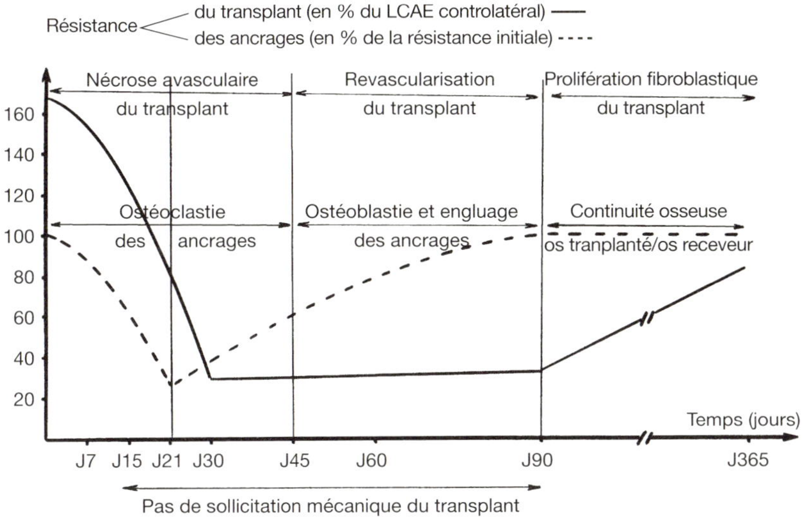

Fig. 2.15. *Évolution biologique et mécanique du transplant (modifié d'après F. Rigal* et al. *(1983), et d'après M. Boillet* et al. *(1991)).*

Les particularités de la rééducation

La rééducation doit tenir compte de la solidité mécanique des ancrages (fig. 2.15)

Les ancrages sont parfaitement solides dans les premiers jours post-opératoires, puis se fragilisent à cause d'une activité ostéoclastique de l'os au contact des implants : l'activité ostéoclastique est maximale à J21. Après J21, l'engluage des ancrages s'effectue grâce à une activité ostéoblastique fixant les ancrages : la solidité des ancrages est obtenue à J90.

La rééducation doit tenir compte de l'évolution biologique et mécanique des transplants biologiques (fig. 2.15)

Les transplants ont dans les premiers jours une solidité mécanique supérieur au LCAE (150 à 200 %). Il se produit ensuite une nécrose avasculaire du transplant qui se fragilise progressivement : la résistance mécanique est minimale entre J30 et J90. Après cette période, la revascularisation du transplant et la prolifération fibrobastique s'accompagnent d'une augmentation progressive de la résistance mécanique : à 1 an, le transplant a une solidité mécanique à 80 % d'un LCAE.

La rééducation doit tenir compte des contraintes subies par le LCAE au cours des exercices

La mobilisation active du genou en flexion-extension sans résistance s'accompagne d'une augmentation modérée (2 à 4 %) des contraintes imposées au LCAE entre 0° et 40° de flexion. Après 40° de flexion, les contraintes diminuent pour atteindre une valeur minimale à partir de 60° et plus.

La contraction isométrique du quadriceps contre charge distale crée des contraintes maximales du LCAE en extension complète. Ces contraintes diminuent avec la flexion du genou pour atteindre une valeur minimale à partir de 40 à 60°.

La contraction isométrique du quadriceps contre résistance proximale (TTA) empêche le tiroir antérieur du tibia sauf en extension ou la contraction peut s'accompagner d'un recul des condyles par rapport aux plateaux tibiaux (équivalent d'un tiroir antérieur).

La co-contraction quadriceps-ischio-jambiers diminue les contraintes imposées au LCAE par la contraction du quadriceps mais n'épargne totalement le LCAE qu'à partir de 60° de flexion.

La contraction isométrique des ischio-jambiers n'est jamais contraignante pour le LCAE et peut même diminuer les tensions de ce ligament à partir de 30° de flexion.

La course en terrain varié impose deux fois plus de contraintes au LCAE qu'une course en terrain plat qui elle-même est deux fois plus contraignante que la marche.

Les mouvements de rotation interne contraignent le LCAE (enroulement des croisés) et s'opposent à l'intervention chirurgicale qui vise à empêcher le ressaut rotatoire antéro-externe. La rotation externe maximale et l'hyperextension du genou mettent elles aussi le LCAE en tension.

La rééducation doit tenir compte de la fragilité d'autres structures anatomiques du genou

L'articulation fémoro-patellaire est souvent le siège de chondromalacie ou de chondrite dues soit au mécanisme lésionnel, soit à l'intervention chirurgicale, soit au flexum postopératoire, soit encore aux techniques de rééducation qui privilégient le travail du quadriceps en position de flexion. Le gain d'amplitude en flexions forcées itératives est lui aussi source de chondropathies rotuliennes.

L'articulation fémoro-tibiale peut être elle-même fragilisée par le traumatisme ou le geste chirurgical. Par exemple, un mécanisme lésionnel en flexion-valgus-rotation externe peut entraîner :

- une lésion méniscale interne obligeant à une ménisectomie partielle ou totale contemporaine de la ligamentoplastie du LCAE. L'absence d'intégrité du ménisque interne peut être source de douleurs en charge et d'arthrose à long terme,
- une contusion cartilagineuse et osseuse du condyle externe et du plateau tibial externe contre-indiquant des contraintes précoces.

Le tendon rotulien peut être fragilisé par le geste chirurgical (intervention de Kenneth Jones) ou sursollicité lors de la rééducation (musculation du quadriceps, gain en flexion, rééducation proprioceptive en charge). Ces deux phénomènes peuvent être à l'origine d'une tendinopathie rotulienne.

Dans une intervention de type DI-DT, il existe une phase de fragilité de ces muscles pendant 21 jours, une phase de fragilité relative de J21 à J45 et une phase de solidité mécanique à J45.

Protocole général de rééducation et principes du traitement

Le protocole de rééducation après ligamentoplastie du genou est extrêmement variable selon les chirurgiens et selon les pays. Schématiquement, deux conceptions rééducatives ont été pratiquées : un protocole dit « classique » et un protocole dit « accéléré ». Le premier, qui connaît lui-même de multiples variantes, est basé sur une grande prudence quant aux délais de gain d'amplitude, de travail musculaire, de port d'une attelle, de remise en charge et de reprise du sport. Le second, issu de programmes anglo-saxons, se fonde sur le fait que le transplant et les ancrages sont solides dans les deux premières semaines et qu'il faut profiter de ce laps de temps pour retrouver un maximum de fonctionnalités. Cette rééducation intensive précoce permet ensuite d'anticiper sur les délais de récupération et de reprise du sport.

Le protocole utilisé actuellement est un compromis qui évite les écueils de ces deux extrêmes.

Règles à respecter

Nonobstant ces divergences de conception, un certain nombre de règles sont à respecter :

– La mobilisation précoce du genou évite non seulement la survenue d'une raideur postopératoire mais favorise aussi la mécanisation du transplant. Si la mise en place du transplant est véritablement isométrique, aucune contrainte défavorable n'est à redouter dans un secteur articulaire de flexion-extension compris entre 120° et – 5°. Néanmoins, les sensations de fin de course articulaire ressenties cliniquement (sensation d'arrêt ferme, plastique) confrontées aux réactions du patient et à la radio (situation des ancrages), peuvent moduler ces amplitudes théoriques.

Au cours des mobilisations du genou il ne faut jamais rechercher de mouvements de rotation interne (l'intervention vise à stabilisation le tibia en rotation externe et à empêcher un ressaut rotatoire antéro-externe) et ne pas provoquer de rotation externe maximale (tension de la plastie intra-articulaire) :

- éviter la rotation interne automatique du genou au cours de la flexion soit par un contrôle actif des rotateurs externes (au cours de la flexion active) soit par un guidage manuel (au cours de la flexion passive),

- solliciter les rotateurs internes en course externe et les rotateurs externes en course interne.

– **Respecter la progression de remise en charge :**

- J1 à J21 : appui progressif donné d'emblée sous couvert de 2 cannes et d'une attelle évitant le dérobement du genou,
- J21 à J30 : sevrage de l'attelle et des cannes si le genou est stable et le quadriceps fonctionnel :
  – soit ablation de l'attelle amovible postérieure et marche avec appui progressivement croissant, sous couvert de deux cannes puis d'une seule,
  – soit, si le patient possède une attelle articulée bien adaptée, marche avec appui et une canne,
- J30 à J45 : selon la qualité des muscles et la stabilité du genou, toute aide de marche ou attelle pourront être abandonnées pour la marche sur sol lisse, et gardée pour les parcours extérieurs,
- après J45 marche autorisée sans aide pour parcours extérieurs.

– **Le travail musculaire** concerne préférentiellement le quadriceps et les ischio-jambiers. Ces derniers peuvent être travaillés de manière plurimodale (chaînes cinétiques ouvertes ou fermées, contractions isométriques ou anisométriques) sans arrière-pensée car ils ne mettent jamais le transplant en danger. Comme nous l'avons déjà souligné, ce travail des muscles ischio-jambiers doit être différé après ligamentoplastie de type

DI-DT. En revanche, le travail du quadriceps ne doit jamais être réalisé en chaîne ouverte, contre résistance distale, dans un secteur articulaire compris entre 0° et 60° : dans cette forme de travail, le quadriceps entraîne une subluxation antérieure des plateaux tibiaux et met en tension le transplant. La musculation quadricipitale doit être réalisée en chaîne cinétique fermée, en décharge ou en charge, avec concontraction des fléchisseurs du genou. Ce travail de triple extension du membre inférieur, dans un secteur de 5° à 60°, associe plusieurs avantages :

- la synergie fonctionnelle quadriceps/ischio-jambiers est respectée,
- la contraction excentrique des ischio-jambiers est physiologique et protège le transplant par traction postérieure des plateaux tibiaux,
- le secteur articulaire de travail sollicite peu le transplant et demeure peu contraignant pour l'articulation fémoro-patellaire.

– **Les contraintes imposées au transplant lors des activités fonctionnelles et sportives** sont extrêmement variables. Le tableau 2.VIII résume certaines valeurs extraites d'une étude de Butler *et al.* réalisée *in vivo*. La connaissance des contraintes imposées au LCAE permet de choisir plus judicieusement les activités à proposer aux patients.

Tableau 2.VIII. *Contraintes imposées au LCAE au cours d'activités fonctionnelles ou sportives (en % par rapport à un test de Lachman réalisé avec 40 kg, représentant alors 100 % de déformation) (modifié d'après Butler* et al.*, 1987)*

Activités	Contraintes sur le LCAE	Activités	Contraintes sur le LCAE
Contraction des ischio-jambiers	– 7 %	Marche normale	+ 36 %
Cyclo-ergomètre	+ 7 %	Contraction du quadriceps à 45°	+ 50 %
Marche avec canne	+ 14 %	Jogging	+ 62 %
Marche lente	+ 14 %	Course sur sol stable	+ 89 %
1/2 squat sur 1 jambe	+ 21 %	Contraction du quadriceps à 20°	+ 90 %
Marche sur pointe des pieds	+ 30 %	Courses en descente	+ 125 %

– **Si le sujet présente une instabilité résiduelle :**

- *intensifier la tonification quatre faces du genou* en privilégiant le travail des muscles ischio-jambiers qui protègent activement la plastie et les muscles qui contrôlent le mécanisme traumatique initial :
  - – muscles de la patte d'oie, demi-membraneux, poplité et vaste interne qui contrôlent le mouvement de flexion-valgus-rotation externe,

– tenseur du *fascia lata,* biceps, poplité et vaste externe qui s'opposent au mouvement de flexion-varus-rotation interne.

• *insister sur la rééducation proprioceptive* en respectant les étapes suivantes :

– avant J21 : travail proprioceptif en décharge ou charge partielle avec déstabilisations lentes sous couvert d'appuis manuels (espaliers, barres, etc.),

– J21 à J45 : travail proprioceptif en charge avec appui bipodal (éventuellement sous couvert d'une attelle articulée),

– après J45 : travail proprioceptif en charge avec appui unipodal.

La rééducation doit tenir compte des différents incidents ou complications qui peuvent émailler les suites opératoires

La rééducation se déroulant sur une période de 6 mois à 1 an, un certain nombre d'incidents ou complications peuvent venir entraver la marche normale de la rééducation. Le tableau 2.IX résume les principales complications ou incidents pouvant survenir lors de la rééducation.
Nous prendrons comme type de description la rééducation après une intervention intra- et extra-articulaire de type Kenneth Jones-Lemaire (tableau 2.X).

Tableau 2.IX. *Complications et incidents principaux pouvant survenir lors de la rééducation après ligamentoplastie articulaire*

Douleur	La douleur est la plainte la plus fréquente dans les suites opératoires de la chirurgie du genou. En pratique, il ne faut pas conclure trop rapidement au caractère pusillanime du sujet rééduqué, ni traiter médicalement la douleur symptôme sans en connaître l'étiologie. Devant une plainte du patient, il faut par principe rechercher une des complications évoquées ci-après pour y apporter une réponse ciblée et adaptée. Une fois ces complications éliminées, la prise en charge des douleurs repose sur : – la modération des techniques kinésithérapiques ; – une cryothérapie pluriquotidienne ; – une diminution des activités de la vie quotidienne ; – une adaptation du traitement médical.
Épanchement intra-articulaire	Il est constant dans les suites des ligamentoplasties. **Facteurs favorisants :** – geste associé sur les ménisques ; – chondropathie patellaire ou fémoro-tibiale ; – traitement anti-coagulant mal équilibré à l'origine d'une hémarthrose ; – rééducation trop intensive ; – phlébite en devenir. **Il faut évoquer sa présence devant les signes suivants :** – choc rotulien ; – fluctuation du cul-de-sac sous-quadricipital.

Tableau 2.IX. *Complications et incidents principaux pouvant survenir lors de la rééducation après ligamentoplastie articulaire* (suite)

Épanchement intra-articulaire (suite)	**Conduite à tenir :** – cryothérapie pluriquotidienne ; – diminution des sollicitations mécaniques du genou ; – cure d'anti-inflammatoires (1 semaine à 10 jours) ; – plus rarement, ponction évacuatrice.
Phlébite	Il s'agit d'une complication dont les conséquences peuvent être redoutables (embolie pulmonaire). Il ne faut jamais écarter ce diagnostic même chez un sujet sous traitement anticoagulant jeune et ayant l'appui. La prévention des phlébites est l'affaire de toute l'équipe de rééducation: médecins, infirmières, kinésithérapeutes. Les signes précurseurs de phlébite sont à rechercher systématiquement avant toute séance de rééducation. **Facteurs favorisants :** – immobilisation ; – absence d'appui ; – absence de traitement préventif ; – sujet âgé, peu actif, fumeur ; – insuffisance veineuse chronique ; – antécédents de phlébite ou d'embolie pulmonaire ; – antécédents familiaux ; – femme sous contraceptif oral ; – volumineux hématome postopératoire. **Il faut évoquer sa présence devant les signes suivants :** – douleur spontanée à la face profonde du mollet ; – diminution du ballant du mollet par rapport au côté sain (signe du drapeau) ; – douleur provoquée par la dorsi-flexion de la cheville, genou fléchi (signe de Homans) ; – existence d'un cordon veineux induré (trajet de la veine saphène interne) ; – existence d'un lacis veineux superficiel unilatéral ; – adénopathie inguinale ; – hydarthrose isolée du genou ; – dissociation pouls/température (signe de la pancarte) ; – traitement anticoagulant mal équilibré. **Conduite à tenir :** – au moindre doute, un écho-Doppler est prescrit ; – le patient est mis d'emblée sous traitement curatif tant que le résultat de l'écho-Doppler n'est pas connu ; – proscrire toute manœuvre de massage, la pressothérapie et la balnéothérapie tant que la suspicion n'est pas infirmée.
Algo-neurodystrophie	L'algo-neurodystrophie du genou doit être détectée le plus précocement possible, au stade de ses signes précurseurs, pour avoir une chance d'éviter le tableau caricatural classique. L'absence de signes radiologiques ne doit pas retarder la mise en œuvre immédiate des mesures médicales et kinésithérapiques. Grâce à la prise en charge précoce des algo-neurodystrophies, on rencontre exceptionnellement ce type de syndrome en phase chaude (douleur, raideur, chaleur).

Tableau 2.IX. *Complications et incidents principaux pouvant survenir lors de la rééducation après ligamentoplastie articulaire* (suite)

Algo-neurodystrophie (suite)	**Facteurs favorisants :** – anxiété, terrain dépressif, contexte d'accident de travail ; – douleurs postopératoires intenses mal jugulées par le traitement médical ; – immobilisation importante ; – décharge du membre opéré de trop longue durée ; – rééducation mal dosée ; – antécédents d'algo-neurodystrophie même à une autre localisation. **Il faut évoquer sa présence devant les signes suivants :** – stagnation des progrès et des amplitudes ; – douleurs sourdes, rémanentes après la rééducation ; – douleurs nocturnes ; – douleurs à la percussion de la rotule ou du tibia ; – aspect empâté du genou et sensation de fibrose à la palpation ; – hypersudation du genou, de la jambe ou du pied ; – aspect trophique du genou. **Conduite à tenir :** – réaliser un bilan radiologique standard à la recherche d'images mouchetées ou gommées, d'une déminéralisation sous-chondrale en bande. Il est à noter que les signes radiologiques sont en retard sur les signes cliniques, ce qui induit qu'une négativité des signes radiologiques n'infirme nullement la présence d'une algo-neurodystrophie ; – penser que le bilan d'imagerie le plus adapté est la scintigraphie qui montre une hyperfixation localisée à tout ou partie du genou ; – se souvenir que l'absence de signes radiologiques ne doit pas conduire à différer le traitement car dans cette complication la clinique prime sur le reste ; – instaurer un traitement médical par injection de Calcitonine associée à un anti-nauséeux ; – diminuer l'intensité de la rééducation ; – privilégier la balnéothérapie, les techniques réflexes, la sophro-relaxation, les techniques de drainage, les sollicitations indirectes et à distance du genou ; – réaliser une fenêtre thérapeutique de quelques semaines si les amplitudes stagnent : cet arrêt de la rééducation est favorable pour éviter la saturation du patient, pour diminuer la focalisation constante sur le résultat goniométrique, et pour faire régresser les phénomènes inflammatoires.
Hématome	Il est fréquemment de siège péri-articulaire diffusant vers le segment jambier, parfois postéro-interne dans le cas d'un DI-DT. **Facteurs favorisants :** – traitement anticoagulant mal équilibré ; – traitement anti-inflammatoire ; – choix de la technique opératoire ; – massage profond des masses musculaires si le traitement anti-coagulant est mal équilibré ; – anomalie des protéines du sang.

Tableau 2.IX. *Complications et incidents principaux pouvant survenir lors de la rééducation après ligamentoplastie articulaire* (suite)

Hématome (suite)	**Il faut évoquer sa présence devant les signes suivants :** – ecchymose éventuelle ; – sensation de peau cartonnée et d'induration musculaire à la palpation ; – augmentation du volume du segment jambier ; – sensation de fluctuation sous-cutanée ou intra-musculaire ; – écoulement séro-hématique cicatriciel éventuel lorsque l'hématome s'évacue. **Conduite à tenir :** – demander une échographie des tissus mous en cas de suspicion d'hématome collecté ; – prescrire de la pâte antiphlogistique la nuit, ou des cataplasme d'alumine, et de la cryothérapie le jour avec bandage compressif ; – si l'hématome est collecté et douloureux, le chirurgien peut effectuer une ponction évacuatrice ; – si l'écoulement a un aspect douteux, suspecter un sepsis.
Sepsis	Il s'agit d'une complication extrêmement grave dont la fréquence est heureusement faible. **Facteurs favorisants :** – hématome volumineux et douloureux situé à proximité de la voie d'abord (non cicatrisée) ; – existence d'un foyer infectieux à distance : panaris, infection des sinus, carie dentaire etc. **Il faut évoquer sa présence devant les signes suivants :** – aspect inflammatoire avec rougeur, chaleur, douleur au repos ; – écoulement séro-hématique douteux ; – adénopathie satellite ; – fièvre ou fébricule ; – sensations de frissons ; – VS accélérée et CRP élevée. **Conduite à tenir :** – prélèvement de l'éventuel écoulement puis examen bactériologique, – antibiothérapie adaptée au germe, – diminution de la mobilisation voire immobilisation par gouttière si suspicion d'arthrite septique.
Souffrance fémoro-patellaire	Les signes fémoro-patellaires après ligamentoplastie du genou sont essentiellement des douleurs antérieures reflétant une chondropathie. Les signes d'instabilité rotulienne sont secondaires dans ce contexte. Une fracture ostéo-chondrale de la rotule ou de la trochlée peut être contemporaine de l'entorse du LCAE lors d'un mécanisme en flexion-valgue-rotation externe et moins souvent en flexion-varus-rotation interne. Dans le cadre d'une dysplasie rotulienne découverte avant la chirurgie, la technique du DI-DT est une bonne indication. **Facteurs favorisants :** – flessum postopératoire ; – intervention par transplant libre de tendon patellaire ;

Tableau 2.IX. *Complications et incidents principaux pouvant survenir lors de la rééducation après ligamentoplastie articulaire* (suite)

Souffrance fémoro-patellaire (suite)	– lésion ostéochondrale de la rotule ; – rééducation comportant un travail dynamique du quadriceps révélant une chondromalacie latente ; – raideur en flexion traitée par une mobilisation intensive en flexion avec impaction cartilagineuse donnant des images en miroir ; – dysplasie de l'appareil extenseur ; – antécédents de syndrome fémoro-patellaire. **Il faut évoquer sa présence devant les signes suivants :** – douleur antérieure en flexion et en charge ; – douleur lors de la percussion de la rotule (faire varier les amplitudes de flexion/extension de l'articulation fémoro-tibiale) ; – douleur à la palpation des facettes articulaires. **Conduite à tenir :** – éviter tout travail dynamique de flexion/extension contre résistance ou en charge ; – renforcer le quadriceps en isométrique de part et d'autre de l'arc articulaire douloureux ; – insister pour obtenir une balance musculaire IJ/quadriceps équilibrée (rapport IJ/Q de 0,7 à 0,8) ; – en cas d'instabilité associée (subluxation externe), ajouter au protocole des techniques de recentrage rotulien ; – toujours vérifier l'intégrité du tendon rotulien et des signes éventuels de tendinopathie.
Tendinopathie du tendon patellaire	Elle concerne presque exclusivement les interventions de Kenneth-Jones et Rosenberg réalisées aux dépens du tendon patellaire. **Facteurs favorisants :** – intervention par transplant libre de tendon patellaire ; – rééducation trop intensive de l'appareil extenseur ; – existence d'un syndrome de l'engagement ; – asymétrie entre le vaste médial et le vaste latéral ; – hypo-extensibilité du quadriceps. **Il faut évoquer sa présence devant les signes suivants :** – triade douloureuse : douleur à la contraction isométrique, l'étirement, et la palpation. **Conduite à tenir :** – réaliser un traitement local : cryothérapie, voire application locale de gels anti-inflammatoires ou de tissus imprégnés de gel AINS (si la cicatrisation est acquise) ; – diminuer l'intensité de la rééducation et notamment la sollicitation du quadriceps ; – proscrire les exercices proprioceptifs en charge pendant quelques jours ; – à la sédation des douleurs réaliser un travail excentrique progressif.
« Tendinopathie » des ischio-jambiers	Elle concerne presque exclusivement les interventions de type DIDT et siège essentiellement sur les IJ internes, sur le site de prélèvement.

Tableau 2.IX. *Complications et incidents principaux pouvant survenir lors de la rééducation après ligamentoplastie articulaire* (suite)

« Tendinopathie » des ischio-jambiers (suite)	Le terme de tendinopathie est abusif car il ne s'agit pas d'une souffrance des tendons du droit interne ou du demi-tendineux qui ont été prélevés mais d'une souffrance du site de prélèvement. Ce site de prélèvement correspond à la partie basse du corps musculaire qui se réinsère sur un tissu fibreux de comblement. **Facteurs favorisants :** – prélèvement des deux tendons (DI et DT) avec incision haute ; – rééducation trop intensive des fléchisseurs-rotateurs internes du genou dans les trois premières semaines ; – mécanisme d'élongation d'une glissade intempestive dans les escaliers, la piscine, etc. **Il faut évoquer sa présence devant les signes suivants :** – triade douloureuse : douleur à la contraction isométrique, l'étirement, et la palpation de la face interne de la cuisse ; – sensation d'empâtement localisé, d'induration, de contracture des ischio-jambiers internes. **Conduite à tenir :** – si la douleur est peu importante : ne pas solliciter les ischio-jambiers pendant quelques jours ; – si la douleur est importante : demander une échographie pour évaluer les lésions puis BREF (Bandage, Repos, Elévation, Froid) et traitement identique à toute lésion musculaire à la jonction myo-tendineuse.
Raideur persistante	La mise en place de protocoles accélérés avec mobilisation immédiate et absence de contention a fait énormément chuter ce type de complication. Malgré tout, il s'agit d'un problème fréquent auquel est confronté le kinésithérapeute. La raideur persistante peut être l'expression d'un syndrome algo-neurodystrophique ou d'un syndrome du cyclope (*cf.* ces termes). **Facteurs favorisants :** – ligamentoplastie intra-articulaire avec hémarthrose ; – ligament prothétique trop tendu ou non isométrique ; – atteinte associée du LLI surtout si se surajoute un syndrome de Palmer ou de Pellegrini Stieda ; – rééducation préopératoire inexistante avec un genou mal préparé à l'intervention (flessum préopératoire) ; – rééducation postopératoire mal dosée. **Il faut évoquer sa présence devant les signes suivants :** – genou d'emblée serré, fibrosé, empâté et raide en postopératoire ; – évolution lente des amplitudes articulaires avec une différence importante entre les mesures à chaud et à froid au cours de la même séance et avec une non-stabilisation des amplitudes obtenues la veille (le gain obtenu la journée semble disparaître la nuit) ; – sensation de fin de course articulaire élastique dure (sensation de résistance ferme, voire de butée) ;

Tableau 2.IX. *Complications et incidents principaux pouvant survenir lors de la rééducation après ligamentoplastie articulaire* (suite)

Raideur persistante (suite)	– contracture musculaire de défense permanente au cours du mouvement ou systématique en fin de course articulaire (spasme de défense) ; – flexion inférieure à 90° après J45 ; – présence d'un flessum supérieur à 10° après J45. **Conduite à tenir :** – éliminer tout signe faisant suspecter un syndrome algo-neurodystrophique ou un syndrome du cyclope ; – prescrire des antalgiques, notamment avant les séances de rééducation, et un myorelaxant ; – changer de classe d'antalgiques si nécessaire pour assurer le confort du patient ; – intensifier le travail de rééducation à visée de gain d'amplitude : massage des plans de glissement, mobilisation passive spécifique dosée, posture de faible intensité mais de longue durée et auto-posture en dehors des séances, balnéothérapie et massage sub-aquatique au jet, port d'une attelle nocturne corrective en cas de flessum, attelle motorisée bi-quotidienne, stretching des muscles antagonistes au mouvement et correction du schéma de marche.
Syndrome du cyclope	Il s'agit d'une prolifération nodulaire, autour du transplant, située dans l'échancrure intercondylienne. Le nodule, unique, est arrondi, piriforme, pédiculé au transplant ou au tibia. Il limite mécaniquement le mouvement d'extension du genou et occasionne des douleurs en extension maximale. **Facteurs favorisants :** – tunnel tibial trop antérieur ; – échancrure intercondylienne trop peu profonde ; – mauvaise préparation du transplant ; – tissus résiduels créés par le forage. **Il faut évoquer sa présence devant les signes suivants :** – flessum de 5 à 10° persistant plus de trois mois ; – douleurs antérieures apparaissant en extension maximale ; – sensation de fin de course élastique dure ; – signes radiologiques évocateurs : échancrure intercondylienne apparaissant peu profonde (cliché pris genou en extension maximale), verticalisation du transplant. **Conduite à tenir :** – devant un faisceau d'arguments pouvant faire suspecter un syndrome du cyclope, une IRM peut être indiquée. Le traitement fait appel à l'arthroscopie qui permet de visualiser le nodule, de nettoyer le transplant et d'augmenter la profondeur de l'échancrure.
Instabilité persistante	L'instabilité est une sensation d'insécurité du genou se manifestant par une appréhension pour certains types d'activité voire des dérobements vrais. Cette instabilité ne doit pas être confondue avec la laxité qui elle correspond à un signe clinique objectif de mouvement anormal (Lachman, laxité frontal).

Tableau 2.IX. *Complications et incidents principaux pouvant survenir lors de la rééducation après ligamentoplastie articulaire* (suite)

Instabilité persistante (suite)	L'instabilité peut être liée ou non à une laxité. De même qu'une laxité ne s'accompagne pas forcément d'instabilité. **Facteurs favorisants :** – ligamentoplastie extra-articulaire (type Lemaire) ; – morphotype en genu-varum ; – hyperlaxité constitutionnelle ; – reprise chirurgicale ; – lésions périphériques associées (PAPI, PAPE, etc.). **Il faut évoquer sa présence devant les signes suivants :** – lorsque le patient évoque une sensation d'insécurité, un mauvais contrôle du genou, une appréhension (escaliers, terrains variés), une perception de mouvement anormal ; – à la marche, les signes les plus fréquents en postopératoire sont : • de 0 à 15 % du cycle de marche, un fasceillement du genou (instabilité latérale) ; • de 0 à 15 % et de 40 à 60 %, une absence de stabilité antéro-postérieure (secteur de 0 à 15° de flexion en général) ; • à 40 %, un verrouillage passif en récurvatum ; • aux demi-tours, une torsion mal contrôlée (en valgus-rotation externe ou en varus-rotation interne). **Conduite à tenir :** – ne pas sevrer trop vite des cannes et de l'orthèse ; – intensifier le travail du quadriceps, des haubans latéraux et des freins rotatoires (IJ) ; – insister sur le travail neuro-musculaire ; – suspendre les exercices en pivot.
Rupture du transplant	Il s'agit d'un accident très rare. **Facteurs favorisants :** – mouvement mal contrôlé en période postopératoire de vulnérabilité du transplant et des ancrages (J21 à 3 mois) : glissade sur sol humide, faux pas, bousculade… – traumatisme sur le genou opéré à distance de l'intervention : chute, choc direct, mécanisme d'entorse ; – de façon exceptionnelle, il peut s'agir d'une erreur de rééducation, qui est à l'heure actuelle assez bien codifiée. **Il faut évoquer sa présence devant les signes suivants :** – douleur brutale accompagnée d'une impression de déchirure et d'un craquement ; – gonflement rapide du genou ; – réapparition des signes de laxité. **Conduite à tenir :** – examiner le genou à chaud ; – BREF (Bandage, Repos, Elévation, Froid) ; – antalgiques et anti-inflammatoires ; – examiner le genou à froid et demander le bilan d'imagerie qui s'impose (clichés standards et IRM).
Complications cicatricielles	Elles sont relativement rares et, lorsqu'elles existent, posent peu de problème à terme. Ceci est dû à l'incision qui est très limitée, au terrain du patient opéré en général excellent et la prise en charge infirmière bien protocolisée.

Tableau 2.IX. *Complications et incidents principaux pouvant survenir lors de la rééducation après ligamentoplastie articulaire* (suite)

Complications cicatricielles (suite)	**Facteurs favorisants :** – peau fine ; – œdème important ; – hématome volumineux ; – terrain atopique. **Il faut évoquer leurs présences devant les signes suivants :** – désunion cicatricielle (sur un point ou deux tout au plus) ; – écoulement au niveau de la cicatrice ; – adhérences sous-cutanées ; – bourrelet chéloïde avec adhérence au plan capsulaire ; – hyper- ou hypoesthésie en rapport avec le siège de l'incision. **Conduite à tenir :** – si désunion : mise en place de Steristrip, reprise cicatricielle éventuellement (exceptionnelle), limiter les contraintes mécaniques sur la cicatrice, en flexion du genou par exemple ; – si écoulement : nettoyage antiseptique, surveillance de l'aspect, prélèvement en cas de doute ; – si adhérences : palper-rouler, pétrissages superficiels ; – si chéloïde : pansement compressif avec pommade corticoïde ; – si hypoesthésie : rien à faire ; – si hyperesthésie : massage, percussions, TENS.
Syndrome de l'essuie-glace	Très rare, il s'agit d'une complication qu'il est possible de retrouver lorsqu'une plastie externe extra-articulaire est associée au geste intra-articulaire. Le tractus ilio-tibial entre en conflit avec le système de fixation du retour externe. **Il faut évoquer sa présence devant les signes suivants :** – douleur spontanée du compartiment externe pouvant irradier face externe de cuisse ; – perception d'une bursite crépitante au cours des mouvements de flexion-extension dans un secteur de 30° à 60°, en décharge ; – test de Noble positif : la douleur et réveillée par la pression directe en regard du système de fixation lors de la mobilisation en flexion-extension du genou ; – test de Renne positif : sujet en appui unipodal du côté opéré réalisant des mouvements de flexion-extension dans un secteur compris entre 30° et 60°. **Conduite à tenir :** – cryothérapie ; – électrothérapie antalgique de basse fréquence et de très basse fréquence ; – manœuvre d'étirement du TFL ; – travailler les muscles péri-articulaires en isométrique soit avant, soit après le secteur conflictuel mais jamais en balayant ce secteur. Par exemple, le réglage d'une attelle motorisée devra s'effectuer pour réaliser une flexion à partir de 60° vers la flexion totale permise par le patient ; – si persistance du syndrome, une ablation du système de fixation peut être discutée.

Tableau 2.X. *Protocole de rééducation après ligamentoplastie intra-articulaire ou mixte du LCAE*

Dominante	Phase I : J1 à J21	Phase II : J21 à J45	Phase II : après J45
Biologie et mécanique	Aucune sollicitation de la plastie pendant 45 jours : – aucun tiroir antérieur actif ou passif, – pas de rotation interne du genou,		Sollicitation progressive de la plastie (sécurité relative après J60)
Cutanée Trophique Vasculaire Antalgique	– Cryothérapie – SETA à demeure – Massages circulatoires et DLM – Ablation des fils à J21	– Cryothérapie – SETA si nécessaire – Massages des plans de glissement et de la cicatrice	– Cryothérapie – SETA durant les postures
Articulaire	F/E : 60°/ 0° RE/RI : 20°/ 0° – Mobilisation précoce active et passive (arthro-moteur), – Massage et mobilisations : cul-de-sac sous Q, rotule, plans de glissement péri-articulaires, – Mobilisation hanche, cheville.	F/E : 90°/ 0° RE/RI : 20°/ 0° – Techniques de gain d'amplitude : • mobilisations, • postures, • contracter-relâcher, • isométrique-isotonique, • stretching, • balnéothérapie.	F/E : 120°/ 0° RE/RI : 30 / 20 – Si nécessaire : • mobilisations spécifiques • postures nocturnes – Si F < 90° à 3 mois : • mobilisation sous AG, • libération arthroscopique.
Musculaire	– Levée des sidérations – SETE du Q et IJ – EMG *biofeedback* – Tonification du Q en CCF – Tonification IJ+++ – EJT interdite	– Tonification du Q en CCF – Tonification IJ, TFL, adducteurs, patte d'oie	– Renforcement musculaire isocinétique : • analytique, • chaînes fonctionnelles, • geste sportif.
Fonctionnelle Proprioceptive	– Appui autorisé sous couvert de 2 CA ± attelle – Déroulement du pied au sol – Stimulations cutanées plantaires – Chaînes d'irradiation.	– Ablation progressive des CA et de l'attelle – Correction des boîteries – Proprioception en charge, appui bipodal sans pivot – Balnéothérapie, palmage interdit – Bicyclette, machine à ramer – PPG à l'exclusion du membre inférieur opéré.	– Marche et courses libres – Nage possible – Course sur tapis roulant puis extérieure – Proprioception en charge unipodale – Travail pliométrique – PPG : travail en endurance – Reprise du sport à 6 mois.

Abréviations :

SETA : stimulation électrique transcutanée antalgique, SETE : stimulation électrique transcutanée excito-motrice, EJT : élévation jambe tendue, PPG : préparation physique générale, AG : anesthésie générale, Q : quadriceps, IJ : ischio-jambiers, TFL : tenseur fascia lata, F : flexion, E : extension, RE : rotation externe, RI : rotation interne. CCF : chaîne cinétique fermée.

Le protocole de rééducation après intervention de type DI-DT est superposable à celui qui est résumé dans le tableau 2.X, excepté pour le travail des ischio-jambiers.

Les muscles ischio-jambiers ne seront sollicités de J1 à J21 que de manière très prudente (électrostimulation, travail actif sans aucune résistance), puis de J21 à J45 contre pesanteur ou résistance faible, puis contre résistance après J45.

Rééducation phase I : phase postopératoire immédiate, J1 à J21

Principes

– phase de soins postopératoires (surveillance de la cicatrice), du lever, de la déambulation et d'une rééducation très précoce,
– au sortir de la salle d'opération, le genou est immobilisé dans une attelle postérieure amovible en extension et mis en déclive. Le geste intra-articulaire induit un épanchement réactionnel d'importance variable et les redons sont retirés vers le 3e ou 4e jour,
– secteur articulaire : F/E = 60°/ 0°, RE/RI = 20°/0°,
– appui autorisé avec attelle sous couvert de 2 cannes anglaises,
– travail proprioceptif en décharge ou charge partielle avec déstabilisations lentes.

Techniques

Dominantes	Techniques
antalgique, anti-inflammatoire, trophique	Installation sur attelle motorisée avec cryothérapie pluriquotidienne (ou continue) et Stimulation Électrique Transcutanée à visée Antalgique (SETA) à la demande. Massage à visée circulatoire des deux membres inférieurs et mise en déclive. Traitement anticoagulant, antalgique et anti-inflammatoire.
articulaire	Mobilisation multidirectionnelle de la rotule et du cul-de-sac sous quadricipital avec massages des tissus péri-articulaires. Mobilisation active ou active-aidée dans un secteur articulaire de F/E de 60°/ 0° et en rotation externe (20°). Mobilisation des articulations péronéo-tibiales supérieure et inférieure. Mobilisation des articulations sus et sous-jacentes en privilégiant l'extension de hanche, la flexion dorsale de la cheville et des orteils (étirement des fléchisseurs plantaires et de l'aponévrose plantaire). En dehors des séances, attelle motorisée (F/E = 60°/ 0°) en alternant le réglage du pied en position neutre et rotation externe.

musculaire	Techniques de lever de sidération en privilégiant les techniques d'irradiation sollicitant le quadriceps avec contraction préalable des ischio-jambiers. Travail statique du quadriceps en CCF + Stimulation Électrique Transcutanée à visée Excito-motrice (SETE) en contrôlant le tiroir antérieur. Privilégier à cette phase le travail des ischio-jambiers (statique et excentrique), du TFL, du triceps sural mais aussi des fessiers. En dehors des séances : demander des contractions statiques des ischio-jambiers et du quadriceps (avec co-contraction des ischio-jambiers) sous SETE.
neuro-musculaire	Sollicitations cutanées plantaires associées aux chaînes d'irradiation en décharge. Travail proprioceptif en décharge ou charge partielle avec déstabilisations lentes et sous couvert d'appuis (espalier, barres, etc.).
fonctionnelle	Lever le lendemain de l'intervention et appui immédiat sous couvert d'une attelle postérieure et de 2 cannes anglaises, en l'absence de gestes associés (suture méniscale, par exemple) : • station debout bipodale : travail du transfert du poids du corps et travail postural (autograndissement, déséquilibres lents, etc.), • durant la marche : déroulement correct du pied au sol, et obtention du pas postérieur.

Rééducation phase II : phase postopératoire secondaire, J21 à J45

Principes

– phase essentielle de rééducation intensive (3 à 5 h/j) malgré la fragilité des ancrages et du transplant,

– secteur articulaire : F/E = 90°/0°, RE/RI = 20°/0°,

– sevrage de l'attelle et des cannes selon la stabilité du genou et l'efficacité du quadriceps (l'attelle est gardée jusqu'à J30 en principe),

– travail proprioceptif en charge en appui bipodal,

– balnéothérapie possible dès que la cicatrisation est acquise (les fils sont enlevés à J21).

Techniques

Dominantes	Techniques
anti-inflammatoire, trophique	Cryothérapie systématique 4 fois par jour. Application nocture de pâtes antiphlogistiques si présence d'un hématome. Abandon progressif de tout traitement médical sauf problème particulier.

articulaire	Massages de tous les plans de glissement péri-articulaires avec pétrissages, frictions, traits tirés, décordage, MTP en privilégiant l'appareil extenseur et les plans capsulo-ligamentaires latéraux. Mobilisation multidirectionnelle de la rotule avec temps de posture en fin de mouvement. Mobilisation passive ou active dans un secteur de F/E de 90°/0° et en rotation externe (20°) en insistant sur : – le gain en flexion par l'utilisation d'appuis sus-rotuliens, le contracter-relâcher avec résistance en regard de la TTA et au dessus de la rotule, la recherche de glissements postérieurs par appui manuel ou contraction des ischio-jambiers, – le gain en extension par l'étirement de tout le plan postérieur (ischio-jambiers, système suro-achiléo-calcanéo-plantaire), la mobilisation et les postures avec appui sur la TTA, et le travail du quadriceps sous SETE lors des postures d'extension, – la balnéothérapie qui permet une grande variété d'exercices en décharge ou charge partielle dans un milieu favorable.
musculaire	*Renforcement analytique quatre faces du genou en privilégiant :* – *le travail des muscles ischio-jambiers* qui protègent activement la plastie. Le travail de ces muscles se doit d'insister particulièrement sur leur rôle freinateur dans les derniers degrés d'extension et dans les rotations lorsque le genou est fléchi en charge, – *le travail du quadriceps* dont l'amyotrophie et la diminution de force postopératoires sont souvent très importantes et durables. La tonification du quadriceps en CC fermée à différents degrés de flexion peut être effectuée dès J21 en tenant compte des précautions évoquées dans les principes généraux et en privilégiant le travail des unités motrices lentes au début, – *le rapport de force ischio-jambiers / quadriceps* doit être durant cette période au-dessus des 70 % (chiffre représentant la norme), – *les muscles qui contrôlent le mécanisme traumatique initial.* *Renforcement selon les chaînes fonctionnelles du membre inférieur :* privilégier les chaînes parallèles, à dominante posturale, tonique.
neuro-musculaire	Travail proprioceptif en charge en appui bipodal avec : – transfert progressif du poids du corps vers le côté opéré, – utilisation de déstabilisations multidirectionnelles, – utilisation de plans instables, Ce travail peut être effectué sous couvert d'une orthèse de protection.

fonctionnelle	Abandon des aides de marche et correction des défauts de marche avec : – déroulement du genou à la marche en terrain plat, – changement de rythme et de direction, demi-tours rapides, – enjambement d'obstacles, – montée et descente des escaliers, Préparation physique générale : – réentraînement à l'effort et gymnastique générale 2 h/j en proscrivant les exercices de saut, ou de course. En balnéothérapie, le palmage est interdit.

Rééducation phase III : phase postopératoire tardive et de réentraînement sportif, après J45

Principes

– la rééducation proprioceptive et le réentraînement à l'effort occupent ici une place prépondérante mais la kinésithérapie doit concilier la volonté de reprise sportive souvent trop précoce, voulue par le patient et la solidité du transplant (absence de solidité mécanique à 3 mois, 80 % de solidité à 1 an),

– la poursuite du renforcement musculaire doit tenir compte de la fragilisation du tendon rotulien, des douleurs de l'articulation fémoro-patellaire, et de la spécialité sportive,

– secteur articulaire : F/E = 120°/0°, RE/RI = 30°/20°, les amplitudes d'extension ne doivent jamais aller vers le récurvatum et les amplitudes de flexion au-delà de 120° doivent être gagnées sur plusieurs mois,

– travail proprioceptif en charge en appui unipodal, course et sauts autorisés.

Techniques

Dominantes	Techniques
cutanée, trophique	Cryothérapie systématique après chaque séance. Massages des adhérences cutanées résiduelles.
articulaire	*Renforcer les techniques de gain d'amplitude :* – si le sujet a d'emblée une raideur importante avec un genou qui paraît « serré » et un secteur de mobilité réduite (le plus souvent une mobilité en F/E de 45°/ – 15°), – si un flexum supérieur à 10° persiste après 45J, – si la flexion est inférieure à 90° à J45. *L'existence d'une raideur postopératoire impose :* – de rechercher et d'éliminer des causes secondaires (syndrome AND ou syndrome du cyclope par exemple), – d'intensifier les techniques de mobilisation et de massage des plans péri-articulaires,

articulaire (suite)	– d'insister tout particulièrement sur la réalisation d'une marche correcte (déroulement du pied et du genou, marche pieds nus, sollicitation des appuis plantaires), – d'effectuer des postures de faible intensité mais de longue durée se poursuivant la nuit par le port d'une attelle en position corrigée, – d'étirer toutes les chaînes myo-aponévrotiques fixant la limitation : par exemple un flessum du genou doit non seulement être combattu par l'étirement des muscles ischio-jambiers mais aussi du triceps sural, du tendon d'Achille et de l'aponévrose plantaire. *Ces techniques de gain d'amplitude peuvent être aidées par :* – des techniques de contracter-relâcher sous électrostimulation excito-motrice ou à visée antalgique, – une intensification de la prise en charge en balnéothérapie, – une prescription d'antalgiques, anti-inflammatoires et myorelaxants. *L'emploi de ces techniques contraignantes pour le sujet impose les précautions suivantes :* – le thérapeute ne doit pas prendre de grand bras de levier au cours des mobilisations passives car les contraintes imposées au cartilage des articulations fémoro-patellaires et fémoro-tibiales peuvent être à l'origine de chondropathies sévères, – il faut être vigilant sur l'apparition de signes précurseurs d'un syndrome AND et ne pas hésiter à traiter spécifiquement le patient en cas de doute, – quelquefois, il est nécessaire d'entrecouper la rééducation de pauses thérapeutiques permettant au patient d'éviter une saturation excessive, – il est souvent judicieux, devant un genou rebelle, d'abandonner toute technique spécifique et de traiter cette raideur à distance (travail du tronc, des hanches ou des pieds) ou à travers d'autres mouvements (travail des rotations en cas de raideur en flexion extension par exemple), – la possibilité d'une libération chirurgicale du genou, généralement à J60 (mobilisation sous anesthésie générale ou libération arthroscopique) ne doit pas être considérée comme un échec mais comme une étape du traitement qu'il faut savoir expliquer au patient. Cette mobilisation chirurgicale doit être posée après avoir éliminé tout signe de syndrome algo-neurodystrophique (scintigraphie).
musculaire et neuro-musculaire	*Renforcement musculaire :* – isocinétique analytique, – isocinétique selon les chaînes fonctionnelles, – isocinétique sur des exercices dérivés des gestes sportifs, *Travail proprioceptif en charge en appui unipodal sur plans instables :*

	Intensifier la rééducation neuro-musculaire et le renforcement : • si les amplitudes sont d'emblée importantes ou si le genou présente une laxité résiduelle, • si le sujet présente une instabilité active (impression de « flottement » du genou, à la marche, sensations de dérobement ou d'insécurité), • si le sujet présente une laxité constitutionnelle (récurvatum ou laxité du genou opposé, entorses de chevilles récidivantes, etc.), • si le sujet pratique un sport de pivot ou de contact ou une activité acrobatique.
fonctionnelle et sportive	Préparation physique générale : cette préparation doit inclure des techniques de stretching (ischio-jambiers, adducteurs), de renforcement musculaire (fessiers, cuisse, triceps) et de réentraînement à l'effort (bicyclette, machine à ramer, course dans l'eau et sur tapis roulant). Après J60 la course pourra être débutée, et après J90 l'entraînement pliométrique envisagé. La reprise de l'entraînement de sports de pivot et de contact s'effectue entre 6 à 8 mois.

Rééducation des ruptures isolées du ligament croisé postéro-interne

Moins fréquente que l'atteinte du LCAE, la rupture du LCPI est en règle bien tolérée même chez les sujets pratiquant des sports de pivot. Le traitement de ces ruptures du LCPI est le plus souvent fonctionnel, la rééducation occupant en conséquence une place essentielle qui peut se résumer à une musculation du quadriceps visant à s'opposer au tiroir postérieur et à une rééducation proprioceptive intense. La reprise du sport est en général possible en 1 an.

Certaines ruptures du LCPI sont traitées chirurgicalement lorsqu'il existe un arrachement osseux tibial. La suture du LCPI, ou l'ostéosynthèse par vis du fragment osseux s'accompagne :
– soit d'une immobilisation de 20° à 30° de flexion pendant 3 semaines, puis en extension pendant 3 autres semaines,
– soit d'une olécranisation de la rotule permettant un secteur de mobilité de 30° à 90° de flexion et empêchant le tiroir postérieur. À l'issue de cette olécranisation de 6 semaines, le genou est libéré.

La rééducation postopératoire, outre le renforcement du quadriceps, doit s'accompagner de précautions pour éviter le tiroir postérieur, notamment lors de la contraction des ischio-jambiers et la mobilisation en flexion qui est parfois difficile à obtenir.

Rééducation des triades et pintades

Le traitement de ces lésions complexes peut faire appel à différents gestes chirurgicaux :
– suture des lésions périphériques (PAPI, LLI, PAPE, LLE),
– suture des lésions tendineuses (poplité, demi-membraneux),
– réinsertion méniscale (lésions du mur méniscal) ou ménisectomie partielle ou totale,
– suture ou plastie du LCAE,
– suture du LCPI.

La rééducation des triades et pintades se rapproche de la rééducation des ruptures du LCAE traitées par plasties intra- et extra-articulaires en soulignant les points suivants :
– les délais de rééducation sont généralement longs, 1 an de kinésithérapie assidue n'étant pas rare,
– l'une des principales difficultés réside dans la limitation articulaire en extension mais surtout en flexion. Le cap des 90° de flexion est souvent difficile à franchir et le recours à une arthrolyse sous arthroscopie ou à une libération chirurgicale de l'appareil extenseur est alors impératif,
– la persistance de douleurs et la survenue d'un syndrome algo-neurodystrophique sont des complications fréquentes qui entravent le déroulement de la rééducation,
– l'existence d'une instabilité résiduelle, malgré les limitations articulaires, oblige souvent à repousser la rééducation proprioceptive en charge et la course. La persistance d'une instabilité handicapante peut conduire à l'indication d'une ligamentoplastie en seconde intention,
– le réentraînement à l'effort et la reprise sportive doivent être extrêmement progressifs. Si certains sportifs reprennent leur sport à un an ou un an et demi, souvent à un niveau inférieur, d'autres doivent souvent changer de spécialité.

TECHNIQUES DE RÉÉDUCATION DU GENOU LIGAMENTAIRE

Cryothérapie

L'utilisation de la cryothérapie se justifie par ses effets antalgiques, anti-inflammatoires et décontracturants, bénéfiques après une entorse du genou qu'elle soit ou non opérée. L'efficacité de cette technique semble optimale dans deux modes d'application particuliers :

Premier mode : cryothérapie avec cold pack

Matériel : pack cryogène à – 10 °C.

Interface : linge humide améliorant la conduction entre le pack et la peau.

Contention : soit bande de contention-élastique permettant un meilleur contact entre le pack et la peau (suppression de la couche d'air isolante), soit plus volontiers mise en place d'une genouillère isotherme ayant le même effet compressif que la contention mais assurant en plus l'isolation du pack de froid du milieu ambiant.

Le port de cette genouillère isotherme favorise (tableau 2.XI et fig. 2.16) :
- une descente en froid plus rapide,
- une température minimale plus basse,
- une durée efficace de traitement plus long,
- une application cryogénique de longue durée (1 h).

Second mode : cryothérapie avec générateur continu de froid

Matériel : générateur de froid composé d'un réservoir réfrigérant, de tubulures souples et de poches plastiques tubulisées.
Interface : linge humide.

Tableau 2.XI. *Évolution de la cinétique des températures cutanées du genou dans deux populations de sujets (genoux sains et genoux opérés) selon deux modes d'application du froid (avec contention simple et avec genouillère isotherme) (d'après I. Receveur, G. Devigne, J.-C. Chanussot)*

Population et protocole	**29 genoux sains + contention simple**	**29 genoux sains + genouillère isotherme**	**30 genoux opérés + genouillère isotherme**
Matériel commun	– *coldpack* – 21 × 15 × 2 cm, – 10° C à la sortie du *freezer* – linge humide interposé entre le *cold pack* et la peau (linge immergé dans de l'eau à 18 °C) – température de la salle (25 °C ± 1 °C)		
Température cutanée avant application de froid	31,02° ± 1,48 °C	31,28 °C ± 1,70 °C	34,29 °C ± 1,75 °C
Temps de descente (au-dessous de 15 °C)	5,78 min ± 2,06 mm	4,46 mm ± 2,66 °C	4,15 mm ± 2,08 °C (n = 13)
Température cutanée minimale atteinte	13,22 °C ± 2,33 °C	11,53 °C ± 2,29 °C	15,54 °C ± 2,97 °C
Durée efficace du traitement (au-dessous de 15 °C)	26,17 mm ± 17,93 mm	41,00 mm ± 17,63 mm	15,08 mm ± 9,49 mm
Température cutanée après 60 min d'application	18,52 °C ± 1,99 °C	15,49 °C ± 2,62 °C	25,74 °C ± 5,13 °C

Remarques :
- *Protocole commun aux trois populations : cold pack* à – 10°C à la sortie du *freezer,* interface réalisée avec un linge préalablement immergé dans de l'eau à 18 °C, température ambiante 25 °C, application durant 1 h avec prise de température toutes les minutes pendant les 10 premières et toutes les 2 min de T12 à T60 min (36 mesures par sujet).
- Les chiffres indiqués sont les moyennes et l'écart-type pour l'ensemble de la population.

Contention : bande de contention élastique.
Réglage de l'appareil : 4 °C.
Durée d'application : 60 minutes en utilisation courante, 24/24 h en postopératoire.

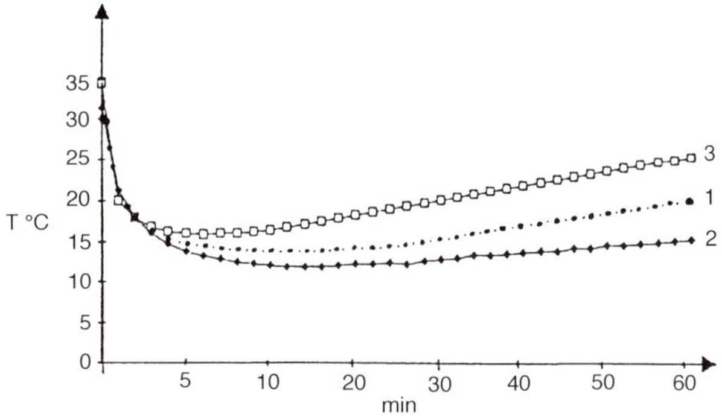

Fig. 2.16. *Cinétique des températures cutanées du genou dans trois conditions :*
genoux sains + *cold pack* + contention simple *(1)*, genoux sains + *cold pack* + genouillère isotherme *(2)*, genoux opérés + *cold pack* + genouillère isotherme *(3)*.

Cette utilisation 24/24 h en postopératoire immédiat a pu montrer :
– une diminution des douleurs postopératoires et une moindre consommation d'antalgiques ;
– une réaction œdémateuse et hydarthrosique moindre ;
– une sidération musculaire plus faible ;
– de meilleures amplitudes articulaires du genou.
L'efficacité optimale de ce type d'application est obtenue lorsque les poches tubulisées sont mise en place au bloc opératoire (leur conditionnement stérile le permet) et lorsque le patient sous cryothérapie est installé sur une attelle motorisée (fig. 2.17).

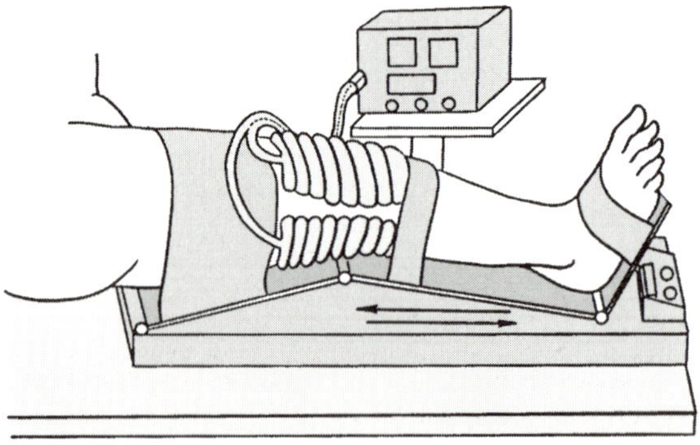

Fig. 2.17. *Cryothérapie avec générateur continu de froid et attelle motorisée*

Stimulation électrique transcutanée à visée antalgique (SETA)

La SETA vise d'une part à renforcer l'inhibition présynaptique médullaire des messages nociceptifs *(Gate Control System)* et d'autre part à activer les voies morphinomimétiques (système enképhalinergique). Pour répondre à ce double objectif deux montages électrothérapiques complémentaires, ayant des caractéristiques physiques différentes doivent être conjointement appliqués (tableau 2.XII). L'innervation sensitive du genou étant connue (fig. 2.18) il importe lorsqu'on fait appel à la SETA de basse fréquence, de traiter chaque localisation douloureuse de manière spécifique (fig. 2.19 à 2.22).

Tableau 2.XII. *Spécificité des courants employés dans le cadre de la SETA et application clinique*

	SETA de basse fréquence *(Gate Control System)*	**SETA de très basse fréquence (système enképhalinergique)**
Forme de l'impulsion	Rectangulaire	Rectangulaire
Direction de l'impulsion	Bidirectionnelle à moyenne nulle (non polarisée)	Bidirectionnelle à moyenne nulle (non polarisée)
Durée de l'impulsion	40 à 200 microsecondes	200 à 400 microsecondes
Wobulation de la durée d'impulsion	Oui	Oui
Fréquence	20 à 100 Hz	1 à 5 Hz
Wobulation de fréquence	Oui	Oui
Intensité	Optimale pour obtenir une sensation tactile (fourmillements, vibrations...)	Maximale supportable pour déclencher une réponse motrice des spinaux
Durée	30 min ou à la demande	30 min
Situation des électrodes	*Loco dolenti* et/ou sur le trajet des nerfs articulaires	En regard de la moelle dorsale de T1 à T12
Taille des électrodes	4 × 1 cm	15 × 10 cm

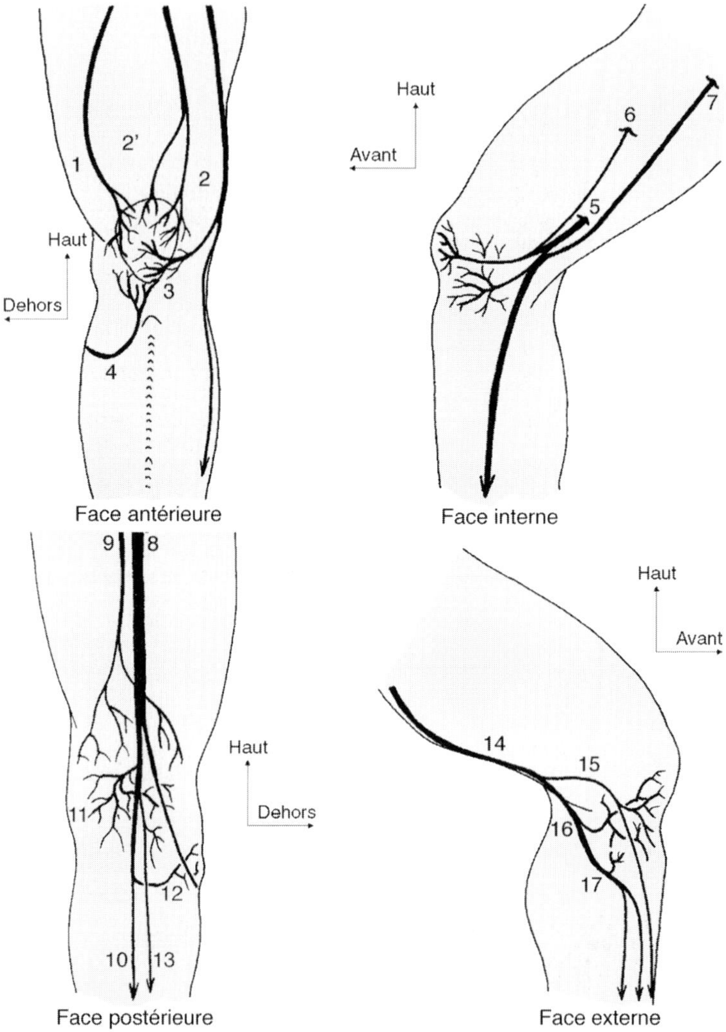

Fig. 2.18. *Innervation du genou (les genoux représentés sont des genoux droits) :*

– *face antérieure :* nerf du vaste externe *(1)*, nerf du vaste interne *(2)*, nerf du sous-crural *(2')*, nerf rotulien *(3)*, rameau récurent du SPE *(4)*.

– *face interne :* nerf saphène interne *(5)*, accessoire du nerf saphène interne *(6)*, branche cutanée du nerf obturateur *(7)*.

– *face postérieure :* nerf grand sciatique *(8)*, branche cutanée du petit sciatique *(9)*, nerf sciatique poplité interne *(10)*, rameau articulaire du SPI *(11)*, rameau articulaire du nerf du poplité *(12)*, nerf saphène externe *(13)*.

– *face externe :* nerf sciatique poplité externe *(14)*, nerf saphène péronier *(15)*, rameau articulaire du genou *(16)*, rameau du nerf supérieur du jambier antérieur *(17)*.

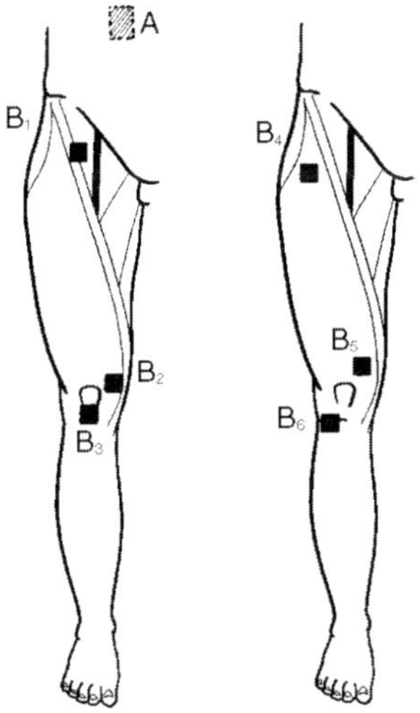

Fig. 2.19. *SETA dans le cadre d'une douleur de la face antérieure du genou*
– électrode (A) en regard de l'émergence rachidienne des racines L2 L3 L4,
– électrodes B1 sur le trajet du nerf crural en dehors de l'artère fémorale,
– électrode B2 sur le trajet du nerf rotulien,
– électrode B3 *loco dolenti,*
– électrode B4 nerf fémoro-cutané (entre le TFL et le couturier),
– électrode B5 point trigger du vaste interne,
– électrode B6 rameau récurrent du SPE destiné au tendon rotulien.

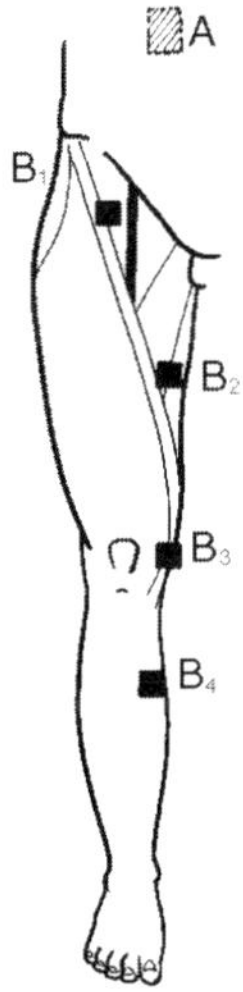

Fig. 2.20. *SETA dans le cadre d'une douleur de la face interne du genou :*
– électrode (A) en regard de l'émergence rachidienne des racines L2 L3 L4,
– électrodes B1 sur le trajet du nerf crural en dehors de l'artère fémorale,
– électrode B2 sur le trajet de la branche cutanée du nerf obturateur,
– électrode B3 *loco dolenti,*
– électrode B4 sur le trajet du nerf saphène interne.

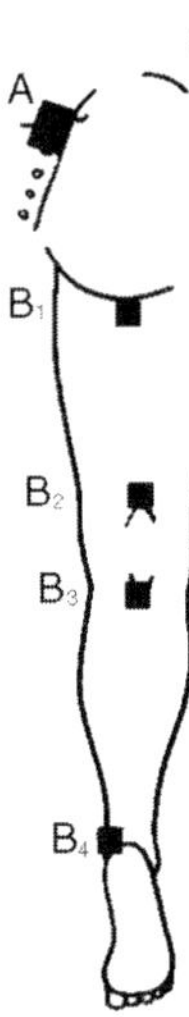

Fig. 2.21. *SETA dans le cadre d'une douleur de la face postérieure du genou :*
– électrode A en regard de l'émergence rachidienne des racines L5 et S1,
– électrode B1 sur le trajet du nerf sciatique sous le pli fessier,
– électrode B2 sur le trajet du nerf sciatique au sommet supérieur du creux poplité,
– électrode B3 sur le trajet du nerf tibial postérieur sur la partie basse du creux poplité,
– électrode B4 sur le trajet du nerf tibial postérieur dans la gouttière rétro-malléolaire interne.

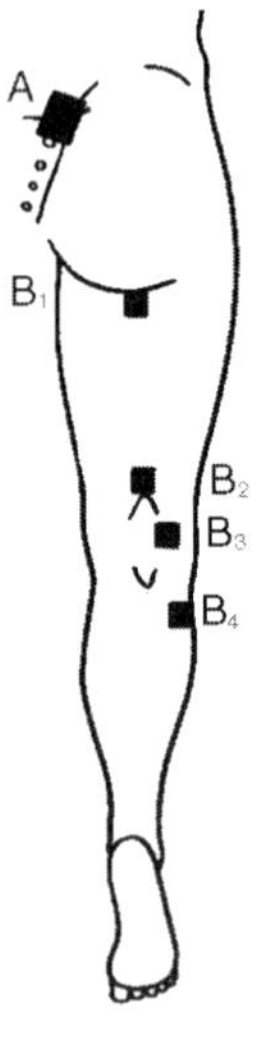

Fig. 2.22. *SETA dans le cadre d'une douleur de la face externe du genou :*
– électrode A en regard de l'émergence rachidienne des racines L5 et S1,
– électrodes B1 sur le trajet du nerf sciatique sous le pli fessier,
– électrodes B2 sur le trajet du nerf sciatique au sommet du creux poplité,
– électrode B3 sur le trajet du nerf sciatique poplité externe sur le bord interne du tendon bicipital,
– électrodes B4 sur le trajet du nerf sciatique poplité externe, au niveau du col du péronné.

Contentions

Le tableau 2.XIII résume les différents types de contentions utilisées dans les atteintes ligamentaires du genou ainsi que leurs indications.

Tableau 2.XIII. *Contentions utilisées dans les atteintes ligamentaires*

Type de contention	Indications	Avantages	Inconvénients
Attelles gonflables et attelles baleinées 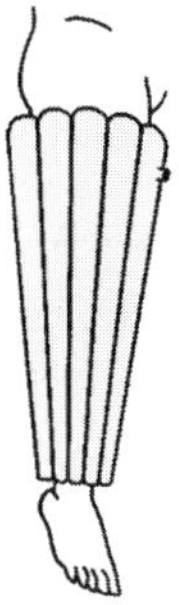	Orthèse de repos après tout traumatisme du genou sur le terrain	Légèreté, Encombrement réduit, Adaptable à la morphologie ou à l'œdème	Sensibles à l'abrasion et à la chaleur, Manque de rigidité mécanique → solution temporaire
Contentions adhésives 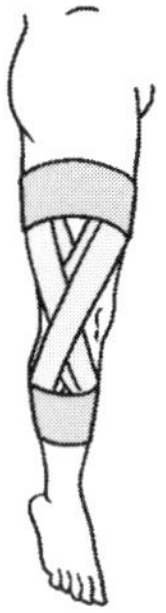	Orthèse de restriction articulaire : – entorse stade I ou II du LLI ou LLE, – reprise d'entraînement	Adaptables à tous les types de lésions, Rigidité adaptable, Pratique sportive possible	Renouvellement très fréquent, Intolérance cutanée possible.
Genouillères en coutil élastique baleiné 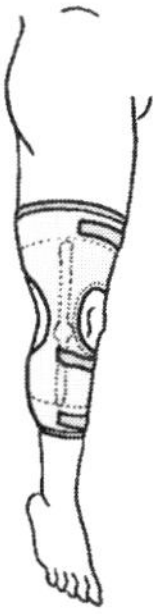	Orthèse de restriction articulaire pour instabilité ou insécurités chroniques	Mise en place très rapide, Facilité d'entretien, Pratique sportive possible	Moins bonne tenue mécanique que les contentions collées

Tableau 2.XIII. *Contentions utilisées dans les atteintes ligamentaires* (suite)

Type de contention	Indications	Avantages	Inconvénients
Attelles articulées en thermoplastique haute température 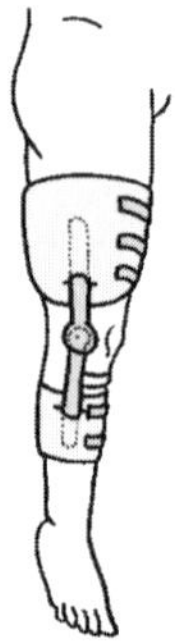	Orthèse de restriction articulaire : – entorse grave opérée, – instabilité chronique	Orthèses réglables permettant la marche (± course) : – F/E réglable, – sangle anti-tiroir, – stabilisation valgus / varus.	Coût, Difficultés de réalisation, Poids, Encombrement.
Attelles postérieures rigides en résine 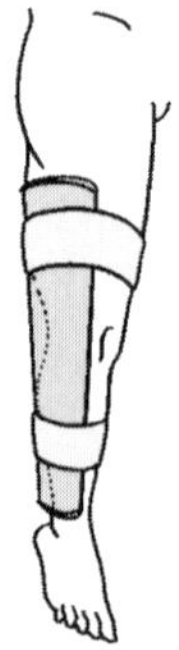	Orthèse d'immobilisation amovile en postopératoire, Orthèse nocturne de lutte contre le flessum	Rigidité +++ et amovibilité, Réalisation sur mesure	Coût, Risque de raideur si portées trop longtemps
Contentions circulaires en résine 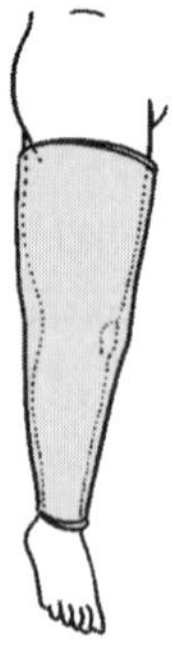	Orthèse d'immobilisation stricte après entorse grave opérée ou non ± associations de lésions osseuses	Immobilisation stricte	Raideur articulaire, Amyotrophie Perte du schéma gestuel

Contention adhésive pour entorse du LLI (fig. 2.23)

Indications :

– entorses stade I ou II,

– reprise d'activités sportives après entorses graves opérées ou traitées orthopédiquement.

Objectifs :

– limiter les mouvements de flexion-valgus-rotation externe du genou,

– renforcer le contrôle extéro- et proprioceptif du genou.

Position du sujet :

– sujet debout (1),

– genou en flexion de 30° (2) (cale sous le talon), varus (3), rotation interne (4).

Préparation du support :

– nettoyer, désinfecter et protéger les lésions cutanées,

– pulvériser le spray protecteur (5),

– mettre en place une épaisseur de mousse protectrice (6),

– pulvériser le spray protecteur (7),

– mettre en place sans tension une embase jambière élastique (largeur 8 cm) circulaire non fermée laissant libre le passage de la veine saphène interne (8),

– mettre en place sans tension une embase de cuisse élastique (largeur 8 cm) circulaire non fermée laissant libre le canal de Hunter (9).

Mise en place de la première bande extensible en fronde (largeur 6 cm) :

– après avoir brisé son élasticité, faire partir la bande de l'embase jambière à sa partie antéro-externe (10),

– monter sous tension en spiroïde vers la face externe du genou en passant en arrière de l'axe de flexion-extension du genou (11),

– ancrer la bande en spiroïde sur l'embase de cuisse à sa partie antéro-externe (12).

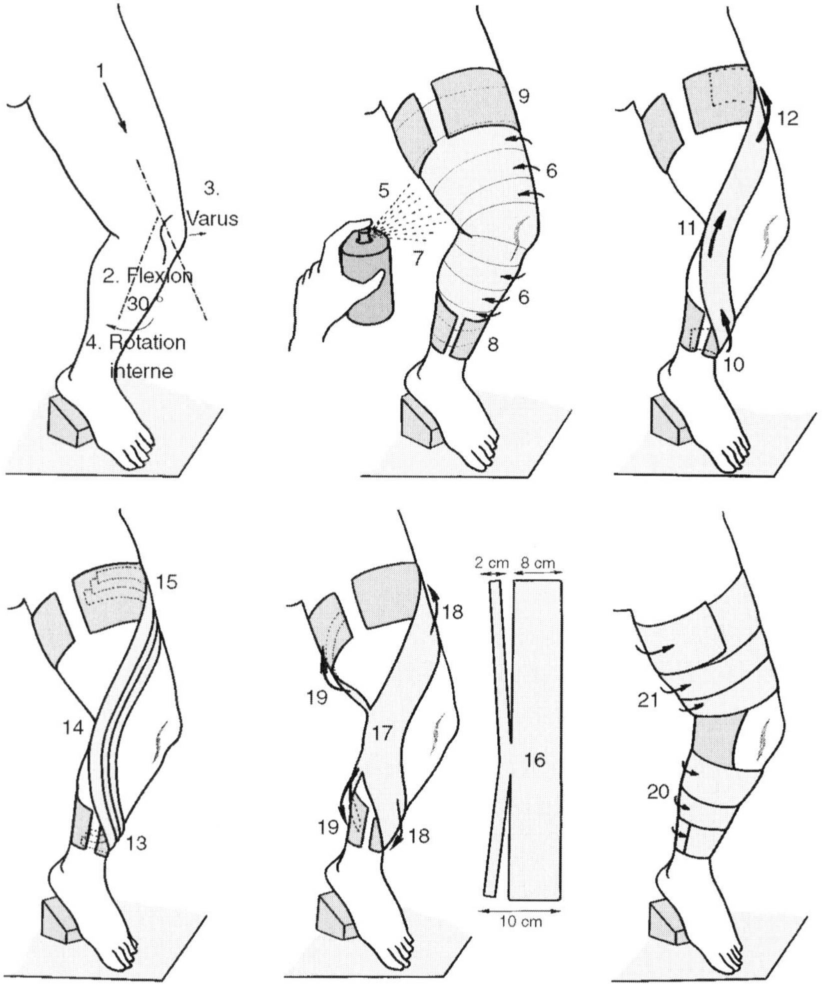

Fig. 2.23. *Contention pour entorse du LLI.*

Mise en place des trois bandes non extensibles en fronde (largeur 2 cm) :

– chaque bande part de l'embase jambière en recouvrant la précédente des 2/3 de sa largeur (13),

– les bandes montent en spiroïde sous tension pour se croiser sur la face interne du genou en arrière de l'axe de flexion-extension (14),

– les bandes s'ancrent sur l'embase de cuisse (15).

Mise en place de la deuxième bande extensible en fronde (largeur 10 cm) :

– découper une bande de 2 cm aux tiers supérieurs et inférieurs de la bande puis briser son élasticité (16),
– ancrer la partie large sur l'embase jambière et recouvrir les bandes précédentes sur tout leur trajet (17 et 18),
– appliquer les deux chefs postérieurs en spiroïde respectivement sur la face postérieure de l'embase jambière et de cuisse. Ces chefs évitent le glissement antérieur du montage lors de l'extension du genou (19).

Finition avec une bande extensible (largeur 6 cm) :

– enrouler sans tension une spiroïde sur le segment jambier (20),
– enrouler sans tension une spiroïde sur la cuisse (21).

Remarques

Cette contention assure une stabilité mécanique très efficace pour éviter les mouvements de flexion-valgus-rotation externe.

Un montage symétrique peut être employé pour les entorses du LLE en veillant à positionner le genou en flexion-valgus-rotation externe (si mécanisme en flexion-varus-rotation interne) ou rotation indifférente dans les autres cas.

En cas d'atteinte du LCAE le montage pour le LLI doit être complété par celui du LLE en veillant à positionner le genou en flexion-rotation externe. À chaque temps du montage les bandes internes et externes doivent se croiser sous la TTA (contrôle du tiroir antérieur), la bande externe étant toujours mise en deuxième position sous forte tension (contrôle du ressaut rotatoire).

Techniques de lever des sidérations musculaires

Généralités

La sidération musculaire, secondaire à un traumatisme ou à une intervention du genou, peut être considérée comme un trouble de la balance entre les influx inhibiteurs (PPSI) et excitateurs (PPSE) stimulant les motoneurones de la corne antérieure de la moelle. Les conséquences sur la biomécanique et la biochimie musculaire de ces phénomènes ayant déjà été résumées (tableau 2.IV) nous ne synthétiserons ici que l'aspect neurophysiologique de la sidération.

La sidération musculaire résulte d'un déséquilibre d'origine central et/ou périphérique intégrant (fig. 2.24a) :

– *une augmentation des stimulations inhibitrices* d'origine centrale (douleur « mémoire », appréhension) ou périphérique : influx nociceptifs cutanés (cicatriciels, capsulo-ligamentaires et cartilagineux lésionnels), intra-articulaires biochimiques (substances algogènes) ou mécaniques (hyper-pression résultant de l'épanchement), vasculaires (inflammation avec vasodilatation micro-artériolaire),

– *une diminution des stimulations facilitatrices* d'origine centrale (diminution des ordres moteurs volontaires ou automatiques) ou périphérique : articulaires (déafférentation capsulaire, hypokinésie), musculaires (absence de variations de longueur), tendineuses (absence de variations de tension) ou cutanées (absence de stimulation mécanique ou thermique).

Les techniques de lever de sidération musculaire pour s'opposer point par point à ces perturbations peuvent s'envisager sous deux aspects (fig. 2.24b) :

– *techniques visant à inhiber les stimulations inhibitrices* d'origine centrale (relaxation ayant pour objectif une perception positive du corps) ou périphérique (mise en jeu du *Gate Control System* par la stimulation électrique transcutanée à visée antalgique, diminution des phénomènes inflammatoires par la cryothérapie),

– *techniques visant à faciliter les stimulations facilitatrices* d'origine centrale (ordres verbaux conditionnant l'activité motrice, visualisation du mouvement demandé, mouvements imaginés) ou périphérique (techniques de facilitation neuro-musculaire). La mise en œuvre des techniques de facilitation ne peut s'envisager qu'après avoir tenté d'inhiber les stimulations inhibitrices car il ne paraît *a priori* pas judicieux, chez un patient traumatisé ou opéré, de rétablir l'équilibre facilitation / inhibition par l'hyperstimulation des phénomènes positifs sans tenir compte des phénomènes algiques ou inflammatoires.

Le tableau 2.XIV récapitule les différentes techniques kinésithérapiques et physiothérapiques de lever de sidération du quadriceps, le résultat optimal étant obtenu pratiquement en combinant ces méthodes (il suffit par exemple de tracer un trait horizontal joignant les différentes colonnes pour les combiner).

Techniques visant à diminuer les stimulations inhibitrices de la contraction musculaire

Techniques mentales

Relaxation neuro-musculaire : training autogène de Schultz, eutonie de Gerda-Alexander, sophrologie.

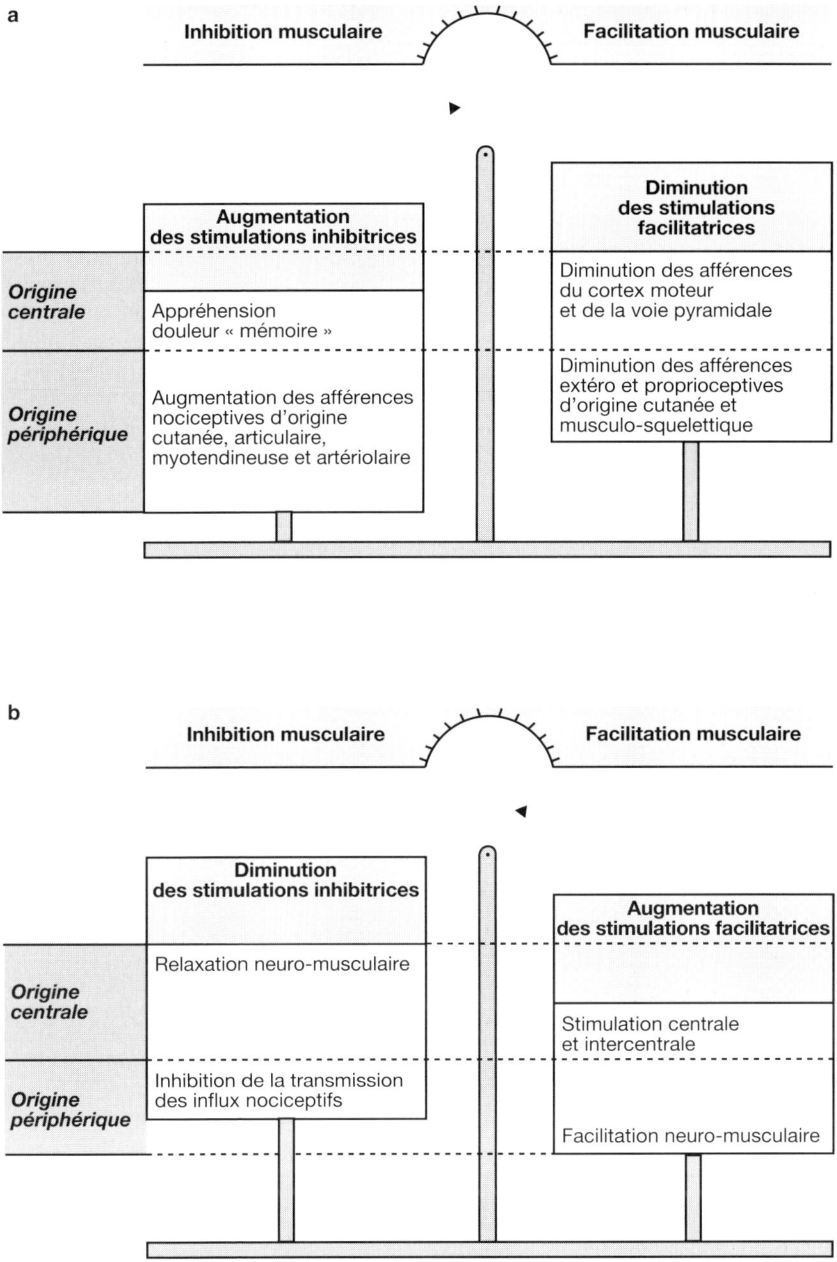

Fig. 2.24. *Équilibre de la balance neuro-musculaire dans une sidération* (a) *et au cours du traitement kinésithérapique* (b).

Tableau 2.XIV. *Représentation synoptique des techniques de lever de sidératio*

Techniques visant à diminuer les stimulations inhibitrices	**Techniques visant à augmenter les stimulations facilitatrices**	
	Volontaires	**Réflexes**
Techniques mentales : – relaxation	*Visualisation mentale du mouvement*	*Réflexes myotatiques d'étirement :* 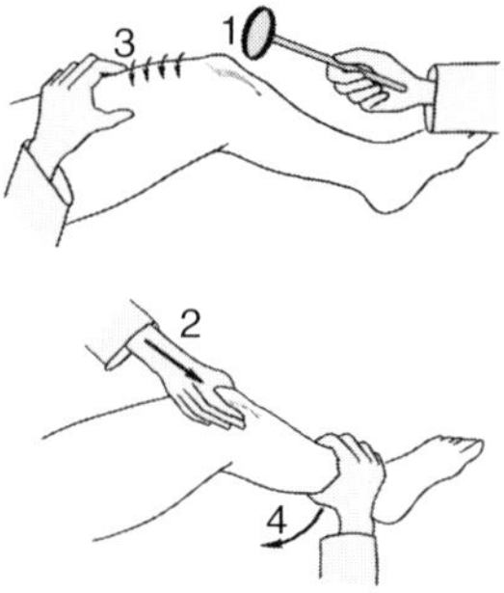
	Imitation du côté opposé	
Techniques antalgiques : – SETA BF – SETA TBF		
	Stimulation visuelle (visualisation de la contraction)	*1. percussion* *2. étirement* *3. strechs transversaux* *4. mobilisation*
Techniques anti-inflammatoires : – cryothérapie – diélectrolyse AINS	*Stimulation verbale (incitation par ordres précis)*	

SETA : stimulation électrique transcutanée à visée antalgique
SETE : stimulation électrique transcutanée à visée excitomotrice
BF : basse fréquence
TBF : très basse fréquence
AINS : anti-inflammatoires non stéroïdiens

omatiques en chaînes nées et ni-fermées	**Automatiques en chaînes ouvertes**	**Techniques physiques**
ition 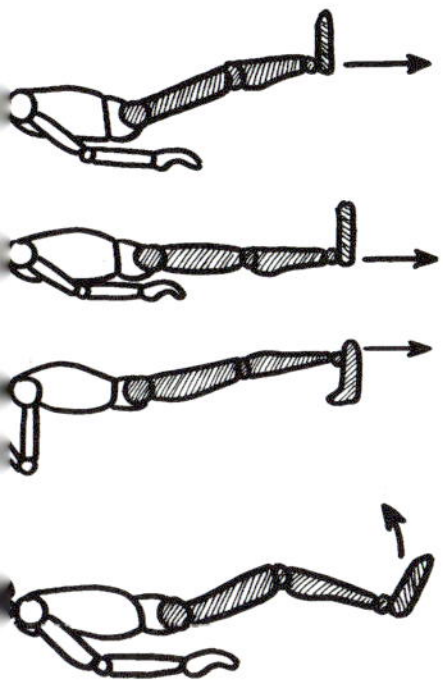	*Technique d'irradiation* 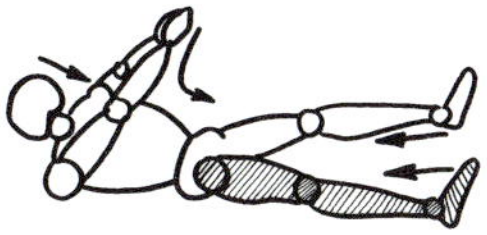	– *Vibrations mécaniques* 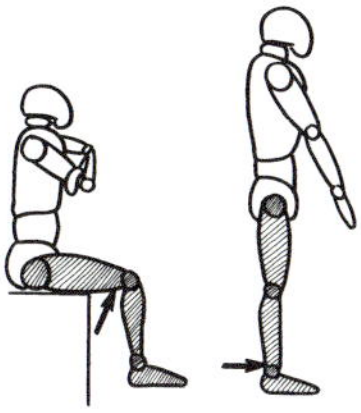
	Piégeage 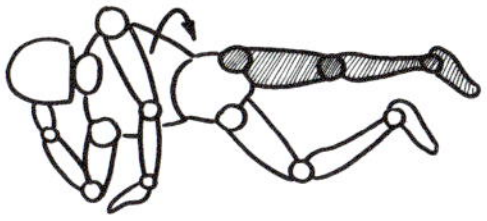	
nulation 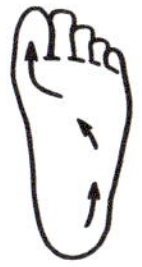	*Équilibration* 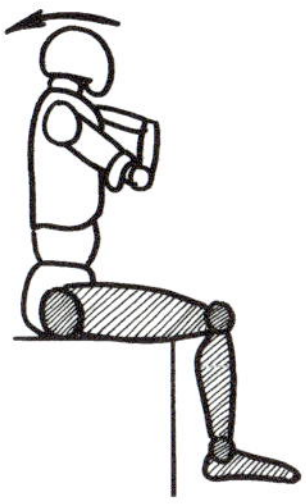	– *EMG* biofeedback – Biofeedback *de pression* – *SETE* – *Thermothérapie*

Techniques antalgiques

Stimulation électrique transcutanée à visée antalgique (SETA) de basse fréquence (trajet du nerf crural ± nerf sciatique) et de très basse fréquence (D1 à D12).

Techniques anti-inflammatoires

Cryothérapie + compression + isolation du *cold pack*.
Diélectrolyse de substances anti-inflammatoires (AINS pôle négatif *loco dolenti*).

Techniques visant à augmenter les stimulations facilitatrices de la contraction musculaire

Techniques volontaires

1 : visualisation mentale du mouvement d'extension du genou,
2 : technique d'imitation : demander une contraction volontaire du côté sain puis demander d'imiter le même mouvement du côté traumatisé,
3 : renforcement visuel : effectuer une ascension active de la rotule du côté sain, une ascension passive du côté traumatisé et demander au patient de recréer ces mouvements seul,
4 : stimulation verbale : ordres verbaux « relever la rotule », « durcissez votre quadriceps », « écrasez mon poing situé sous le genou », etc.

Remarque : la sidération du quadriceps étant due à une absence de contraction volontaire, ces techniques ne peuvent être envisagées que comme des exercices de renforcement des exercices qui vont suivre.

Techniques réflexes

Réflexe myotatique d'étirement (fig. 2.25a) provoqué soit par percussion directe du tendon rotulien (1), soit par abaissement de la rotule (2), soit par stretch transversaux manuels étagés (3) réalisés sur une position d'étirement infradouloureux du quadriceps (4).

Remarque : en pratique les techniques 1 et 2 provoquent une secousse musculaire et un choc articulaire désagréable pour le patient, la technique 4 est souvent difficile à cause de la limitation articulaire.

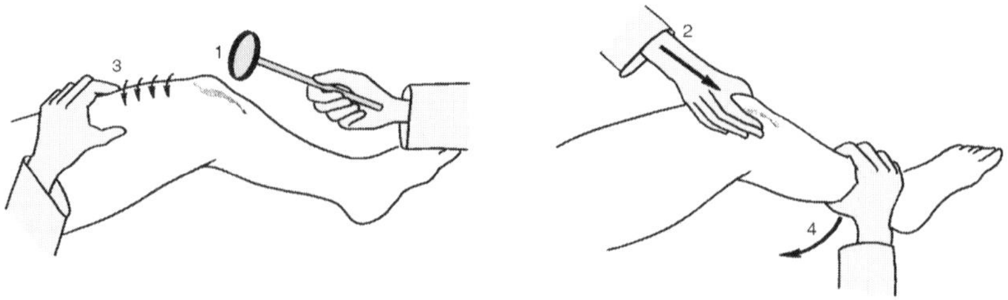

Fig. 2.25a.

Techniques automatiques en chaîne cinétique ouverte (chaînes séries)

Les techniques d'irradiation (fig. 2.25) ***comportent :***

– *4 chaînes ouvertes directes (plan sagittal) :*
1 : périphérique-axiale-périphérique,
2 : axiale-périphérique,
3 : périphérique-périphérique,
4 : périphérique-axiale.

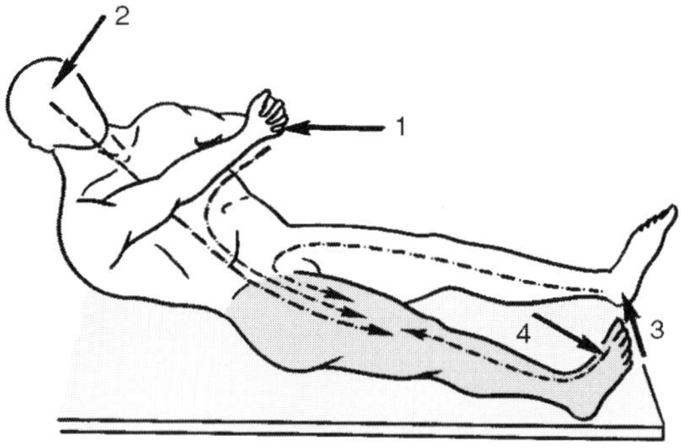

Fig. 2.25b.

– *6 variantes de chaînes ouvertes croisées (composante rotatoire droite ou gauche pour chacune des chaînes précédentes).*

Remarque : la sollicitation sélective du vaste interne droit est obtenue par une poussée du thérapeute vers la droite en 1 et vers la rotation droite du tronc en 2.

Le piégeage neuromusculaire (fig. 2.26) ***comporte 3 temps :***

1 : sujet en latérocubitus + rotation antérieure du tronc, extension-abduction de hanche genou tendu,

2 : sujet en latérocubitus, abduction de hanche,

3 : sujet en latérocubitus + rotation postérieure, puis décubitus dorsal, élévation jambe tendue.

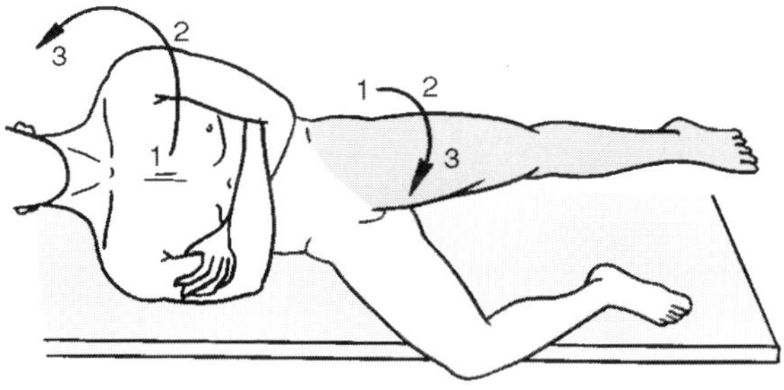

Fig. 2.26.

Remarque : la substitution progressive des activités musculaires s'effectue à partir des extenseurs de hanche (deltoïde fessier postérieur) et les fléchisseurs de genou (ischio-jambiers) en 1, vers les abducteurs de hanche (deltoïde fessier moyen) et le TFL en 2, et enfin vers les fléchisseurs de hanche (deltoïde fessier antérieur, psoas, droit antérieur, couturier) et extenseurs du genou (du vaste externe vers le vaste interne) en 3.

Les techniques d'équilibration (fig. 2.27) consistent à déséquilibrer le sujet vers l'arrière (1) de manière à recruter la chaîne antérieure (axiale-périphérique) en chaîne ouverte (sujet assis en bord de table).

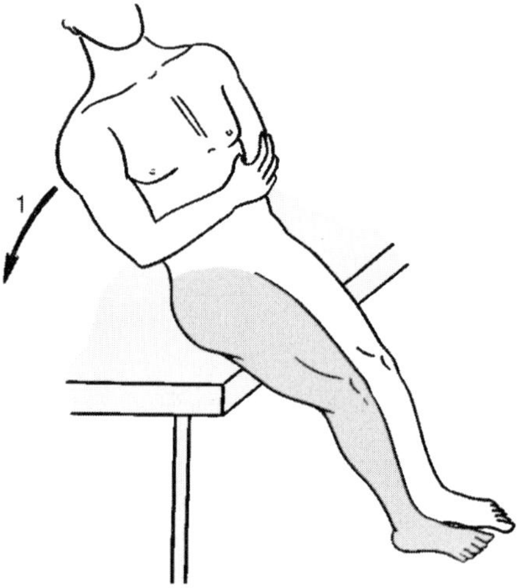

Fig. 2.27.

Remarque : la sollicitation sélective du vaste interne droit est obtenu par une poussée déséquilibrante vers l'arrière et la droite.

Techniques automatiques en chaîne cinétique fermée ou semi-fermée (chaînes parallèles)

Ces techniques neuromusculaires font appel à des automatismes posturaux et/ou gestuels intégrant pour chaque exercice une stimulation cutanée plantaire, un positionnement articulaire et une mise en tension musculaire spécifiques à chaque posture ou à chaque phase d'un mouvement.

Nous prendrons ici des exercices de base, en décubitus, dérivés du schéma de marche.

Exercice 1 dérivé de la phase d'attaque du talon au sol (0 à 15 % du cycle de marche) (fig. 2.28) :

– position de départ : décubitus dorsal, hanche en flexion-abduction rotation externe, genou fléchi à 15°, cheville en dorsiflexion, talon appuyé, mains en appui sur bâton.

– stimulation cutanée plantaire et réponses musculaires :
  • 1 : appui crânial : cocontraction des releveurs du pied, ischio-jambiers, extenseurs du genou, extenseurs de hanche (chaîne de répulsion),
  • 2 : appui postérieur : contractions de la chaîne antérieure,
  • 3 : appui interne : contraction des stabilisateurs externes (hauban externe du genou + deltoïde fessier antérieur),
  • 4 : appui rotatoire interne : contraction des rotateurs externes du genou et de la hanche.

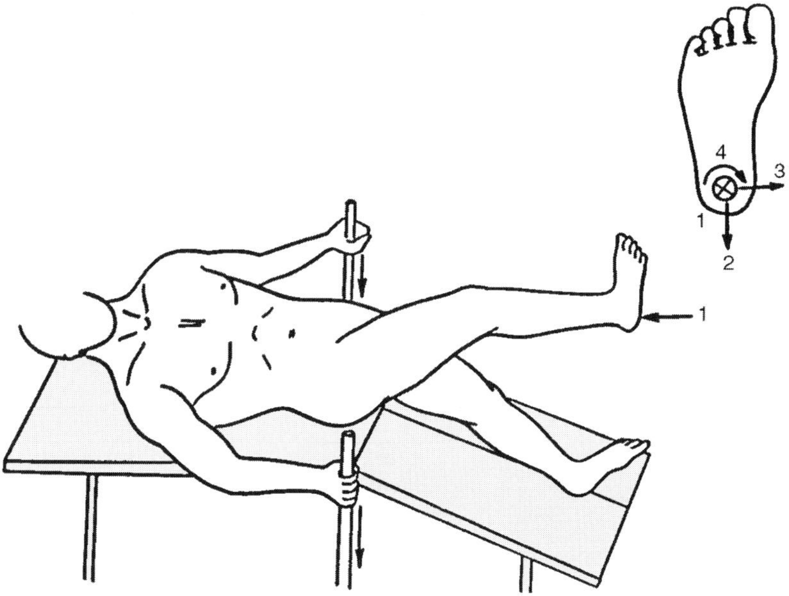

Fig. 2.28.

Exercice 2 dérivé de la phase d'appui unipodal (15 à 40 % du cycle de marche) :

– position de départ : décubitus dorsal, hanche et genou en flexion à 5°, cheville à 90°, appui bord externe du pied, mains en appui sur bâtons,

– stimulation cutanée plantaire et réponses musculaires :
  • 1 : appui crânial : cocontraction fléchisseurs du pied, extenseurs du genou, extenseurs de hanche (chaîne parallèle de répulsion),
  • 2 : glissement postéro-antérieur : contraction des ischio-jambiers contrôlant le tiroir antérieur,
  • 3 : appui interne : cocontraction des stabilisateurs externes (hauban externe du genou + deltoïde fessier moyen).

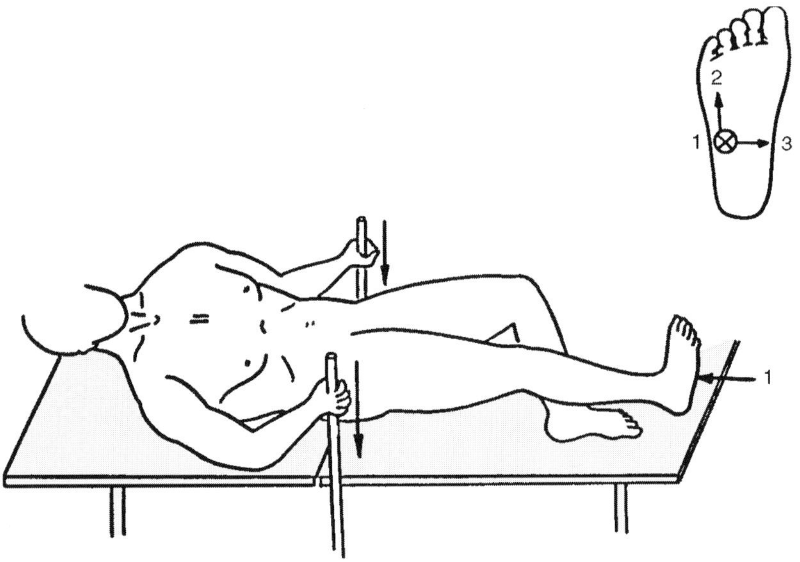

Fig. 2.29.

Exercice 3 dérivé de la phase du pas postérieur (40 à 60 % du cycle de marche) (fig. 2.30) :

– position de départ : procubitus, hanche en extension, genou fléchi à 5°, cheville à 90°, appui sur la tête des métatarsiens et face plantaire des orteils, mais en appui sur bâton.

– stimulation cutanée plantaire et réponses musculaires :
  - 1 : appui crânial : co-contraction quadriceps, ischio-jambiers.
  - 2 : glissement postéro-antérieur : contraction du triceps sural, des ischio-jambiers et du deltoïde fessier postérieur (chaîne de propulsion avec extension du genou grâce à la synergie triceps sural, ischio-jambiers).
  - 3 : appui rotation externe : co-contractions des rotateurs internes du genou et de la hanche.

Exercice 4 dérivé de la phase oscillante (60 % à 100 % du cycle de marche) (fig. 2.31) :

– position de départ : décubitus dorsal, hanche en extension, genou fléchi à 5°, cheville en flexion plantaire, mains appuyées sur bâton,

– stimulation cutanée et réponses musculaires :
  - 1 : stimulation caudale face dorsale du pied : co-contraction des releveurs du pied, fléchisseurs de genou ischio-jambiers, fléchisseurs de hanche (chaîne parallèle de triple flexion),
  - 2 : stimulation latérale interne ou externe : travail des muscles guidant le genou vers l'avant.

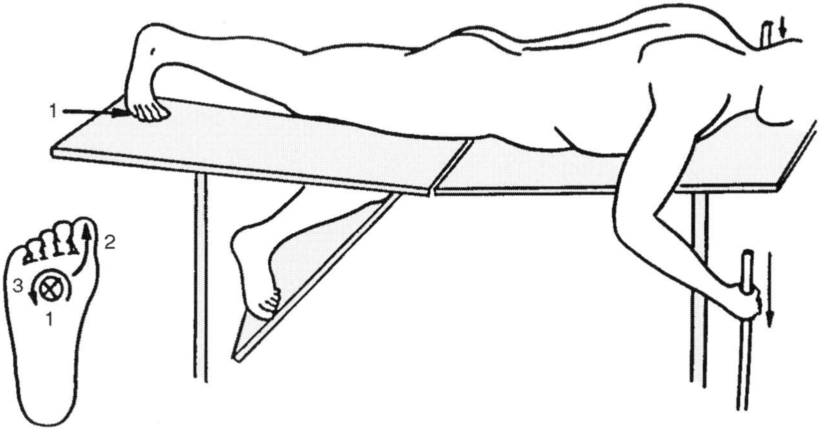

Fig. 2.30.

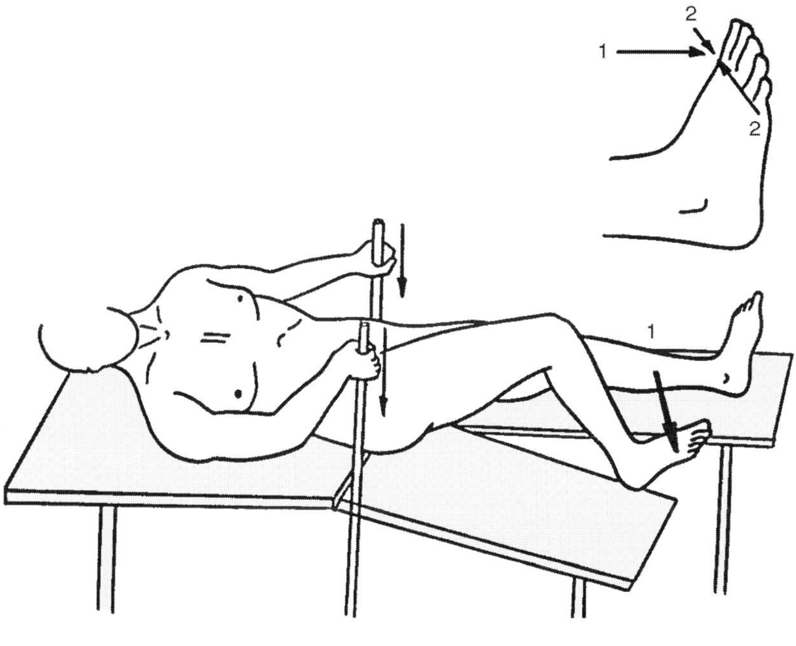

Fig. 2.31.

Techniques faisant appel à des agents physiques

Les vibrations mécaniques de basse fréquence ont trois effets :

– sensoriels : activation des terminaisons primaires des FNM (afférence I_a),

– perceptifs : sensation de mouvement antagoniste au muscle vibré,

– moteurs : activation des muscles antagonistes aux muscles vibrés (réponse vibratoire antagoniste).

Ces effets sont optimum si l'on respecte 5 points :

– occlusion des yeux,

– application des vibrations perpendiculaires au tendon,

– amplitudes des vibrations : 0,2 à 0,5 mm,

– fréquence de vibration : 70 à 80 Hz,

– association d'une mobilisation passive lente.

Deux modes d'application visant à solliciter le quadriceps peuvent être employés (fig. 2.32) :

- vibration des tendons ischio-jambiers sujet assis (fig. 2.32),

→ recrutement du quadriceps,

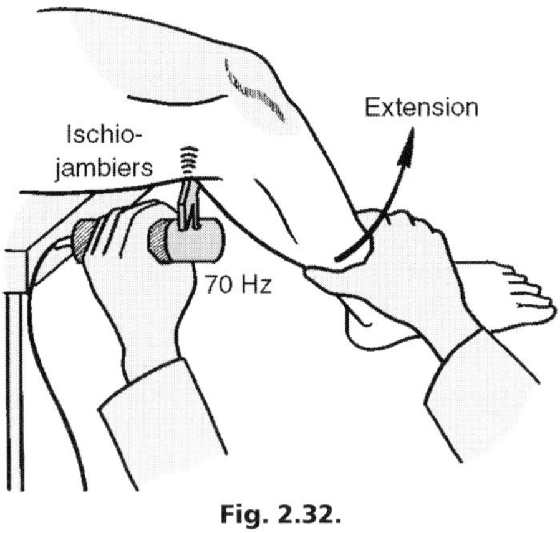

Fig. 2.32.

- vibration des tendons d'Achille sujet debout (fig. 2.33),

→ déséquilibre postérieur → recrutement de la chaîne d'équilibration antérieure.

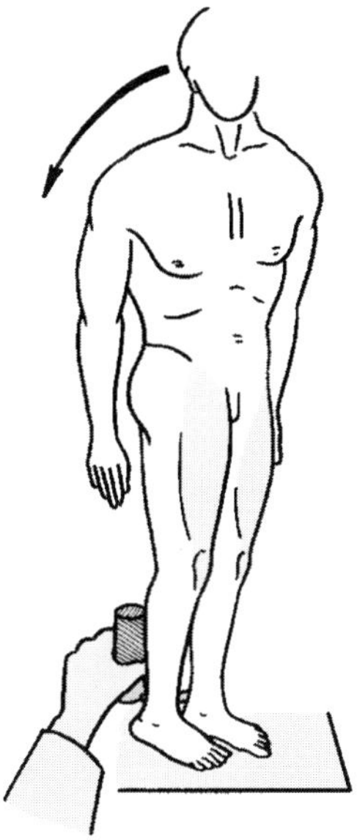

Fig. 2.33.

L'EMG **biofeedback** (fig. 2.34)

Il consiste à transformer les potentiels d'action émis durant une contraction (1) pour les convertir en signal visuel (diodes électro-luminescentes) (2) ou acoustique (3), cette stimulation rétroactive venant elle-même renforcer le signal de départ des potentiels d'action (4).

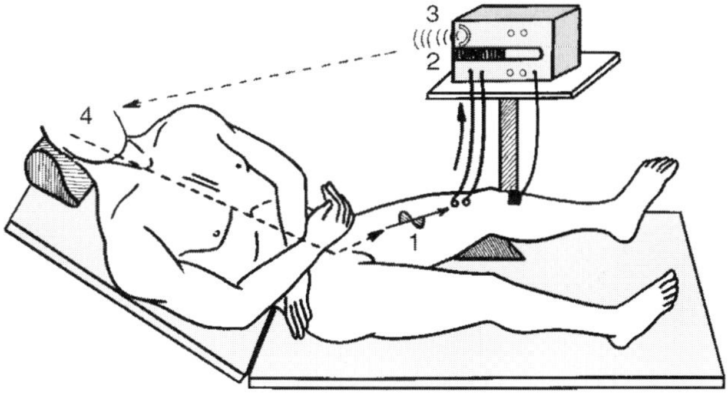

Fig. 2.34.

La mise en place des électrodes réceptrices doit respecter plusieurs points :

– prendre des électrodes réceptrices de petite surface (< 1 cm^2),

– repérer le point moteur,

– abraser la peau,

– dégraisser la peau avec de la liqueur de Hoffman (1/3 alcool, 1/3 acétone, 1/3 éther),

– positionner les électrodes dans la direction des fibres à 1 cm l'une de l'autre,

– positionner une électrode neutre de grande surface (4 × 5 cm) en regard de la TTA.

Biofeedback ***de pression*** (fig. 2.35) :

– mettre en place un tensiomètre autour de la cuisse (1),

– gonfler le tensiomètre à 50 mmHg (2),

– lorsque le sujet contracte son quadriceps, l'aiguille montre l'augmentation de pression (*biofeedback* visuel) (3).

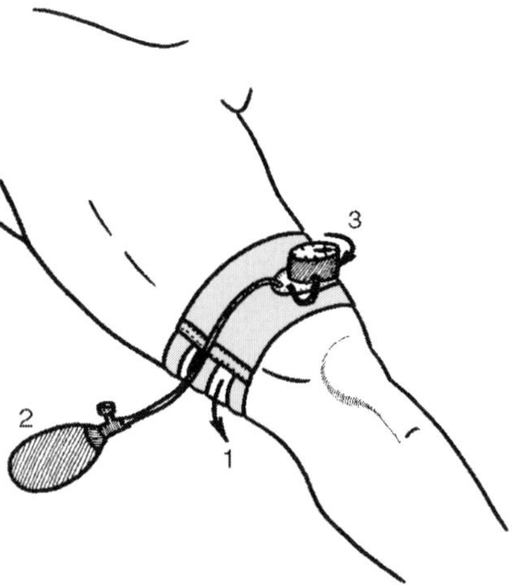

Fig. 2.35.

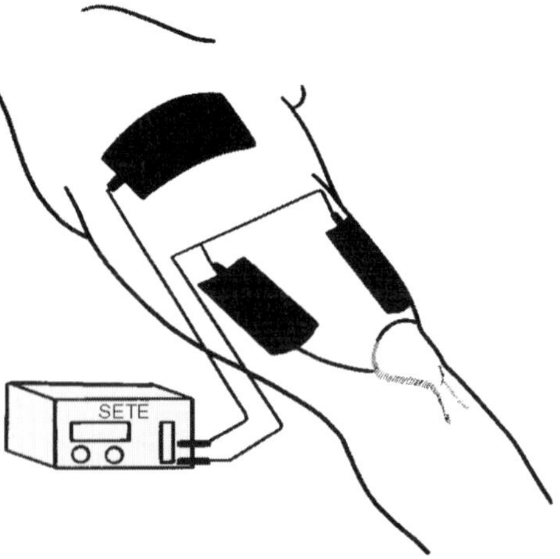

Fig. 2.36. *Montage tripolaire.*

La stimulation électrique transcutanée à visée excito-motrice (SETE) (fig. 2.36)

Elle vise à obtenir une contraction musculaire électro-induite qui se surajoute à une contraction active le plus souvent inefficace entre 0 et 20° d'extension. L'atteinte des fibres lentes (type I) étant plus prononcée que celle des fibres rapides (type II) le courant devra être judicieusement choisi (tableau 2.XV).

Tableau 2.XV. *Caractéristique des courants utilisés dans la stimulation électrique transcutanée à visée excito-motrice (SETE)*

	SETE Fibres lentes	**SETE Fibres rapides**
Forme de l'impulsion	rectangulaire	rectangulaire
Direction de l'impulsion	bidirectionnelle à moyenne nulle	bidirectionnelle à moyenne nulle
Durée de l'impulsion	200 à 400 microsecondes	100 à 200 microsecondes
Modulation de durée	oui	oui
Fréquence	10 à 30 Hz	50 à 100 Hz
Modulation de fréquence	oui	oui
Intensité	sous-maximale	maximale supportée
Temps de contraction	10 s	1 s
Temps de repos	20 s	9 s
Durée de la séance	60 min (2 fois/j)	30 min (1 fois/j)
Situation des électrodes	nerf crural + VI + VE (montage tripolaire)	nerf crural + VI + VE (montage tripolaire)
Taille des électrodes	10 × 5 cm	10 × 5 cm

La thermothérapie

Réalisée sur le quadriceps préalablement à la séance, elle a un intérêt mécanique (diminution de la viscosité musculaire), circulatoire (vasodilatation), neurophysiologique (augmentation de la vitesse de conduction), métabolique (augmentation des échanges tissulaires).

Les techniques employées sont l'ultrasonothérapie continue (en balayage (1 MHz), l'application d'IR, le massage.

Techniques de récupération articulaire

Techniques manuelles (fig. 2.37 à 2.39) :

– pétrissages superficiels sus- et pararotuliens,

– pétrissages profonds du quadriceps, des ischio-jambiers et du triceps sural,

– traits tirés aponévrotiques sur le TFL et les cloisons intermusculaires de la cuisse,

– frictions circulaire et transversales des ailerons rotuliens,

– mobilisation en cisaillement du cul-de-sac sous-quadricipital,

– mobilisation passives articulaires :

• mobilisation en glissement des articulations péronéo-tibiales supérieure et inférieure,

• mobilisation multidirectionnelle de la rotule en insistant sur son abaissement,

• mobilisation de l'articulation fémoro-tibiale en flexion, extension et rotation en respectant les secteurs autorisés et en y associant une décompression prudente,

– postures articulaires manuelles en fin de course associées à des frictions des plans fibreux externes et internes,

– étirements musculaires manuels surtout localisés au droit antérieur, aux ischio-jambiers et au triceps sural.

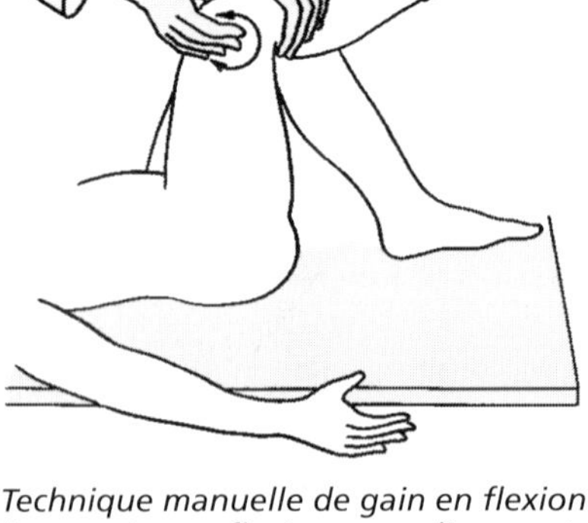

Fig. 2.37. *Technique manuelle de gain en flexion : massage + mobilisation passive en flexion avec glissement postérieur.*

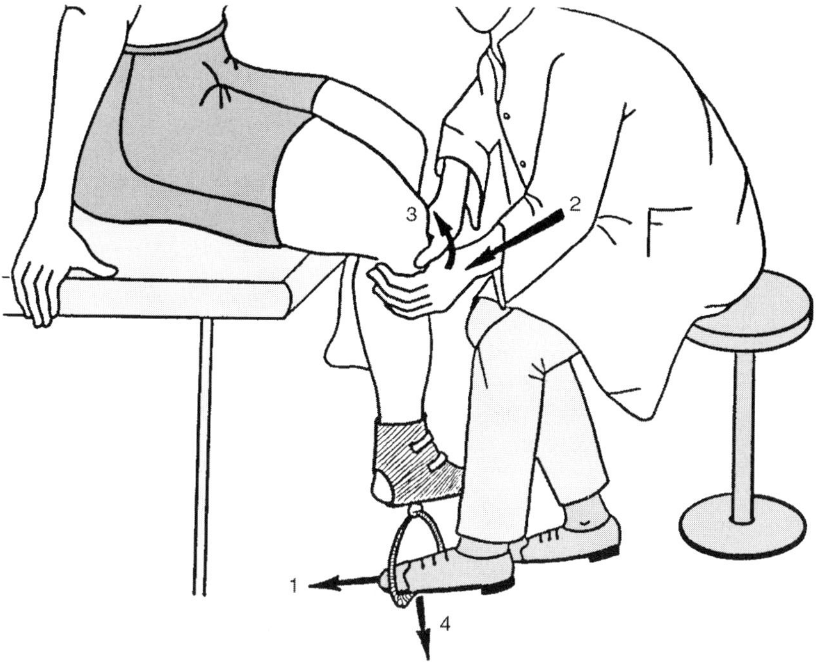

Fig. 2.38. *Technique manuelle de gain en flexion : mobilisation passive* (1) *avec glissement postérieur* (2) *rotation interne* (3) *et traction axiale* (4).

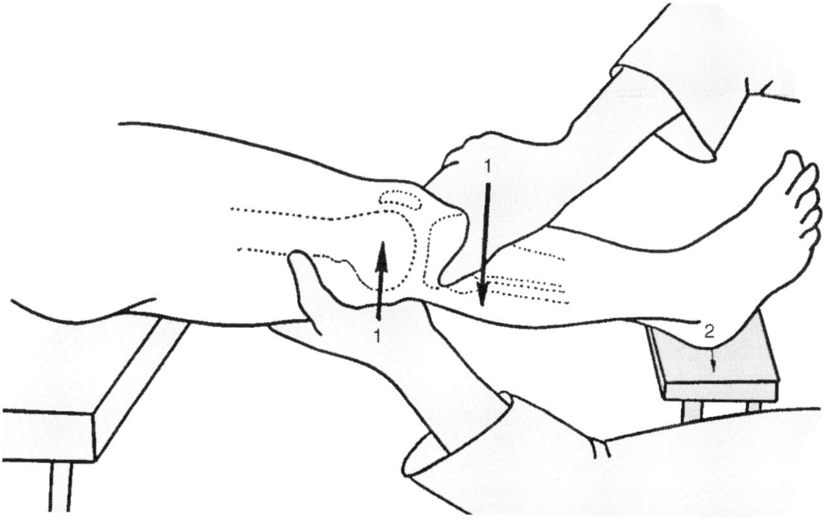

Fig. 2.39. *Technique manuelle de gain en extension avec contrôle du tiroir antérieur* (1) *puis contraction surajoutée de la chaîne postérieure* (2).

Techniques instrumentales passives ou actives aidées (fig. 2.40, 2.41) :

– arthromoteur effectué en dehors des séances, pied en rotation neutre ou rotation externe, sous couvert de cryothérapie,
– mobilisations actives aidées en pouliethérapie,
– mobilisations actives sur plan de glissement (skateboard, ballon, etc.).

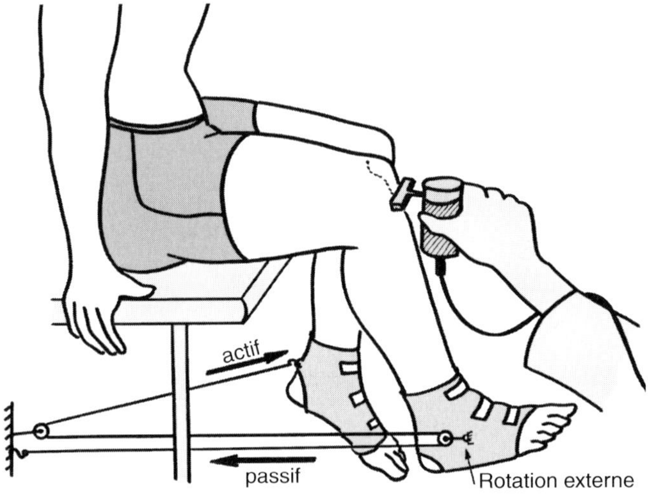

Fig. 2.40. *Technique instrumentale de gain en flexion : mobilisation auto-passive en flexion et contrôle de la rotation interne associées à une assistance tendineuse vibratoire.*

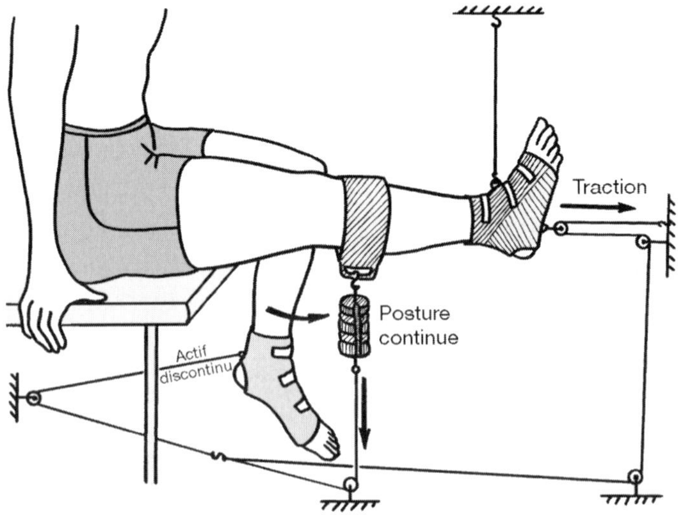

Fig. 2.41. *Technique instrumentale de gain en extension : mobilisation auto-passive avec posture continue associée.*

Techniques actives (fig. 2.42, 2.43) :

– automobilisation en flexion-extension,

– balnéothérapie : décomposition des différents temps de la marche, et exercices d'enjambement d'obstacles, exercices de fente, pédalage sans résistance, etc. pouvant être précédés de massages ou jet subaquatique,

– stretching : exercices d'étirement du droit antérieur, des ischio-jambiers (tableau 2.XVI) et du triceps sural « à sec » ou en balnéothérapie.

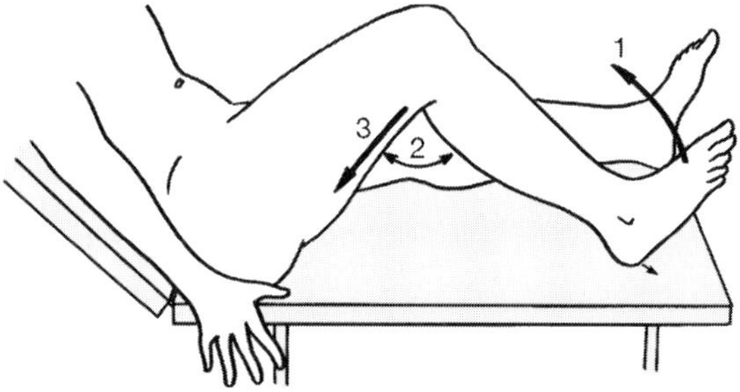

Fig. 2.42. *Automobilisation en flexion du genou : dorsiflexion du pied* (1) *entraînant une flexion du genou* (2), *puis contraction isométrique des ischio-jambiers* (3) *entraînant un glissement postérieur du tibia.*

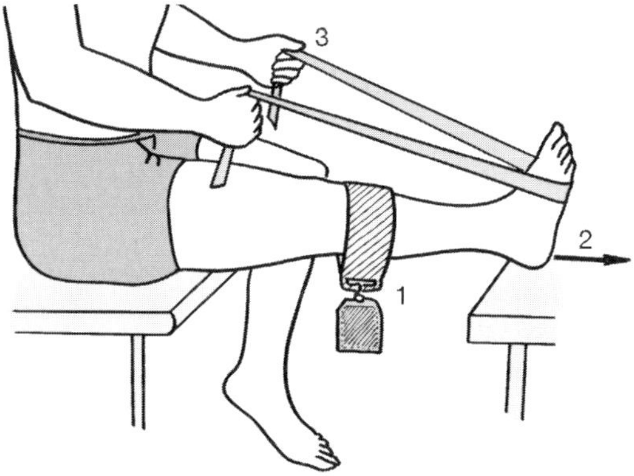

Fig. 2.43. *Automobilisation en extension : posture avec contrôle du tiroir antérieur* (1), *répulsion active* (2), *étirement de la chaîne postérieure* (3).

Tableau 2.XVI. *4 points à respecter pour étirer les ischio-jambiers*

I - Réaliser un échauffement avant la séance d'étirement des IJ
– Échauffement général mettant en jeu l'appareil cardio-respiratoire et neuro-musculaire : marches variées (latérales, montée des genoux, talons-fesses, marche arrière, etc.), footing d'échauffement (10 à 20 min), sauts (pieds joints, foulées bondissantes, etc.). – Échauffement local : massage local en position d'étirement sous maximal (pétrissage profond, foulages aponévrotiques, décordage, traits tirés) associé à du contracter-relâcher.
II - Étirer les IJ à l'inverse de leur physiologie
– Étirement global de toute la chaîne postérieure : intégrer l'étirement des IJ à celui du système suro-achiléo-calcanéo-plantaire et à l'étirement des spinaux dorsaux en associant à des degrés divers : flexion dorsale des chevilles, extension des genoux, flexion des hanches et du tronc. – Étirement analytique des IJ : réaliser une mise en pré-tension par extension de genou et flexion de hanche puis un étirement de faible amplitude à partir de l'antéversion du bassin. Faire varier au cours de ces exercices la rotation interne ou externe du membre inférieur pour accentuer l'étirement sur les IJ internes ou externes. S'assurer au cours de ces étirements du verrouillage du rachis lombaire en lordose.
III - Associer, au cours de l'étirement actif des IJ, une contraction du quadriceps puis des IJ
Contraction du quadriceps (inhibition réciproque) puis contraction active des IJ en position d'étirement (sollicitation des fibres élastiques sériées et utilisation de la période réfractaire secondaire à cette contraction pour obtenir un étirement plus important des fibres élastiques parallèles).
IV - Doser le temps d'étirement et l'importance globale de ces étirements en fonction du sport pratiqué
– Les sports nécessitant des grandes amplitudes en flexion de hanche-extension de genou (danse, karaté, gymnastique, saut de haie, etc.) doivent faire une large place aux exercices de stretching dans leur entraînement avec des durées d'étirement suffisamment longues pour les muscles physiologiquement raides tels que les IJ (étirements répétés de 30 s à 1 min). – Les sports de contact, de pivot, d'endurance doivent aussi intégrer l'étirement des LJ à leur programme mais sur une durée moins longue (étirements de 6 s) et avec moins de répétitions (3 répétitions pour chaque exercice).

Techniques de renforcement musculaire

Le travail musculaire entrepris dans le cadre des entorses graves opérées doit réaliser un véritable compromis entre les impératifs physiopathologiques liés à la ligamentoplastie (solidité mécanique du transplant et des ancrages, conséquences de l'intervention) et les connaissances fondamentales permettant d'optimiser les techniques de musculation.

Données physiopathologiques concernant les ligamentoplasties

L'amyotrophie postopératoire est constante, et touche tous les groupes musculaires du membre inférieur avec un tropisme particulier pour le quadriceps et le triceps sural.

La sidération musculaire concerne surtout le quadriceps avec un secteur particulièrement marqué entre 0 et 20° de flexion : l'absence de verrouillage actif en extension peut durer plusieurs semaines.

Après une ligamentoplastie la perte de force des muscles de la cuisse est importante (60 % pour le quadriceps, 40 % pour les ischio-jambiers) et durable (perte de force de 20 % du quadriceps deux ans après l'intervention, d'après K. Kerbour et J.L. Meier). Cette perte de force mesurée en isocinétique est plus marquée à vitesse lente (30°/s) qu'à vitesse rapide (300°/s), ce qui est à rapprocher de l'atteinte plus importante des unité motrices lentes (fibres ST) que des unités motrices rapides (fibres FT).

Après une ligamentoplastie de type Mac Intosh ou Kenneth Jones, il existe une fragilisation de l'appareil extenseur touchant à la fois la rotule (chondrite rotulienne) et le tendon rotulien (tendinites fréquentes).

Les contraintes imposées au transplant par le travail du quadriceps sont néfastes et dépendent de l'angulation du genou : le secteur le plus contraignant est situé entre 0 et 30° de flexion (fig. 2.44).

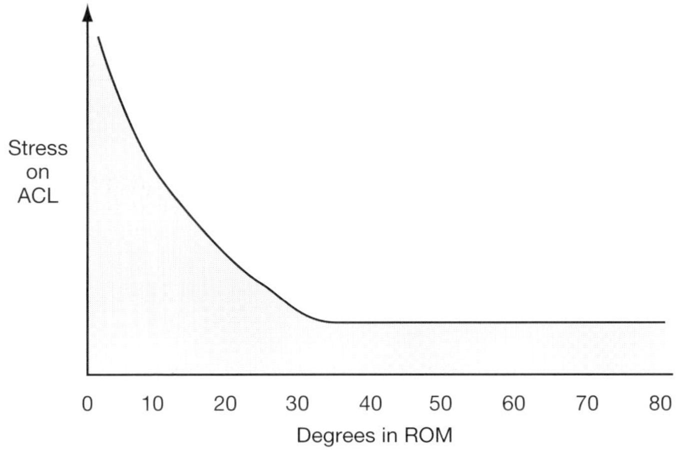

Fig. 2.44. *Contraintes imposées au LCAE en fonction de l'angulation du genou (d'après Georges J. Davies Rehabilitation of the Surgical Knee, Cy press, Ronkonkoma, Ny 11 779, 1984, p. 95).*

Données physiologiques concernant la contraction musculaire

Sans entrer dans les processus intimes de la contraction musculaire, il nous paraît important de rappeler la schématisation de Gundlach qui synthétise les propriétés de la contraction et permet de mieux appréhender les différentes techniques de travail.

Selon cette schématisation, il existe une relation hyperbolique entre trois qualités fondamentale de la contraction musculaire : la force, la vitesse et le temps.

Explication selon les axes (fig. 2.45)

L'axe des vitesses V comprend 4 points remarquables :

– en V_0, la vitesse de contraction est nulle : ce point correspond aux contractions isométriques,

– entre V_0 et V_{max}, la vitesse est positive (les points d'insertions se rapprochent) : ce domaine correspond aux contractions anisométriques concentriques,

– en V_{max}, la vitesse de contraction est maximale : cette vitesse maximale est différente selon qu'il s'agit d'une muscle « lent » ou « rapide ». Cette vitesse maximale peut être augmentée grâce à une aide extérieure (travail en « survitesse »),

– au dessous de V_0, la vitesse est négative (les points d'insertions s'éloignent) : ce domaine correspond aux contractions anisométriques excentriques.

L'axe des forces (ou axe du couple développé) comprend 3 points remarquables :

– en F_0, le couple développé est nul : ce point correspond pratiquement à un travail sans aucune résistance (balnéothérapie à vitesse lente, suspension),

– en F_{max}, le couple développé est maximal : ce point correspond à la résistance maximale statique (RMS mesurée soit sur le versant excentrique RMS_{EXC} soit sur le versant concentrique RMS_{CONC} d'une contraction statique). De manière schématique : $RMS_{EXC} > RMS_{CONC}$. Quel que soit le mode de contraction, cette force maximale F_{max} est considérée au cours d'une seule contraction (1RM),

– au-dessous de F_0, le travail est aidé par une force (ou un couple extérieur).

L'axe du temps matérialise la durée de chaque contraction (isométrique ou anisométrique) et/ou le nombre de répétitions (durée totale de travail) :

– vers T_0, il s'agit d'une contraction explosive (de quelques millisecondes) caractéristiques de fibres rapides,

– vers T_{max}, il s'agit d'un travail musculaire de très longue durée caractéristique de fibres lentes.

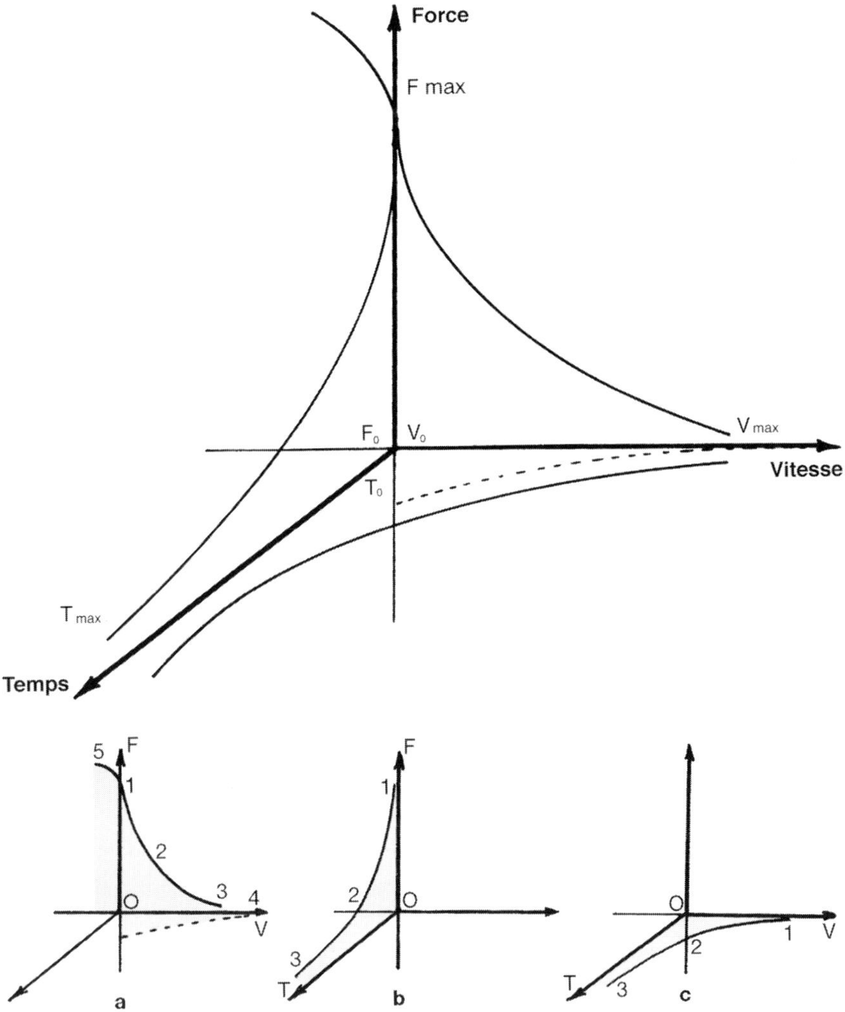

Relation Force Vitesse

1 V = 0 Travail statique
2 V > 0 Travail concentrique
3 V_{max}
4 V > V_{max} Survitesse
5 V < 0 Travail excentrique

Relation Force Temps

1 Travail anérobie alactique
2 Travail anérobie lactique
3 Travail aérobie

Relation Vitesse Temps

1 Travail à vitesse élevée, durée brève
2 Travail à vitesse moyenne
3 Travail à vitesse lente, de longue durée

Fig. 2.45. *Schématisation des propriétés de la contraction musculaire (d'après Gundlach).*

Explications selon les courbes

La relation force-vitesse (fig. 2.45a) montre que la contraction musculaire ne peut à la fois développer un couple important et s'effectuer à grande vitesse :

– un travail contre force maximale doit nécessairement être statique (RMS_{EXC} ou RMS_{CONC}), excentrique (RMD_{EXC}) voire concentrique à vitesse lente (RMD_{CONC}),

– un travail sans résistance aucune peut s'effectuer à très grande vitesse proche de V_{max}, voire en survitesse s'il existe une aide extérieure (F négative).

Cette courbe explique très bien que les couples isocinétiques retrouvées à vitesse lente (30°/s par exemple) soient supérieurs aux couples retrouvés à vitesse rapide (300°/s par exemple).

La relation force-temps (fig. 2.45b) montre que la contraction musculaire ne peut développer un couple important pendant une longue durée ou avec de nombreuses répétitions. Il existe une relation entre le nombre de répétitions, la durée de la contraction et la durée totale de travail statique (fig. 2.46) et une relation entre le nombre de répétitions et la résistance maximale possible lors de contractions dynamiques (fig. 2.47).

La relation temps-vitesse (fig. 2.45c) montre que le travail d'endurance (temps long) doit s'effectuer à vitesse lente, alors que le travail explosif ne peut être réalisé que sur une courte période (peu de contractions).

Propositions thérapeutiques

La synthèse des données physiopathologiques concernent les ligamentoplasties et les données physiologiques de la contraction musculaire permettent de dégager certains principes devant guider le travail musculaire :

– ***Rechercher une tonification quatre faces du genou en privilégiant :***
  - le travail des muscles ischio-jambiers qui protègent activement la plastie. Ce travail doit insister plus particulièrement sur leur rôle freinateur dans les derniers degrés d'extension du genou (travail excentrique) et sur leur rôle stabilisateur lorsque le genou est fléchi,
  - les muscles qui contrôlent le mécanisme traumatique initial (travail des haubans) :
    - – muscles de la patte d'oie, demi-membraneux, poplité et vaste interne qui contrôlent le mouvement de flexion-valgus-rotation externe. Le travail de ces muscles doit s'effectuer en course externe,
    - – tenseur du *fascia lata,* biceps et vaste externe qui s'opposent au mouvement de flexion-varus-rotation interne. Le travail de ces muscles doit être réalisé en course interne,

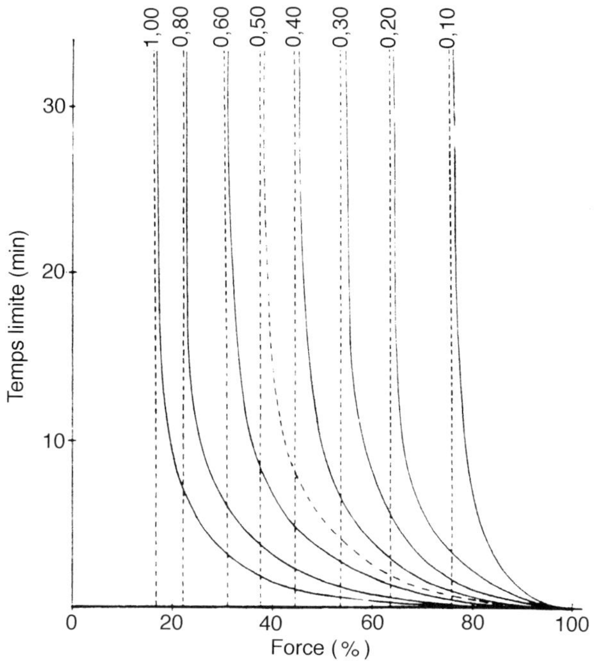

Fig. 2.46. *Capacité de travail statique intermittent ; temps-limite en fonction de la force pour les durées relatives de contraction différentes (Pottier* et al., *1969).*

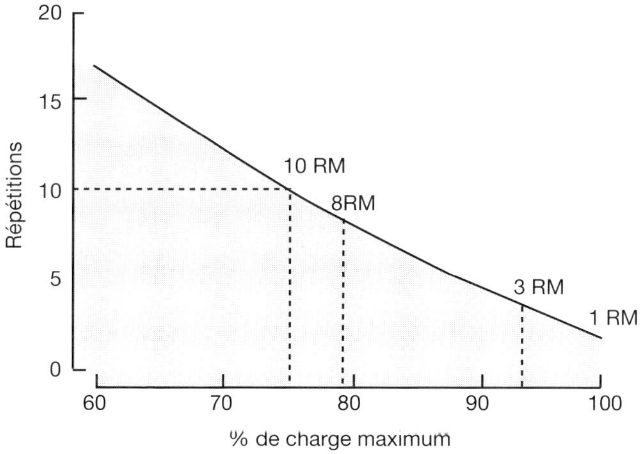

Fig. 2.47. *Courbe indiquant le % de la charge maximum permettant d'exécuter un nombre de répartitions maximum donné (d'après Sale et Mac Dougall, 1981).*

• le travail du quadriceps dont l'amyotrophie et la diminution de force postopératoire sont souvent très importantes. La tonification progressive du quadriceps peut être effectuée dès J21 en tenant compte des précautions évitant le tiroir antérieur du tibia :

– résistance sus-rotulienne et contrôle manuel en regard de la TTA (fig. 2.48),

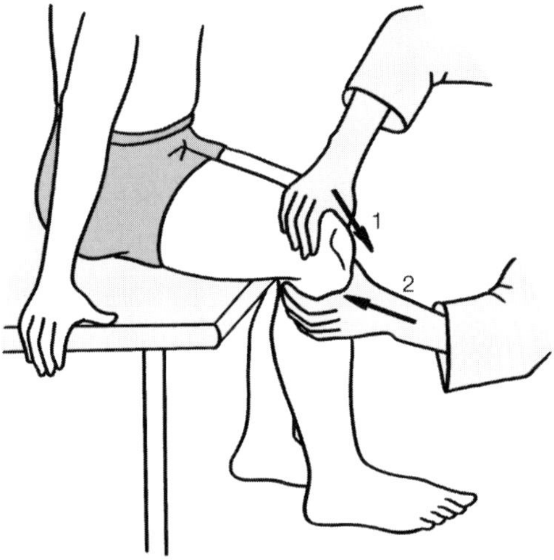

Fig. 2.48. *Travail statique du quadriceps en position de flexion contre résistance manuelle sus-rotulienne* (1) *et en regard de la TTA* (2).

– co-contraction des muscles ischio-jambiers (fig. 2.49) pouvant être renforcée par une stimulation électrique transcutanée à visée excito-motrice (fig. 2.50, 2.51) et EMG *biofeedback* (fig. 2.52),

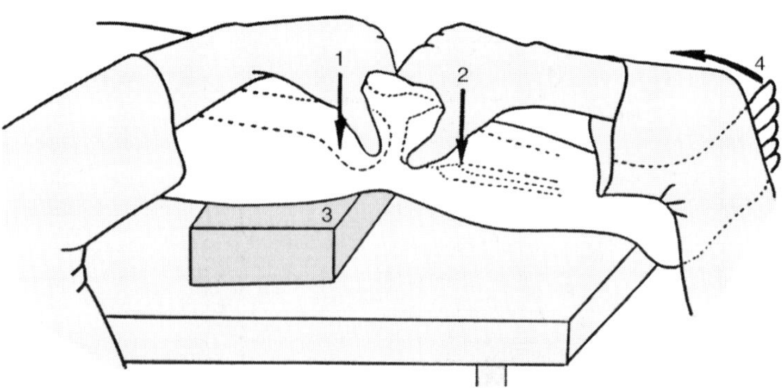

Fig. 2.49. *Travail statique du quadriceps en position d'extension avec résistance sus-rotulienne* (1), *contrôle de la TTA* (2), *contraction des IJ* (3), *et irradiation sur la chaîne antérieure* (4).

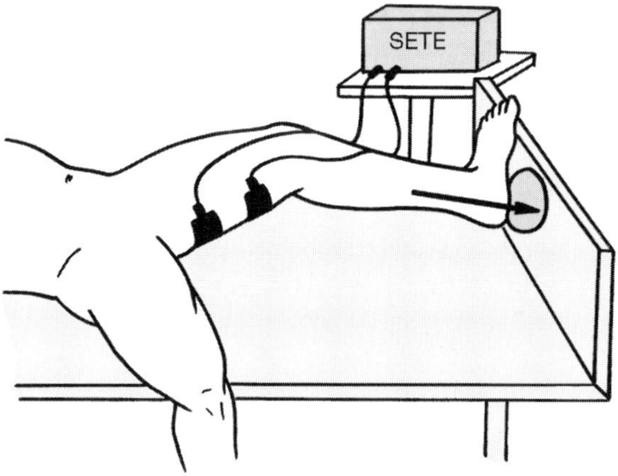

Fig. 2.50. *Travail statique du quadriceps avec sollicitation de la chaîne de répulsion du membre inférieur et SETE des ischio-jambiers.*

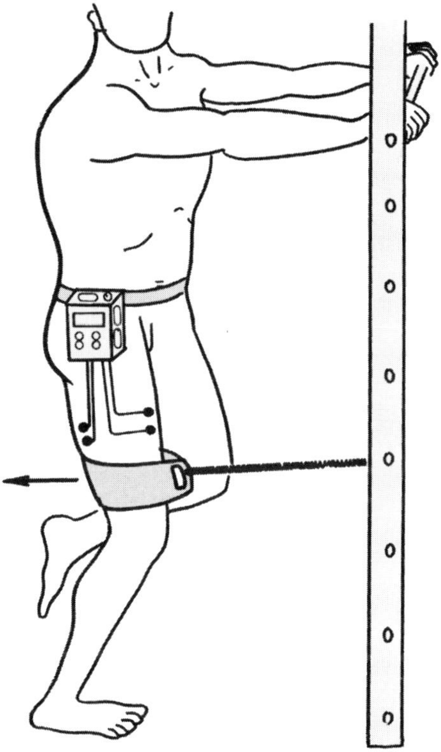

Fig. 2.51. *Renforcement de la synergie quadriceps / ischio-jambiers en charge avec SETE de ces deux groupes musculaires.*

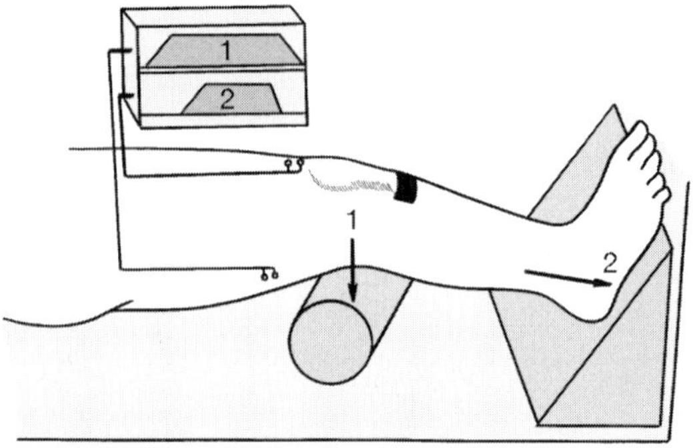

Fig. 2.52. *Contrôle de la co-contraction quadriceps / ischio-jambiers avec EMG* Biofeedback.

– résistance instrumentale (fig. 2.53) ou manuelle à l'aplomb de la TTA,
– flexion du genou entre 40° et 60° à condition de ne pas provoquer de douleurs fémoro-patellaires (fig. 2.54).

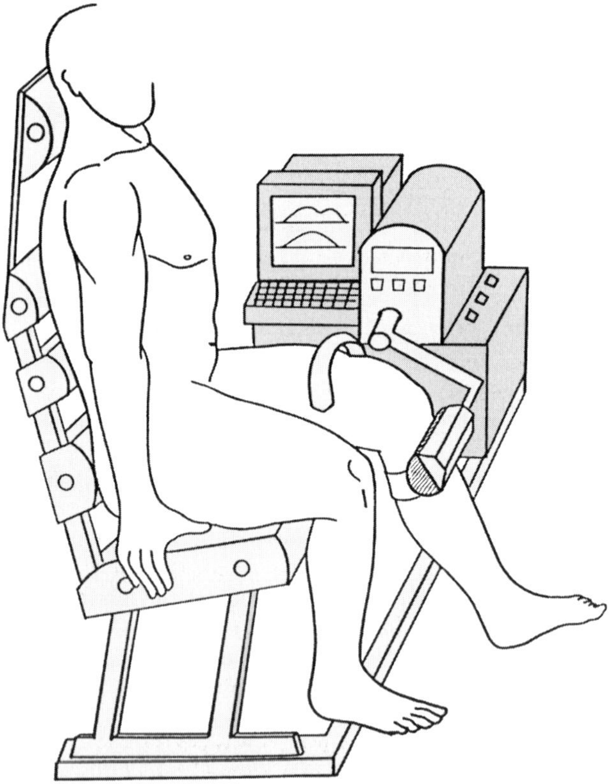

Fig. 2.53. *Renforcement isocinétique du quadriceps avec résistance en regard de la TTA.*

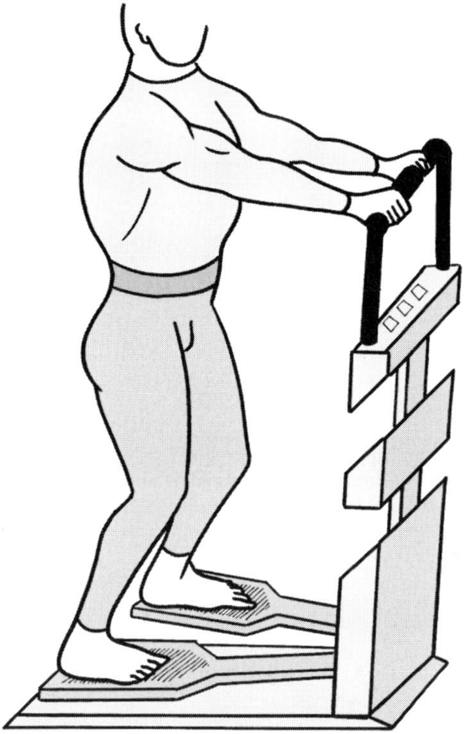

Fig. 2.54. *Renforcement de la synergie quadriceps / ischio-jambiers en charge sur stepper.*

– ***Éviter tout travail dynamique répétitif des muscles péri-articulaires du genou pouvant être à l'origine de signes inflammatoires*** (douleurs fémoro-patellaires, épanchement) et surveiller l'apparition de signes de tendinite du tendon rotulien (fréquentes après Mac Intosh ou Kenneth Jones).

– ***Ne pas négliger :***

- le renforcement des muscles du membre inférieur controlatéral dont le développement de la force a une incidence directe sur la force du membre inférieur opéré : Moritanie et de Vries (1979) ont pu montrer le meilleur recrutement temporospatial des unités motrices, donc de la force, du côté opposé au côté entraîné (fig. 2.55),
- le renforcement du triceps sural, directement touché par toute pathologie du genou et dont la synergie avec les ischio-jambiers est nécessaire pour verrouiller le genou en charge.

– ***Adapter le mode de travail au fur et à mesure de la récupération musculaire en respectant la progression suivante*** (fig. 2.56) :

- travail statique intermittent favorisant l'endurance (1),
- travail statique intermittent orienté vers l'hypertrophie musculaire (2),
- travail statique intermittent favorisant le développement de la force (3),

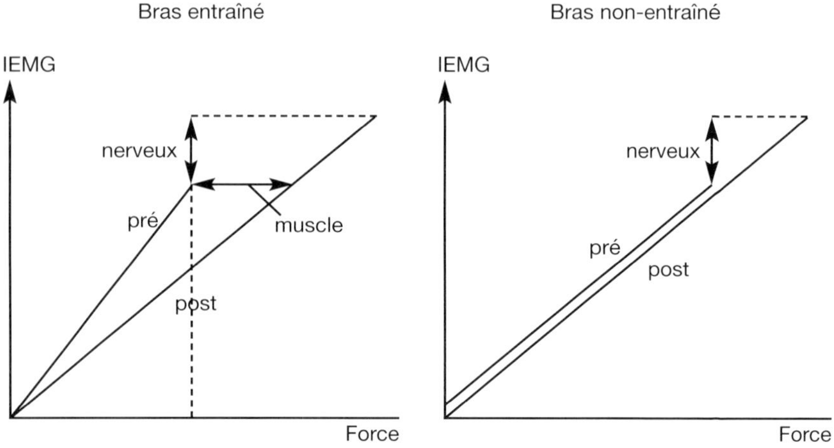

Fig. 2.55. *Résultats d'un entraînement de force sur le bras entraîné et le bras non-entraîné (d'après Moritani et de Vries 1979).*

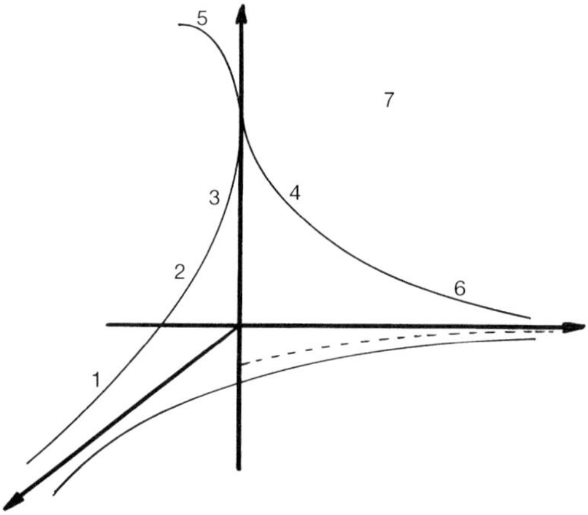

Fig. 2.56. *Progression du travail musculaire en % de la Résistance Maximale Statique (RMS), Dynamique Concentrique (RMD_{CONC}) ou Dynamique excentrique (RMD_{EXC}).*

	Force	Vitesse	Temps de W	Exercice
1	faible	nulle	long	12 fois 70 % RMS, 10 séries
2	importante	nulle	long	10 fois 75 % RMS 10 séries
3	très importante	nulle	court	6 fois 85 % RMS 10 séries
4	très importante	lente	court	4 fois 90 % RMD_{CONC} 10 séries
5	très importante	lente	court	4 fois 90 % RMD_{EXC} 6 séries
6	faible	importante	très court	20 fois 10 % RMD_{CONC} 2 séries
7	importante	très élevée	court	3 fois 10 rebonds à vitesse élevée 1 série

- travail dynamique concentrique favorisant le développement de la puissance (4),
- travail dynamique excentrique favorisant le développement de la force (5),
- travail dynamique favorisant la vitesse (6),
- travail dynamique favorisant la force et la vitesse (pliométrie) (7).

Techniques neuro-musculaires

Généralités

La stabilité tridimensionelle du genou est un phénomène complexe qui résulte de l'interaction entre les facteurs de stabilisation d'origine passive et la stabilité d'origine neuromusculaire. Celle-ci est sous la dépendance de voies afférentes d'origine centrale *(feedforward)* et d'une régulation périphérique prenant naissance dans les récepteurs spécialisés *(feedback)* que la rééducation proprioceptive vise à stimuler.

Techniques

Les différents récepteurs impliqués dans la régulation de la stabilité neuromusculaire peuvent être sollicités soit pour faciliter cette stabilité (début de progression), soit au contraire pour déstabiliser le genou de manière optimum (fin de progression). Les facteurs de progression sont résumés sur le tableau 2.XVII.

La progression des exercices peut faire appel selon les 3 axes (X, Y, Z) ou selon les 3 plans (XZ, ZY, XY) qui définissent la position du genou (figure 2.57). Les différents déséquilibres que l'on peut imposer au genou sont (fig. 2.58) :

- des translations horizontales antéro-postérieures (A) ou latérales (B),
- des mouvements de flexion-extension (D) ou varus-valgus (E),
- des sollicitations en traction ou compression (C),
- des rotations axiales (F),
- des translations circonférentielles latérales dont le plan est concave vers le haut (G) ou vers le bas (I),
- des translations circonférencielles antéro-postérieures dont le plan est concave vers le haut (H) ou vers le bas (J).

Les plans instables utilisés en rééducation et les déséquilibres qu'ils induisent (de A à J) sont récapitulés dans le tableau 2.XVIII.

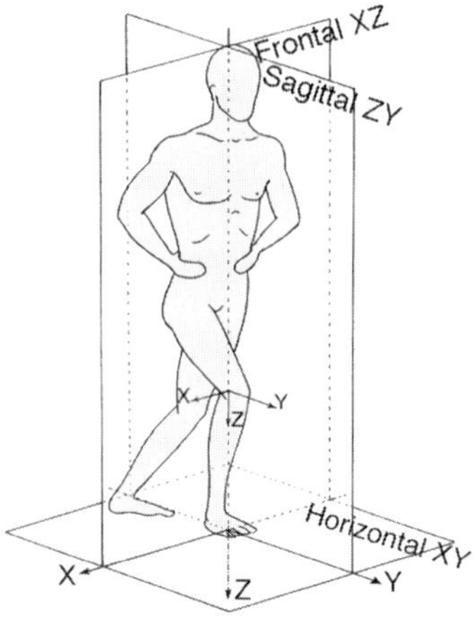

Fig. 2.57. *Axes et plans du genou.*

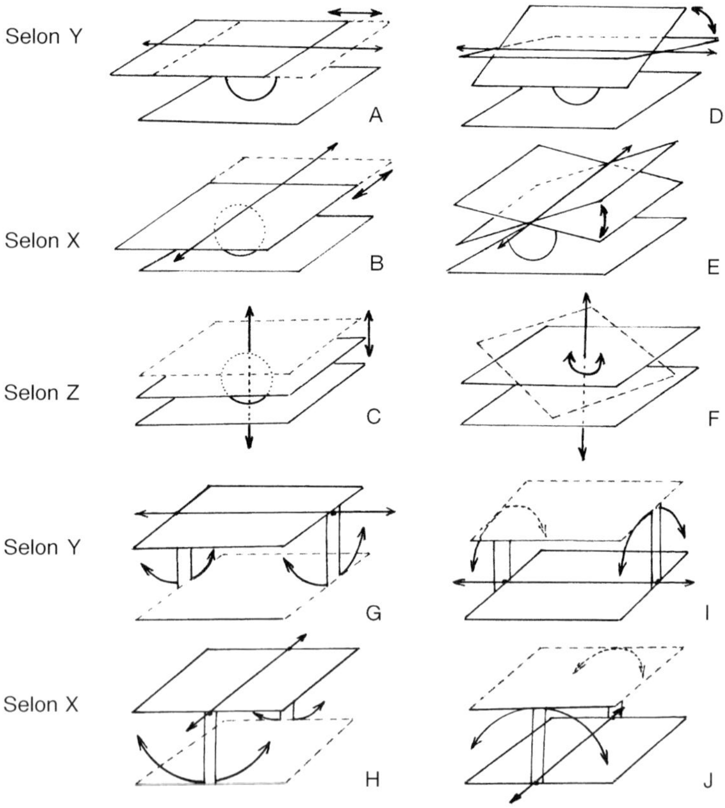

Fig. 2.58. *Différents déséquilibres pouvant être imposés au genou selon les axes et plans vus sur la figure précédente.*

Tableau 2.XVII. *Facteurs de progression de la rééducation proprioceptive du genou*

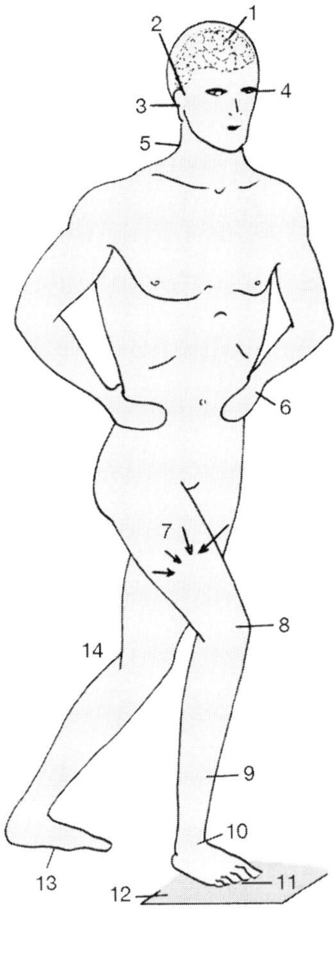

Facteurs et progression	Début de progression	Fin de progression
1 – centres corticaux et sous-corticaux	prévenir le sujet (anticipation) puis ne pas le prévenir	focaliser le sujet sur une autre activité physique ou mentale
2 – oreille interne	déséquilibres de faible amplitude puis forte	dissociation des déséquilibres de la tête et des membres inférieurs
3 – système auditif	ordre verbal stimulant et prévenant	perturbation auditive (casque auditif ± musique)
4 – système visuel	références visuelles fixes	fermeture des yeux ou références visuelles mobiles
5 – boucle nuquale	rachis cervical libre	port d'un collier de stabilisation
6 – appuis manuels	appuis extérieurs fixes puis mobiles	bras libres puis le long du corps ou activité gestuelle
7 – déséquilibres extérieurs	déséquilibre lent, faible intensité à distance, unidirectionnel	déséquilibre rapide, forte intensité, localisé, multidirectionnel
8 – position du genou	genou axé, à 30° ou 60° de flexion ± genouillère	position de départ en F/valg /RE ou F/varus/RI
9 – tension musculaire de départ	posture tonique (prétension)	relâchement
10 – position de la tibio-tarsienne	cheville libre	cheville fixe (chaussures à tige)
11 – récepteurs cutanés plantaires	stimulation préalable et sol rugueux	absence de stimulation et sol lisse
12 – plan d'appui	fixe	mobile
13 – appui controlatéral	bipodal ± décharge	unipodal en charge
14 – attitude du sujet	sujet statique	sujet en mouvement

Tableau 2.XVIII. *Plans instables et déséquilibres induits (les lettres de A à J reprennent les déséquilibres évoqués sur la figure 2-58)*

Matériel	Déséquilibre				Matériel	Déséquilibre			
Plateau de Castaing	A		F		Ballon de Klein	A	X	F	X
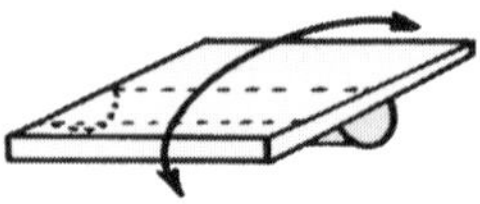	B		G		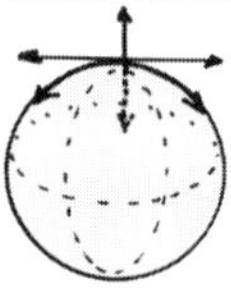	B	X	G	
	C		M			C	X	M	
	D	X ou	I			D	X	I	X
	E	X	I			E	X	J	X
Plateau de Freeman	A		F	X	Balles et ballon	A	X	F	
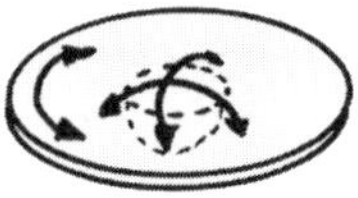	B		G		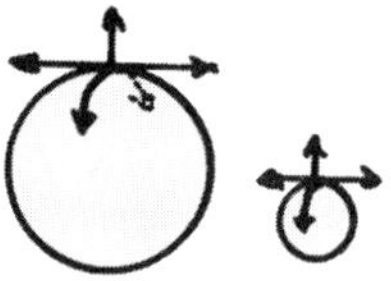	B	X	G	
	C		M			C	X	M	
	D	X	I			D	X	I	+–
	E	X	J			E	X	J	+–
Kinedisk	A		F	X	Trampoline	A		F	
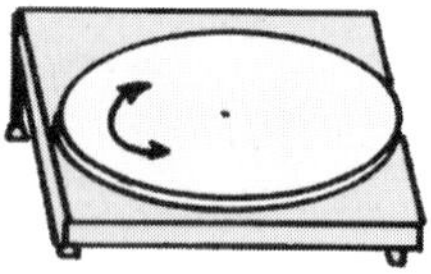	B		G		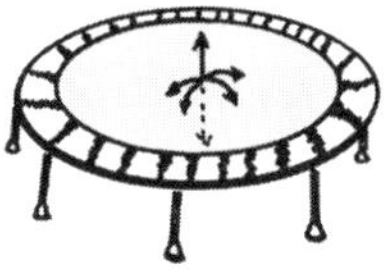	B		G	
	C		M			C	X	M	
	D		I			D	X	I	
	E		J			E	X	J	
Gyroplan	A		F	X	Plan instable de Zador	A		F	
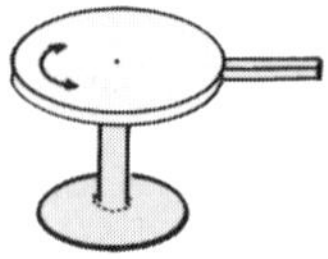	B		G		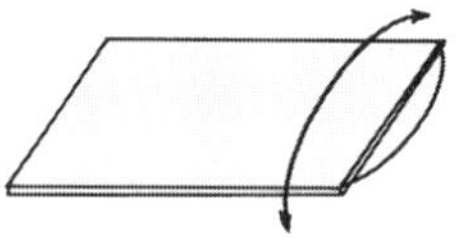	B		G	
	C		M			C		M	
	D		J			D	X ou	I	X ou
	E		J			E	X	J	X
Rouleau plan	A	X	F	X	Tapis ou coussins mousse	A		F	
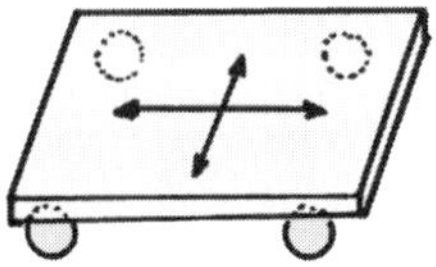	B	X	G		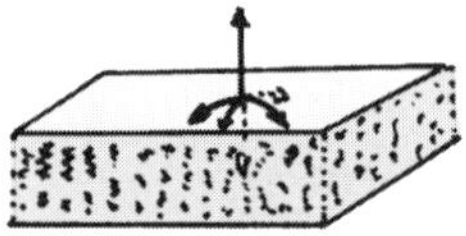	B		G	
	C		H			C	X	H	
	D		I			D	X	I	
	E		J			E	X	J	
Skate board	A	X ou	F		Flotteurs de cheville ou planches pédestres	A			F
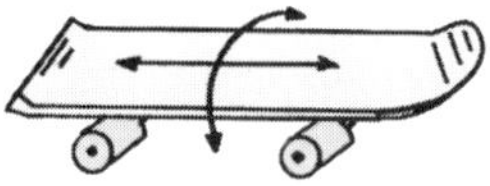	B	X	J		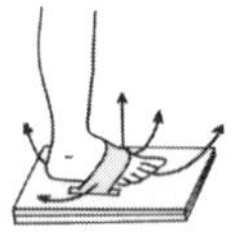	B		G	X
	C		M			C	X	H	X
	D	X ou	J			D		I	
	E	X	J			E		J	
Escapolette de Dotte	A	X	F		Plateau proprioceptif informatisé	A		F	
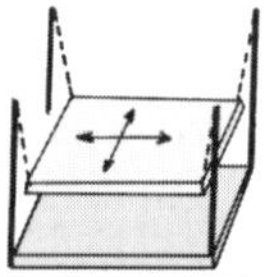	B	X	G	X	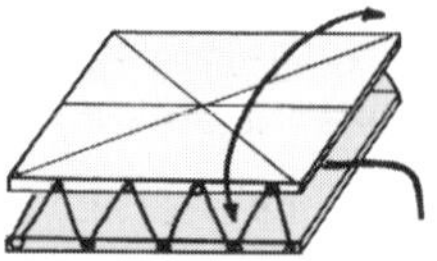	B		G	
	C		H	X		C		H	
	D	+–	I			D		I	X
	E	+–	J			E		J	X

RÉÉDUCATION DES LÉSIONS MÉNISCALES OPÉRÉES

Introduction

Fréquentes en milieu sportif, les lésions méniscales concernent le plus souvent le ménisque interne (atteinte trois fois plus fréquente que l'externe) au niveau de sa corne postérieure.
La rééducation après suture méniscale ou méniscectomie sous arthroscopie est souvent considérée comme superflue voire dangereuse par nombre de chirurgiens. Les patients opérés souffrent d'une douleur et d'un épanchement postopératoire modérés, ont un traitement médical quasi-inexistant, présentent peu de complications et reprennent leurs activités rapidement. L'intérêt de la rééducation, malgré des apparences trompeuses, est loin d'être négligeable tant sur le plan des suites postopératoires immédiates que sur les conséquences musculaires à plus long terme.

La rééducation après suture méniscale peut suivre 2 protocoles, soit un programme « classique », soit un programme dit « accéléré » (tableau 2.XIX).
Le programme classique a pour avantage de respecter une grande prudence quant aux délais de reprise des activités fonctionnelles. En revanche, le programme accéléré n'impose aucune restriction et se base sur les réactions du patient.

Tableau 2.XIX. *Programme standard* versus *programme accéléré après suture méniscale*

Programme « classique »	Programme « accéléré »
Immobilisation en flexion à 20° pendant 45 jours	Aucune immobilisation ni restriction d'amplitude
Pas d'appui pendant 12 semaines	Appui autorisé selon les douleurs du patient
Rééducation après 6 semaines	Rééducation intensive sans restriction selon les douleurs du patient
Pas de sport avec pivot 6 mois	Reprise du sport aussitôt que possible soit 3 à 4 mois post-opératoires

La rééducation après méniscectomie sous arthroscopie suit systématiquement le protocole accéléré cité précédemment. Moffet (1993) préconise 9 séances dans les 3 semaines qui suivent une méniscectomie sous arthroscopie (3 séances par semaine). Il faut noter que dans cette étude les patients devaient réaliser un programme d'exercices quotidiens à domicile en dehors des séances de rééducation. En cas de limitation d'amplitude ou de perte de force persistantes 6 séances supplémentaires peuvent être recommandées.

L'indication de la rééducation après meniscectomie est parfois soumise à certaines critiques, certains chirurgiens la trouvant inutile d'autres dangereuse.

Plusieurs études répondent objectivement à ces questions :
– *La rééducation après suture ou méniscectomie est-elle dangereuse ?* Alan Barber (1994) a confronté le taux de réussite de sutures méniscales entre un groupe de sujets ayant suivi un programme standard (très prudent) et un groupe ayant suivi un programme accéléré. Outre le fait que les sujets ayant suivi le programme accéléré reprennent plus vite leurs activités, aucune différence n'a pu être mise en évidence dans le taux de réussite des sutures entre les deux groupes (figure 2.59). Le taux de réussite dépend essentiellement de la stabilité du genou : les plus mauvais résultats se rencontrent dans une atteinte associée du LCAE non traitée (*unstable*), alors que les meilleurs résultats s'observent dans les lésions méniscales associées à une reconstruction intra-articulaire du LCAE (*reconstruct*) ayant subi une rééducation plus lourde.

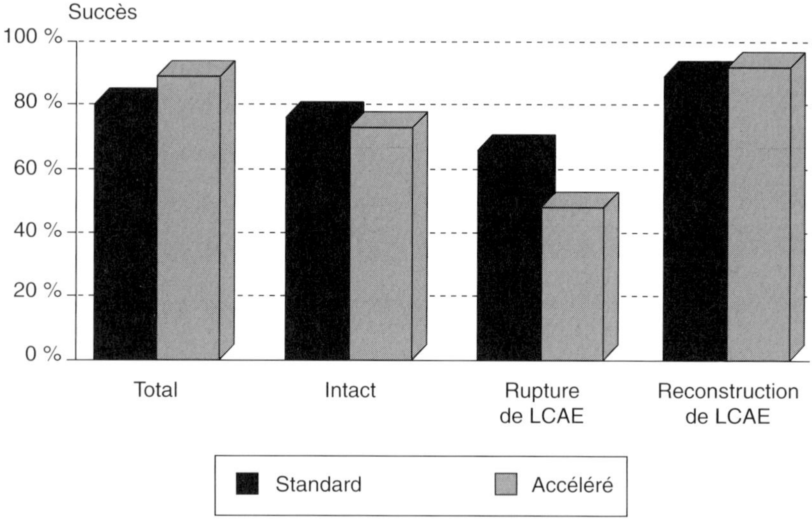

Fig. 2.59. *Taux de réussite des sutures méniscales : programme standard* versus *accéléré (d'après Alan Barber* et al.*, 1994).*

– *La rééducation après méniscectomie est-elle utile ?* Plusieurs études ont montré l'effet favorable d'une prise en charge kinésithérapique dans l'évolution des douleurs, de l'épanchement articulaire, des amplitudes, de la force musculaire et du reconditionnement neuro-musculaire :

• Stam H.J. *et al.* (1992 et 1993) ont réalisé une étude portant sur des méniscectomies partielles ou totales par arthrotomie chez les militaires. Ils ont montré qu'il existe une perte de force du quadriceps et des ischio-jambiers de respectivement 15 % et 5 % du côté de la lésion méniscale avant l'intervention. La perte de force par rapport au côté sain, en post-opératoire immédiat (arthrotomie), est de 55 % (évaluation isocinétique à 90°/seconde) ou de 45 % (évaluation isométrique) (figure 2.60). Ces déficits demeurent après 8 semaines de rééducation à respectivement 23 % (isocinétique) et 13 % (isométrique). Si ces patients arrêtent le programme de rééducation à 8 semaines, pour reprendre leurs activités habituelles, il faut plus de 2 ans pour que le côté opéré retrouve une force comparable au côté sain (figure 2.61).

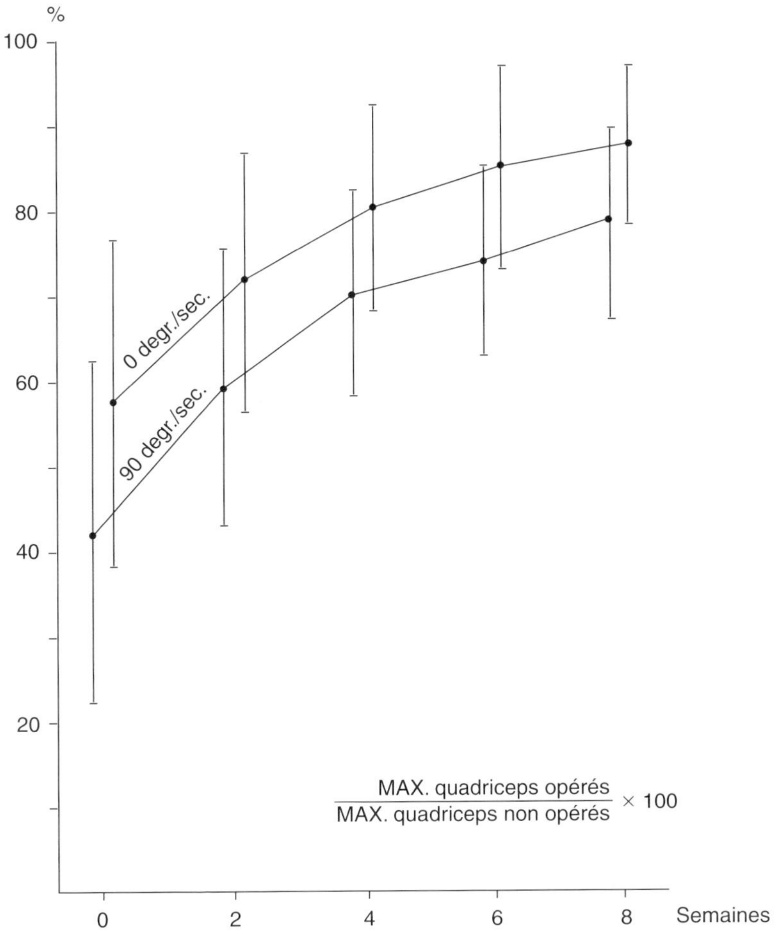

Fig. 2.60. *Ratio (en %) du quadriceps opéré sur le quadriceps sain après méniscectomie. Le pic de force est mesuré en Isométrique (O°/sec.) et Isocinétique (90°/sec.) (d'après Stam* et al.*, 1992).*

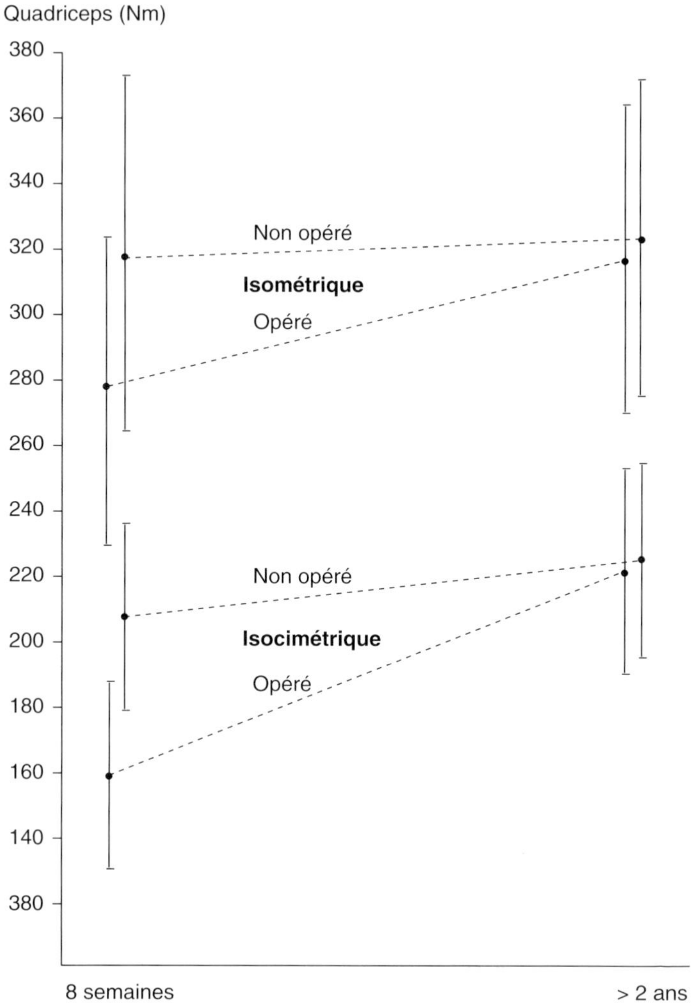

Fig. 2.61. *Pics de force isométriques et isocinétiques enregistrés pendant 27 mois, à l'issue d'une d'une rééducation postopératoire de 8 semaines. Comparaison entre le côté sain et opéré (d'après Stam* et al., *1992).*

• Moffet *et al.* (1993) dans une étude randomisée ont montré que les patients ayant subi une rééducation intensive pendant 3 semaines après méniscectomie sous arthroscopie gardent un déficit du quadriceps d'environ 15 % et des ischio-jambiers d'environ 5 % (figure 2.62). Les patients du groupe contrôle non rééduqués gardent quant à eux un déficit de respectivement 40 % et 15 % pour ces mêmes groupes musculaires. Les patients rééduqués retrouvent leur niveau de force préopératoire après

3 semaines de rééducation, alors que les patients non rééduqués mettent 7 à 12 semaines. Les patients rééduqués ont d'autre part moins de douleurs et d'épanchement que les patients non rééduqués : ceci s'explique par l'emploi systématique de la physiothérapie (cryothérapie, TENS) associée à une rééducation très encadrée (infra-douloureuse et programmée).

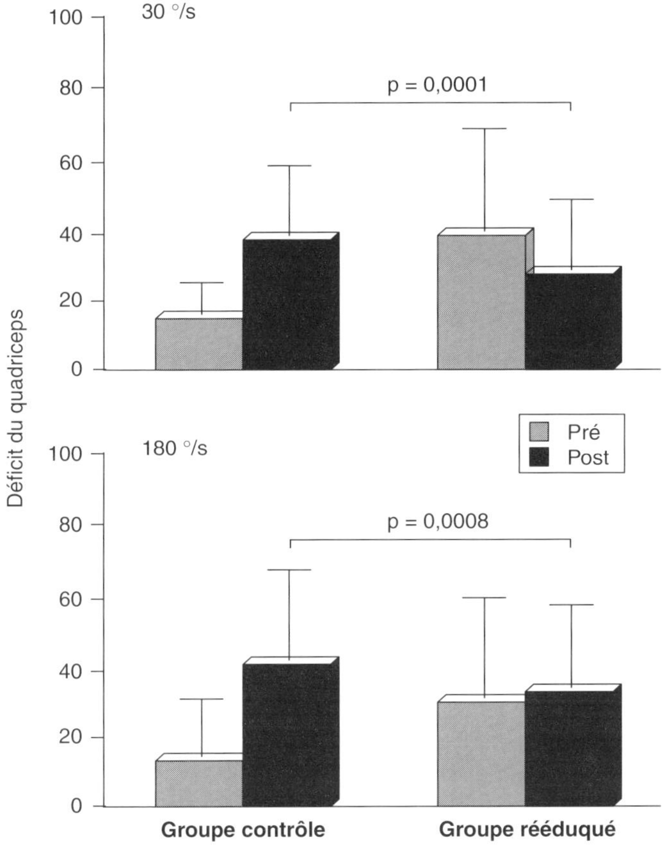

Fig. 2.62. *Déficit du quadriceps enregistré en isocinétique (30°/sec en haut, 180°/sec en bas) sur un groupe contrôle et un groupe rééduqué (d'après Moffet* et al., *1994).*

Conclusion

Au total, la rééducation devrait être systématiquement prescrite après méniscectomie ou sutures méniscales qu'elles aient eu lieu par arthrotomie ou sous arthroscopie, non seulement pour lutter contre les phénomènes algiques et inflammatoires mais surtout contre les conséquences musculaires importantes et durables.

La rééducation des lésions méniscales opérées est résumée dans le tableau 2.XX.

Tableau 2.XX. *Rééducation des lésions méniscales opérées*

Pathologie	Traitement chirurgical	Dominantes du traitement
Lésions méniscales peu étendues (ménisque interne 3 fois plus fréquent que l'externe, corne postérieure le plus souvent).	Ménisectomie partielle (à minima) sous arthroscopie	*J1 à J7 :* – cryothérapie pluri-quotidienne, – W isométrique du Q, – mobilisation immédiate, – marche avec 2 CA , *Après J7 :* – musculation isométrique, – W proprioceptif en décharge (30J) puis en charge, – reprise du sport à J30 (sans saut J60). ⚠ Pas de recherche de glissement (surtout antérieur si corne postérieure), Pas de recherche de rotation externe si atteinte corne postérieure du ménisque interne, Pas de recherche de rotation interne si atteinte corne postérieure de ménisque externe
Lésions méniscales étendues (association fréquente de lésions capsulo-ligamentaires : PAPI, PAPE, LCAE).	Ménisectomie étendue voire totale (rarement) Suture méniscale	*J1 à J7 :* – cryothérapie pluri-quotidienne, – travail isométrique du Q, – mobilisation immédiate prudente, marche avec 2 CA ; *J7 à J30 :* – travail isométrique 4 faces, – marche avec 2 CA, – travail proprioceptif en décharge, *Après J30 :* – travail proprioceptif en charge partielle dans le plan antéro-postérieur (puis à partir de J60 dans les 3 plans). – Reprise du sport à J90 (sans saut 6 mois). ⚠ Si suture, pas de contrainte en F / E, ou rotation avant J60. Risque d'instabilité résiduelle et risque d'arthrose fémoro-tibiale à long terme (préférer les sports en décharge).

W : travail ; Q : quadriceps ; CA : cannes anglaises.

Syndromes rotuliens

Le terme de syndrome rotulien regroupe l'ensemble des pathologies caractérisées par des douleurs et/ou une instabilité de l'articulation fémoro-patellaire. Ces pathologies, déjà fort répandues dans la population normale, voient leur fréquence s'accroître chez les sportifs jeunes qui surmènent leurs genoux. L'évolution commune de ces pathologies se fait classiquement vers la formation d'une arthrose fémoro-patellaire.

PATHOMÉCANIQUE

L'étiologie des pathologies rotuliennes n'est pas univoque. Elle résulte le plus souvent de la conjonction *de facteurs intrinsèques* congénitaux ou acquis (laxité ligamentaire, déséquilibres musculaires, malformations ostéo-articulaires), et *de facteurs extrinsèques* (hypersollicitations mécaniques liées à la pratique sportive).

Facteurs intrinsèques

Les sollicitations mécaniques anormalement intenses inhérentes aux pratiques sportives ont d'autant plus de chance d'extérioriser une pathologie qu'il existe un trouble mécanique préalable dans le plan frontal, sagittal ou horizontal en rapport avec des facteurs osseux, articulaires, capsuloligamentaires et musculaires.

Dans le plan frontal

L'axe de la diaphyse fémorale forme avec la diaphyse tibiale un angle obtus ouvert en dehors d'environ 175°. La désaxation de l'appareil extenseur résultant de ce valgus physiologique tend à chasser la rotule en dehors lorsque le genou est proche de l'extension. Différents éléments osseux, capsulo-ligamentaires et musculaires contribuent et accentuent ce phénomène (tableau 2.XXI).

Les facteurs osseux sont représentés par :

– un valgus pathologique (angle fémoro-tibial < 170°), anomalie qui est une des principales causes de subluxation de la rotule ;
– l'agénésie de la joue externe de la trochlée (défaut d'obliquité et de hauteur) ;
– l'agénésie de la facette rotulienne postéro-externe (rotule plate) ;
– la malposition externe de la tubérosité tibiale antérieure ;
– l'existence d'un calcanéum valgum pouvant accompagner et majorer le valgum du genou.

Tableau 2.XXI. *Facteurs étiologiques dans le plan frontal*

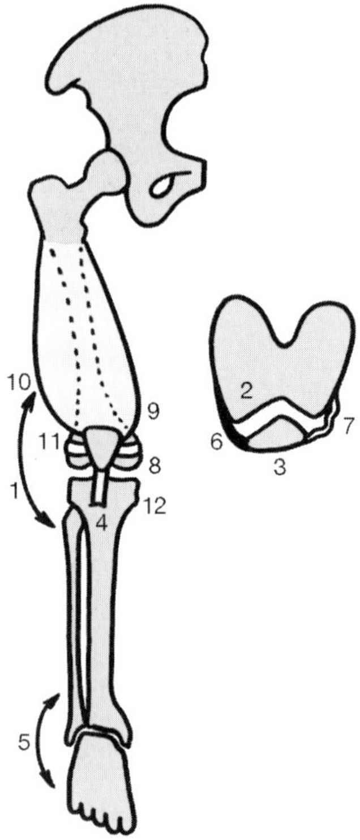	**Facteurs osseux** 1 – valgus fémoro-tibial pathologique, 2 – agénésie de la berge trochléenne externe, 3 – agénésie de la facette rotulienne externe, 4 – malposition externe de la TTA, 5 – valgus calcanéum pathologique. **Facteurs capsulo-ligamentaires** 6 – rétraction du plan fibreux externe, 7 – distension du plan fibreux interne, 8 – laxité fémoro-tibiale interne. **Facteurs musculaires** 9 – hypotonie, dysplasie du vaste interne, 10 – hypertonie du vaste externe, 11 – hypertonie du TFL et rétraction de ses expansions rotuliennes, 12 – insuffisance des muscles contrôlant le valgus (patte d'oie et demi-membraneux).

Les facteurs capsulo-ligamentaires sont constitués par :

– la brièveté congénitale de l'aileron rotulien externe ou sa rétraction acquise ;
– la distension de l'aileron rotulien interne souvent associée au facteur précédent ;
– l'atteinte du plan capsulo-ligamentaire interne du genou (LLI, PAPI) à l'origine d'une laxité passive en valgus et d'une majoration de la malposition externe de la rotule lors des activités sportives.

Les facteurs musculaires sont composés par :

– un défaut de balance entre le vaste externe trop puissant et le vaste interne hypotonique ou agénésique (vaste interne oblique) aboutissant à une instabilité dynamique ;
– l'hypertonie du TFL et la rétraction de ses expansions rotuliennes ;
– l'insuffisance des muscles contrôlant le valgus (patte d'oie et demi-membraneux).

Dans le plan sagittal

En extension, la pointe de la rotule se situe normalement juste au-dessus des surfaces trochléennes. En flexion la rotule se recentre et s'engage dans la trochlée, dans les 15 premiers degrés du mouvement, mettant en contact la partie inférieure des facettes avec le pôle supérieur des surfaces trochléennes. Elle décrit ensuite un glissement harmonieux pour aboutir en fin de flexion à un contact entre la troisième facette (odd facette) et la partie haute du condyle interne. La cinétique rotulienne dans le plan sagittal peut être perturbée à différents moments de la flexion par une modification acquise ou congénitale des structures osseuses, capsulo-ligamentaires ou musculaires (tableau 2.XXII).

Les facteurs osseux sont représentés par :

– une anomalie des courbures trochléennes (trochlées convexes) obligeant la rotule à passer « un dos d'âne » aux alentours de 60° de flexion. La diminution des surfaces portantes due à la diminution des rayons de

Tableau 2.XXII. *Facteurs étiologiques dans le plan sagittal*

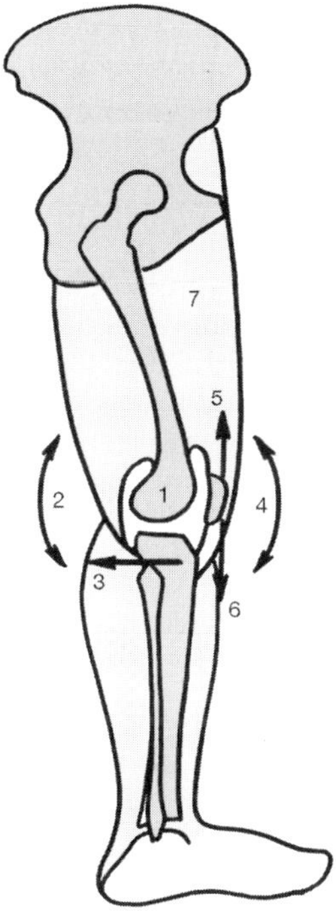

Facteurs osseux

1 – trochlée convexe.

Facteurs articulaires

2 – récurvatum avec laxité capsulaire postérieure,

3 – tiroir postérieur avec atteinte du LCPI,

4 – flexum avec rétraction capsulaire postérieure.

Facteurs musculaires

5 – *patella alta* avec rétraction quadricipitale et allongement du tendon rotulien,

6 – *patella baja* avec rétraction du tendon rotulien,

7 – rapport de force anormal IJ / Q (> à 70 %).

courbure associée à ce phénomène d'accrochage conduit à une altération précoce du cartilage dans ce secteur articulaire ; ce mécanisme d'impaction peut être majoré par une rétraction des plans fibreux périrotuliens (rotule « serrée »).

Les facteurs capsulo-ligamentaires peuvent être liés à :

– un récurvatum du genou par hyperlaxité capsulo-ligamentaire (coques condyliennes, PAPI, PAPE, rupture du LCAE), entraînant une rotation externe anormale du tibia de quelques degrés et une malposition en haut et en dehors de la rotule *(patella alta)*. Au cours des premiers degrés de flexion, la rotule décentrée, s'engage avec retard dans la trochlée provoquant un conflit entre la partie basse de la facette rotulienne externe (syndrome de l'engagement) ou l'insertion proximale du tendon rotulien (enthésopathie) et le haut du versant externe de la trochlée ;

– l'existence d'un tiroir postérieur spontané (lésion du LCPI) augmentant la force d'impaction postérieure de la trochlée (fermeture de l'angle obtus ouvert vers l'arrière formé par la direction du tendon rotulien et du tendon quadricipital) susceptible de provoquer une arthrose précoce ;

– un flessum du genou, apparaissant à un stade avancé des syndromes fémoro-patellaires, ou lors de postures longtemps maintenues en flexion (canoë par exemple).

Les facteurs musculaires sont représentés par :

– l'hypo-extensibilité du quadriceps et plus précisément du droit antérieur, pouvant accompagner une *patella alta* ;

– le raccourcissement congénital ou acquis (séquelles d'immobilisation ou de suture) du tendon rotulien à l'origine d'une rotule basse *(patella baja)* qui, de part son engagement constant dans le rail trochléen, subit des contraintes excessives ;

– l'hypertonicité des muscles ischio-jambiers qui, si leur force n'est pas suffisamment compensée par celle du quadriceps, peut induire un recul anormal des plateaux tibiaux en flexion en charge et majorer ainsi les contraintes fémoro-patellaires.

Toutes ces contraintes articulaires augmentent avec le degré de flexion du genou créant en fin d'amplitude une disproportion entre les pressions appliquées et la faible surface portante *(odd facette)* : ceci est à l'origine d'une pathologie douloureuse particulière (maladie de Milgram).

Dans le plan horizontal

La position de la rotule résulte de l'équilibre entre deux systèmes rotatoires convergents : les rotations proximo-distales venant de la hanche ou du fémur, les rotations disto-proximales venant du pied ou du tibia, et d'un système rotatoire propre (rotations automatiques du genou). La désaxation de l'appareil extenseur, se traduisant par une augmentation de la distance tubérosité tibiale-gouttière trochléenne (distance TA-GT) peut résulter de la conjonction de facteurs osseux, capsulo-ligamentaires et musculaires isolés ou associés pouvant déterminer soit une hyperrotation interne proximo-distale, soit une rotation externe du genou, soit une hyperrotation externe disto-proximale, ces trois anomalies pouvant s'associer à des degrés différents (tableau 2.XXIII).

Tableau 2.XXIII. *Facteurs étiologiques dans le plan horizontal*

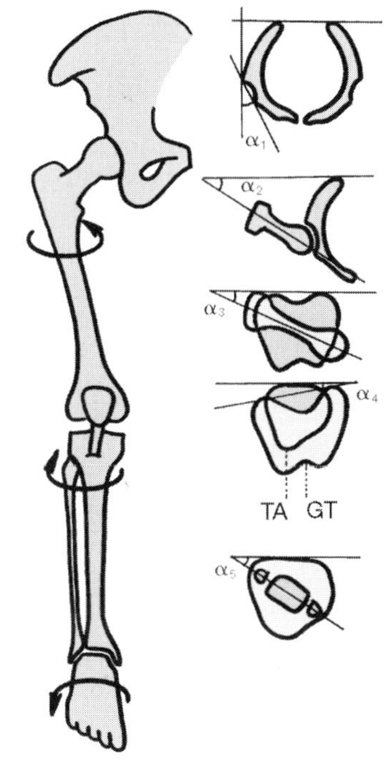

1 Facteurs favorisants l'hyperrotation interne proximo-distale

– *F. osseux :*
1. hyperantéversion du cotyle ($\alpha_1 > 15°$)
2. hyperantéversion du col ($\alpha_2 > 15°$)
3. hypertorsion fémorale interne ($\alpha_3 > 15°$)

– *F. articulaires :*
4. rotation interne de hanche > rotation externe

– *F. musculaires :*
5. rotateurs internes > rotateurs externes.

2 Facteurs favorisants la désaxation de l'appareil extenseur au genou

– *F. osseux :*
6. malposition externe de la TTA.

– *F. articulaires* ($\alpha_4 < 5°$ ou TA-GT élevée)
7. recurvatum du genou.
8. insuffisance de stabilisation en flexion-valgus-rotation externe
9. insuffisance de recentrage automatique en rotation interne lors de la flexion

– *F. musculaires :*
10. rotateurs externes > rotateurs internes

3 Facteurs favorisants l'hyperrotation externe disto-proximale

– *F. osseux :*
11. hypotorsion tibiale externe ($\alpha_5 < 25°$)

– *F. articulaires :*
12. supination > pronation.

– *F. musculaires :*
15. inverseurs > éverseurs.

Remarques :
α_1 : angle formé entre la perpendiculaire abaissée du plan bi-ischiatique et la tangente aux bords du cotyle,
α_2 : angle formé entre le plan bi-ischiatique et l'axe du col,
α_3 : angle formé entre l'axe du col et le plan bicondylien postérieur,
α_4 : angle formé entre le plan bicondylien postérieur et le plan postérieur des plateaux tibiaux,
α_5 : angle formé entre le plan postérieur des plateaux tibiaux et l'axe bimalléolaire.

Facteurs favorisant l'hyper-rotation interne proximo-distale (se traduisant par un déport en dedans de la trochlée) :

– la torsion fémorale interne (TFI) définie par l'angle formé entre l'axe du col fémoral et la tangente aux bords postérieurs des condyles, est normalement de – 15° à l'âge adulte (– 40° chez le nourrisson). L'hypertorsion fémorale interne est d'origine diaphysaire et se répercute soit au genou par une malposition de la gorge trochléenne, soit à la hanche par une insuffisance de couverture antérieure de la tête fémorale (association fréquente d'une *coxa valga,* d'une hyperantéversion du col et d'une antéposition anormale du cotyle). Cette TFI anormale induit non seulement une augmentation de la distance TA-GT par verrouillage en rotation interne des condyles sur les plateaux tibiaux (lorsque les pieds sont parallèles, les rotules louchent en dedans) mais aussi des troubles dans les régions voisines : attitude en antéversion du bassin avec hyperlordose lombaire basse et rétraction des fléchisseurs de hanche, asymétrie des amplitudes articulaires rotatoires de la hanche au détriment de la rotation externe (marche en rotation interne compensée par une torsion tibiale externe), pied plat valgus.

Facteurs favorisant la rotation externe du genou :

– le récurvatum du genou par hyperlaxité ligamentaire congénitale ou acquise (distension des coques condyliennes, du PAPI ou du PAPE, rupture du LCAE) entraîne un verrouillage du genou avec rotation externe anormale du tibia sous le fémur et malposition de la rotule en haut et en dehors. Cette malposition rotatoire du genou associée à une patella alta peut être, comme nous l'avons vu précédemment, responsable d'un syndrome de l'engagement ;

– l'insuffisance de stabilisation dans les mouvements de flexion-valgus-rotation externe par les éléments passifs (plan capsulo-ligamentaire interne) ou actifs (patte d'oie, demi-membraneux, poplité, vaste interne) peut occasionner dans la pratique sportive une subluxation externe transitoire de la rotule ;

– l'insuffisance de recentrage automatique du genou au cours de la flexion : en position anatomique la rotation externe du genou, définie par l'angle formé entre le plan postérieur bicondylien et le plan postérieur des plateaux tibiaux, est normalement de + 3°. Cette baïonnette physiologique disparaît dans les 30 premiers degrés de flexion grâce à une rotation interne automatique résultant de l'effet conjugué des ligaments (tension plus précoce du LLI) et des surfaces articulaires (forme asymétrique des condyles et des glènes).

Facteurs favorisant l'hyper-rotation externe disto-proximale (se traduisant par un déjettement en dehors de la tubérosité tibiale antérieure) :

– la torsion tibiale externe (TTE), définie par l'angle formé par une tangente passant par le plan postérieur des plateaux tibiaux et l'axe bi-malléolaire, est d'environ + 25° à l'âge adulte. L'hypotorsion tibiale externe (TTE inférieure à 25°) ne concerne pas tout le tibia mais est localisée à la métaphyse : ce vice architectural, se situant presqu'exclusivement entre les plateaux tibiaux et la tubérosité tibiale antérieure, est responsable d'une malposition externe de celle-ci ;

– le mouvement de supination du pied entraîne une rotation externe automatique du tibia. En effet, les articulations de l'arrière-pied (tibiotarsienne et sous-astragalienne) se comportent comme un système de cardan dans lequel l'axe de Henké tient un rôle privilégié : l'obliquité de cet axe dans le plan sagittal, d'environ 42°, permet de transformer les mouvements de prono-supination du pied en mouvements de rotations externe-interne du tibia. La supination du pied, sous l'influence des muscles rétromalléolaires internes (jambier postérieur, long fléchisseur propre du 1, fléchisseur commun des orteils) qui, en chaîne fermée, provoquent une fermeture de l'arche interne et repoussent la malléole interne vers l'avant, est responsable du verrouillage en rotation externe du tibia sous le fémur. Ce verrouillage peut s'accompagner d'un varus du genou et peut entraîner une rotation externe de hanche (positionnement du fémur en rotation externe).

La synthèse de ces anomalies rotatoires dans le plan horizontal appelle deux remarques :

– les anomalies rotatoires peuvent résulter soit d'anomalies osseuses architecturales en torsion, soit de déséquilibres articulaires en rotation, soit d'asymétries de tension des tissus mous dans le plan horizontal (systèmes capsulo-ligamentaires ou musculo-aponévrotiques), soit de l'association à des degrés variables de ces différentes étiologies ;

– les morphotypes rencontrés cliniquement résultent soit d'anomalies rotatoires proximo-distales venant de la hanche responsables d'une hyper-rotation interne du fémur, soit d'anomalies rotatoires disto-proximales venant du pied entraînant une malposition externe de la TTA, soit de la convergence de ces deux chaînes rotatoires inverses (fig. 2.63).

La synthèse de ces anomalies rotatoires dans le plan horizontal appelle deux remarques :

– les anomalies rotatoires peuvent résulter soit d'anomalies osseuses architecturales en torsion, soit de déséquilibres articulaires en rotation, soit d'asymétries de tension des tissus mous dans le plan horizontal (systèmes capsulo-ligamentaires ou musculo-aponévrotiques), soit de l'association à des degrés variables de ces différentes étiologies ;

– les morphotypes rencontrés cliniquement résultent soit, d'anomalies rotatoires proximo-distales venant de la hanche responsables d'une hyper-rotation interne du fémur, soit d'anomalies rotatoires disto-proximales venant du pied entraînant une malposition externe de la TTA, soit de la convergence de ces deux chaînes rotatoires inverses (fig. 2.63).

Facteurs extrinsèques

La pratique intensive de certains sports induit une surutilisation mécanique de la rotule qui, enchâssée dans le plan fibreux de l'appareil extenseur, est fortement et exagérément sollicitée dans ses différents rôles :

– **rôle d'augmentation du bras de levier du quadriceps** qui accroît ainsi son efficacité d'environ 50 % mais augmente d'autant les contraintes articulaires ;

– **rôle de glissement** évitant que l'appareil extenseur ne dissipe trop d'énergie en frottement au cours des mouvements de flexion-extension du genou ;

– **rôle de dissipateur d'énergie** lorsque la rotule s'impacte dans le rail trochléen au cours de la flexion : l'orientation divergente des facettes répartit les contraintes sur les deux berges trochléennes ;

– **rôle de stabilisation de l'appareil extenseur** qui a tendance naturellement à se subluxer en dehors (valgus physiologique du genou) : la rotule en forme de coin stabilisateur s'encastrant dans le biseau des berges trochléennes permet d'axer l'appareil extenseur ;

– **rôle dans le contrôle des rotations du genou** par appui des facettes contre les versants de la trochlée ;

– **rôle d'harmonisation des glissements méniscaux** grâce à la traction exercée par les ailerons méniscaux-rotuliens sur la corne antérieure des ménisques au cours de l'extension ou des rotations.

Le travail dynamique du quadriceps contre forte résistance au cours d'efforts de soulèvement (squats, marche en montagne), de sauts (danse, triple saut, patinage artistique, réception de saut au parachutisme), lors de mouvements répétitifs en flexion-extension (cyclisme, aviron) ou de lors de sports nécessitant des changements de direction brutaux mettant le genou en flexion-valgus-rotation externe (tennis, football, handball, basket-ball) fait exagérément appel aux différents rôles que nous venons de citer et peut entraîner une souffrance et une usure prématurées de l'articulation fémoro-patellaire, et ce d'autant qu'il existe une anomalie mécanique préalable.

Incidences thérapeutiques

Le traitement des syndromes rotuliens du sportif passe dans un premier temps par *une correction des facteurs extrinsèques* (correction gestuelle,

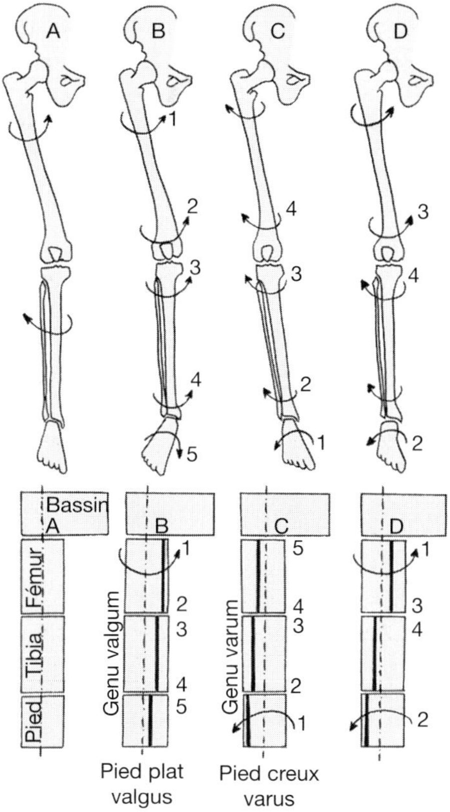

Fig. 2.63.

A. Sujet normo-axé : l'axe mécanique du fémur, du tibia et du pied résulte de l'équilibre rotatoire des segments du membre inférieur.

B. Morphotype en* genu valgum, *pied plat valgus : l'anomalie en rotation interne de la hanche ou du fémur *(1)* entraîne un verrouillage en rotation interne des condyles sur les glènes tibiales *(2)* avec désaxation de l'appareil extenseur (augmentation de la distance TA-GT). Ce verrouillage peut entraîner une rotation interne du tibia *(3)* qui se répercute à la pince bimalléolaire *(4)* et entraîne un pied plat valgus *(5)*.

C. Morphotype en *genu varum,* pied creux varus : l'anomalie morphostatique du pied *(1)* entraîne une rotation externe de la pince bimalléolaire *(2)* et de l'extrémité supérieure du tibia qui se verrouille en rotation externe sous les condyles fémoraux *(3)* avec desaxation de l'appareil extenseur (augmentation de la distance TA-GT). Ce verrouillage peut entraîner une rotation externe du fémur *(4)* qui se répercute à la hanche *(5)*.

D. Morphotype avec faux *genu varum :* les anomalies rotatoires de la hanche *(1)* et du pied *(2)* convergent vers le genou donnant un verrouillage interne des condyles *(3)* et externe des plateaux tibiaux *(4)* avec désaxation forte de l'appareil extenseur.

adaptation du matériel, planification de l'entraînement spécifique) visant à éviter une sursollicitation mécanique de l'articulation fémoro-patellaire. On y associe pour lutter contre les douleurs, repos, antalgiques, anti-inflammatoires non stéroïdiens et éventuellement en cas d'épanchement, ponctions suivies d'infiltrations.

Le traitement kinésithérapique proprement dit qui par essence ne peut intervenir que sur les tissus mous, a un domaine d'action variable selon l'étiologie :

– *les anomalies dans le plan frontal* (*genu valgum* pathologique avec déjettement externe de la rotule) ont peu d'indications purement kinésithérapiques : tout au plus peut-on tenter de stabiliser la rotule en dedans sous l'effet du vaste interne ;

– *les anomalies du plan sagittal* sont du ressort de la rééducation lorsqu'il s'agit d'un flexum, éventuellement d'un recurvatum mais échappent à cette thérapeutique lorsque la pathologie intéresse la cinétique rotulienne au cours de la flexion (syndrome des trochlées convexes, maladie de Milgram) : tout au plus peut-on essayer d'étirer les ailerons et de décomprimer la rotule dans le secteur conflictuel ;

– *les anomalies dans le plan horizontal* sont tout à fait du domaine de la rééducation car il est pratiquement toujours possible de modifier la tension des tissus mous péri-articulaires en étirant les plans capsulo-ligamentaires ou aponévrotiques rétractés, de stabiliser les articulations en tonifiant les muscles rotateurs ayant un effet correcteur, et d'intégrer ces corrections grâce à une rééducation neuro-musculaire.

La rééducation des syndromes rotuliens, à partir des plans rotatoires articulaires ou musculo-tendineux, paraît d'autant plus adaptée que les sportifs utilisent toujours leurs genoux dans un secteur fonctionnel de flexion de 30 à 60°, optimal pour corriger les rotations.

En poursuivant ce raisonnement, il n'est pas illogique de penser qu'une anomalie rotulienne située dans le plan frontal mais qui s'extériorise pratiquement toujours au cours de la pratique sportive en flexion-valgus-rotation externe puisse être traitée en rééducation par un travail en flexion-varus-rotation interne à l'intérieur duquel la sollicitation du vaste interne sera harmonieusement complétée par celle des autres muscles rotateurs internes (muscles de la patte d'oie, demi-membraneux et poplité).

Il en est de même d'une anomalie dans le plan sagittal tel qu'un syndrome de l'engagement qui, comme nous l'avons vu plus haut, peut être non seulement dû à une patella alta mais aussi à une hyper-rotation interne des condyles sur les glènes tibiales avec insuffisance du PAPE.

La rééducation des syndromes rotuliens, à partir des plans rotatoires articulaires ou musculo-tendineux, paraît d'autant plus adaptée que les sportifs utilisent toujours leurs genoux dans un secteur fonctionnel de flexion de 30 à 60°, optimal pour corriger les rotations. En poursuivant ce raisonnement, il n'est pas illogique de penser qu'une anomalie rotulienne située dans le plan frontal mais qui s'extériorise pratiquement toujours au cours de la pratique sportive en flexion-valgus-rotation externe puisse être traitée en rééducation par un travail en flexion-varus-rotation interne à l'intérieur duquel la sollicitation du vaste interne sera harmonieusement complétée par celle des autres muscles rotateurs internes (muscles de la patte d'oie, demi-membraneux et poplité). Il en est de même d'une anomalie dans le plan sagittal tel qu'un syndrome de l'engagement qui, comme nous l'avons vu plus haut, peut être non seulement du à une *patella alta* mais aussi à une hyper-rotation interne des condyles sur les glènes tibiales avec insuffisance du PAPE.

RÉÉDUCATION DES SYNDROMES ROTULIENS NON OPÉRÉS

Protocole du traitement

Le traitement kinésithérapique des syndromes rotuliens ne doit pas être univoque mais s'adapter aux caractéristiques pathologiques propres à chaque patient et aux tableaux cliniques qui en découlent (tableau 2.XXIV). En dehors de l'aspect purement technique du traitement que nous aborderons ci-après, quatre points méritent d'être soulignés :

La prise en charge psychologique déjà capitale chez tout(e) patient(e) présentant un syndrome rotulien revêt chez le sportif une importance toute particulière. Il n'est pas rare de voir certains sportifs se focaliser sur des algies rotuliennes qui leur permettent ainsi d'extérioriser l'excès de stress dû aux contraintes de l'entraînement, aux contre-performances ou au poids de l'environnement (douleur alibi). Le raccourci thérapeutique qui consisterait à vouloir confier le sportif, à sa demande pressante le plus souvent, au chirurgien risque fort de conduire à un échec retentissant car cette pathologie déjà difficile sur le plan mécanique l'est aussi sur le plan affectif.

La rééducation des syndromes rotuliens est ardue car les difficultés sont de trois ordres :

– *le traitement est parfois long* et, pour consolider les résultats, il est nécessaire d'effectuer systématiquement deux séries de 15 séances par an avec une prise en charge rééducative découpée par exemple de la manière suivante : 3 séances par semaine pendant 3 semaines, 2 séances par semaine pendant 2 semaines, 1 séance par semaine pendant 2 semaines ;

– *la rééducation demande beaucoup de feeling* car d'une part il est rare de pouvoir invoquer chez un même patient une seule étiologie (il s'agit d'une pathologie multifactorielle le plus souvent), et d'autre part les techniques d'exploration (imagerie) essentiellement réalisées en statique ne permettent pas de cerner l'ensemble des troubles de la cinétique rotulienne ;

– *les indications de la rééducation sont trop souvent soit abusives soit tardives,* certains médecins ou chirurgiens l'envisageant comme solution d'attente plutôt que comme traitement à part entière : les chondropathies à un stade avancé, les syndromes d'hyperpression avec une rotule serrée, les syndromes des trochlées convexes ou la maladie de Milgram donnent fatalement des résultats décevants. On voit aussi *a contrario* des patients opérés d'un syndrome rotulien n'ayant eu aucune rééducation préopératoire...

La rééducation des syndromes rotuliens du sportif doit intégrer une correction du geste sportif et du matériel ce qui ne peut s'envisager qu'en collaboration étroite avec l'entraîneur. Le recours à des systèmes plus ou moins sophistiqués d'analyse gestuelle (caméra-vidéo, analyse bi- ou tridimensionnelle informatisée) est alors fort appréciable et permet de confronter les connaissances théoriques de la biomécanique du genou à l'expérience de terrain. Ceci peut aboutir selon le cas à un réglage plus fin des cale-pieds chez le cycliste, à une modification de position chez le rameur, à une correction de l'axe de progression chez le coureur ou encore à la surveillance de la posture du membre inférieur chez le karatéka.

Le renforcement du vaste interne oblique, habituellement préconisé en rééducation et réalisé à partir d'un travail statique intermittent (TSI) en position d'extension maximale, ne doit pas être systématique, ceci pour quatre raisons :

– *le déséquilibre de la balance musculaire ne concerne pas forcément le vaste interne et le vaste externe* mais peut intéresser le rapport ischio-jambiers / quadriceps avec par exemple une hypertonie des ischio-jambiers : la rééducation devra alors plus s'attacher à combattre ces tensions qu'à renforcer le quadriceps. Dans le même état d'esprit, il peut s'agir d'un déséquilibre entre les rotateurs externes et internes du genou au détriment des seconds qui sont alors incapables de recentrer la TTA en dedans ;

– *certains troubles positionnels de la rotule tels qu'une patella alta bénéficient a priori plus volontiers de techniques d'étirements* ou de relâchement (relaxation neuro-musculaire associée à un EMG *biofeedback*) du quadriceps plutôt que des techniques de renforcement en course interne ;

– *le déficit quadricipital, lorsqu'il existe, est rarement situé en extension complète* car les tests isocinétiques pratiqués montrent le plus souvent un secteur déficitaire entre 30° et 90° de flexion. Le renforcement isométrique devra alors être pratiqué de part et d'autre de ce secteur pour se rapprocher ensuite de son épicentre et le « lisser » progressivement ;

– *le TSI du vaste interne fait appel à des contractions lentes, avec des séries de longue durée,* favorisant l'activité des unités motrices ayant un

Tableau 2.XXIV. *Orientation du traitement rééducatif en fonction des tableaux cliniques*

Pathologies	Caractéristiques cliniques	Dominantes du traitement kinésithérapique
Syndrome d'hyperpression externe	Rotule douloureuse, stable et centrée. Douleurs en rapport avec l'hyperpression externe, voire l'hypopression de la facette interne.	Recentrage rotulien : – étirement des plans fibreux externes (ailerons fémoro-rotuliens et ménisco-rotuliens, expansions fibreuses de la bandelette ilio-tibiale), – étirement des rotateurs externes du genou : TFL, biceps, vaste externe, – mobilisation spécifique en translation interne, bascule interne, décompression externe, – tonification des muscles internes : vaste interne, patte d'oie, poplité, – contention adhésive visant à recentrer la rotule en dedans, – travail proprioceptif du genou.
Subluxation externe permanente	Rotule douloureuse, stable mais excentrée : translation externe avec bascule plus ou moins associée.	
Subluxation externe récidivante	Rotule douloureuse, avec instabilité dans le plan frontal au cours de la flexion à l'origine d'une insécurité fonctionnelle.	

Luxation récidivante	Rotule très instable, excentrée et douloureuse. Épanchement intra-articulaire. Possibilité d'autres atteintes associées : lésions ostéo-chondrales ou ligamentaires.	– Physiothérapie à visée antalgique (cryothérapie +++). – Contention adhésive visant à stabiliser et à recentrer la rotule. – Techniques de recentrage rotulien (*cf.* ci-dessus). – Proprioception.

Remarque : La rééducation doit toujours être tentée (en l'absence de lésions ostéo-chondrales) avant d'envisager un geste chirurgical de stabilisation.

Chondromalacie **Ostéochondrite** **Rotule bi- ou tripartita**	Rotule douloureuse mais stable et centrée. Douleurs facettaires uni ou bilatérales.	Décompression de la rotule : – étirement des plans fibreux et péri-rotuliens, – étirement des muscles péri-articulaires (ischio-jambiers +++) – mobilisations spécifiques en décompression, translations latérales et verticales. Physiothérapie antalgique : diélectrolyse avec salicylate de sodium (pôle négatif).

Remarque : Il s'agit d'une indication limitée du traitement kinésithérapique qui, à cause des altérations cartilagineuses donne des résultats aléatoires.

Syndrome de l'engagement	Rotule douloureuse avec défaut de la cinétique rotulienne dans le plan sagittal entre 0 et 15° de flexion à l'origine de sensations de ressaut ou d'instabilité.	– Abaissement de la rotule. – Étirement et massage du droit antérieur +++ mais aussi du crural et des vastes. – Prise de conscience du relâchement quadricipital (EMG biofeedback). – Contention en U renversé abaissant la rotule (pouvant induire selon le cas un recentrage).
Syndromes des trochlées convexes	Rotule douloureuse en flexion entre 30 et 60° : la convexité anormale de la trochlée impose à la rotule une bascule avec accrochage en flexion.	Décompression de la rotule : – étirement des plans fibreux péri-rotuliens en insistant plus particulièrement dans le secteur douloureux, – mobilisation en translation dans le sens opposé au conflit. Physiothérapie antalgique
Maladie de Milgram	Rotule douloureuse en flexion au-delà de 90° : il s'agit d'une pathologie opposant la 3e facette de la rotule et la partie haute du condyle interne.	

Remarque : Il s'agit d'une indication limite du traitement kinésithérapique qui, à cause de ces problèmes de la cinétique rotulienne en flexion, donne des résultats aléatoires.

seuil d'activation bas (fibres « lentes »). Or une étude récente menée par Grabiner *et al.* montre que le déficit musculaire, objectivé surtout au cours de contractions rapides à différents niveaux de force (tests en « escaliers »), touche plus volontiers les unités motrices de haut seuil d'activation (fibres « rapides »). Ils préconisent en conclusion de développer la « puissance » du vaste interne à partir de contractions vives, avec des séries de courte durée, à différents niveaux de la force maximale (20, 40, 60 et 80 % de la RM).

La rééducation des syndromes rotuliens doit être différenciée en fonction du tableau clinique : rotules douloureuses mais centrées (chondromalacie, séquelles d'ostéochondrite, rotule bi- ou tripartita), rotules présentant une désaxation dans le plan frontal (syndrome d'hyperpression externe, subluxation externe récidivante ou permanente), rotules avec anomalies de la cinétique dans le plan sagittal (syndrome de l'engagement, syndrome des trochlées convexes, maladie de Milgram).

L'indication de la rééducation n'a pas la même pertinence selon le tableau clinique : certaines pathologies sont d'excellentes indications (rotules décentrées), alors que l'intérêt de la kinésithérapie est très limitée dans d'autres cas (maladie de Milgram, rotules douloureuses et centrées).

Techniques

Le tableau 2.XXV résume les différentes techniques utilisées dans le traitement kinésithérapique des syndromes rotuliens non opérés.

Contentions

Contention d'abaissement de la rotule (fig. 2.64)

Indications :

- syndrome de l'engagement ;
- tendinopathies du tendon rotulien ;
- maladie de Sinding Larsen et Johanson ;
- maladie d'Osgood Schlatter.

Objectifs de la contention :

– provoquer un abaissement de la rotule de manière à l'engager centrée dans le rail trochléen ;

– limiter la mise en tension du tendon rotulien dans les 30 premiers degrés de flexion.

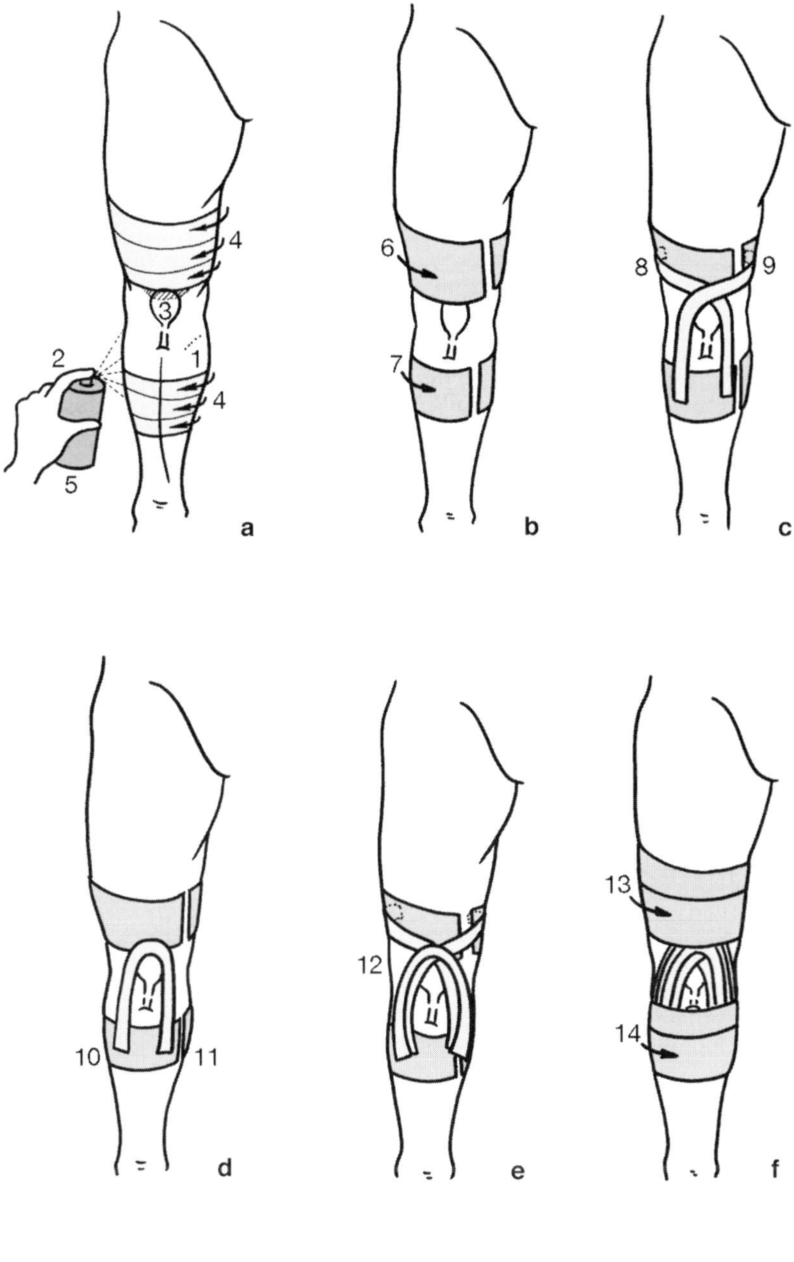

Fig. 2.64. *Contention d'abaissement de la rotule (6 figures).*

Tableau 2.XXV. *Techniques de rééducation des syndromes rotuliens non opérés*

Contentions	– contention visant à abaisser la rotule, – contention visant à recentrer la rotule en dedans
Physiothérapie	– cryothérapie, – SETA sur le trajet de la branche rotulienne du nerf saphène interne ± diélectrolyse, – ultrasonothérapie sur les ailerons rotuliens,
Techniques manuelles	– techniques appliquées à la hanche : gain vers la rotation externe, – techniques appliquées à la cheville et au pied : gain vers l'éversion, – techniques appliquées au genou : • mise en tension du droit antérieur, du vaste externe, du biceps fémoral et du TFL, • mise en tension du plan fibreux parapatellaire externe, • mobilisation en translation et bascule internes de la rotule, • mobilisation de l'articulation fémoro-tibiale en rotation interne.
Techniques actives	Techniques de stretching du droit antérieur, du biceps fémoral et du TFL et des inverseurs, Techniques de tonification des chaînes rotatoires parallèles du membre inférieur en chaînes fermées : • rotateurs externes de hanches, • rotateurs internes du genou, et vaste interne, • éverseurs du pied.
Techniques neuro-musculaires	Travail postural à partir des chaînes rotatoires parallèles du membre inférieur en chaîne fermée, Rééducation gestuelle et de la pratique sportive.

Réalisation :

– ***installation du patient :*** sujet en position semi-assise, tête reposée, quadriceps relâché, genou fléchi à 15° ;

– ***préparation du support [a, b] :***

- nettoyer, désinfecter et protéger les éventuelles lésions cutanées (1),
- pulvériser le spray protecteur (2),

- protéger le bord supérieur de la rotule avec une mousse épaisse (3),
- mettre en place une couche de mousse protectrice (4),
- pulvériser le spray sur la mousse protectrice (5),
- mettre en place une embase sus-rotulienne (largeur 6 cm) circulaire, non fermée, s'appuyant sur la base de la rotule (6),
- mettre en place une embase jambière (largeur 6 cm) circulaire, non fermée, à un travers de main sous la TTA (7) ;

– ***mise en place des bandes en ogives (largeur 3 cm) [c] :***
- la première bande part de l'embase jambière à sa partie antéro-interne, elle monte verticalement sans tension vers la rotule et cravate la base de la rotule, la bande se termine horizontalement sur l'embase de cuisse (8),
- la deuxième bande part de l'embase jambière à sa partie antéro-externe et est placée sous forte tension symétriquement à la première (9) ;

– ***mise en place de la bande en U inversé (largeur 3 cm) [d] :***
- la bande part de l'embase jambière à sa partie antéro-externe, elle monte verticalement sans tension vers la rotule, elle cravate la base en s'appuyant sur les bandes en ogive tout en assurant la descente et le recentrage rotulien (10),
- la bande redescend verticalement sur l'embase jambière (11) ;

– ***mise en place successive des bandes en ogive et des bandes en U inversé (largeur 3 cm) [e] :***
- l'alternance des bandes en ogive et en U inversé est répétée de la même manière que précédemment deux fois supplémentaires en décalant chaque bande vers l'arrière de manière à recouvrir la précédente de 2/3 de sa largeur (12) ;

– ***finition (largeur 8 cm) [f] :***
- mettre en place sans tension une spiroïde de cuisse (13),
- mettre en place sans tension une spiroïde jambière (14).

Remarques

Les bandes placées en ogive et en U inversé favorisent l'abaissement et le recentrage rotulien au cours de la flexion :

– la position des bandes en avant de l'axe de flexion-extension du genou limite la flexion, donc la mise en tension excessive du tendon rotulien ;

– la fenêtre laissée en regard du tendon rotulien permet d'assurer des soins locaux (cryothérapie, ultrasonothérapie, gels AINS) ;

– les bandes placées en ogive assurant un meilleur maintien des bandes en U qui ont tendance à glisser vers le bas.

Contention de recentrage rotulien (fig. 2.65)

Indications

Toutes les malpositions externes de la rotule.

Objectif de la contention

Recentrer la rotule en dedans (± vers le haut ou le bas selon le siège de la douleur).

Réalisation :

– ***installation du patient :*** sujet en position semi-assise, tête reposée, quadriceps relâché, genou fléchi à 15° ;

– ***préparation du support [a, b] :***
- nettoyer, désinfecter et protéger les éventuelles lésions cutanées (1),
- pulvériser le spray protecteur (2),
- mettre en place une couche de mousse protectrice (3),
- pulvériser le spray sur la mousse protectrice (4),
- mettre en place une embase de cuisse (largeur 6 cm) au tiers moyen du segment (5),
- mettre en place une embase jambière (largeur 6 cm) au tiers moyen du segment (6) ;

– ***mise en place des 3 bandes en fronde (largeur 3 cm) [c, d] :***
- la première bande part de l'embase jambière à sa partie antéro-interne, elle monte en spiroïde vers le bord externe de la rotule qu'elle cravate, elle se termine en spiroïde sur la ligne médiane de l'embase de cuisse (7),
- les deux bandes suivantes suivent le même trajet mais en se décalant vers la ligne médiane sur l'embase jambière, elles se décalent de la ligne médiane vers la partie antéro-interne de l'embase de cuisse à leur terminaison, les trois bandes se croisent entre le bord externe de la rotule et le condyle fémoral interne (8) ;

– ***finition (largeur 8 cm) [e] :***
- mettre en place sans tension une spiroïde de cuisse (9),
- mettre en place sans tension une spiroïde jambière (10).

Remarques

– le croisement des bandes en avant de l'axe transversal du genou assure une limitation de la flexion ;

– la bissectrice de ces trois bandes, dirigée vers le dedans peut être orientée soit vers le haut, soit vers le bas en modifiant légèrement la direction du montage.

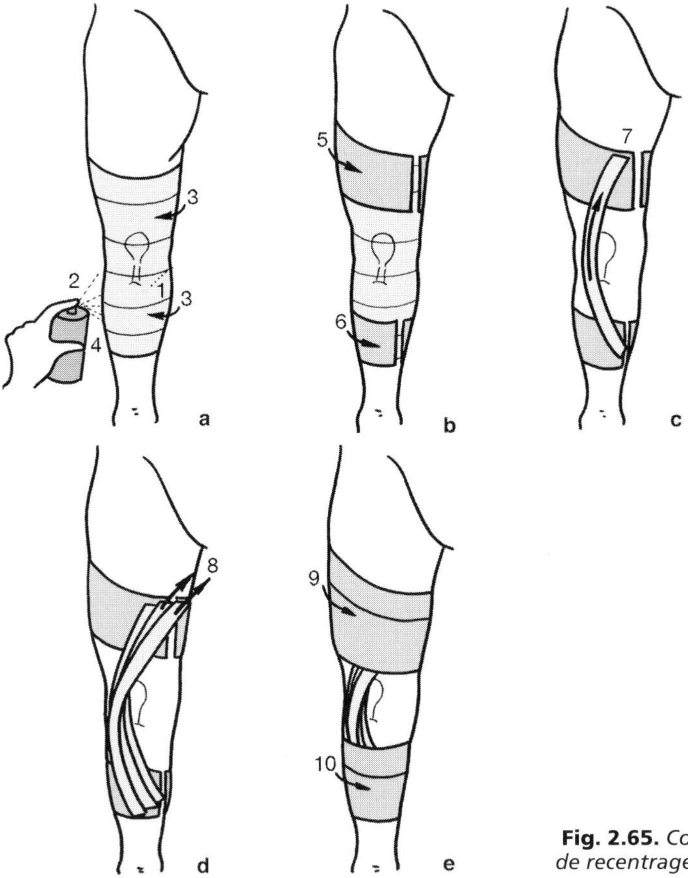

Fig. 2.65. *Contention de recentrage rotulien.*

Physiothérapie

Cryothérapie

Appliquée selon les modalités que nous avons expliquées page 70, cette technique est intéressante en cas d'épanchement associé.

Stimulation électrique transcutanée à visée antalgique (SETA)

(fig. 2.66) :

– type de courant : courant de basse fréquence ;

– situation des électrodes : la première électrode (A) est positionnée sur le pli inguinal, en regard du nerf crural. La deuxième électrode (B) est placée sur le trajet de la branche rotulienne du nerf saphène interne. Deux autres électrodes peuvent être placées soit *loco dolenti* (C) soit en regard des émergences rachidiennes des racines L2 à L4 (D).

– variantes : un montage tripolaire utilisant les électrodes A, B, et C peut être exploité pour réaliser une diélectrolyse. L'électrode A est imprégnée de $Ca^+ Cl^-$ (rôle antalgique sur les trajets nerveux) et reliée au pôle positif du générateur. Les électrodes B et C sont imprégnées de salicylate de sodium (l'ion salicylé a un rôle antalgique et anti-inflammatoire) et sont reliée au pôle négatif du générateur. L'électrode A a une surface de 40 cm^2 (5 × 8 cm) et les électrodes B et C ont une surface de 20 cm^2 (4 × 5 cm).

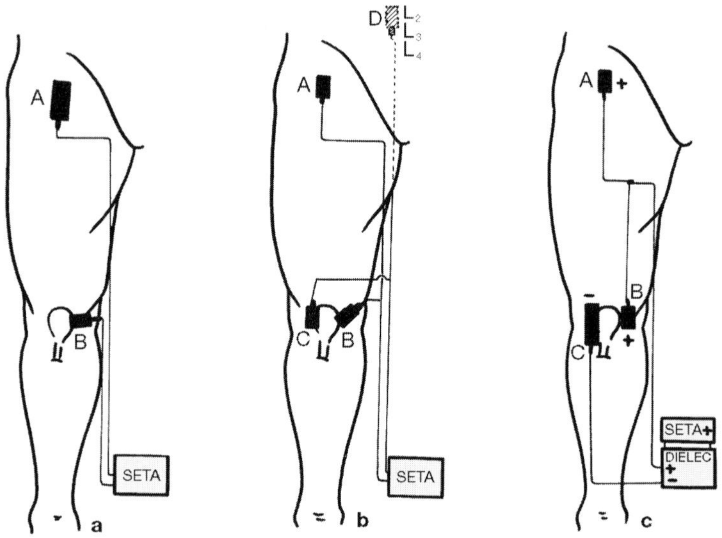

Fig. 2.66. *Stimulation électrique transcutanée à visée antalgique (SETA)*
a – montage bipolaire ; *b* – montage quadripolaire ;
c – montage tripolaire + diélectrolyse.

Ultrasonothérapie

– type d'émission : émission pulsée à 1 fréquence de 1 MHz et puissance de 1 Watt/cm^2 ;
– interface : gel anti-inflammatoire ou glaçon ;
– localisation : balayage transversal des ailerons rotuliens, des ailerons méniscaux rotuliens voire du tendon rotulien ;
– durée : 8 à 10 minutes.

Techniques manuelles

Le climat psychologique et le contexte mécanique (incidences du positionnement de la hanche et du pied sur la statique et la dynamique rotuliennes) imposent d'employer des techniques manuelles qui ne doivent pas d'emblée se focaliser sur le genou.

L'approche des syndromes rotuliens à partir de la hanche et du pied répond alors à un double objectif :

– *mécanique :* afin de réaligner l'appareil extenseur du genou il est nécessaire en *chaîne fermée* de positionner la hanche en rotation externe (étirement des rotateurs internes, tonification des rotateurs externes). Ce mouvement s'accompagne d'un verrouillage en rotation externe des condyles sur le tibia et induit une supination du pied qu'il conviendra de compenser par une pronation équivalente (fig. 2.67),

– *sensoriel :* l'approche manuelle permet au sportif de percevoir les tensions parasites qui, même si elles sont situées à distance, entretiennent les troubles positionnels de la rotule. Cette perception aidera ensuite le thérapeute à intégrer des corrections précises qu'elles soient posturales ou gestuelles, au cours d'exercices actifs découlant de l'activité sportive.

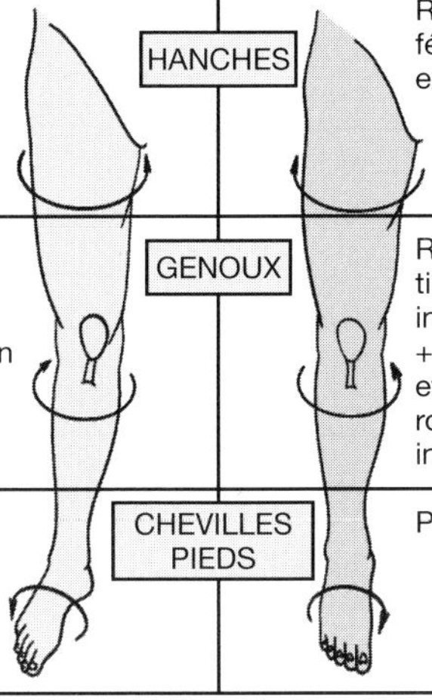

PATHOLOGIE		ORIENTATIONS THÉRAPEUTIQUES		
MALPOSITIONS		CORRECTIONS	ÉTIREMENTS	TONIFICATION
Rotation fémorale interne	HANCHES	Rotation fémorale externe	Rotateurs internes	Rotateurs externes
Rotation tibiale externe + translation et bascule rotuliennes externes	GENOUX	Rotation tibiale interne + translation et bascule rotuliennes internes	Rotateurs externes et plan fibreux externe	Rotateurs internes
Supination	CHEVILLES PIEDS	Pronation	Inverseurs	Éverseurs

Fig. 2.67. *Orientations thérapeutiques permettant le réalignement de l'appareil extenseur.*

Techniques manuelles localisées à la hanche

La libération des différents plans tissulaires de la hanche dans le sens de la rotation externe s'effectue de la superficie à la profondeur (fig. 2.68) grâce à différentes techniques :

– ***techniques de mise en tension cutanée associées à des traits tirés aponévrotiques*** (fig. 2.69) :

- sujet en décubitus dorsal, genou déverrouillé, pied fixe (1),
- enroulement spiroïde à partir d'une prise cutanée englobant la cuisse (2),

- traits tirés transversaux (3),
- maintien de la position (4),
- contractions des rotateurs internes augmentant le cisaillement des plans tissulaires (5),
- relâchement des rotateurs internes et reprise des temps de 2 à 5.

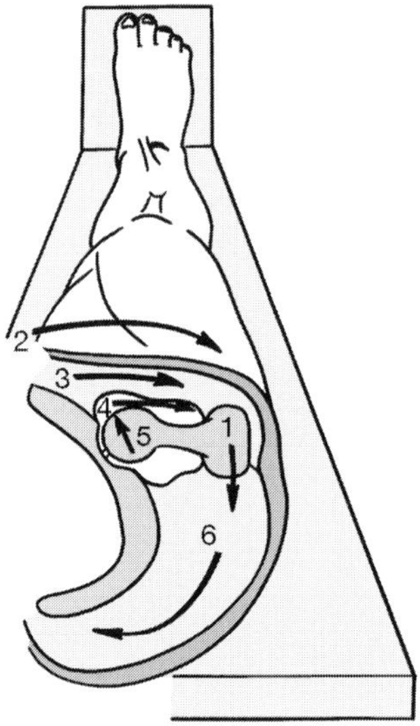

Fig. 2.68. *Techniques favorisant la rotation externe de hanche* (1) *de la superficie à la profondeur :* mise en tension cutanée *(2),* mise en tension des muscles rotateurs internes *(3),* mise en tension capsulaire *(4),* mobilisation spécifique en glissement antérieur de la tête fémorale *(5),* tonification des muscles rotateurs externes *(6).*

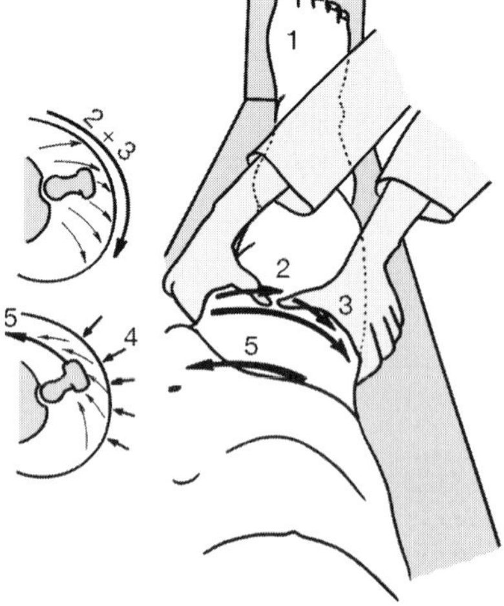

Fig. 2.69. *Mise en tension cutanée et aponévrotique :*
pied fixe *(1),*
mise en tension cutanée *(2),*
traits tirés aponévrotiques *(3),*
maintien cutané *(4),*
rotation interne active *(5).*

– ***techniques de mise en tension musculaire des muscles rotateurs internes* (petit fessier, TFL, fibres antérieures du moyen fessier)** (fig. 2.70) :

• sujet en procubitus, genou fléchi (1),

• étirement des muscles rotateurs internes contrôlé par le coude du thérapeute (2),

• frictions localisées, décordage (3),

• contraction des rotateurs internes puis relâchement (4),

• contraction isométrique puis isotonique des rotateurs externes contre résistance localisée au thorax du thérapeute (5), puis reprise des temps de 2 à 5 ;

– ***techniques de mise en tension capsulo-ligamentaire et de mobilisation articulaire vers la rotation externe de hanche*** (fig. 2.71)

• sujet en procubitus genou tendu (1),

• prise bicondylienne et mise en rotation externe maximale (2),

• appui manuel rétro-trochantérien à la recherche d'un glissement antérieur de la tête fémorale (3).

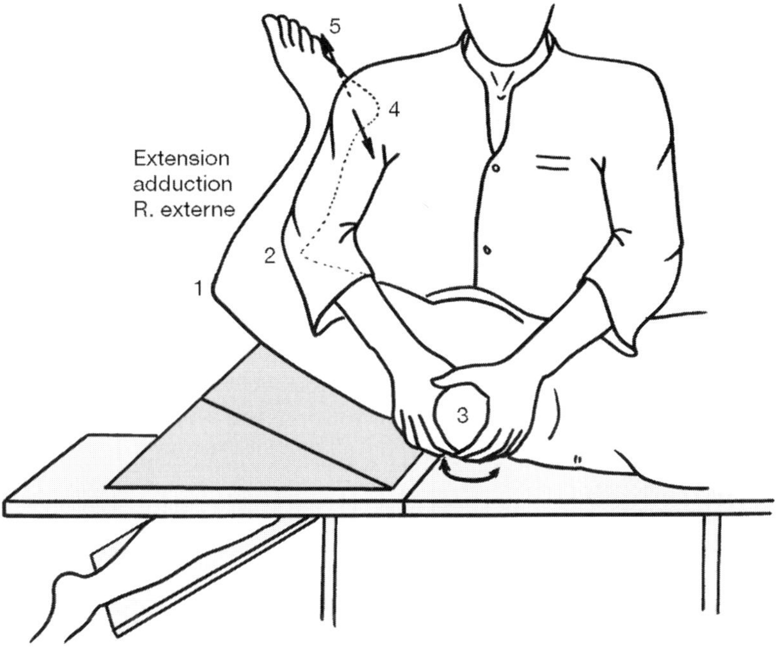

Fig. 2.70. *Mise en tension des muscles rotateurs internes :* flexion *(1),* extension adduction rotation externe *(2),* frictions *(3),* contraction de rotations internes *(4),* étirement *(5).*

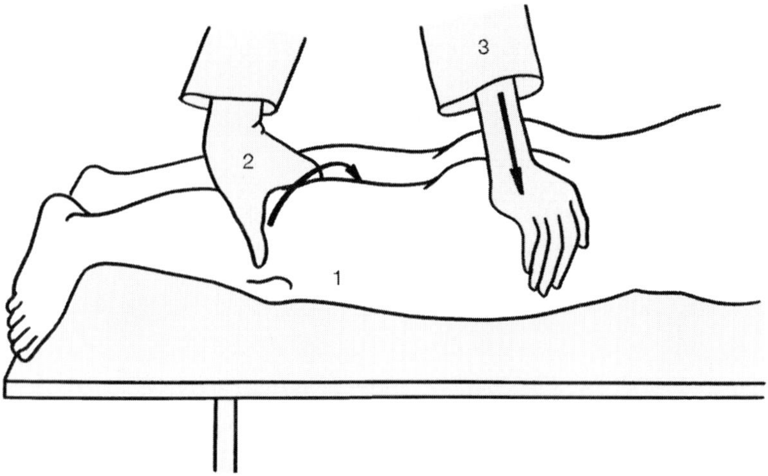

Fig. 2.71. *Mise en tension capsulo-ligamentaire avec recherche de glissement antérieur de la tête fémorale.*

Techniques manuelles localisées à la cheville et au pied

La libération des différents plans tissulaires s'effectue de la superficie à la profondeur dans le sens de l'éversion.

– ***techniques de mise en tension cutanée associées à une mise en tension aponévrotique et musculaire des inverseurs*** (fig. 2.72) :

- sujet en décubitus, avec prise proximale du segment jambier (1),
- traits tirés longitudinaux sur les muscles de la loge postérieure, le tendon d'Achille et l'aponévrose plantaire (2),
- traits tirés transversaux sur les structures précédentes (3),
- contraction isométrique des inverseurs (4),
- relâchement des inverseurs, contraction isométrique puis isotonique des éverseurs (5), puis reprise des techniques de 2 à 5 ;

– ***techniques de mise en tension capsulo-ligamentaire et de mobilisation articulaire vers l'éversion*** (fig. 2.73) : recherche au cours de mobilisations spécifiques que toutes les composantes de l'éversion des articulations de l'arrière-pied, du médio-pied et de l'avant-pied.

Techniques manuelles localisées au genou visant à abaisser ou à recentrer la rotule en dedans :

– ***technique de mise en tension du droit antérieur et du vaste interne*** (fig. 2.74) :

- sujet en décubitus dorsal, genou et hanche opposés fléchis, membre inférieur en suspension élastique (1),

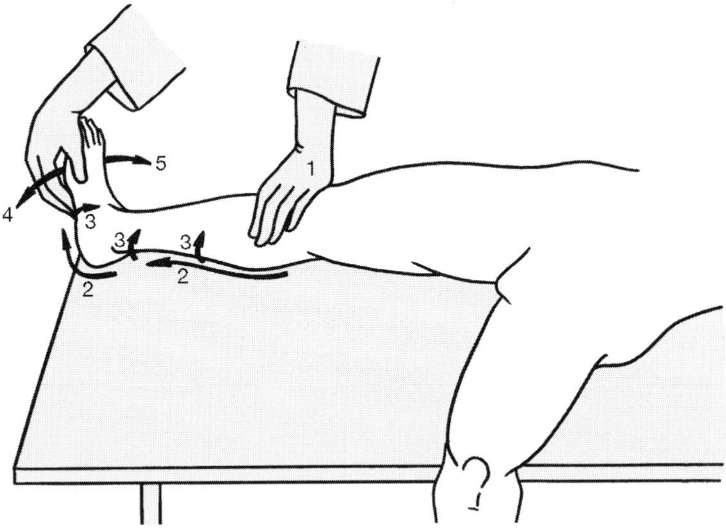

Fig. 2.72. *Mise en tension du plan postérieur.*

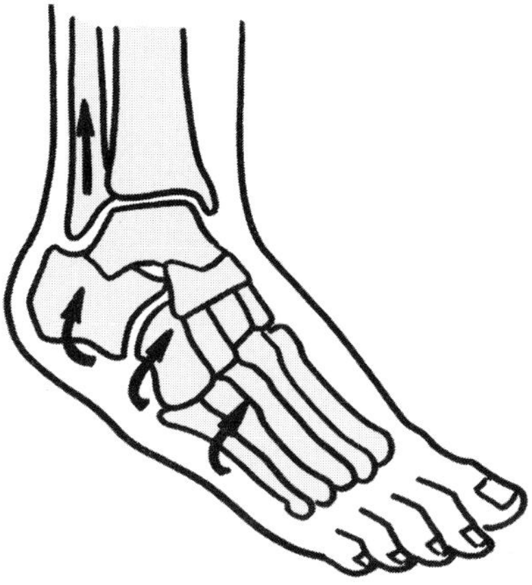

Fig. 2.73. *Mobilisation passive des articulations de la cheville et du pied dans le sens de l'éversion.*

- traits tirés longitudinaux, puis transversaux étagés de dehors en dedans avec accompagnement de la main distale vers la flexion (2),
- abaissement cyclique de la rotule à partir d'un appui sus-rotulien accompagnant en rebond la main distale (3),
- contraction isométrique avec résistance sus-rotulienne forte et jambière faible, puis relâchement quadricipital (4),

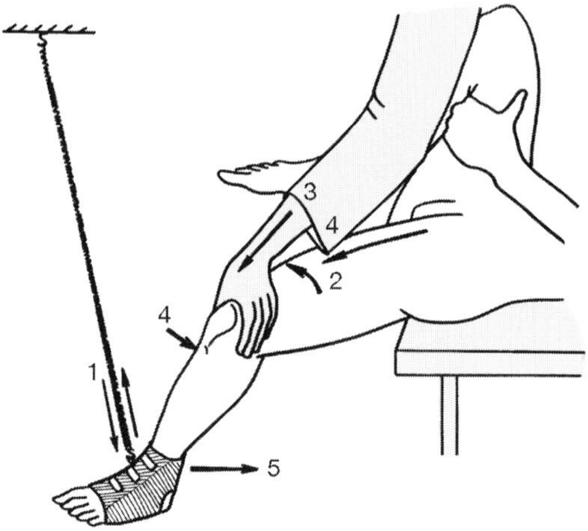

Fig. 2.74. *Mise en tension du droit antérieur.*

• contraction isométrique puis isotonique des ischio-jambiers en rotation interne du genou (5) et éversion du pied, puis reprise des techniques de 2 à 5.

– ***technique de mise en tension du biceps fémoral*** (fig. 2.75) :
  • sujet en décubitus, membre inférieur opposé tendu (1),
  • étirement de la chaîne postérieure avec flexion-rotation externe de hanche, extension de genou, éversion du pied (2),
  • décordage du biceps avec la main proximale (3),
  • contracter-relâcher du biceps et/ou des inverseurs contre résistance distale (4), puis reprise des techniques de 2 à 4.

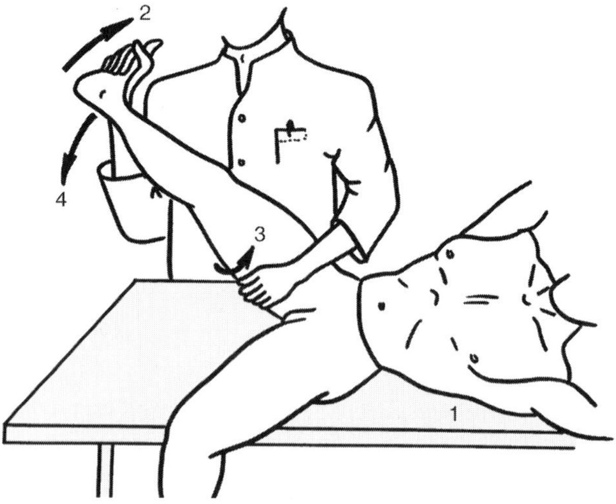

Fig. 2.75. *Mise en tension du biceps fémoral.*

– ***technique de mise en tension du TFL*** (fig. 2.76) :

- sujet en latérocubitus controlatéral, membre inférieur homolatéral en extension, adduction, rotation externe (1),
- traits tirés longitudinaux proximo-distaux sur le TFL (2),
- traits tirés transversaux de dehors en dedans sur les expansions rotuliennes du *fascia lata* (3),
- contracter-relâcher du TFL (4) puis reprise des techniques de 2 à 4.

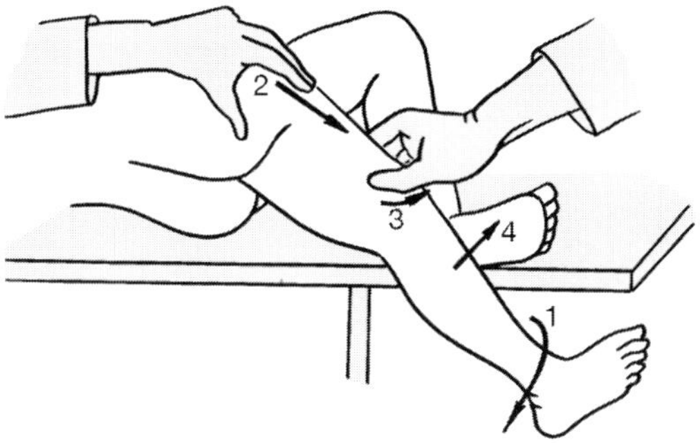

Fig. 2.76. *Mise en tension du TFL et du plan fibreux rotulien externe.*

– ***technique de mise en tension du plan fibreux parapatellaire externe*** (fig. 2.77) :

- sujet en décubitus dorsal, appui manuel prétrochantérien (1),
- mise en tension rayonnée du plan fibreux externe (a-b-c) (2),
- appui sur le bord externe de la rotule avec contracter-relâcher des rotateurs externes de hanche pour chaque localisation (a-b-c) (3).

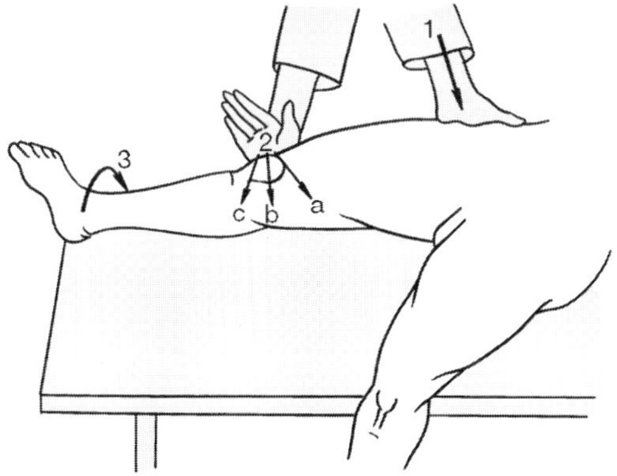

Fig. 2.77. *Mise en tension du plan fibreux parapatellaire externe.*

– ***technique de mobilisation de la rotule*** (fig. 2.78) :
- mobilisation en translation interne (fig. 2.78a),
- mobilisation en bascule interne (fig. 2.78b).

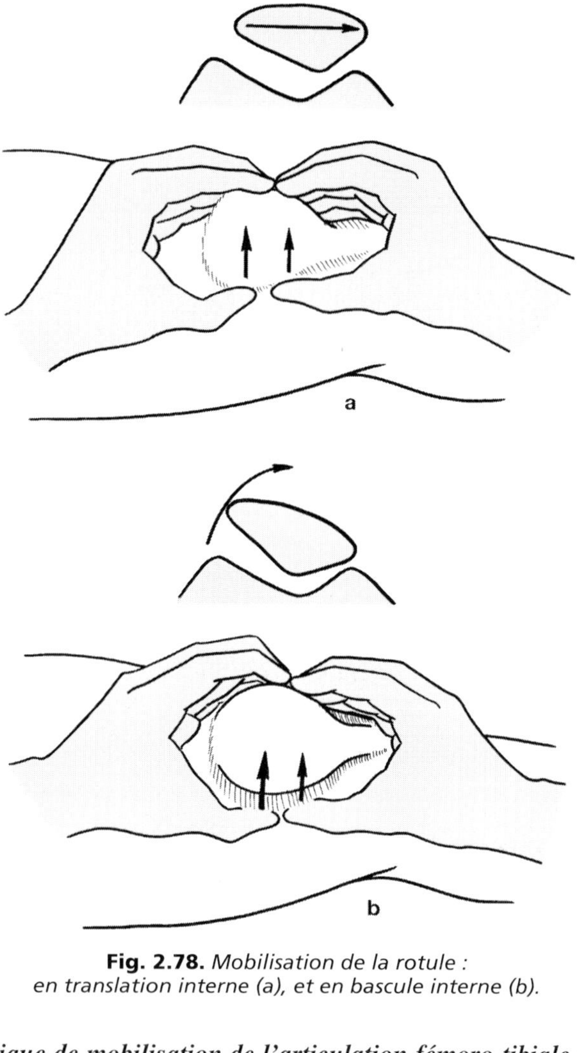

Fig. 2.78. *Mobilisation de la rotule : en translation interne (a), et en bascule interne (b).*

– ***technique de mobilisation de l'articulation fémoro-tibiale en rotation interne*** (fig. 2.79) :
- mobilisation en rotation interne avec axe situé au niveau des épines tibiales (fig. 2.79a),
- mobilisation en rotation interne avec axe situé au niveau du plateau tibial interne (glissement antérieur du plateau tibial externe) (fig. 2.79b).

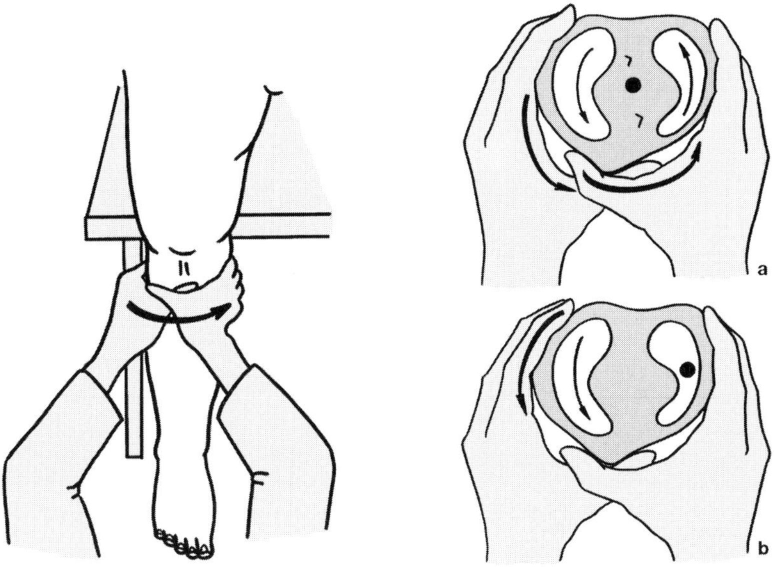

Fig. 2.79. *Mobilisation fémoro-tibiale en rotation interne.*

Techniques actives

Techniques de stretching visant à étirer les rotateurs internes de hanche, rotateurs externes du genou et inverseurs du pied

- ***technique de stretching du droit antérieur*** (fig. 2.80) :
  - sujet en position debout, pied dans la main controlatérale (1),
  - mise en tension par rétroversion du bassin (2),
  - décordage manuel étagé (3),
  - contraction du droit antérieur par extension résistée du genou puis relâchement (4).
- ***technique de stretching du biceps fémoral*** (fig. 2.81) :
  - sujet debout, hanche en flexion-rotation externe, genou tendu (1),
  - mise en tension par antéversion du bassin (2),
  - décordage manuel étagé (3),
  - contraction du biceps par appui du talon au sol puis relâchement (4).
- ***technique de stretching du TFL*** (fig. 2.82) :
  - sujet debout, hanche en extension, adduction-rotation externe, genou tendu, genou controlatéral fléchi au maximum (1),
  - mise en tension par translation en inclinaison du bassin (2),
  - décordage manuel étagé (3),
  - contraction du TFL par appui du bord externe du pied au sol, puis relâchement (4).
- ***technique de stretching du système suro-achilléo-calcanéo-plantaire*** (fig. 2.83).

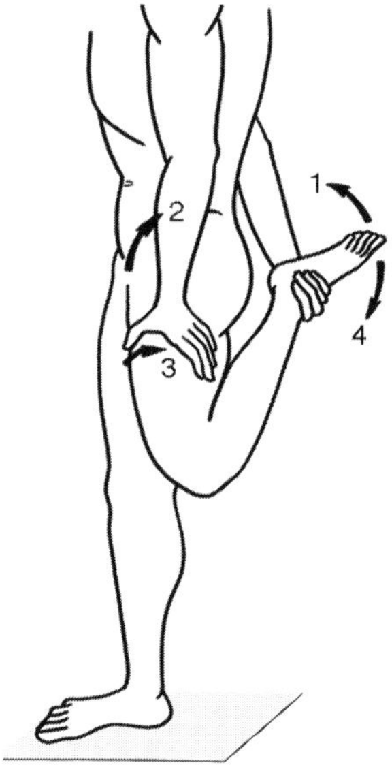

Fig. 2.80. *Stretching du droit antérieur.*

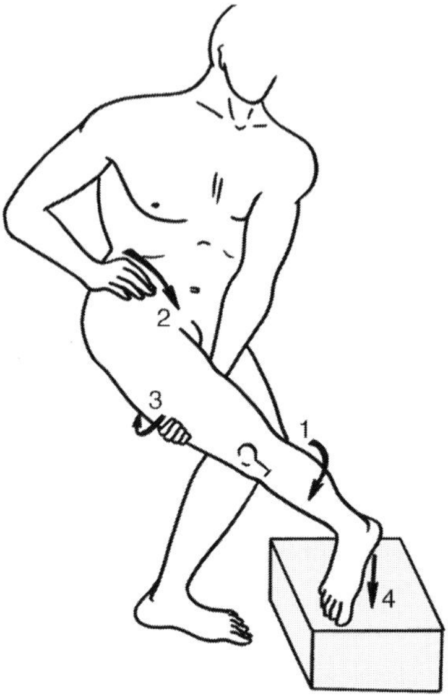

Fig. 2.81. *Stretching du biceps fémoral.*

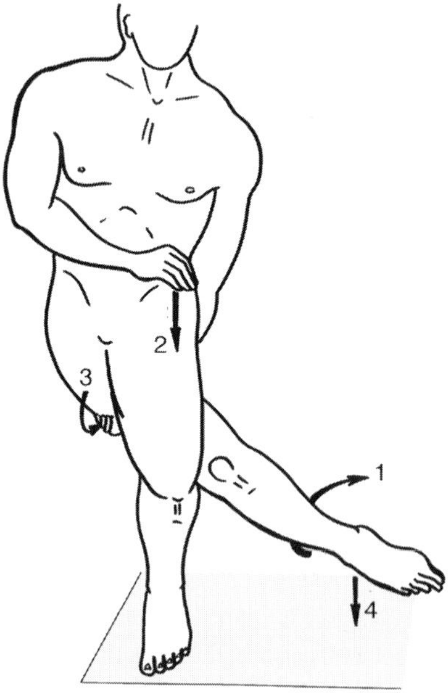

Fig. 2.82. *Stretching du TFL.*

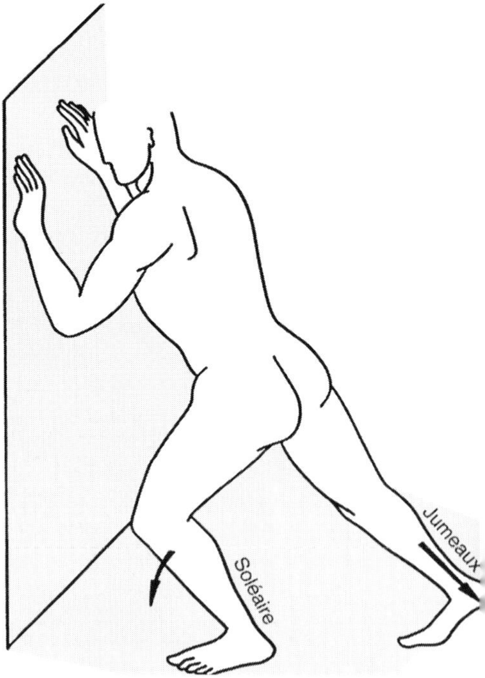

Fig. 2.83. *Stretching du système sural.*

Techniques de tonification des chaînes rotatoires parallèles du membre inférieur en chaîne fermée

– ***technique de tonification des rotateurs externe de hanche et rotateurs internes du genou*** (fig. 2.84) :

- sujet en décubitus dorsal, en autograndissement, pieds contre un appui, genoux fléchis à 30°, écartés (recentrage de la TTA),
- résistance condylienne bilatérale convergente sollicitant les pelvi-trochantériens dans leur rôle d'abducteurs de la hanche en flexion et les rotateurs internes dans leur rôle de contrôle de la flexion-valgus-rotation externe du genou.

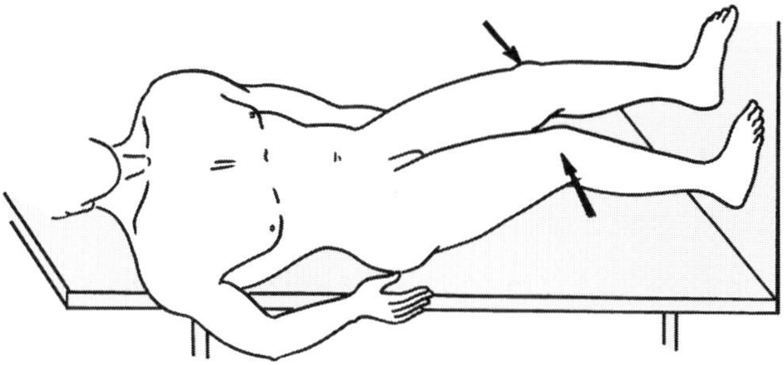

Fig. 2.84. *Tonification des rotateurs externes de hanche et rotateurs internes du genou en chaîne fermée.*

– ***technique de tonification des rotateurs internes de genou et éverseurs du pied*** (fig. 2.85) :

- même position que précédemment,
- résistances en bracelet jambière et pédieuse dans le sens de la rotation externe du mat jambier et de la supination du pied, sollicitant les éverseurs.

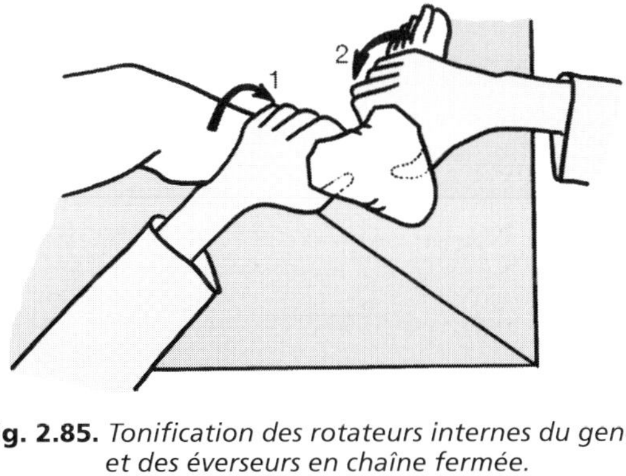

Fig. 2.85. *Tonification des rotateurs internes du genou et des éverseurs en chaîne fermée.*

– ***technique synthétique de tonification des chaînes rotatoires parallèles du membre inférieur*** (fig. 2.86) :

- même position que précédemment,
- résistance condylienne bilatérale (1),
- répulsion des pieds au sol (2),
- éversion bilatérale (3),
- sollicitation des rotateurs par débordement d'énergie (4).

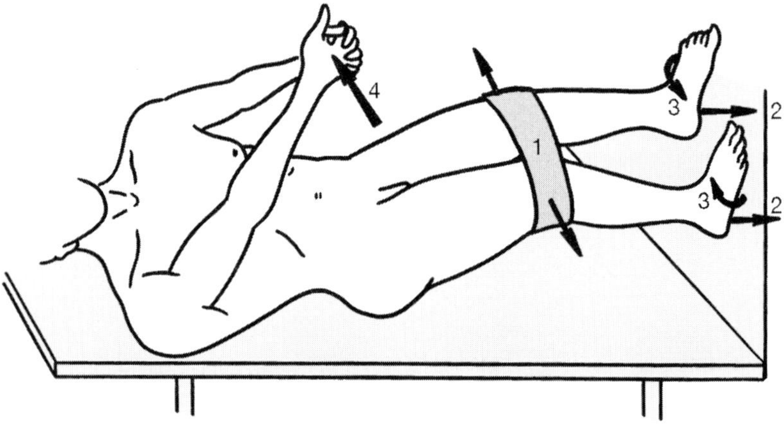

Fig. 2.86. *Tonification des chaînes rotatoires parallèles du membre inférieur en chaîne fermée.*

– ***technique de tonification sélective du vaste interne*** (fig. 2.87 a, b, c) : dans chacun des exercices précédents, solliciter sélectivement le vaste interne, à partir d'une position de flexion du genou (10°, 20°, 30°) et selon le cas de part et d'autre du secteur déficitaire avec le schéma de progression suivant :

- sollicitation manuelle (a) sur le bord interne de la rotule : sollicitation lente, soutenue puis rapide,
- stimulation électrique transcutanée à visée excitomotrice (SETE) (b) localisée sur le vaste interne avec des impulsions mettant en jeu les unités motrices de type rapide : fréquence 80 à 100 Hz, durée d'impulsion 50 à 100 microsecondes, durée de la contraction 1 seconde.
- EMG *biofeedback* (c) du vaste interne et du vaste externe avec rétroaction positive pour le vaste interne (ordre d'augmenter le signal) et négative pour le vaste externe (ordre de diminuer le signal).

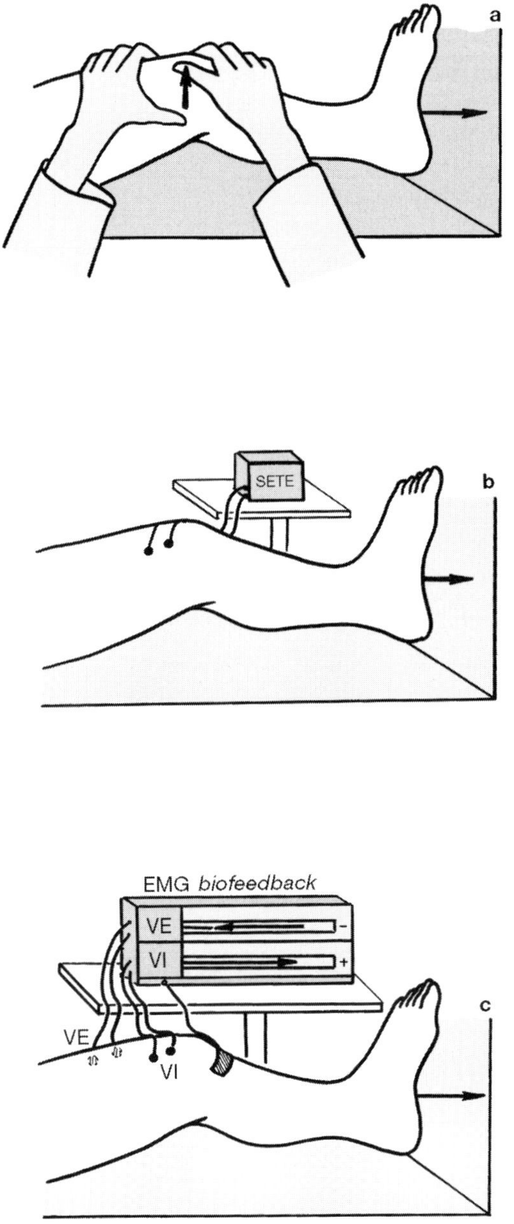

Fig. 2.87. *Tonification sélective du vaste interne :*
a : sollicitation manuelle ; b : SETE ; c : EMG *biofeedback*.

Techniques neuro-musculaires

Travail postural à partir des chaînes rotatoires parallèles du membre inférieur en chaîne fermée

– ***travail postural en position assise*** (fig. 2.88) :
  - autograndissement (1),
  - abduction de hanche contre résistance (2),
  - répulsion des pieds au sol (3),
  - éversion des pieds (4),
  - répulsion forte des pieds au sol (5),
  - ± travail sélectif du vaste interne (6).

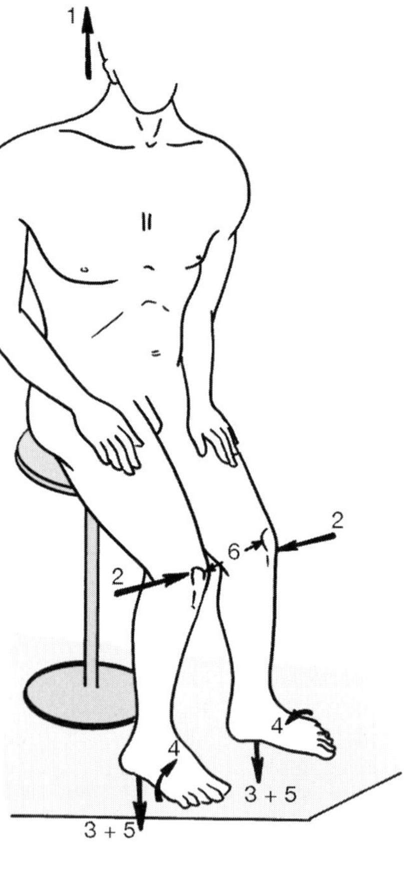

Fig. 2.88. *Travail postural en position assise.*

– ***travail postural en position debout (genoux déverrouillés)*** (fig. 2.89) :
- autograndissement (1),
- rotation externe de hanche (2),
- répulsion des pieds au sol (3),
- éversion des pieds (4),
- ± travail sélectif du vaste interne (5).

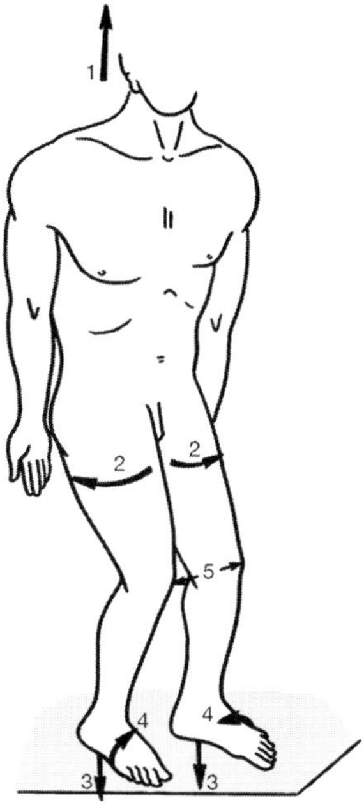

Fig. 2.89. *Travail postural en position debout.*

– ***travail postural dérivé de la marche*** (fig. 2.90) : reprendre l'exercice précédent à partir d'une posture correspondant soit à l'attaque du talon au sol (0 à 15 % du cycle de marche) soit au pas postérieur (40 à 60 % du cycle de marche).

Rééducation gestuelle et de la pratique sportive (fig. 2.91) :

Intégrer les corrections précédentes sur des exercices non spécifiques (marche, saut, changement de direction, équilibre sur le plan instable) ou spécifiques (shoot, triple saut, katas, etc.) avec contrôle EMG *biofeedback* du vaste interne et/ou ischio-jambiers internes, vaste externe et/ou ischio-jambiers externes.

Le déséquilibre induit au cours de ces exercices doit aller dans le sens de la flexion-valgus-rotation externe en insistant sur les déséquilibres rapides (mise en jeu des fibres rapides).

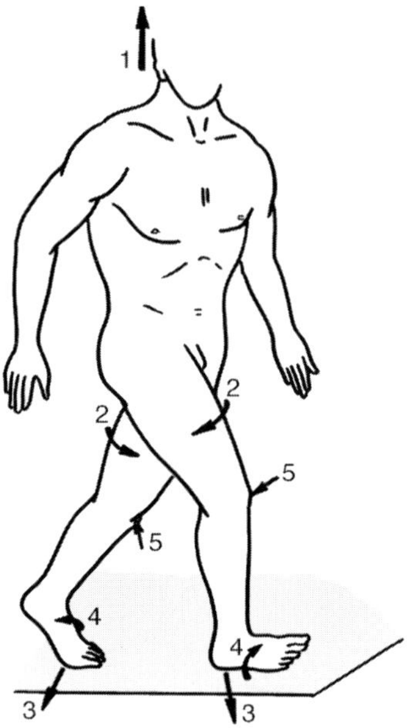

Fig. 2.90. *Travail postural statique sur des postures dérivées de la marche.*

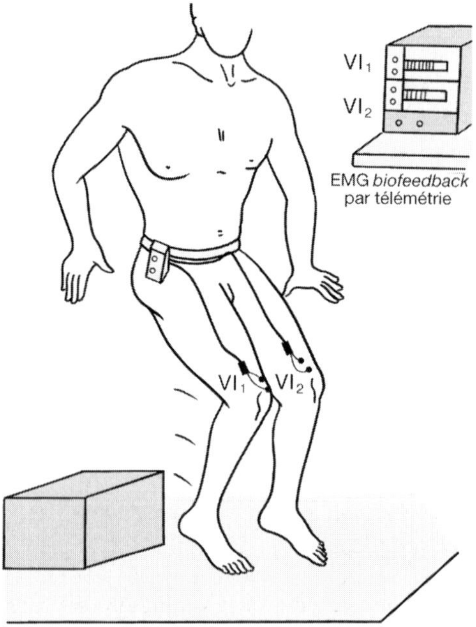

Fig. 2.91. *Contrôle de la réception de saut par EMG* biofeedback *par télémétrie.*

RÉÉDUCATION DES SYNDROMES ROTULIENS OPÉRÉS

Généralités

En cas d'échec de la kinésithérapie, correctement et suffisamment employée, et en tenant compte de tout le contexte (personnalité du sportif, influence de l'entourage, appréciation de la carrière sportive, etc.), une intervention chirurgicale peut être proposée. Cette dernière doit prendre en considération tous les facteurs anatomiques, dans les 3 plans de l'espace, susceptibles d'expliquer la symptomatologie. De très nombreuses techniques peuvent ainsi être proposées selon qu'on est face à une rotule douloureuse et centrée (perforation de Pridie, *shaving*, conisation, section des ailerons rotuliens internes et externes, patelloplastie, spongialisation, avancement de la TTA...) ou face à une instabilité dans le plan frontal (transposition en dedans de la TTA, ligamentoplastie de l'aileron interne, plastie d'abaissement et d'horizontalisation du vaste interne, transposition des muscles de la patte d'oie sur le tendon rotulien, etc.).

Actuellement l'indication chirurgicale d'un syndrome rotulien est de plus en plus discutée car les suites opératoires ne sont pas anodines et les résultats sont souvent décevants.

Pour ces raisons, les techniques chirurgicales les plus sophistiquées ont pratiquement été toutes abandonnées aux dépens des gestes les moins traumatisants (section de l'aileron externe, transposition de la TTA).

Le traitement rééducatif des syndromes rotuliens opérés a un double objectif :

– combattre les conséquences directes de l'intervention : douleurs, épanchements intra-articulaire, sidération, amyotrophie, hypokinésie, perte du schéma moteur, risques de complications neurotrophiques (AND), et thrombo-emboliques,

– compléter le geste chirurgical par des techniques de rééducation adaptées (tableaux 2.XXVI, 2.XXVII, 2.XXVIII).

Rééducation après intervention sur les parties molles péri-rotuliennes et transposition de la TTA

Nous nous attacherons plus particulièrement à la rééducation d'un sportif opéré d'une instabilité frontale de la rotule opérée par une des techniques proposée par Mansat et comprenant les gestes suivants : section de l'aileron externe, mise en tension de l'aileron interne, abaissement et horizontalisation du vaste interne, plastie de la patte d'oie sur le tendon rotulien et translation interne de la TTA.

Tableau 2.XXVI. *Principales interventions réalisées sous arthroscopie*

<table>
<tr><th>Types</th><th>Techniques</th><th>Indications</th><th>Consignes post-op.</th><th>Dominantes MK</th></tr>
<tr><td>Shaving</td><td>Régularisation
du cartilage</td><td rowspan="3">Chondropathies</td><td>Appui immédiat
± 2 CA 48 h
Sport : J21</td><td>Flexion immédiate
prudente, décompression
rotulienne,
(WQ en extension pure,
Pas d'accroupissement
avant J21</td></tr>
<tr><td>Pridie</td><td>Perforations
du cartilage</td><td>Appui immédiat
± 2 CA 48 h
Sport : 6 mois</td><td rowspan="2">Flexion immédiate mais
très progressive (sur J21),
Décompression rotulienne
WQ en extension pure,
Pas d'accroupissement
avant J45</td></tr>
<tr><td>Spongialisation</td><td>Avivement
de l'os sous
chondral</td><td>Appui immédiat
± 2 CA 7J
Sport : 6 mois</td></tr>
<tr><td>Section aileron
externe</td><td>Section simple
par voie interne</td><td>Syndrome
d'hyperpression
externe avec
TA-GT normale</td><td>Appui immédiat
± 2 CA 48 h
Sport : J21</td><td>Flexion immédiate
Translation rotulienne
interne
W recentrage rotulien</td></tr>
</table>

W : travail ; CA : cannes anglaises ; Q : quadriceps.

Tableau 2.XXVII. *Interventions sur les parties molles péri-rotuliennes*

Types	Techniques	Indications	Consignes post-op.	Dominantes MK
Résection aileron externe	Exérèse d'une bandelette longitudinale externe	Syndrome d'hyperpression externe avec TA-GT normale	Appui immédiat + 2 CA 48 h Sport : J21	Flexion immédiate Translation interne rotulienne WQ ++ W recentrage rotulien
Suture de l'aileron interne	Suture en paletot du plan fibreux interne	Subluxation externe avec TA-GT normale	Appui immédiat + 2 CA 48 h Sport : J60	Flexion prudente (+ rotation interne au début) WQ ++ W recentrage rotulien
Ligamentoplastie de l'aileron interne	Ligament prothétique para-patellaire interne	Subluxation externe chronique avec TA-GT normale	Appui immédiat + attelle J21 + 2 CA J30 Sport : J75	Flexion prudente au début mais difficile ensuite au-delà de 90°. J1-J21 → 0 à 90° > J21 → > 90° WQ +++ W recentrage rotulien

Abréviations employées dans le tableau : TA : tubérosité tibiale antérieure, GT : gouttière trochléenne, W : travail, Q : quadriceps, SMET : sans mise en tension, METP : mise en tension passive, METT : mise en tension totale, CA : cannes anglaises.

Tableau 2.XXVII. *Interventions sur les parties molles péri-rotuliennes* (suite)

Types	Techniques	Indications	Consignes post-op.	Dominantes MK
Mansat 1	Suture de : – l'aileron interne – la patte d'oie au tendon rotulien – du vaste interne ± section de l'aileron externe	Subluxation externe récidivante avec TA-GT normale	Appui immédiat + attelle J21 + 2 CA J30 Sport : J60	Flexion prudente J1 à J21 – 0 à 60° J21 à J45 – 0 à 90° Après J45 – > à 90° WQ et patte d'oie J1 à J21 – SMET J21 à J45 – METP Après J45 – METT Prudence / sutures du vaste interne et de la patte d'oie W recentrage rotulien
Mansat 2	Idem + transposition du 1 / 3 interne du tendon rotulien sur LLI	Subluxation externe récidivante avec TA-GT ↑ (15 à 20 mm)	Idem	
Mansat 3	Idem + transposition interne de la TTA	Subluxation externe récidivante avec TA-GT ↑↑ (> 20 mm) Luxations récidivantes	Appui soulagé J21 + attelle J30 + 2 CA J45 Sport : J90	

Abréviations employées dans le tableau : TA : tubérosité tibiale antérieure, GT : gouttière trochléenne, W : travail, Q : quadriceps, SMET : sans mise en tension, METP : mise en tension passive, METT : mise en tension totale, CA : cannes anglaises.

Tableau 2.XXVIII. *Ostéotomies de la TTA*

Types	Techniques	Indications	Consignes post-op.	Dominantes MK
Maquet	Ostéotomie d'avancement de la TTA	Arthrose fémoro-patellaire sur rotule centrée	Appui soulagé J21 + attelle J21 + 2 CA J30 Sport : J90	Prudence / solidité de la TTA (J45) *cf.* Mansat
Emslie-Trillat	Ostéotomie de translation interne de la TTA	Subluxations chroniques ou luxations récidivantes	Appui soulagé J21 + attelle J30 + 2 CA J45 Sport : J90	Prudence / solidité de la TTA et des sutures du V. interne et patte d'oie (J45) *cf.* Mansat
Emslie-Trillat + paletot interne	Idem + résection aileron externe + suture aileron interne + suture patte d'oie et vaste interne			

Rééducation phase I : phase postopératoire immédiate, J1 à J21

Principes :

– appui autorisé au 3e jour postopératoire sous couvert d'une attelle postérieure amovible + 2 cannes anglaises ;

– cette attelle, retirée uniquement lors des séances de rééducation évite la sollicitation de l'appareil extenseur, et tout dérobement à la marche lié à la sidération quadricipitale ;

– cette attelle, en revanche, participe à l'hypokinésie du genou et peut être source même partielle d'AND et de complications thrombo-emboliques (traitement anticoagulant systématique) ;

– phase postopératoire avec présence fréquente de douleurs et d'épanchement intra-articulaire responsables d'un flessum favorisé par le geste opératoire ;

– pas de sollicitation intempestive, durant cette période, de la TTA et des muscles suturés ;
– ne pas dépasser 60° de flexion du genou, hanche fléchie et récupération progressive dosée de cette flexion ;
– pas de travail contre résistance des rotateurs internes ;
– pas de travail contre résistance de l'appareil extenseur même contre pesanteur ;
– pas de mise en tension passive de l'appareil extenseur ;
– obtenir à la fin de cette phase le verrouillage actif du genou même avec un flexum.

Techniques

Dominantes	Techniques
antalgique et trophique	Mise en position surélevée du membre inférieur. Surveillance, massages de la cicatrice. Cryothérapie pluriquotidienne : *coldpack*, massages à la glace. SETA de basse fréquence. Massages à visée circulatoire.
articulaire	Mobilisation du cul-de-sac sous-quadricipital et mobilisation prudente de la rotule (vers le dedans et le bas). Travail de récupération de l'extension passive. Récupération progressive de la flexion en actif aidé. Mobilisations articulaires spécifiques des articulations péronéo-tibiales supérieures et inférieures. Techniques manuelles vers l'inversion du pied avec étirement des muscles rétro-malléolaires interne, du triceps sural et étirement de l'aponévrose plantaire associé à des massages cutanés plantaires.

	Mobilisation sur arthromoteur à vitesse lente sans dépasser 60° de flexion, du fait de la suture du vaste interne, en dehors des séances.
musculaire	Techniques de lever de sidération du quadriceps. Technique d'irradiation sur la vaste interne et sur la patte d'oie. Contractions isométriques du vaste interne et des muscles de la patte d'oie en course interne, sans résistance plus ou moins associées à une SETE ou un EMG *biofeedback.* Contractions isométriques des autres muscles de la cuisse et du membre inférieur en général, contre résistance manuelle.
neuro-musculaire et fonctionnelle	Déstabilisations lentes en décharge en évitant les contraintes en flexion-valgus-rotation externe. Apprentissage du béquillage avec semelle de compensation sous le pied controlatéral permettant le déroulement du pied homolatéral à l'intervention malgré la présence de l'attelle.

Rééducation phase II : phase postopératoire secondaire, J 21 à J45

Principes :

– phase où la verrouillage est acquis, permettant la marche avec appui sans attelle, avec au début 2 CA pour éviter tout dérobement ;

– à ce stade, il n'existe plus de sidération musculaire, mais une amyotrophie constante (prédominante sur le quadriceps) d'où la nécessité de tonifier les 4 faces du genou ;

– sur le plan articulaire, à la fin de cette phase, 90° de flexion devront être obtenus et le flexum actif totalement résorbé ;

– deux interdits : mobiliser la rotule vers le dehors, tonifier l'appareil extenseur contre forte résistance.

Techniques

Dominantes	Techniques
antalgique, anti-inflammatoire	Techniques précédentes en insistant sur la cryothérapie (2 à 3 fois par jour) et la SETA.
articulaire	Massages des plans de glissement péri-articulaires (cul-de-sac et cicatrice +++). Postures en extension, avec si nécessaire attelle de repos en extension pour la récupération des derniers degrés d'extension. Gain progressif en flexion (rotation interne puis position neutre) grâce à la mobilisation passive, la balnéothérapie et l'utilisation de l'arthromoteur en dehors des séances.

musculaire	Travail spécifique de recentrage rotulien : – techniques localisées à la hanche (vers la rotation externe), – techniques localisées au pied (vers la pronation), – techniques localisées au genou (vers la rotation interne et le recentrage de la rotule). Travail du vaste interne et de la patte d'oie en course interne et moyenne contre résistance manuelle dosée. Tonification 4 faces du genou contre résistance manuelle : le travail du quadriceps doit s'effectuer contre résistance manuelle sus-rotulienne.
neuro-musculaire et fonctionnel	Déstabilisations et inversions lentes en décharge et en charge partielle en alternant prudemment les déstabilisations antéro-postérieures puis rotatoires. Marche avec sevrage progressif des cannes anglaises, déroulement du genou à la marche et recherche de l'extension lors de l'attaque du talon au sol et lors du pas postérieur. Préparation physique générale en décharge et en balnéothérapie avec stretching et renforcement musculaire général.

Rééducation phase III : phase postopératoire tardive, après J45

Principes :

– phase de solidité mécanique acquise permettant la mise en tension totale, selon la douleur du patient ;
– phase de récupération articulaire totale, en ayant pour but d'atteindre 120° à J60 ;
– pas de montée ou descente d'escaliers avant J60 ;
– pas de reprise de sport avant J90.

Techniques

Dominantes	Techniques
récupération articulaire	Récupération des amplitudes normales tant en extension qu'en flexion. Pour cette dernière, privilégier les techniques d'abaissement de la rotule associées à l'étirement du droit antérieur.
renforcement musculaire	Renforcement musculaire statique en course totale avec résistance progressivement maximale. Poursuite du travail de recentrage rotulien en insistant sur : – les techniques de stretching des rotateurs externes du genou, – le renforcement musculaire des rotateurs internes, – le travail proprioceptif contrôlant la flexion (dérobement) et le mouvement de flexion / valgus / rotation externe.

neuro-musculaire et fonctionnel	Correction et intégration du recentrage rotulien dans le geste sportif : – en balnéothérapie puis avec charge additionnelle, – sur plans instables avec déstabilisations multidirectionnelles. Préparation physique générale et réentraînement à l'effort progressif : – natation : crawl et dos crawlé (pas de brasse), – footing léger sur tapis roulant, – pas de bicyclette ni de machine à ramer, – travail pliométrique progressif à partir de J75. Préparation physique spécifique après J 90 : – réglage du matériel et adaptation, – reprise des pivots en charge.

AUTRES ATTEINTES DE L'APPAREIL EXTENSEUR DU GENOU

Les tableaux suivants résument les dominantes du traitement kinésithérapique dans les autres atteintes de l'appareil extenseur.

Tableau 2.XXIX. *Fractures de la rotule*

Pathologies	Traitement orthopédique chirurgical	Dominantes du traitement masso-kinésithérapique ⊕ ce qu'il faut faire ⚠ ce qu'il ne faut pas faire
1 – Fractures avec solution de continuité de l'appareil extenseur		
1-1 Fractures articulaires transversales	Traitement chirurgical : Cerclage ou vissage + plâtre 30J. ± Traitement orthopédique : Plâtre 45J (si absence de déplacement)	– Consolidation : 45 jours ⊕ • Appui à J 10 • 2 CA → J 30 • Mobilisation à J 30 • W Q +++ après J 45 • W Flexion +++ après J 45 ⚠ • Raideur du genou • Pas d'EJT avant J 45 • Pas d'accroupissement ou de W dynamique du Q avant J 45
	Traitement chirurgical : Cerclage + haubannage + attelle amovible 21J	– Consolidation : 45 jours ⊕ • Appui à J 10 • 2 CA → J 21 • Mobilisation précoce en flexion : – J1 à J21 : 0-60° – J21 à J30 : 0-90° – après J30 : > 90° • W statique du Q en flexion 10° à 15° d'emblée.

Tableau 2.XXIX. *Fractures de la rotule* (suite)

Pathologies	Traitement orthopédique chirurgical	Dominantes du traitement masso-kinésithérapique ⊕ ce qu'il faut faire ⚠ ce qu'il ne faut pas faire
1 – Fractures avec solution de continuité de l'appareil extenseur		
– 1 / 3 inférieur	Traitement chirurgical : Patellectomie de la pointe + attelle amovible 21 J Traitement chirurgical : Technique de l'encastrement + plâtre 30J	⊕ • Appui immédiat • 2 CA 10 J • Mobilisation précoce en flexion ⚠ • Fragilité appareil extenseur (tendon rotulien) Idem que cerclage ou vissage.
– comminutives	Traitement chirurgical : Cerclage + haubannage + Plâtre 30 J	Consolidation : 45 jours ⊕ • Appui à J10 • 2 CA 45 J • W Abaissement de la rotule +++ à J30 ⚠ • Pas d'EJT avant J 45 • Risques d'arthrose précoce.
	Traitement chirurgical : Patellectomie totale (± transposition basse TTA), + Attelle postérieure tant que le quadriceps n'est pas fonctionnel	⊕ • Appui à J 10 • 2 CA tant que le quadriceps n'est pas fonctionnel, • mobilisation précoce en flexion • lutte contre flessum +++ • W stabilité genou +++ ⚠ • Risque de dérobement du genou, • Consolidation J 45 si transposition TTA.
– sagittales + déplacement	Traitement chirurgical : Vissage + plâtre 30 J	Idem que cerclage haubannage
1-2 Fractures extra-articulaires – base – pointe	*cf.* lésions du tendon quadricipital Traitement chirurgical : vissage ou cerclage (ou patellectomie de la pointe) *cf.* lésions du tendon rotulie	*cf.* lésions du tendon quadricipital ⚠ Pas de flexion pendant 30 J *cf.* lésions du tendon rotulie
2 - Fractures sans solution de continuité de l'appareil extenseur		
Fractures verticales à trait sagittal Fractures parcellaires (angles et fractures marginales internes ou externes) non déplacées Fractures ostéochondrales	Traitement orthopédique : attelle postérieure 30 J	Consolidation : 30 jours ⊕ • Appui immédiat + 2 CA • W tonification 4 faces +++ • Mobilisation à J 30 ⚠ • Pas d'étirement de l'aileron correspondant à la fracture marginale

W : travail, Q : quadriceps, J : jour, CA : cannes anglaises, EJT : élévation jambe tendue, TTA : tubérosité tibiale antérieure.

Tableau 2.XXX. *Rupture du tendon quadricipital et du tendon rotulien*

Pathologies	Traitement médical orthopédique chirurgical	Dominantes du traitement masso-kinésithérapique ⊕ ce qu'il faut faire ⚠ ce qu'il ne faut pas faire
Rupture du tendon quadricipital	Traitement chirurgical : Suture + genouillère plâtrée 45 jours.	Consolidation : J 45 à J 60 ⊕ • W d'irradiation du quadriceps + excito-moteurs sous plâtre, • W progressif du quadriceps à J 45 de course interne vers course externe, • W flexion du genou +++ avec mobilisation du cul-de-sac sous-quadricipital, ⚠ • Fragilité des sutures musculaires, • Adhérences quadricipitales et raideur du genou +++, • Amyotrophie majeure et persistante.
Rupture du tendon rotulien	Traitement chirurgical : Suture + laçage ± renforcement matériel prothétique + genouillère plâtrée 45 J.	Consolidation : J 45 ⊕ • W d'irradiation du quadriceps + excito-moteurs sous plâtre, • W progressif du quadriceps à J 45, • W flexion du genou +++ avec mécanisation progressive du tendon rotulien. ⚠ • Si signes de tendinite : arrêt immédiat de toute technique sollicitant le tendon + physiothérapie antalgique et anti-inflammatoires, • Risques de raccourcissement du tendon rotulien et de *patella baja*.

Tableau 2.XXXI. *Maladie d'Osgood-Schlatter (apophysose de la TTA)*

Pathologies	Traitement médical orthopédique chirurgical	Dominantes du traitement masso-kinésithérapique ⊕ ce qu'il faut faire ⚠ ce qu'il ne faut pas faire
Phase aiguë	Traitement médical et orthopédique : AINS per os et per cutanés, Gouttière postérieure rigide en extension 21 J à 45 J, Repos sportif 3 à 6 mois	Consolidation : J 45 à J 60 ⊕ • W 4 faces de la cuisse mais W retardé du Q (à effectuer en course interne à partir de J 21), • Étirement progressif du D. Antérieur en abaissant la rotule + massages du Q, • Cryothérapie +++ ⚠ • Pas de flexion totale du genou, • Pas d'étirement du droit antérieur à partir du tibia, • Pas d'ultrasonothérapie (cartilage de croissance).
Phase secondaire	Traitement médical : AINS, Repos sportif 3 à 6 mois	Consolidation : J 45 à J 60 ⊕ • Équilibre IJ / Q (W statique) • Apprentissage des techniques de stretching IJ et Q • Reprise contrôlée de la course et des sauts, • Contention d'abaissement de la rotule en rééducation et à la reprise du sport, ⚠ • Récidive homo- ou controlatérale, • Arrêt de toute activité sportive si réapparition des douleurs.

3 | JAMBE - CHEVILLE - PIED

Pathologies du système suro-achilléo-calcanéo-plantaire (SACP)

Le système suro-achilléo-calcanéo-plantaire (SACP) forme une véritable unité anatomique et fonctionnelle composée du triceps sural, du tendon d'Achille, du calcanéum et de l'aponévrose plantaire superficielle. Ce système SACP constitue le maillon le plus important de la chaîne de propulsion du membre inférieur ce qui explique son intense sollicitation notamment dans les activités de course, d'impulsion, de démarrages ou de sauts.

PATHOMÉCANIQUE

Anatomiquement

Vu de façon synthétique, le système SACP comporte 6 éléments caractéristiques (fig. 3.1) :

Anatomie du système SACP

1 : Insertion condylienne des jumeaux
2 : Bourse séreuse
3 : Triceps sural
4 : Tendon d'Achille
5 : Bourse séreuse préachilléenne et bourses rétro-achilléennes de Bovis
6 : Tubercule postéro-supérieur du calcanéum
7 : Corps du calcanéum
8 : Cartillage de conjugaison (chez l'enfant)
9 : Bourse séreuse sous-calcanéenne
10 : Capiton plantaire
11 : Tubercule postéro-interne du calcanéum
12 : Aponévrose plantaire
13 : Sésamoïdes
14 : Articulations métatarso-phalangiennes

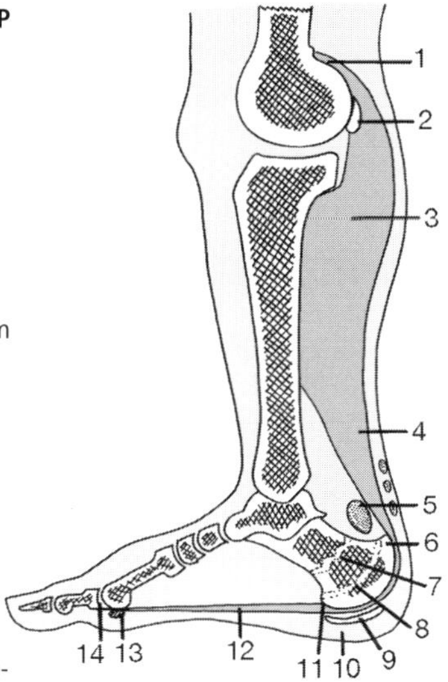

Pathologies du système SACP

1 : Tendinite d'insertion des jumeaux
2 : Bursite (plus fréquente sur le jumeau interne)
3 : Désinsertion du jumeau interne *(Tennis Leg)*
4 : Tendinopathies ou rupture du tendon d'Achille
5 : Téno-bursites d'Achille
6 : Maladie de Haglund
7 : Fracture de fatigue ou traumatisme du calcanéum
8 : Apophysose calcanéenne (maladie de Sever)
9 : Bursite sous-calcanéenne
10 : Talonnade
11 : Hyperostose sous-calcanéenne (épine calcanéenne)
12 : Aponévrosite plantaire ou rupture de l'aponévrose
13 : Sésamoïdites
14 : Métatarsalgies d'appui.

Fig. 3.1. *Anatomo-pathologie du système suro-achilléo-calcanéo-plantaire*

Un squelette fibreux extrêmement développé intégrant non seulement les tendons d'origine des jumeaux et leurs lames tendineuses, mais surtout les différentes aponévroses annexées au soléaire qui donnent naissance au puissant tendon d'Achille qui se poursuit lui-même par l'aponévrose plantaire moyenne superficielle.

La disposition anatomique de ce squelette fibreux qui se rétrécit au regard de la partie basse du tendon d'Achille explique que cette zone de contrainte maximale soit aussi la plus vulnérable et ce d'autant qu'elle est mal vascularisée.

Un squelette musculaire puissant formé de muscles à dominante phasique capables de développer une force explosive instantanée (jumeaux) et de muscles à dominante tonique ayant un rôle postural déterminant (soléaire, intrinsèques du pied insérés sur l'aponévrose plantaire).

Les différences de structure entre le soléaire et les jumeaux (volume, orientation des fibres musculaires, typologie), d'insertion (muscles mono- et bi-articulaires), de physiologie (muscles à dominante tonique ou phasique), et les différences d'innervation expliquent une partie qu'une incoordination motrice puisse être à l'origine de lésions intramusculaires telles que le *tennis leg* (désinsertion du jumeau interne).

De multiples plans de glissements : une bourse séreuse située entre la coque condylienne interne et la face profonde du jumeau interne, une bourse séreuse analogue mais inconstante pour le jumeau externe, une bourse séreuse préachilléenne, cinq bourses séreuses latéro et rétro-achilléennes (bourses de Bovis), des gaines synoviales péritendineuses, paratendineuses et une gaine aponévrotique porte-vaisseaux, une bourse séreuse sous-calcanéenne et une bourse métatarso-phalangienne.

Le multiplicité de ces plans de glissement, physiologiquement utiles, explique la diversité des formes de bursites et ténosynovites.

Des poulies de réflexion et sésamoïdes étagés sur l'ensemble du système SACP : coques condyliennes et fabella, sésamoïde du jumeau externe, calcanéum, deux sésamoïdes de la face inférieure de l'articulation métatarso-phalangienne du I, et sésamoïdes inconstants de l'IPP du I, et des articulations MP du II et du V.

Les microtraumatismes liés à la pratique intensive du sport sont l'origine de sésamoïdites voire de nécroses de ces différents éléments ;

Une innervation spécifique : les jumeaux sont innervés par des branches collatérales du nerf sciatique poplité interne alors que le soléaire reçoit une double innervation : un nerf postérieur issu du nerf sciatique poplité interne et un nerf antérieur collatéral du nerf tibial postérieur.

L'innervation sensitive du tendon d'Achille se fait par un rameau issu du nerf tibial postérieur et par un rameau issu du nerf saphène externe. L'aponévrose plantaire reçoit des rameaux sensitifs issus du nerf tibial postérieur.

Une vascularisation particulière : la vascularisation du tendon d'Achille est assurée par des artères périphériques et des artères des extrémités, branches de l'artère tibiale postérieure et de l'artère péronière. Les artères périphériques naissent de collatérales des artères postérieures de jambe destinées au tissu cellulaire sous-cutané et s'épanouissent d'avant en arrière sur la gaine aponévrotique porte-vaisseaux. Le réseau vasculaire se raréfie au tiers moyen du tendon et surtout à sa partie postérieure. Les artères des extrémités sont constituées en haut par les branches terminales des artères du triceps sural, et en bas par les artères récurrentes des rameaux calcanéens issus des artères tibiale postérieure et péronière. Ces artères des extrémités s'épuisent rapidement en donnant des branches verticales et transversales.

Cette vascularisation crée une zone pratiquement avasculaire située au tiers moyen du tendon et à sa partie postérieure : cette zone hypovascularisée, située 3 à 4 cm au-dessus de l'insertion calcanéenne, étant aussi la région de contrainte maximale, constitue la localisation préférentielle des tendinopathies voire des ruptures d'Achille.

Physiologiquement

Le système SACP a une fonction posturale (rattrapage du mât jambier sous le contrôle du soléaire) et propulsive. En pratique sportive, cette fonction propulsive est capitale dans les activités de course et de saut : juxtaposée aux autres éléments myo-aponévrotiques de la face inférieure du pied, l'aponévrose plantaire réalise selon E. Viel un « véritable squelette fibreux qui, accolé à la structure osseuse, forme une transmission myotendineuse asservie », sous la dépendance du triceps sural. Pendant la dorsiflexion des orteils lors de la marche ou la course, depuis le décollement du talon jusqu'à celui des phalanges proximales, les coussinets et les plaques cartilagineuses plantaires tournent autour des têtes métatarsiennes qui jouent alors le rôle de poulies autour desquelles s'enroulent les lames de terminaison de l'aponévrose plantaire. Ce mécanisme de poulie décrit par Hicks, est capital car il permet d'assurer une tension optimale de l'aponévrose plantaire donc une transmission parfaite du triceps jusqu'aux phalanges, quelle que soit la position du pied au cours de la marche (fig. 3.2).

Pendant la course

La visco-élasticité du tendon d'Achille et de l'aponévrose plantaire associée à la contraction du triceps sural et des intrinsèques du pied, loin d'assurer un verrouillage rigide à chaque impact du pied au sol, réalise un véritable système d'amortisseur-ressort, extrêmement économique sur le plan énergétique. Mac Neill Alexander *et al.* ont pu montrer à partir d'expériences réalisées sur le cadavre que 93 % de l'énergie nécessaire à tendre un tendon d'Achille et 78 % de l'énergie employée pour affaisser un pied pouvait être restituée par détente élastique. Sachant que pour une course à vitesse moyenne (4 à 5 m/s), l'énergie consommée à chaque foulée est estimée à 100 Joules, les mêmes auteurs pensent que le système SACP restitue environ 52 Joules d'énergies cinétique et gravitationnelle (35 J pour le tendon d'Achille, 17 J pour l'aponévrose plantaire). En comparaison, Bennett et Ker montrent qu'une semelle ou une surface de piste performantes ne restituent au mieux que 3 à 6 J respectivement.

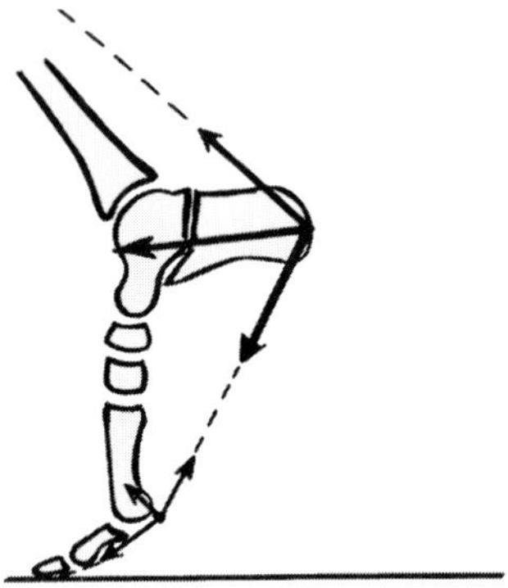

Fig. 3.2. *Rôle de l'aponévrose plantaire.*

Malgré tout, ce système bien qu'économique sur le plan énergétique demeure très contraignant pour le tendon d'Achille qui est soumis à d'importantes contraintes en tension : la tension du tendon d'Achille, lors d'une course à vitesse modérée de 5 m/s, est 4 à 5 fois supérieure à la réaction enregistrée au sol (3 800 Newtons sur l'exemple enregistré fig. 3.3).

Pendant le saut

L'intérêt visco-élastique du système SACP ne réside pas comme précédemment dans l'économie d'énergie musculaire engendrée mais dans la possibilité qu'offre la contraction pliométrique du triceps de développer une tension supérieure à celle produite par une contraction simple.

La pliométrie

Elle constitue un mode particulier de contraction musculaire faisant se succéder dans un temps très bref (quelques milli-secondes) un cycle d'étirement-raccourcissement du muscle (fig. 3.4 et 3.5).

Pendant la phase d'étirement la composante active (CA) du muscle réalise une contraction excentrique (travail « négatif ») et emmagasine grâce à sa composante élastique série (CES) de l'énergie potentielle élastique.

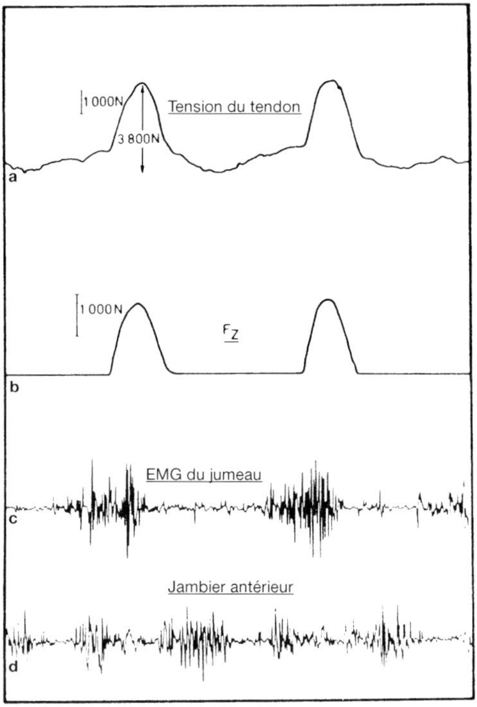

Fig. 3.3. *Mesures* in vivo *de la tension du tendon d'Achille chez un sujet courant à la vitesse de 5 m x s*$^{-1}$.
Le tracé *a* représente la tension du tendon d'Achille, le tracé *b* représente la force F_2 enregistrée sur une plate-forme de force. Les tracés *c* et *d* représentent les enregistrements EMG du jumeau et du jambier antérieur. (d'après *Measurement of In-Vivo Achilles Tendon Forces in Man and Their Calibration.* Komi P.V. Salonen M., Järvinen M., (in press), Medicine and Science in Sports and Exercice.)

Cette CES comporte une fraction passive, le tendon, et une fraction que l'on appelle par opposition « active » constituée par les éléments élastiques des ponts actine-myosine,

Pendant la phase de raccourcissement la composante active (CA) du muscle réalise une contraction concentrique (travail « positif ») faisant largement appel aux unités motrices rapides (fibres IIb) et la composante élastique série (CES) libère instantanément l'énergie élastique préalablement stockée.

L'activité pliométrique du triceps sural

Elle peut être démontrée sur un enregistrement EMG réalisé au cours d'un *drop jump* (saut en contre-bas suivi d'un rebond) (fig. 3.6) :

– entre t_0 (début de l'enregistrement) et t_1 (départ du saut) le sujet est debout sur une marche : le triceps sural a juste une activité posturale ;

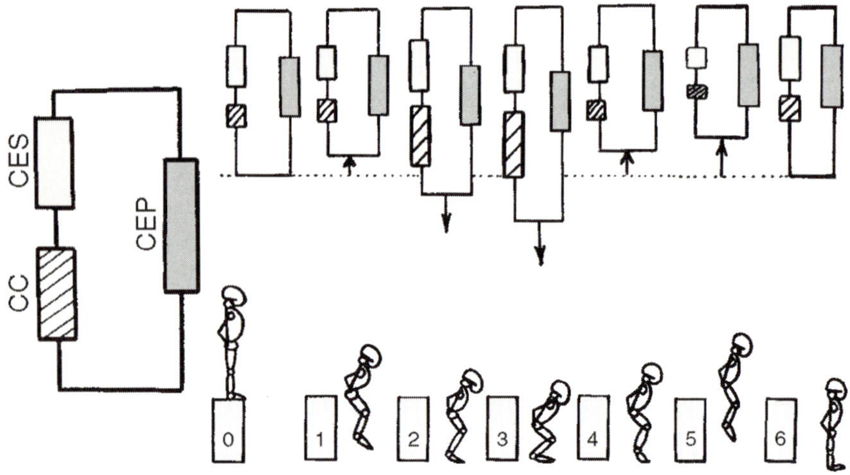

Fig. 3.4. *Exemple de contraction pliométrique au cours d'un* drop jump.
D'après la modélisation du muscle de Shorten, *le muscle possède 3 compartiments :*

– 1 composante contractile (CC) formée des ponts actine-myosine,
– 1 composante élastique sériée (CES) formée d'une fraction passive (tendon) et d'une fraction active (éléments élastiques des ponts-actine myosine),
– 1 composante élastique parallèle (CEP) formée du tissu d'enveloppe du muscle.

La figure du bas représente un *drop jump* (1 à 7) avec en regard la schématisation du muscle à chacune des phrases du saut.

– entre t_1 et t_2 (contact avec le sol) le sujet chute : le triceps sural a une préactivité due à un phénomène d'anticipation et à l'activité réflexe dû au système labyrinthique (L). Cette préactivité, d'autant plus importante que le sujet s'approche du sol, réalise un état de prétension de la composante élastique série (CES) ;

– entre t_2 et t_3 (apparition de la première bouffée d'activité réflexe), le triceps sural est étiré (stockage d'énergie potentielle élastique) et la contraction excentrique n'est due qu'à la préactivité ;

– entre t_3 (environ 50 millisecondes après t_2) et t_4, apparaissent classiquement trois bouffées d'activité réflexe de courte latence (*Short Latency :* SL), de moyenne latence (*Middle latency :* ML), et de longue latence (*Long latency :* LL). Au cours de cette phase le triceps sural continue d'être étiré (stockage d'énergie potentielle élastique) et la contraction excentrique est sous le contrôle de l'activité réflexe ;

– entre t_4 (apparition de l'activité « volontaire » V) et t_5 (perte du contact avec le sol), la composante active (CA) du muscle réalise une contraction concentrique pendant que l'énergie élastique est conjointement libérée.

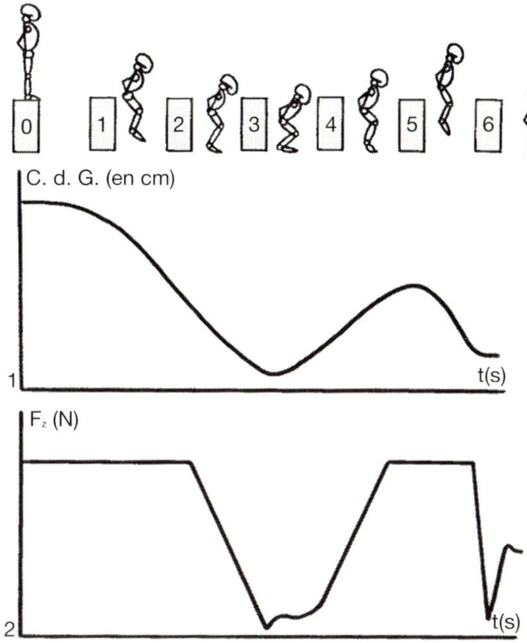

Fig. 3.5. *Variation de position du centre de gravité du sujet (CdG) et du tracé F_z enregistrés sur une plate forme de force au cours d'un* drop jump *(enregistrement effectué à l'université de Technologie de Compiègne et redessiné).*

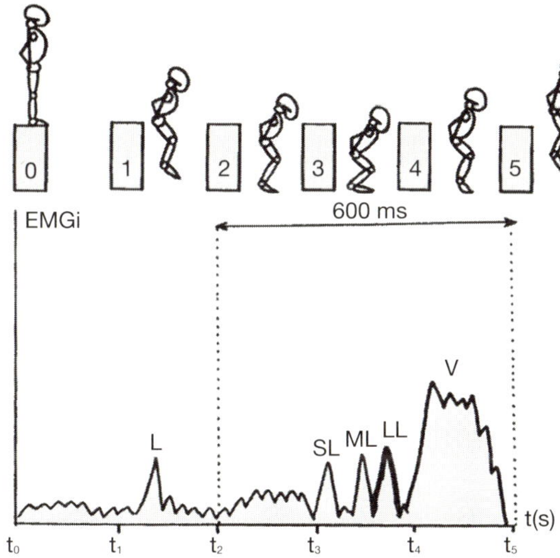

Fig. 3.6. *Exemple de tracé EMG du soléaire au cours d'un* drop jump *(enregistrement effectué à l'université de Technologie de Compiègne et redessiné).*

Les différences d'activité pliométrique du triceps sural entre un sujet entraîné et un sujet non entraîné

Elles sont dues aux facteurs suivants (fig. 3.7 et 3.8) :

– une meilleure coordination intramusculaire (synergie soléaire-jumeaux), intermusculaire (synergie avec les autres muscles de la chaîne parallèle du membre inférieur et inhibition des antagonistes), et corporelle (efficacité des bras dans leur rôle d'allégement du poids du corps) ;

– un temps de contact avec le sol plus court : plus le cycle étirement-raccourcissement *(coupling time)* est bref (200 millisecondes chez le sujet entraîné) et plus l'énergie potentielle élastique emmagasinée a de chance d'être restituée sous forme d'énergie mécanique. Un *coupling time* de longue durée (ici 600 millisecondes chez le sujet non-entraîné) disperse cette énergie en chaleur ;

– une part plus importante d'activité réflexe de courte, moyenne et longue latence avec fusion de ces réponses entre elles et avec la part d'activité volontaire ;

– un enrichissement du triceps sural en fibres rapides capable de développer une grande puissance instantanée ;

– une raideur active plus importante développée dans la composante élastique série (fig. 3.8).

Le système suro-achilléo-calcanéo-plantaire (SACP) forme une véritable unité anatomique et fonctionnelle ayant des propriétés biomécaniques remarquables.

Fonctionnant dans les activités sportives sur un mode essentiellement pliométrique, ce système est capable de :

– assurer, grâce à sa composante contractile (CC), des contractions musculaires explosives utiles aux sauts ou à la course,

– emmagasiner une énergie potentielle élastique grâce à la compliance de la fraction active de sa CES,

– restituer cette énergie élastique grâce à la raideur de la fraction passive de la CES.

Le système SACP possède des qualités de plasticité lui permettant d'optimiser ses propriétés biomécaniques et de modifier sa commande neurophysiologique après un entraînement pliométrique adapté.

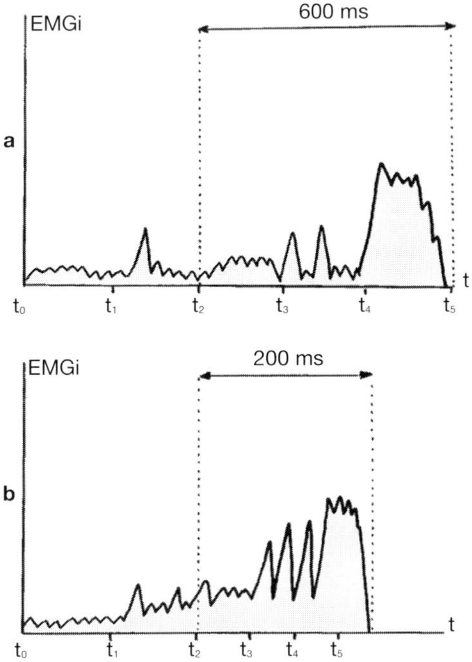

Fig. 3.7. *Comparaison de l'activité EMG de 2 types de sujets : sujet* (a) *non entraîné à la pliométrie, sujet* (b) *entraîné à la pliométrie (enregistrement effectué à l'université de Technologie de Compiègne et redessiné).*

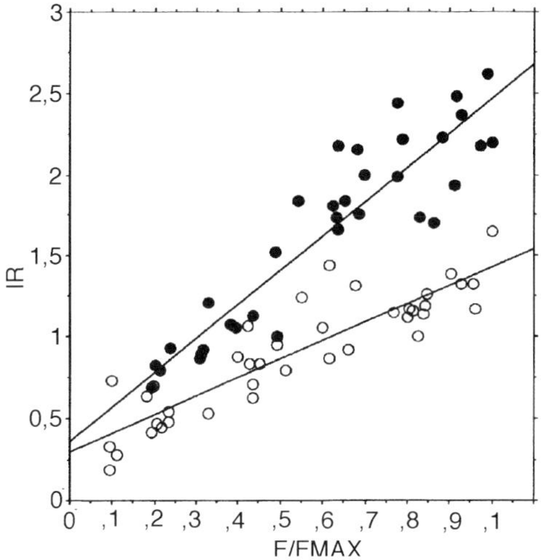

Fig. 3.8. *Exemple d'indices de raideur (IR en ordonnées) en fonction du pourcentage du couple maximal volontaire (F/Fmax en abscisse) chez un sujet, avant* (cercles blancs) *et après* (cercles noirs) *entraînement pliométrique. L'IR a été mesuré sur le triceps sural selon la technique du* Quick Release *(enregistrement effectué à l'université de Technologie de Compiègne).*

RÉÉDUCATION DES PATHOLOGIES MICROTRAUMATIQUES DU SYSTÈME SACP

Pathologie

Le tableau 3.I résume la nature, le siège, les principaux signes cliniques, les traitements et le diagnostic différentiel des pathologies microtraumatiques du système SACP et des éléments anatomiques qui y sont annexés.

Ces pathologies microtraumatiques du système SACP sont dominées par les tendinopathies d'Achille dont le traitement est particulièrement difficile. En effet les anti-inflammatoires non stéroïdiens associés au repos suffisent très rarement à amender le tableau, et les infiltrations sont ici par ailleurs fortement déconseillées. Quant au traitement chirurgical il n'est à envisager qu'après échec d'un traitement médical et kinésithérapique bien conduit d'autant qu'il s'agit d'un athlète de haut niveau. C'est dire l'importance de la kinésithérapie avec ses deux volets de rééducation et de physiothérapie.

Rééducation des tendinopathies d'Achille (tableau 3.II)

Contentions et orthèses plantaires

Orthèses plantaires

Les orthèses plantaires peuvent intervenir dans les deux phases de traitement que sont la phase algique et la phase de reprise de l'entraînement :

Durant la phase algique l'orthèse plantaire doit à la fois permettre une détente du tendon par surélévation du talon, associée à une contention, et éviter l'onde de choc lors de l'attaque du pas : le choix se porte vers des talonnettes visco-élastiques ou coques talonnières ayant au moins 20 mm d'épaisseur, à porter des deux côtés.

À la reprise des activités physiques l'orthèse doit concilier quatre qualités : absorber les contraintes tout en gardant des qualités élastiques, ne pas gêner l'activité sportive (risque de perturber les sensations d'appui), être parfaitement intégrée au chaussage, et corriger les troubles morphostatiques du pied apparaissant au cours du sport. Ce dernier point met en exergue le fait qu'un bilan podoscopique statique est insuffisant pour élaborer une orthèse adaptée à des activités dynamiques : la figure 3.9 montre la différence importante qui peut exister entre un bilan statique et un bilan dynamique réalisé par photographie instantanée après 10 km de course sur tapis roulant. Sur ces clichés l'hyperpronation, le valgus calcanéen et la rotation externe du pied expliquent la sollicitation asymétrique du tendon d'Achille. Dans ce cas, en dehors de la technique de course qui est à modifier, le choix du chaussage est capital et doit être associé à la réalisation personnalisée d'une orthèse thermomoulée prenant en sandwich différents types de matériaux assurant confort, correction morphodynamique et visco-élasticité. Pour le sportif occasionnel, différentes sortes de semelles sont disponibles dans le commerce.

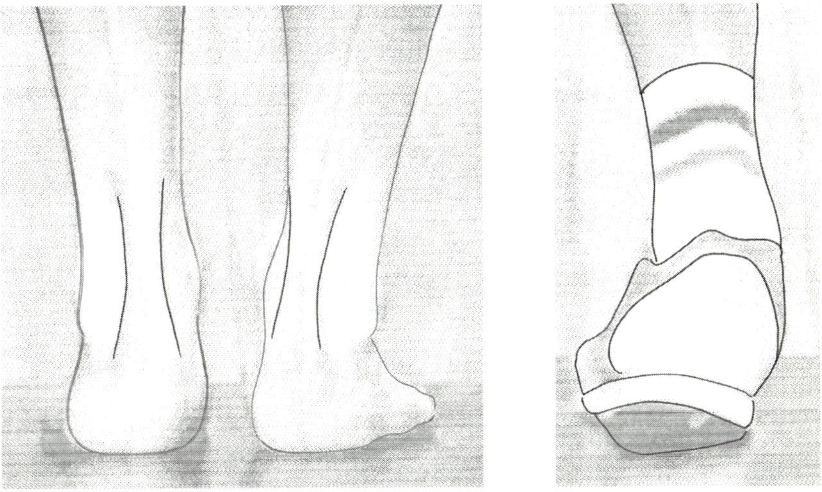

a b

Fig. 3.9. *Bilan morphostatique avant l'effort* (a) *et bilan morphodynamique après 10 km de course sur tapis roulant* (b).

Contention pour tendinite d'Achille (fig. 3.10)

L'objectif de la contention est de limiter la mise en tension du triceps sural et du tendon d'Achille.

Réalisation

– *Installation du patient :* procubitus, genou fléchi à 90°, pied en équin (triceps sural détendu).

– *Préparation du support [a] :*

• protéger le tendon d'Achille avec une mousse épaisse (± imprégnée de gel AINS) (1),

• pulvériser le spray protecteur sur l'arrière-pied et la jambe (2),

• mettre en place une couche de mousse protectrice partant des malléoles et remontant à 8 cm sous la tête du péroné (3),

• pulvériser le spray protecteur sur la mousse (4),

• mettre en place l'embase jambière (largeur 6 cm) à 6 cm sous la tête du péroné. Cette embase circulaire ne doit pas être fermée à sa partie interne, laissant ainsi libre la veine saphène interne (5).

Tableau 3.I. *Pathologies microtraumatiques du système SACP et de ses annexes*

Nature et siège de la pathologie	Principaux signes cliniques	Traitement	Diagnostic différentiel
Tendinite ou téno-bursite haute des jumeaux	Douleur à la course ou au saut Douleur à la contraction (montée sur la pointe du pied) Douleur à la mise en tension (extension du genou + dorsi-flexion de la tibio-tarsienne) Douleur à la palpation du versant postérieur de la tubérosité du condyle	Repos Contention + talonnette Cryothérapie Physiothérapie Infiltrations	Fabellite Tendinite du poplité, du biceps ou de la patte d'oie
Tendinopathies d'Achille : • tendinite pure ou nodulaire, • ténosynovite, • ténobursite, • enthésite, • ténomyosite	Douleur pseudo-inflammatoire Douleur à la contraction Douleur à la mise en tension Douleur à la palpation ± sensation de tuméfaction dure (nodule) ou molle avec crépitation (ténosynovite), ou d'empâtement	Repos Contention + talonnette Cryothérapie Physiothérapie MTP Exceptionnellement infiltration péritendineuse	Maladie de Haglund Maladie de Sever Sciatique S1 Pelvispondylite Syndrome postérieur de l'astragale
Maladie de Haglund	Talalgie haute ± signes de ténobursite Peau rouge et remaniée Tubérosité postérieure saillante (radiographie)	Aménagement du chaussage Infiltration Chirurgie : ostéotomie calcanéenne	Enthésite d'Achille Autres talalgies
Fracture de fatigue du calcanéum	Douleur apparaissant lors de la pratique intensive de sports de course ou de saut Douleur à caractère mécanique, chronique Douleur à la palpation directe du calcanéum Hyperfixation à la scintigraphie	Repos de 4 à 6 semaines avec décharge relative si douleurs +++	Pathologies infectieuses ou tumorales du calcanéum
Apophysose calcanéenne (maladie de Sever)	Douleur à caractère mécanique, chronique chez l'enfant ou l'adolescent Douleur à la palpation directe du calcanéum Radiographie ± évocatrice	Repos sportifs 3 à 6 mois Physiothérapie Port d'une semelle visco-élastique	Tendinite d'Achille Aponévrosite plantaire Fracture de fatigue du calcanéum
Bursite sous-calcanéenne	Inflammation douloureuse sous-talonnière exacerbée à l'attaque du talon au sol Douleur à la palpation face inférieure du calcanéum Autres signes négatifs	Repos Infiltration Semelle de décharge postérieure	Épine calcanéenne Talonnade Aponévrosite plantaire Autres talalgies

Tableau 3.I. *Pathologies microtraumatiques du système SACP et de ses annexes* (suite)

Nature et siège de la pathologie	Principaux signes cliniques	Traitement	Diagnostic différentiel
Talonnade	Microtraumatismes répétés sur le talon (saut en longueur, courses de fond) Pétrissage douloureux du capiton plantaire sous-talonnier	Repos Cryothérapie Aménagement du chaussage Qualité de la surface d'entraînement	Fracture de fatigue du calcanéum Bursite sous-calcanéenne Autres talalgies
Hyperostose sous-calcanéenne (épine calcanéenne)	Point douloureux précis apparaissant à la course, au saut, puis à la marche Point douloureux exquis en regard des tubérosités postérieures à l'appui profond Radiographie : hyperostose	Infiltration Physiothérapie Semelle avec trou de décharge talonnier Exceptionnellement chirurgie	Bursite Talonnade Aponévrosite plantaire Autres talalgies
Aponévrosite plantaire (micro-déchirures de l'aponévrose plantaire moyenne superficielle)	Douleurs de la face plantaire irradiant du tiers postérieur vers le gros orteil Douleurs lors du pas postérieur, la course ou les sauts Mise en tension et palpation, de l'aponévrose, douloureuses	Repos Contention en 8 plantaire Ultrasonothérapie MTP Stretching	Fracture de fatigue des métatarsiens Métatarsalgies non traumatiques

Tableau 3.II. *Traitement kinésithérapique des tendinopathies du tendon d'Achille*

Techniques	Traitement kinésithérapique
Contentions et orthèses	Contentions adhésives en U inversé Contentions de terrain Orthèses plantaires pendant la phase algique Orthèses plantaires à la reprise des activités physiques
Physiothérapie	Cryothérapie et ultrasonothérapie du tendon d'Achille Stimulation électrique transcutanée à visée antalgique et diélectrolyse
Techniques manuelles	MTP du tendon d'Achille Massages-étirements du système SACP et de la chaîne postérieure
Techniques actives et neuro-musculaires	Stretching du triceps sural et de la chaîne postérieure Techniques posturales visant à affiner la synergie soléaire-jambier antérieur Entraînement pliométrique
Correction des facteurs de risque	Correction des facteurs de risque communs à toute tendinopathie Choix du chaussage : – qualités de la chaussure de sport, – caractéristiques de la chaussure de jogging, – critères de choix de la chaussure de jogging.

– *Mise en place de la bande en U renversé* (largeur = 6 cm) [b, c] :

• après avoir cassé l'élasticité de la bande, la mettre sous tension à partir du talon. La tension doit être plus importante sur le chef externe que sur le chef interne pour éviter le varus de l'arrière-pied (6),

• tendre les deux chefs en passant en arrière de l'axe bi-malléolaire, et ancrer chacun des chefs sur l'embase jambière (7).

– *Mise en place des 3 bandes croisées* (largeur = 3 cm) [d, e, f] :

• casser l'élasticité des bandes et les coller en leur milieu sous le talon (8),

• la première bande part de la partie antérieure de la bande en U, contourne les faces latérales du calcanéum, passe en arrière des malléoles (9),

• les chefs se croisent à la partie supérieure du tendon d'Achille et viennent s'ancrer sur l'embase jambière de part et d'autre de la ligne médiane (10),

• les deux autres bandes suivent le même trajet en chevauchant la bande précédente de 2/3 de sa largeur : d'avant en arrière sous le talon, et de dedans en dehors sur les jumeaux (1 → 2 → 3) (11).

– *Mise en place de la bande longitudinale* (largeur = 6 cm) [g, h] :

• casser l'élasticité de la bande, et couper la bande en deux chefs à ses deux extrémités sur 1/3 de sa longueur (12),

• ancrer les deux chefs supérieurs sur le calcanéum (13),

• tracter la bande longitudinalement selon la direction du tendon d'Achille (14),

• ancrer les deux chefs jambiers sur l'embase en verrouillant les bandes précédentes (15).

– *Assurer la finition par une spiroïde non serrée* [i] (16).

Remarques

Les bandes ne doivent jamais comprimer la zone douloureuse du tendon d'Achille, surtout s'il s'agit d'une ténosynovite ou d'une ténobursite.

Pour assurer une plus grande rigidité au montage :

– la bande en U renversé peut être recouverte par trois bandes inextensibles (largeur = 2 cm) ;

– les bandes croisées peuvent être remplacées par des bandes inextensibles (largeur = 2 cm).

Il faut impérativement insérer dans la chaussure une talonnette visco-élastique (fig. 3.11b) assurant l'équin du pied, car la contention seule impose au sujet de marcher sur la pointe du pied (fig. 3.11a) ce qui surcharge le tendon d'Achille.

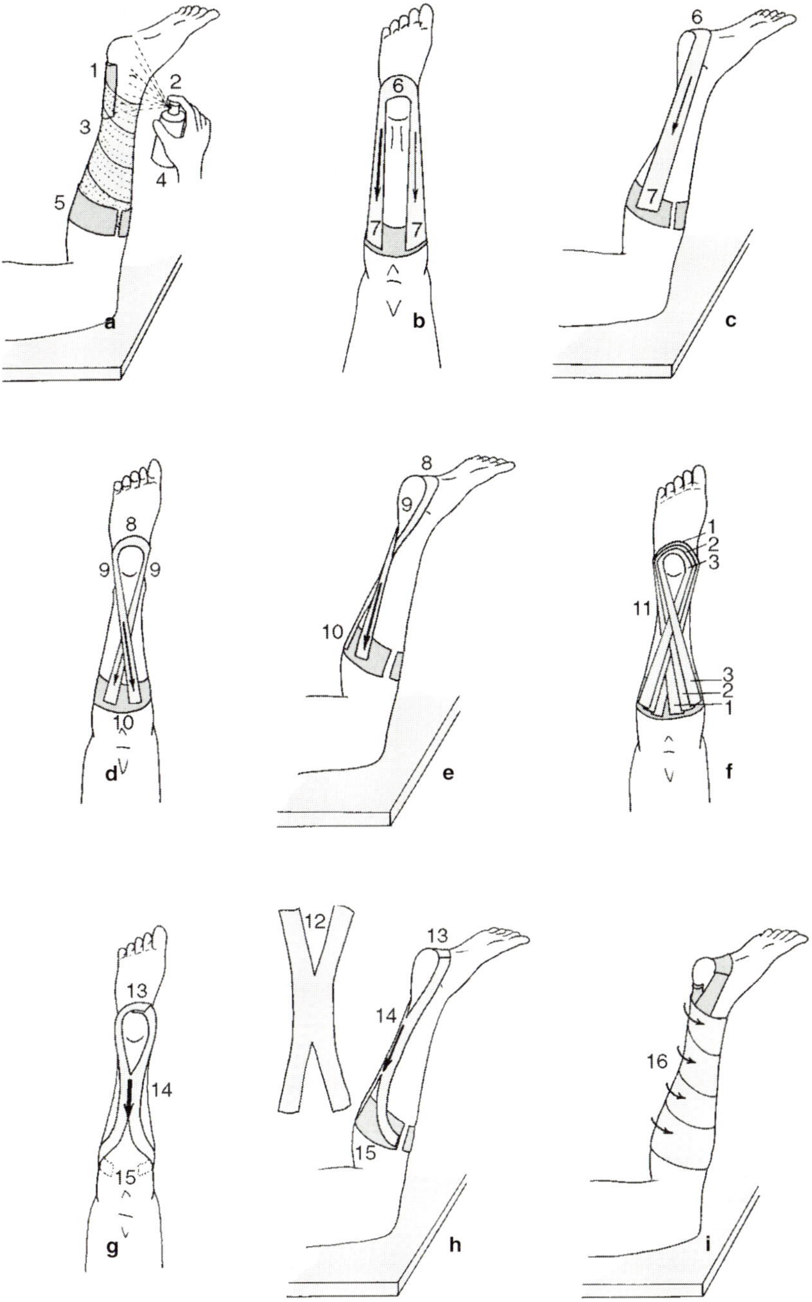

Fig. 3.10. *Contention pour tendinite d'Achille.*

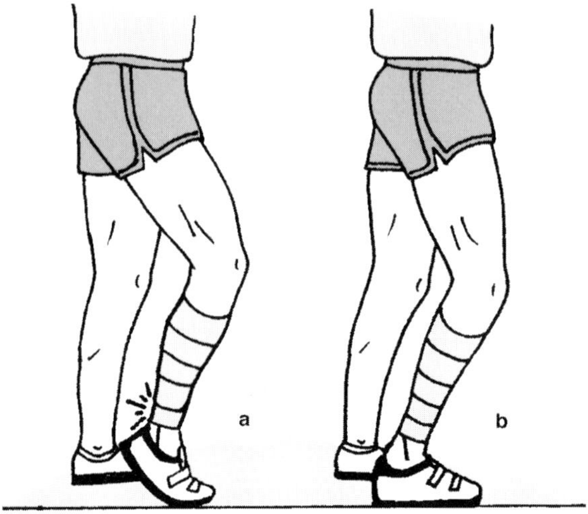

Fig. 3.11. *Intégration d'une talonnette visco-élastique en plus de la contention.*

Variantes

– *Contention de terrain* (fig. 3.12) : cette contention rapide à réaliser est composée de :

- une embase métatarsienne d'ancrage (1),
- une embase jambière d'ancrage (2),
- une bande de 6 cm, dont on aura cassé l'élasticité, placée en 8 (3),
- une bande de 3 cm, dont on aura cassé l'élasticité, placée selon le trajet de la précédente (4),
- une embase métatarsienne de finition (5),
- une embase jambière de finition (6).

– *Talonnette intégrée* (fig. 3.13) :

La bande longitudinale que nous avons vue précédemment peut maintenir la talonnette et l'intégrer à la contention. Pour ce faire, elle doit prendre appui sur une embase métatarsienne.

Physiothérapie

Cryothérapie

Une cryothérapie pluriquotidienne faisant appel à trois modalités d'application est instaurée : application locale d'un *cold pack* pendant 30 à 40 minutes

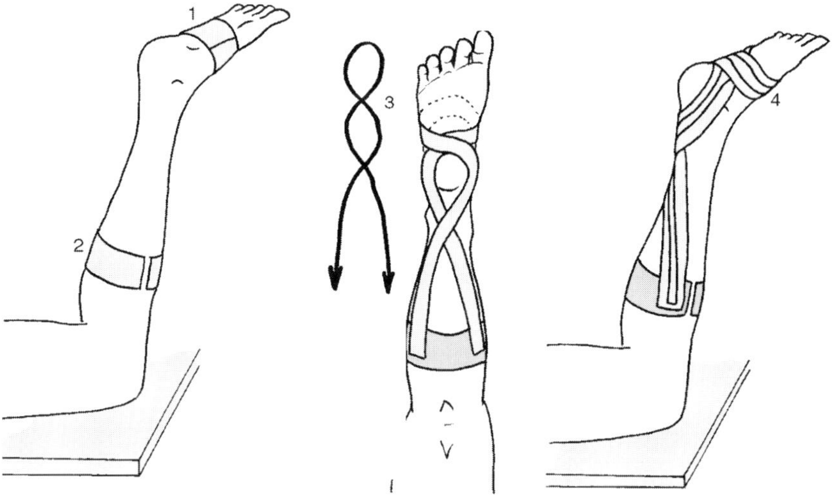

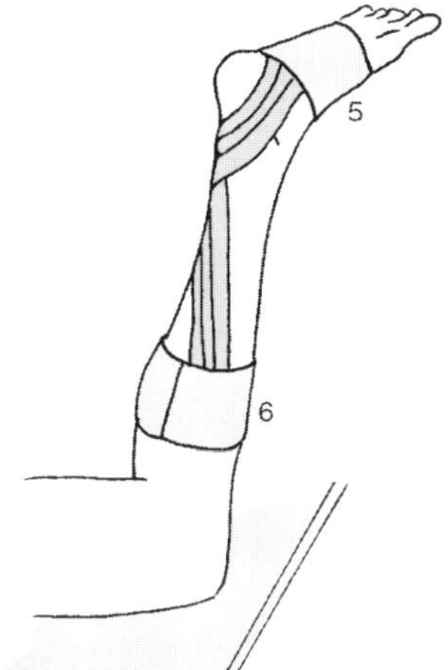

Fig. 3.12. *Contention de terrain pour tendinite d'Achille.*

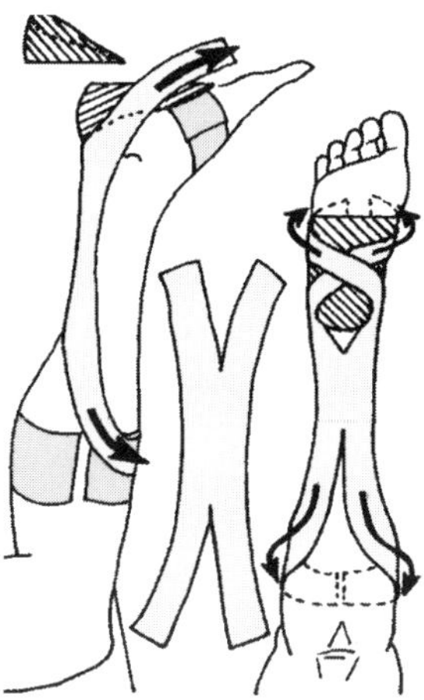

Fig. 3.13. *Talonnette intégrée.*

sous couvert d'une contention gonflable assurant une application cutanée et une isolation optimale (fig. 3.14), des massages à la glace pouvant être associés à l'ultrasonothérapie réalisée à travers le bloc de glace (l'eau doit être préalablement bouillie), et des massages au jet sub aquatique en immersion dans de l'eau réfrigérée.

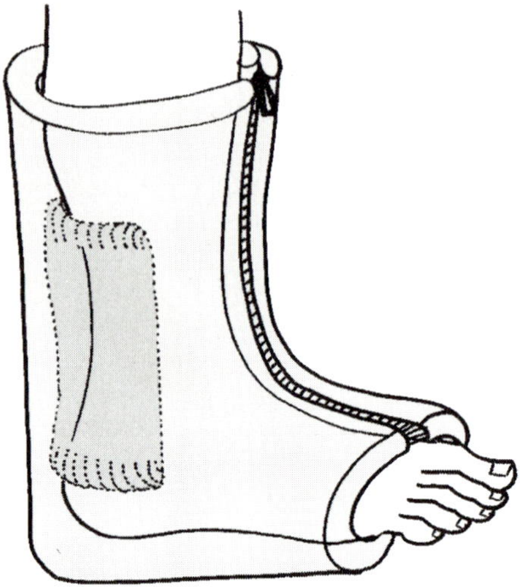

Fig. 3.14. *Cryothérapie du tendon d'Achille avec* cold pack *et contention gonflable.*

Ultrasonothérapie

L'ultrasonothérapie pulsée (fréquence 1 MHz, puissance 1,5 W/cm²) réalisée en immersion avec balayage spiroïde lent à 2 cm de la surface cutanée vient compléter le jet sub-aquatique.

Ondes de choc

L'emploi des ondes de choc est apparu récemment dans l'éventail thérapeutique des tendinopathies. Dérivés des lithotripteurs utilisés en urologie, des appareils spécifiques dédiés à la traumatologie du sport et à la rhumatologie ont vu le jour. Il existe deux types de machines : les générateurs d'ondes de choc extra-corporelles *(extracorporeal shock wave therapy)*, et les générateurs d'ondes de chocs radiales *(radial shock wave therapy)*. Malgré leurs différences technologiques, ces générateurs créent des ondes de chocs acoustiques transmises aux tissus. La fréquence des impulsions est de 1 à 15 Hz selon le matériel utilisé, et le nombre de chocs va de 1 000 à 2 000 sur une séance de 5 à 15 minutes. Les mécanismes d'action reposent sur trois théories : une théorie chimique mettant en avant la probabilité de libération d'endorphines, une théorie expliquant un effet antalgique d'après la théorie du *« gate control »*, et une théorie mécanique reposant sur plusieurs modes d'actions : action défibrosante, hyperhémie, augmentation du métabolisme local, destruction cellulaire, néo-vascularisation, etc. Initialement utilisées sur les calcifications de l'épaule, les ondes de choc ont vu leurs indications s'élargir à l'ensemble des tendinopathies. Cette technique prometteuse est le sujet de nombreuses études visant à en préciser les indications et à affiner le mode opératoire (fréquence, intensité, nombre de chocs, nombre de séances).

Stimulation électrique transcutanée à visée antalgique (SETA)

La SETA utilisant des courants de basse fréquence est réalisée en positionnant les électrodes sur le trajet du nerf tibial postérieur (branche terminale du nerf sciatique poplité interne) et sur le trajet du nerf saphène externe (branche collatérale du nerf sciatique poplité interne se détachant à la partie supérieure du creux poplité) (fig. 3.15).

Variante :

– une diélectrolyse longitudinale utilisant un courant continu (cc) et le même trajet de positionnement d'électrode peut venir se surajouter à la SETA (fig. 3.16) ;

– une SETA faisant appel à des courants de très basse fréquence (système enképhalinergique) avec mise en place d'électrodes dorso-lombaires de grande surface (2×150 cm^2) peut venir compléter les montages précédents.

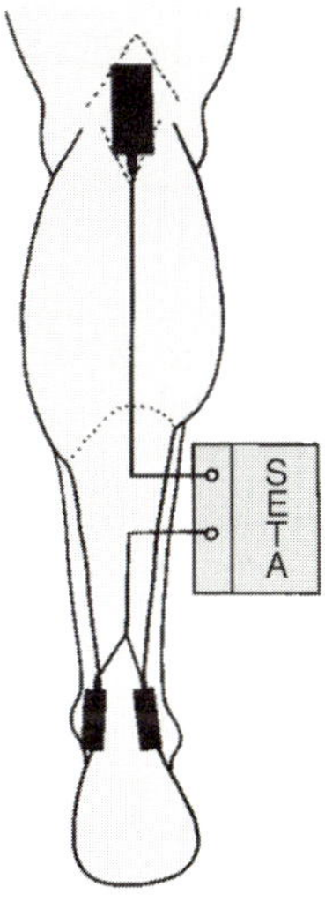

Fig. 3.15. *SETA.*

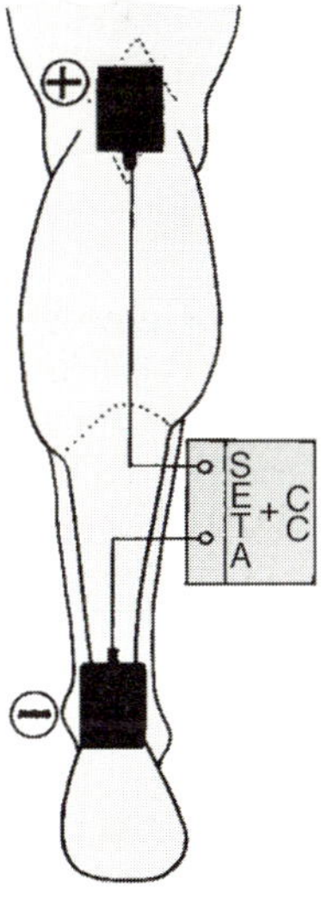

Fig. 3.16. *SETA + diélectrolyse.*

Techniques manuelles

Repérage palpatoire et massage transversal profond des tendinopathies d'Achille (fig. 3.17)

Indications et contre-indications du MTP

Indications :
- tendinose,
- tendinite simple ou nodulaire,
- enthésite,
- myotendinite.

Contre-indications :
- péritendinites ou ténosynovites crépitantes à la phase aiguë inflammatoire,
- téno-bursites rétro ou préachiléennes,
- calcification à l'insertion calcanéenne.

Installation du sujet

Le sujet est installé en procubitus, genoux tendus, pieds en dehors du plan de la table, cheville maintenue en flexion dorsale (fig. 3.17a).

Repérage palpatoire

La palpation s'effectue systématiquement selon trois directions (longitudinale, transversale et de la superficie à la profondeur), permettant d'apprécier le volume du tendon ou des parties molles péri-tendineuses, ainsi que le siège de la lésion.

Techniques

– les lésions postérieures peuvent être balayées avec le pouce, appuyé transversalement par rapport au tendon ; la main du thérapeute enserrant l'extrémité inférieure de la jambe impose l'intensité de la frotte (fig. 3.17b) ;

– les lésions latérales sont traitées avec une technique de pincer entre le pouce et l'index (associé plus ou moins au majeur). Le MTP est réalisé par le pincement alternatif de haut en bas du tendon (fig. 3.17c) ;

– les lésions antérieures sont traitées avec la pulpe de l'index (soutenue par le majeur) qui vient crocheter la face antérieure du tendon. Le MTP est obtenu par des mouvements de prono-supination de l'avant-bras (fig. 3.17d) ;

– durée de 10 à 15 minutes ;

– protocole : 3 séances par semaine pendant 3 semaines.

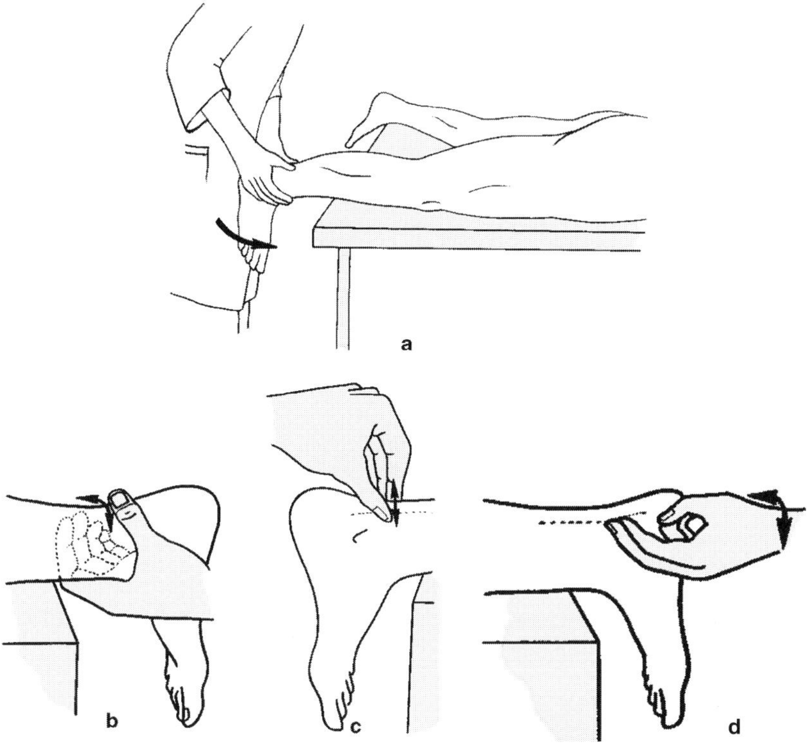

Fig. 3.17. *Repérage palpatoire et MTP du tendon d'Achille.*

Massage-étirement du système SACP et de la chaîne postérieure

De part la disposition anatomique et fonctionnelle du triceps sural, l'étirement progressif du tendon d'Achille en phase algique doit s'accompagner de techniques de libération de tensions des autres éléments du système SACP et des muscles de la chaîne postérieure : ischio-jambiers, jambier postérieur, fléchisseurs communs des orteils, fléchisseur propre du I, long et court péroniers latéraux, aponévrose plantaire et intrinsèques du pied. Des exemples de massages et d'étirements manuels sont cités ci-après.

– ***Étirement du biceps fémoral et du triceps sural*** (fig. 3.18)
  - mise en tension passive (1),
  - décordage proximo-distal (2),
  - contracter-relâcher (3),
  - traits tirés longitudinaux sur les cloisons aponévrotiques (4).

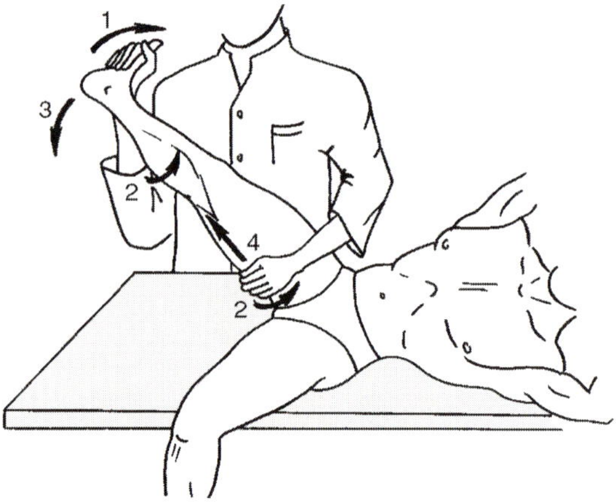

Fig. 3.18. *Mise en tension du biceps fémoral et du triceps sural.*

– ***Étirement du soléaire et des muscles postérieurs de la jambe*** (fig. 3.19)
  • mise en tension passive en flexion dorsale (1),
  • décordage proximo-distal (2),
  • contracter-relâcher (3),
  • traits tirés longitudinaux (4),
  • reprise des mêmes manœuvres en associant flexion dorsale-pronation puis flexion dorsale adduction-supination.

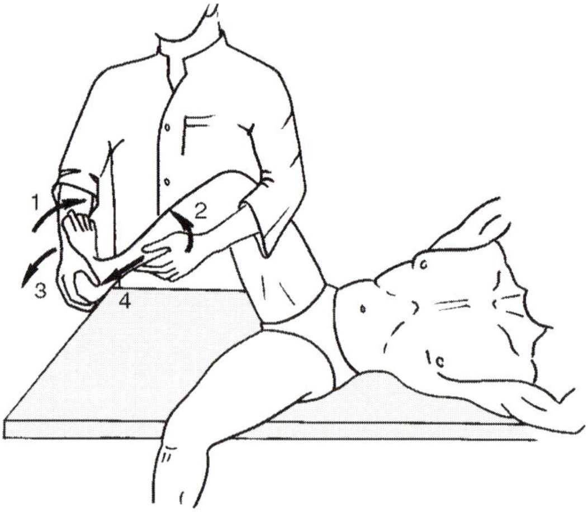

Fig. 3.19. *Mise en tension des muscles postérieurs de la jambe.*

– ***Étirement de l'aponévrose plantaire et des intrinsèques du pied*** (fig. 3.20)
- mise en tension passive en flexion dorsale de cheville et extension des orteils (1),
- décordage proximo-distal (2),
- contracter-relâcher (3),
- traits tirés longitudinaux (4).

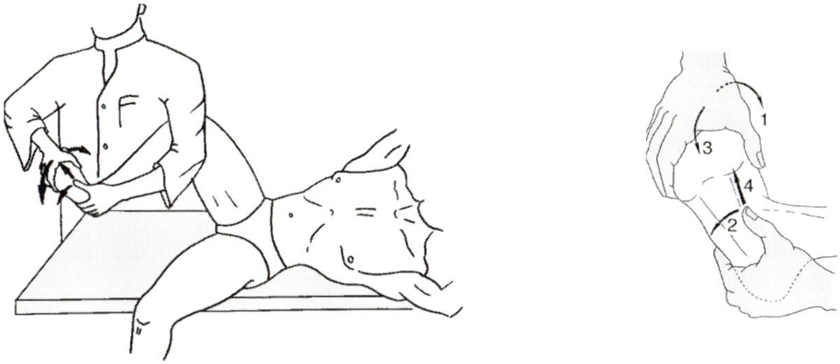

Fig. 3.20. *Mise en tension de l'aponévrose plantaire et des intrinsèques du pied.*

Techniques actives et neuro-musculaires

Stretching du triceps sural et de la chaîne postérieure

– ***Étirement de la chaîne postérieure en décharge*** (fig. 3.21)
- mise en tension passive sous-maximale (1),
- décordage manuel (2),
- contracter-relâcher (3),
- traits tirés longitudinaux (4),
- étirement par répulsion du talon (5).

– ***Étirement des jumeaux et du soléaire*** (fig. 3.22)
- mise en tension du soléaire gauche par translation antérieure du centre de gravité + traits tirés (1),
- mise en tension des jumeaux droits par translation postérieure du centre de gravité + extension du genou + répulsion du talon (2),
- reprendre les mêmes exercices en inversant le côté de la fente,
- reprendre les mêmes exercices en modifiant la rotation de la jambe (rotation externe ou interne).

– ***Étirement de l'aponévrose plantaire*** (fig. 3.23)
- mise en tension passive par dorsiflexion du pied et des orteils (1),
- décordage proximo-distal (2),
- contracter-relâcher des fléchisseurs (3),
- traits tirés longitudinaux (4).

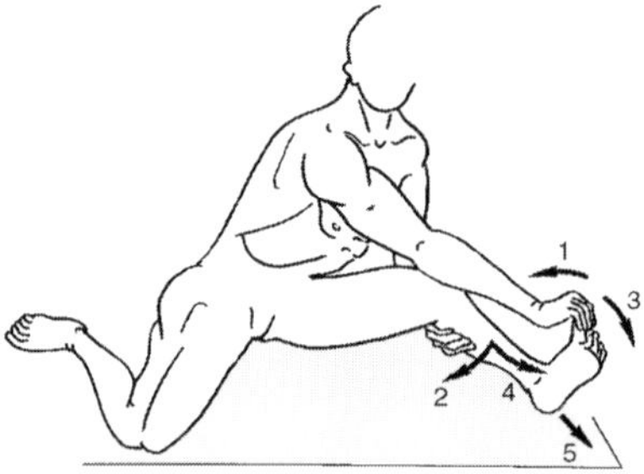

Fig. 3.21. *Stretching du triceps sural en décharge.*

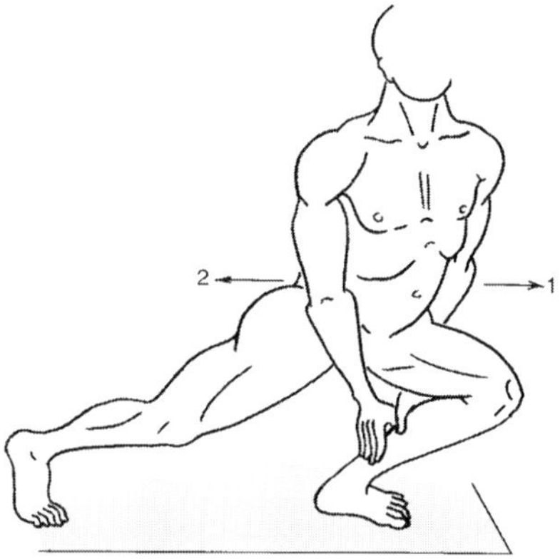

Fig. 3.22. *Stretching du triceps sural en charge.*

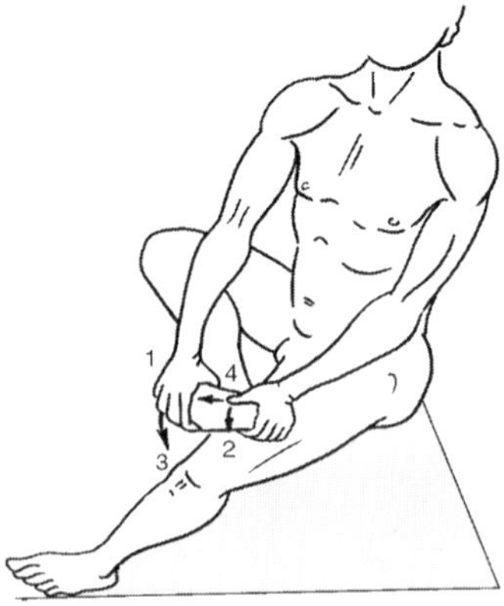

Fig. 3.23. *Stretching de l'aponévrose plantaire.*

Techniques posturales visant à affiner la synergie soléaire-jambier antérieur

Ces exercices visant à renforcer le contrôle proprioceptif de la cheville faisant appel au soléaire en synergie avec le jambier antérieur sont exécutés en charge en bipodal, puis en unipodal sur une position corrigée puis dans les positions correspondant aux différentes phases du geste sportif. Les éléments de progression de ces exercices sont récapitulés sur le tableau 3.III.

Tableau 3.III. *Huit facteurs de progression du travail postural soléaire-jambier antérieur*

Facteurs de progression	Début de progression	Fin de progression
Plan d'appui	Fixe	Mobile dans le plan sagittal
Nature de la surface d'appui	Rugueuse (picots plastiques)	Lisse
Position du sujet	Bipodal Genoux et hanches fléchis Tronc et membres supérieurs libres	Unipodal Genoux et hanches en rectitude Mains fixées au bassin
Occlusion des yeux	Non	Oui ou perturbations visuelles
Rétro-action posturale (plate-forme de posturologie)	Prise de conscience de la projection du centre de gravité : attitude spontanée puis atteinte de cibles prédéterminées yeux ouverts (rétro-action visuelle)	Régularisation de la position du centre de gravité dans des postures plus instables yeux fermés (rétro-action sonore)
Déséquilibre extéroceptif	Non puis déséquilibres lents soit vers l'avant, soit vers l'arrière	Déséquilibres rapides avant-arrière erratiques
Déséquilibre proprioceptif : vibrations tendineuses sur le jambier antérieur ou le tendon d'Achille	Non	Oui (déclenchement de réflexes d'équilibration)
Ordre verbal	Ordre verbal annonçant le déséquilibre	Perturbation auditive (casque musical)

Entraînement excentrique et pliométrique

Depuis les publications de W.D. Stanish *et al.* et plus récemment celles de H. Alfredson *et al.*, un nouveau concept de traitement des tendinopathies est apparu. Ces auteurs ont insisté sur le rôle négatif d'un traitement des tendinopathies basé sur le repos et l'immobilisation du tendon qui aboutissent *in fine* à un déconditionnement neurophysiologique et biomécanique du couple muscle-tendon. En revanche, la pratique intensive d'un renforcement musculaire de type excentrique doit permettre d'obtenir une cicatrisation tendineuse optimale par l'apport vasculaire, l'innervation et la traction mécanique liés à ce type d'entraînement particulier.

Les deux protocoles d'entraînement excentrique des tendinopathies d'Achille les plus usités sont décrits dans les tableau 3.IV et 3.V.

L'entraînement pliométrique nécessite, par sa nature particulièrement contraignante, de prendre quatre précautions :

• *interroger systématiquement le patient* pendant et après chaque séance à la recherche de la moindre gêne douloureuse localisée au tendon d'Achille ou à d'autres localisations (tibias, genoux, rachis lombaire),

• *rechercher avant et à distance de chaque séance les signes de triade douloureuse* en insistant particulièrement sur les signes retrouvés à la palpation (empâtement, chaleur, douleur, etc.),

• *glacer de façon systématique le tendon* après chaque séance,

• *respecter les critères de progression* en finalisant cet entraînement en fonction de l'âge du patient et de ses besoins sportifs. Les critères de progression de l'entraînement pliométrique sont récapitulés sur le tableau 3.VI. Un exemple de séance type est expliqué sur le tableau 3.VII.

Correction des facteurs de risque

La correction des facteurs de risque communs à toute tendinopathie est un élément essentiel du traitement des tendinites d'Achille et un point tout particulier mérite d'être souligné : le choix du chaussage.

Le choix du chaussage aussi bien pour les athlètes de haut niveau que pour le sport amateur concerne les qualités requises par une chaussure de sport et les caractéristiques essentielles d'une chaussure de jogging :

– ***Les quatre qualités requises par une chaussure de sport sont :***

  – assurer le confort et l'hygiène du pied ;

  – préserver l'orthostatisme et protéger le pied des microtraumatismes tout en respectant la performance ;

  – répondre à la physiologie du pied en garantissant des qualités d'amortissement (talon, bord externe), de stabilité de l'arrière-pied (maintien calcanéen), de mobilité du médio-pied (barre de torsion de Hendrix) et de l'avant-pied (flexion des métatarso-phalangiennes), et de propulsion (adhérence des orteils) ;

  – palier un éventuel trouble morphodynamique par adjonction de semelles dites d'« adaptation physiologique », de « correction » ou encore « proprioceptives ».

Tableau 3.IV. *Protocole d'entraînement excentrique des tendinopathies d'Achille (d'après Stanish* et al.*)*

Semaine	Jours	Travail	Niveau d'activité sportive
1	1 à 3 3 à 5 6 à 7	Descente lente, en appui bipodal Vitesse modérée, en appui bipodal Vitesse rapide, en appui bipodal	Aucune
2	1 à 3 3 à 5 6 à 7	Lent, augmentation charge côté lésé Modéré, augmentation charge côté lésé Rapide, augmentation charge côté lésé	Aucune
3	1 à 3 3 à 5 6 à 7	Lent, en appui unipodal sur côté lésé Modéré, en appui unipodal sur côté lésé Rapide, avec la même charge	Activité sportive possible mais limitée, douleur durant la descente rapide
4	1 à 3 3 à 5 6 à 7	Lent, avec charge (10 % du corps) Modéré avec la même charge Rapide, avec la même charge	Douleur pendant les activités soutenues
5	1 à 3 3 à 5 6 à 7	Lent, charge supplémentaire de 2,5 à 5 kg Modéré, charge supplémentaire de 2,5 à 5 kg Rapide, charge supplémentaire de 2,5 à 5 kg	Douleur uniquement pendant l'activité
6	1 à 3 3 à 5 6 à 7	Lent, charge supplémentaire de 2,5 à 5 kg Modéré, charge supplémentaire de 2,5 à 5 kg Rapide, charge supplémentaire de 2,5 à 5 kg	Douleur rare

Tableau 3.V. *Protocole d'entraînement excentrique des tendinopathies d'Achille (d'après Alfredson* et al.*)*

Durée de la rééducation	12 semaines
Fréquence	2 fois par jour – 7 jours sur 7
Exercices pratiqués	*1er exercice :* pointe du pied sur le nez d'une marche, genou tendu, descente du talon (travail excentrique du triceps sural), retour par l'autre membre intérieur *2e exercice :* pointe du pied sur le nez d'une marche, genou fléchi, descente du talon (travail excentrique du soléaire), retour par l'autre membre inférieur
Nombre de répétitions	Pour chaque exercice: 3 séries de 15 répétitions
Charge imposée	Au début : juste le poids du corps, même si une douleur « supportable » apparaît au cours des exercices Si la douleur est insupportable, l'exercice est stoppé Ensuite, si la douleur n'apparaît plus, une charge supplémentaire est ajoutée: sac à dos chargé de poids croissants puis une machine de musculation remplaçant la charge directe
Activités supplémentaires	Durant les 12 semaines, la course à pied est réalisée à condition de n'engendrer que peu ou pas de douleur
Activités complémentaires	Poursuivre le travail 1 à 2 fois par semaine de façon systématique après le traitement

Tableau 3.VI. *Facteurs de progression de l'entraînement pliométrique (inspiré d'après G. Cometti)*

Facteurs de progression	Début de progression	Milieu de progression	Fin de progression
Variation de charge	Travail en décharge (travail analytique contre résistances progressives)	Travail en charge allégé (harnais en suspension)	Travail en charge (poids du corps puis gilet lesté ou drop jump)
Modes de contraction	*Analytique :* isométrique excentrique concentrique *Combiné :* isom. + excentrique isom. + concentrique excentrique + concentrique	*Isocinétique* en charge puis *Pliométrique*	Pliométrique
Variation de placement (courbe tension-longueur)	Course interne, moyenne puis externe	Course totale	Course spécifique au geste sportif
Variation de déplacement (secteur angulaire balayé)	Secteur moyen Vitesse faible	Grand secteur Vitesse moyenne	Petit secteur Grande vitesse
Nombre de sauts/séance	Aucun	100 à 200	400 à 600
Durée de la séance	10 à 15 min	15 à 30 min	30 à 45 min
Conditions d'entraînement	Statergomètre et ergomètre isocinétique	Balnéothérapie Trampoline + pieds nus + contention Sol souple (mousse) + semelle visco-élastique + contention	Sol souple (mousse) + contention Sol dur (moquette, parquet + semelle visco-élastique)

Tableau 3.VII. *Séance d'entraînement pliométrique (sur quatre semaines : S_1, S_2, S_3 et S_4)*

Planning Entraînement Pliométrique				
Étirements avec rebonds 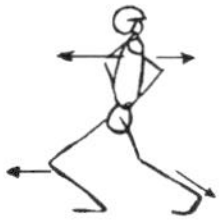 *Série :* 5 à droite 5 à gauche avec 5 rebonds à chaque fois. *Ncmbre de séries :* 1 série S1 2 séries S2 3 séries S3 et 4	**Sautillements** 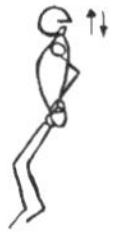 *Série :* 20 en Bipodal 10 Unipodal D 10 Unipodal G *Nombre de séries :* 1 série S1 2 séries S2 3 séries S3 et S4	**Sautillements + sauts** 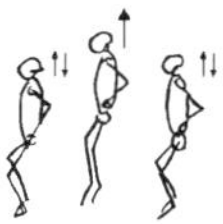 *Série :* 1 saut tous les 10 temps 1 saut tous les 9 temps etc. Saut de 10 à 1 temps puis de 1 à 10 temps *Nombre de séries :* 1 série S1, 2, 3, 4	**Sauts avant-arrière** 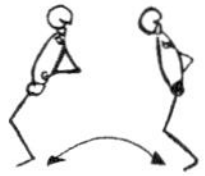 *Série :* 1 saut = 1 aller-retour 20 Bipodal 10 Unipodal D 10 Unipodal G *Nombre de séries :* 1 série S1 2 séries S2 3 séries S3 et S4	**Sauts latéraux** 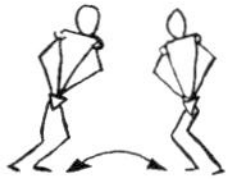 *Série :* 1 saut = 1 aller-retour 20 Bipodal 10 Unipodal D 10 Unipodal G *Nombre de séries :* 1 série S1 2 séries S2 3 séries S3 et S4
Counter mouvement jump 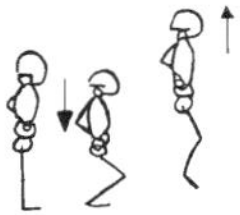 *Série :* 10 Bipodal 10 Unipodal D 10 Bipodal 10 Unipodal G *Nombre de séries :* 1 série S1 2 séries S2 3 séries S3 et S4	***Drop jump* 20 cm** 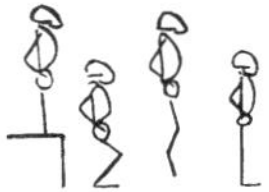 *Série :* 10 Bipodal 10 Unipodal D 10 Bipodal 10 Unipodal G *Nombre de séries :* 2 séries S1 et S2 1 série S3 et S4	***Drop jump* 50 cm** 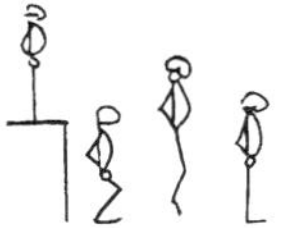 *Série :* 10 Bipodal 5 Unipodal D 10 Bipodal 5 Unipodal G *Nombre de séries :* 1 série S1 et S2 1 série S3 et S4	***Drop jump* 70 cm** 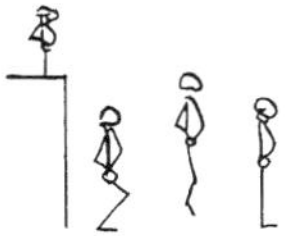 *Série :* 10 Bipodal *Nombre de séries :* 0 série S1 et S2 1 série S3 et S4	**Étirements lents** 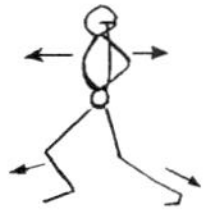 *Série :* 5 à droite 5 à gauche (20 secondes par étirement) *Nombre de séries :* 1 série S1 2 séries S2 3 séries S3 et S4

– ***Les huit caractéristiques essentielles d'une chaussure de jogging sont*** (fig. 3.24)

– *1 : le contrefort :* il doit être rigide pour assurer le maintien du talon (hamac talonnier et stabilisation directionnelle) et la stabilité de l'articulation sous-astragalienne. Réalisé en matériau plastique et parfois renforcé latéralement à sa base par des stabilisateurs en graphite, le contrefort doit être échancrée et rembourré en regard du tendon d'Achille ;

– *2 : la tige :* elle doit être aérée (nylon ou matière synthétique) et posséder des renforts latéraux qui n'empêchent pas la mobilité des articulations métatarso-phalangiennes (échancrures interne et externe de flexibilité). La tige doit être échancrée en regard des malléoles (échancrure externe plus prononcée que l'interne) et le bord doit être rembourré pour éviter tout conflit tendineux ;

– *3 : la languette :* sa structure en mousse protège les tendons du coup de pied. La languette qui ne doit pas pouvoir glisser latéralement est solidaire du laçage ou mieux, forme un chausson enveloppant le pied et se recourbant sous la semelle de propreté ;

– *4 : le laçage :* il doit être précis et progressif assurant la stabilisation du coup de pied et de l'arrière-pied (bande de serrage talonnière postérieure), du médio-pied (serrage intermédiaire) et de l'avant-pied (bande de serrage métatarsienne réglant la tenue du talon antérieur) ;

– *5 : l'empeigne* entourant les orteils doit rester souple, être suffisamment haute pour ne pas provoquer de conflit unguéal mais être renforcée au niveau du gros orteil (zone importante d'usure) ;

– *6 : la semelle externe :* constituée d'un matériau plus ou moins résistant à l'abrasion, la semelle d'usure isole le pied du sol et favorise son adhérence. En regard du talon, sa découpe en biseau favorise la stabilisation transversale du talon lors de l'attaque au sol. Le crantage, plus ou moins prononcé selon la surface de course, doit assurer la propulsion sous le bord externe du pied, sous la tête des métatarsiens et doit remonter en avant du gros orteil pour éviter toute glisse intempestive. La solidité de la semelle d'usure ne doit pas compromettre la flexibilité de la chaussure ;

– *7 : la semelle intermédiaire :* réalisée avec différents matériaux (caoutchouc, mousses microcellulaires, mousses à bulles d'air, barre de torsion, etc.) placés en sandwich (complexage). La semelle intermédiaire est épaisse sous le talon (matériaux visco-élastiques absorbant le choc talonnier) et s'effile vers l'avant-pied. Son rôle biomécanique capital en fait une star de la recherche, en évolution constante... ;

– *8 : la semelle interne :* la semelle de propreté doit assurer le confort et l'hygiène du pied. Elle doit être amovible pour permettre son séchage ou son remplacement. Pour pouvoir s'adapter à la morphologie très variable du pied, elle doit comporter un support variable de voûte plantaire.

– ***Les critères de choix d'une chaussure de training ou de jogging***

Ils devraient essayer de dépasser les effets de mode ou l'influence du vendeur en respectant les 10 points clefs récapitulés sur le tableau 3.VIII.

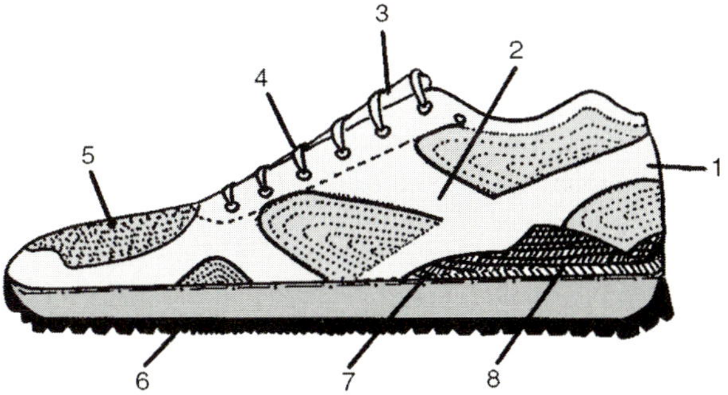

Fig. 3.24. *Les huit caractéristiques d'une chaussure de jogging.*

Tableau 3.VIII. *Dix points clefs pour choisir une chaussure de training ou de jogging*

Avant de choisir 1 : *définir un budget :* les chaussures les plus chères ne sont pas celles qui conviennent le mieux. 2 : *évaluer son niveau sportif* et le nombre d'heures de course à pied par semaine : occasionnel (1 h/semaine), amateur chevronné (2 à 4 h/semaine), compétition (plus de 6 h/semaine), 3 : *penser au type de revêtement* sur lequel on court pour définir les impératifs d'amortissement du chaussage : chemins en forêt, herbe, macadam. Ces qualités d'amortissement doivent aussi tenir compte du poids corporel, 4 : *tenir compte de la morphologie du pied* (certaines marques proposent trois largeurs d'avant-pied) ou de troubles morphostatiques éventuels : une forme de semelle concave en dedans, ou « axes courbes », est conseillée pour les pieds creux, alors que la semelle à bord rectiligne, ou « axes droits », prévaut pour les pieds plats ou en cas d'arrière-pied pronateur.
Au cours de l'achat 5 : *lire attentivement la notice technique* du fabricant et les tests comparatifs, 6 : *chaussure en main, tester la flexibilité* de l'avant-pied et les possibilités de torsion de la semelle, vérifier les coutures, la qualité du revêtement intérieur, et la semelle (crantage, épaisseur). 7 : *chaussure au sol, évaluer l'aplomb* du contrefort talonnier et de la tige (malfaçon ?), 8 : *utiliser les chaussettes de sport habituelles* pour essayer les chaussures et ne pas oublier que le volume du pied augmente de 8 % à la course : laisser 1 cm entre l'extrémité des orteils et le bout de la chaussure et passer un doigt entre le talon et le contrefort après laçage, 9 : *essayer la chaussure en bipodal* (adaptation ?), *en unipodal* (sensation d'équilibre ?), à la marche ou sur tapis roulant s'il existe.
Après l'achat 10 : *tester les chaussures sur une petite distance* au début et surtout ne jamais mettre de chaussures neuves le jour d'une compétition.

RÉÉDUCATION DES PATHOLOGIES TRAUMATIQUES DU SYSTÈME SACP

Les pathologies traumatiques du système SACP sont essentiellement dues à un mécanisme endogène qui associe une contraction maximale explosive du triceps sural à un étirement asynchrone du système SACP (extension du genou et flexion dorsale de cheville) (fig. 3.25) : départ de sprint, changement de direction brutal, prise d'impulsion, déséquilibre antérieur. La rupture du système SACP peut siéger à trois localisations :

– *à la jonction myotendineuse jumeau interne-lame tendineuse postérieure du soléaire :* l'arrachement du jumeau interne, ou « tennis leg » reflète le conflit qui oppose le jumeau, muscle poly-articulaire phasique et extensible, au soléaire mono-articulaire tonique peu extensible,

– *en plein corps du tendon d'Achille :* la rupture du tendon d'Achille se situe le plus souvent à quelques centimètres de son insertion calcanéenne, au niveau de la zone étroite, hypovascularisée qui est soumise au maximum de contraintes,

– *sur le trajet de l'aponévrose plantaire moyenne superficielle :* la rupture de l'aponévrose plantaire est généralement localisée à l'union du tiers postérieur et des deux tiers antérieurs et plus rarement au niveau de son insertion sur la tubérosité postéro-interne du calcanéum.

Les autres mécanismes traumatiques tels que les chutes d'une certaine hauteur sont beaucoup plus rares et donnent lieu aux mêmes lésions auxquelles on peut ajouter les fractures du calcanéum.

Désinsertion partielle ou totale du jumeau interne

Signes fonctionnels :

– douleur violente, aiguë, en coup de fouet, du mollet,
– impotence fonctionnelle majeure immédiate,
– marche difficile sur la pointe du pied, avec esquive du demi-pas postérieur, genou fléchi.

Signes cliniques :

– augmentation de volume du mollet qui paraît tendu,
– ecchymose sous-jacente apparaissant dans les jours suivants l'accident,
– élévation en appui monopodal impossible mais manœuvre de Thompson négative,
– douleur à la contraction isométrique contre résistance manuelle aussi bien à la flexion plantaire qu'à la flexion du genou,
– douleur à l'étirement : les douleurs apparaissant en flexion dorsale genou fléchi sont exacerbées genou tendu,
– douleur exquise à la palpation de la jonction myotendineuse avec sensation d'encoche et de fluctuation.

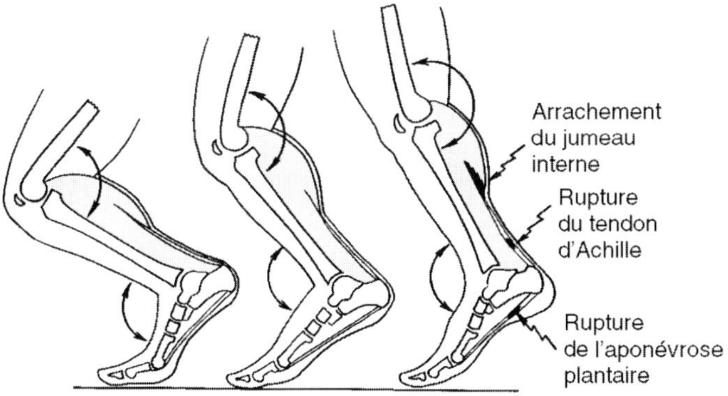

Fig. 3.25. *Mécanisme des lésions du système SACP : la contraction explosive du triceps sural s'accompagne d'un débattement asynchrone de la cheville et du genou.*

Examens complémentaires : échographie positive

Traitement

Le traitement est celui de toute désinsertion musculaire. Le tableau 3.IX résume le schéma thérapeutique mis en œuvre.

Tableau 3.IX. *Schéma thérapeutique du* tennis leg *(+ ce qu'il faut faire, ⚠ ce qu'il ne faut pas faire)*

Traitement de terrain en urgence	Traitement d'une désinsertion partielle récente	Traitement d'une désinsertion totale récente	
		si athlète de haut niveau	si sportif amateur
⊕ Bandage Repos Élévation Froid	⊕ Appui soulagé avec 2 cannes anglaises Contention inextensible en équin de gravité Physiothérapie METP et META progressives à partir de J21	⊕ Chirurgie puis plâtre en équin 30 j puis à 90° 15 j SETE sous plâtre METP et META à partir de J45	⊕ Traitement orthopédique : 30 jours en équin 15 jours à 90° SETE sous plâtre METP et META à partir de J45
⚠ Pas de massage Pas de thermothérapie Pas d'AINS	⚠ Pas d'immobilisation totale en décharge	⚠ Prise en charge thérapeutique tardive : inopérable après 5 jours	⚠ Négligence thérapeutique : noyau fibreux séquellaire

Abréviations :
⊕ : ce qu'il faut faire, ⚠ ce qu'il ne faut pas faire,
METP : mise en tension passive,
META : mise en tension active,
SETE : stimulation électrique transcutanée à visée excitomotrice.

Rupture du tendon d'Achille

Signes fonctionnels :

- douleur en coup de fouet et sensation de claquement ;
- impotence fonctionnelle totale immédiate ;
- impotence fonctionnelle tardive relative.

Signes cliniques :

- empâtement du tendon d'Achille et de la cheville ;
- ecchymose rétromalléolaire apparaissant dans les jours suivants l'accident ;
- élévation en appui monopodal impossible et manœuvre de Thompson positive ;
- augmentation de la dorsiflexion du pied et absence d'équin spontané en décharge ;
- marche possible mais pied à plat et perte d'impulsion ;
- la palpation précoce retrouve une encoche qui se majore à la mobilisation passive en dorsi-flexion.

Examens complémentaires : échographie et IRM positives.

Traitement (tableau 3.X)

Le traitement des ruptures du tendon d'Achille est classiquement soit orthopédique (immobilisation en résine 3 mois), soit chirurgical (suture simple le plus souvent). Une nouvelle technique de plastie percutanée, le Ténolig, évitant la durée d'immobilisation du traitement orthopédique et les complications liées à la chirurgie, est actuellement de plus en plus employée.

La rééducation, que le traitement soit orthopédique ou chirurgical, repose sur une mécanisation très progressive du tendon en jouant sur la courbe tension-longueur du triceps sural. D'après les travaux de Sale *et al.* (fig. 3.26) nous constatons, sur des mesures effectuées *in vivo,* deux points importants :

– *la contraction du triceps sural développe un couple en flexion plantaire d'autant plus important que le genou est tendu.* La progression des exercices doit tenir compte de ces données tout en s'adaptant au type d'immobilisation ;

– *le couple développé, pour une angulation donnée de la tibio-tarsienne et du genou est plus importante en actif* (contraction volontaire maximale), qu'avec une stimulation de basse fréquence (10 Hz) qui elle-même est plus contraignante qu'une secousse musculaire induite par une stimulation de très basse fréquence (1 impulsion de 1 ms toutes les 5 secondes).

Tableau 3.X. *Traitement des ruptures du tendon d'Achille*

Traitement	Traitement orthopédique	Traitement chirurgical
Indications	Sportif amateur Rupture fraîche Écart interfragmentaire se réduisant en équin avec intégrité de la gaine porte-vaisseaux	Athlète de haut niveau Rupture ancienne ou itérative Atteinte de la gaine avec écart interfragmentaire irréductible
Modalités	Plâtre 3 mois puis orthèse talonnière 4 semaines	Suture simple ou plastie (plantaire grêle, CPL ou aponévrose des jumeaux) puis plâtre 45 jours puis orthèse talonnière 3 semaines
Avantages	Absence de risques anesthésiques	Raccourcissement des délais
Inconvénients	Risques de ruptures itératives, de perte de force en flexion plantaire et d'amyotrophie persistante	Risques de désunion cicatricielle, de nécrose cutanée ou tendineuse, de sepsis, d'adhérences cutanées, de perte de dorsiflexion.

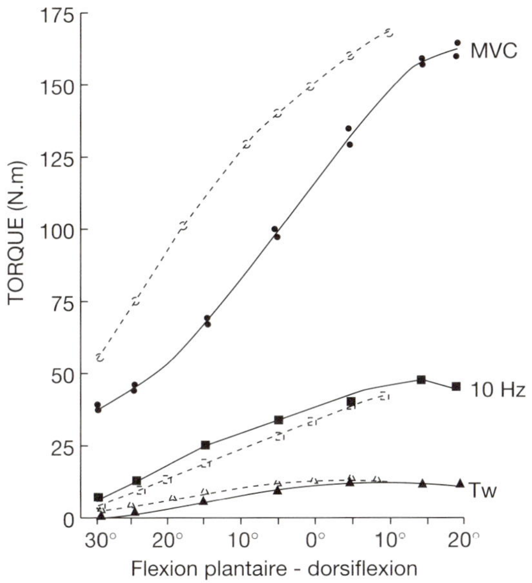

Fig. 3.26. *Comparaison du couple de flexion plantaire réalisée dans deux situations : genou en extension maximale* (symboles clairs) *et genou fléchi à 90°* (symboles noirs). *Les mesures ont été réalisées au cours d'une contraction volontaire maximale (MVC), d'une stimulation électrique à 10 H_z (10 H_z) et au cours d'une simple secousse (T_w). (d'après Sale* et al. *1982)*

Rééducation après rupture du tendon d'Achille traitée chirurgicalement

Principes généraux du traitement

– La rééducation trouve son indication maxima à l'ablation du plâtre.

– Les techniques de récupération sont identiques quel que soit le type d'intervention.

– Le problème majeur est celui des éventuelles complications cutanées (désunion, sepsis, nécrose).

– Très souvent après ce type de traitement subsiste un certain nombre d'inconvénients : perte d'amplitudes en dorsi-flexion de 25 %, hypertrophie du tendon et adhérences.

Rééducation en phase I : phase postopératoire, J1 à J45

Principes (fig. 3.27) :

– Immobilisation plâtrée 6 semaines :
- 3 semaines pied en équin de gravité appui interdit,
- 3 semaines pied à angle droit appui interdit ;

– Mise en flexion du genou préalable à toute technique :
- 1re semaine : flexion > 90°,
- 2e semaine : 60° < flexion < 90°,
- 3e semaine : 30° < flexion < 60°,
- 4e semaine : flexion > 90°,
- 5e semaine : 60° < flexion < 90°,
- 6e semaine : 30° < flexion < 60° ;

– Plâtre fenêtré pour surveiller la cicatrice.

Techniques

Dominantes	Techniques
trophique	Traitement anti-coagulant systématique. Mise en position déclive du membre opéré. Contractions statiques sous plâtre. Surveillance armée de la cicatrice : désunion, aspect inflammatoire, écoulement, etc. (plâtre fenêtré).
articulaire	Entretien des articulations laissées libres : hanche, genou, orteils et membre supérieur.
musculo-tendineuse	Techniques d'irradiation de la chaîne postérieure à partir des membres supérieurs. SETE du triceps sural sous plâtre avec courant de très basse fréquence (1 à 20 Hz) et intensité sous maximale. Vibrations tendineuses du jambier antérieur (plâtre fenêtré en regard du tendon).

musculo-tendineuse (suite)	Contractions actives sous maximales du triceps sural : flexion du genou contre résistance dosée. Travail des muscles de la cuisse.
fonctionnel	Déambulation avec deux cannes anglaises sans appui : mettre une talonnette sous le côté opposé (pour permettre le passage du pied du côté opéré).

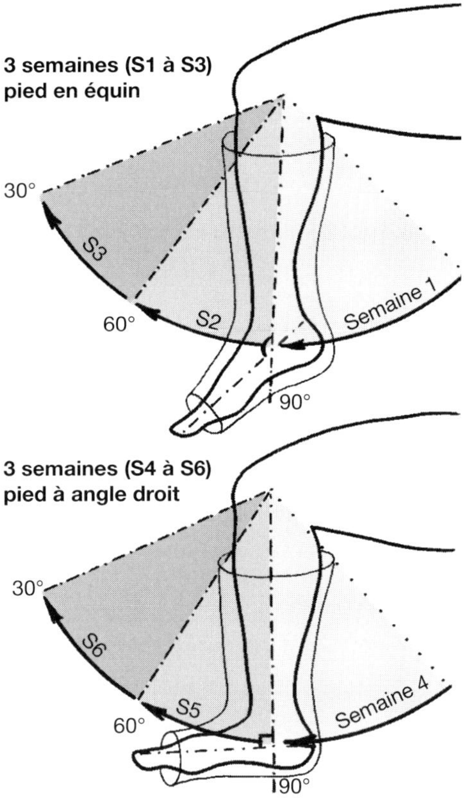

Fig. 3.27. *Principes de rééducation en phase I, au cours des 6 premières semaines (S1 à S6).*

Rééducation en phase II : phase post-immobilisation, de J45 à J75

Principes (fig. 3.28) :

– Ablation du plâtre à J45 et mise en place d'une orthèse talonnière pendant 3 semaines, avec reprise de l'appui sur 15 jours (J45 à J60).

– Diminution progressive de la hauteur de l'orthèse talonnière, de 10 mm par semaine ; garder ensuite un chaussage avec talon surélevé (chaussure de jogging),

– Pendant cette phase, interdire tout appui monopodal sur la pointe du pied opéré.

– Récupérer progressivement l'extension du genou associée à la flexion dorsale du pied.

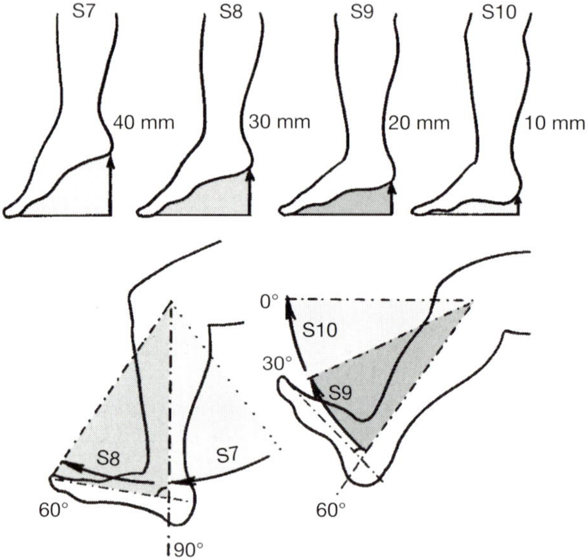

Fig. 3.28. *Principes de rééducation phase II au cours des 4 semaines (S7 à S10).*

Techniques

Dominantes	Techniques
trophique	Lutte contre les adhérences cicatricielles et les plans de glissement péri-tendineux grâce aux techniques de massages et de mobilisation : pétrissages superficiels, frictions, mobilisation du tendon et de ses annexes.
articulaire	Pour récupérer la flexion dorsale de la tibio-tarsienne : contracter-relâcher, balnéothérapie, postures manuelles (*cf.* tableau de récupération de la flexion de la tibio-tarsienne). Mobilisations passives (spécifique, analytique ou globale) des différentes articulations du pied : sous-astragalienne, Chopard, Lisfranc.
musculo-tendineux	Mécanisation progressive du tendon à partir de techniques de renforcement en décharge et des facteurs de progression de l'entraînement pliométrique (début de progression).
fonctionnel	Techniques posturales (*cf.* tableau 3.III) 7 facteurs de progression du travail postural, solaire-jambier antérieur, colonne « début de progression »).

Rééducation en phase III : phase de rééducation fonctionnelle, après J75

Principes :

– Marche conseillée avec talons surélevés (chaussure de jogging) à poursuivre et marche sur la pointe des pieds possible à J90.

– Ne pas effectuer de contraction maximale volontaire en position d'étirement du tendon avant J90.

– Insister sur la récupération progressive de la flexion dorsale et de l'extensibilité du système suro-achilléo-calcanéo-plantaire.

– Reprise du footing à partir J90 et reprise du sport à partir du 6e mois.

Techniques

Dominantes	Techniques
articulaire	Poursuite de la récupération de la flexion dorsale en insistant sur la récupération des fins d'amplitudes.
musculo-tendineux	Musculation progressive du triceps sural et des muscles agonistes (fléchisseurs plantaires et ischio-jambiers, quadriceps).
neuro-musculaire et fonctionnelle	Marche avec appui sans aucune restriction : exercices de marche variée (descente, montée, marche latérale, etc.). Travail postural. Travail proprioceptif. Entraînement pliométrique.

Rééducation après rupture du tendon d'Achille traitée orthopédiquement

Principes généraux du traitement :

– Immobilisation plâtrée 8 à 10 semaines :
- 4 à 6 semaines pied en équin de gravité, appui interdit,
- 4 à 6 semaines pied à angle droit, appui progressif autorisé,

– À l'ablation du plâtre :
- le port de talonnettes est nécessaire pendant 4 semaines et leur hauteur est diminuée progressivement,
- il existe un risque majeur de rupture itérative dans les 2 mois suivants l'ablation du plâtre,
- pas de marche sur la pointe des pieds avant 5 à 6 mois,
- les inconvénients sont souvent un allongement du tendon d'Achille, responsable de l'augmentation de la flexion dorsale de la tibio-tarsienne et d'une amyotrophie du mollet entraînant pour séquelle une diminution de la force musculaire du triceps sural.

Rééducation

La rééducation comprend également trois périodes qui ont les particularités suivantes :

Phase I (J1 à J60) : phase d'immobilisation plâtrée

On retrouve les mêmes caractéristiques de la rééducation et du traitement chirurgical hormis le problème cicatriciel.

Phase II (J60 à J90) : phase postimmobilisation

Elle représente la phase critique de la rééducation, car celle où le risque de rupture itérative est à son maximum. Ainsi sont interdits au début, la montée sur la pointe du pied, la marche pieds nus et même chaussés sur terrain accidenté. Une plus grande prudence est demandée également à la montée et à la descente des escaliers. La kinésithérapie consiste en cette période uniquement en une mécanisation progressive du tendon à partir de techniques de renforcement en décharge (*cf.* tableau 3.VI, colonne début de progression) et de techniques posturales (*cf.* tableau 3.III, colonne début de progression). La récupération articulaire ne pose pas de problème après traitement orthopédique, seule persiste une atrophie du triceps sural qui devra être récupéré progressivement par des techniques de musculation spécifique facilitant l'hypertrophie musculaire.

Phase III (après J90) : phase de récupération fonctionnelle

Seul persiste le problème de la récupération musculaire entraînant un défaut de propulsion à la marche et à la course. La reprise du sport s'effectuera vers le 10e mois.

Rupture de l'aponévrose plantaire

Signes fonctionnels :

- douleur intense et sensation de craquement localisées à la voûte plantaire ;
- impotence fonctionnelle majeure obligeant à l'arrêt de l'effort.

Signes cliniques :

- vu précocement : tuméfaction ovalaire siégeant sous la plante du pied, en avant et en dedans du calcanéum, et ecchymose inconstante ;
- vu tardivement : aucun signe à l'inspection ;
- douleur provoquée par la contraction des intrinsèques (griffe des orteils), et par la mise en tension de l'aponévrose plantaire (mise en dorsiflexion des orteils) ;
- boiterie d'esquive avec mise en charge préférentielle du bord externe du pied.

Examens complémentaires

Échographie et IRMN montrent une solution de continuité partielle ou totale de l'aponévrose plantaire.

Traitement

Le traitement comporte deux phases essentiellement guidées par les signes fonctionnels et les critères cliniques (tableau 3.XI) :

– *la 1re phase de J1 à J21 est une phase de cicatrisation* durant laquelle on instaure une décharge stricte de 10 jours suivie d'une remise en charge progressive sous couvert de 2 cannes béquilles et d'une contention en 8 (voir paragraphe suivant). Ces mesures sont accompagnées d'une physiothérapie antalgique (cryothérapie, SETA sur le trajet du nerf tibial postérieur, diélectrolyse de substances anti-inflammatoires) et de l'application locale de topiques (gels AINS, pâtes antiphlogistiques la nuit),

– *la 2e phase de J21 à J45 est une phase de mécanisation progressive* de l'aponévrose plantaire avec reprise de l'appui total sous couvert d'une contention en 8 associée à un coussinet plantaire amortissant, MTP et étirements manuels progressifs suivis de stretching, et travail musculaire progressif. L'ensemble de ce travail doit être orienté sur la correction de la phase propulsive de la marche et les sauts (pliométrie). L'évolution du centre de poussée au cours de la marche, enregistrée avec une semelle à 8 capteurs (système LEGA) chez un patient atteint d'une déchirure de l'aponévrose plantaire, montre la normalisation de la marche (fig. 3.29). Dix-huit jours après la rupture, le sujet esquive le pas à droite (côté traumatisé) : l'appui s'effectue sur le bord externe du pied et la propulsion du gros orteil n'existe plus. Après un mois de traitement l'axe dynamique de la marche s'est normalisé.

Contention adhésive (fig. 3.30) **:**

– objectif de la contention : protéger l'aponévrose plantaire en la mettant en position raccourcie ;

– position du patient : procubitus, genou fléchi, pied en équin ;

– préparation du support : pulvérisation de spray protecteur sur l'ensemble du pied ;

– mise en place de la contention en 8 (largeur = 3 cm) : après avoir cassé l'élasticité de la bande, réaliser un 8 plangaire cravatant P1 du gros orteil, se croisant à la face plantaire et contournant le calcanéum. Deux à trois épaisseurs sont nécessaires pour que la contention soit efficace ;

– mise en place de la bande de soutien (largeur = 6 cm) : le milieu de la bande circulaire est appliqué sur le 8 plantaire et les deux chefs se verrouillent à la face dorsale du pied.

Remarques :

– à la remise en charge (J21) une mousse épaisse d'amortissement, peut être interposée sous la bande de soutient ;

– un test réalisé sur plate-forme de force chez un patient ayant une rupture partielle de l'aponévrose plantaire, montre que cette contention amortit la marche en phase d'appui monopodal et protège l'aponévrose en phase propulsive (fig. 3.31).

Tableau 3.XI. *Protocole de traitement et techniques kinésithérapiques d'une rupture de l'aponévrose plantaire*

Phase 1 : J1 à J21	**Phase 2 : J21 à J45**
Décharge complète 10 jours Mise en charge progressive sous couvert de 2 CA et d'une contention en 8	Marche possible sans canne sous couvert d'une contention en 8 + coussinet amortissant Diminution de la phase propulsive et gêne à la course ou au saut
Cryothérapie et gels AINS SETA et diélectrolyse anti-inflammatoire Entretien du système SACP	MTP et étirements manuels Stretching Travail du système SACP et des intrinsèques du pied Pliométrie Correction des facteurs de risque : PPG, choix du chaussage

CA : cannes anglaises. AINS : anti-inflammatoires non stéroïdiens. SETA : stimulation électrique transcutanée à visée antalgique. MTP : massage transversal profond. PPG : prépération physique générale.

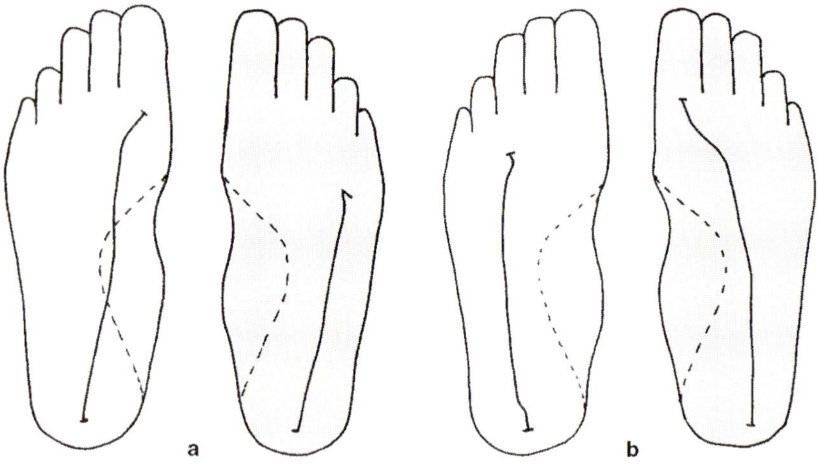

Fig. 3.29. *Évolution du centre de poussée en début de traitement* (a) *et après 1 mois de traitement* (b) *d'une rupture de l'aponévrose plantaire (en grisé) (enregistrement effectué avec système LEGA à l'ECK de Bois Larris).*

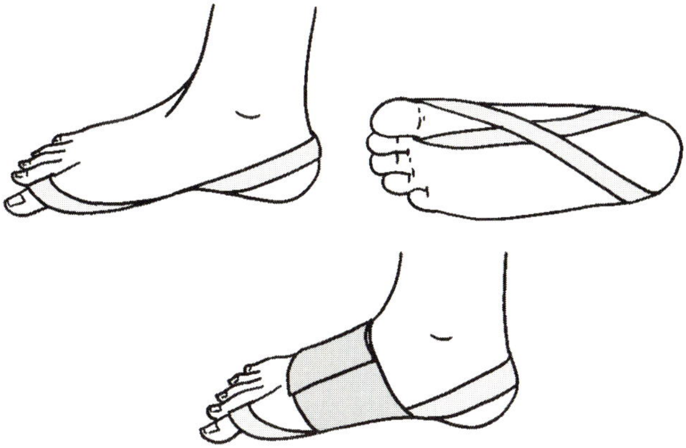

Fig. 3.30. *Contention adhésive pour rupture de l'aponévrose plantaire.*

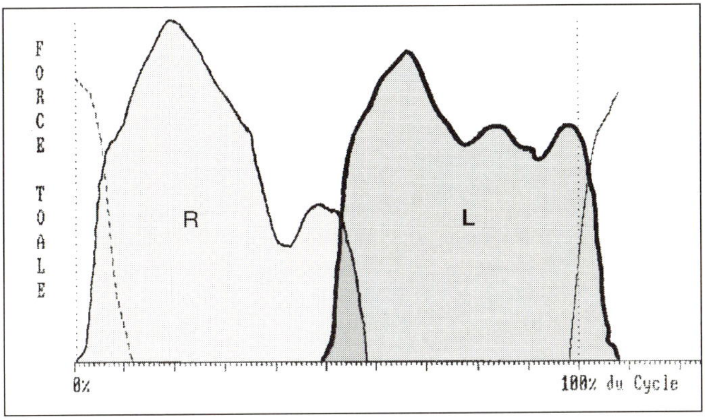

Fig. 3.31. *Enregistrement de la force F_z chez un patient ayant une rupture de l'aponévrose plantaire à gauche (L) avec mise en place d'une contention adhésive (enregistrement réalisé sur plate-forme Kistler, ECK Bois Larris).*

Entorse de la cheville

Les entorses de la cheville surviennent dans près de 70 % des cas au cours d'une activité sportive, le plus souvent à la réception d'un saut perturbé par un autre joueur. Ceci est bien corroboré avec le fait que les sports les plus touchés sont le basket, le hand-ball et le volley-ball.
Les autres circonstances de survenue sont représentées par la course en terrain varié chez des sportifs habitués à s'entraîner sur des surfaces lisses : à titre d'exemple chez les patineurs sur glace, dont l'entraînement s'effectue avec des chaussures rigides protégeant la cheville, les entorses de cheville surviennent souvent au cours d'un jogging.
Les entorses concernant dans l'immense majorité des cas le ligament latéral externe (LLE) et de façon tout à fait exceptionnelle le ligament latéral interne (LLI).

PATHOMÉCANIQUE

Mécanismes de l'entorse

Le mécanisme le plus souvent évoqué est un mécanisme en varus de l'arrière-pied associé à une supination de l'avant-pied engendrés par un porte à faux entre la projection du poids du corps et la réaction au sol (fig. 3.32).

Ce mécanisme peut avoir lieu de manière isolée dans trois positions différentes du pied (varus-équin, varus en position neutre ou varus en talus) ou survenir au cours d'un mouvement associant successivement ces trois positions. La description d'une réception de saut synthétise ce dernier cas de figure (fig. 3.33) :
– *première phase, lors du contact au sol, pied en flexion plantaire :* la projection du poids du corps passe en dehors de la surface d'appui au sol et de l'axe de l'articulation tibio-tarsienne. L'asymétrie de cette contrainte entraîne un varus de l'arrière-pied et une supination de l'avant-pied. Ce phénomène est aggravé par le recul de la malléole externe et le glissement externe de la tête astragalienne qui vient s'appuyer davantage sur la facette antéro-externe de face supérieure du calcanéum.

Le varus-équin de l'articulation tibio-tarsienne et de l'arrière-pied, associé à la rotation externe de la pince bimalléolaire et au glissement de la tête astragalienne qui vient appuyer contre le LLE, met en tension le faisceau péronéo-astragalien antérieur (PAA) du LLE (risque de déchirure du PAA ou d'arrachement de la malléole externe), les ligaments de l'articulation péronéo-tibiale inférieure (risque de déchirure des ligaments antérieur et postérieur et du ligament inter-osseux engendrant un diastasis péronéo-tibial) et impacte l'interligne articulaire interne (risque de fracture ostéochondrale de l'astragale ou de fracture de la malléole interne).

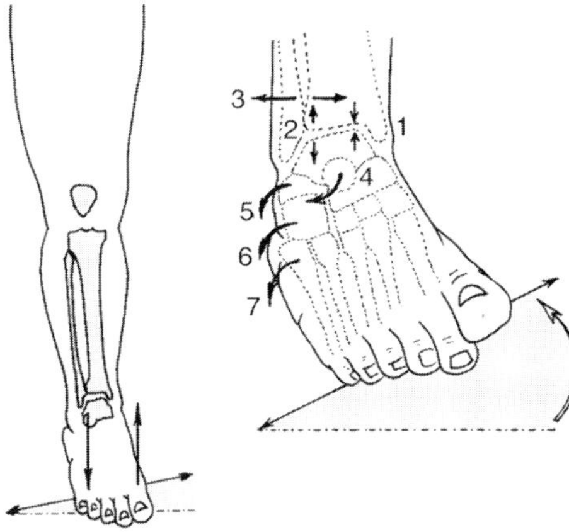

Fig. 3.32. *Représentation schématique d'un mécanisme en varus :*
Le varus de l'arrière-pied provoque une compression interne de l'interligne tibio-astragalien *(1)*, une traction externe *(2)* et une traction de l'articulation péronéo-tibiale inférieure *(3)*. Ce mécanisme s'accompagne d'une rotation astragalienne *(4)*, d'un varus calcanéen *(5)* et d'une rotation externe du cuboïde *(6)* et du Ve métatarsien *(7)*.

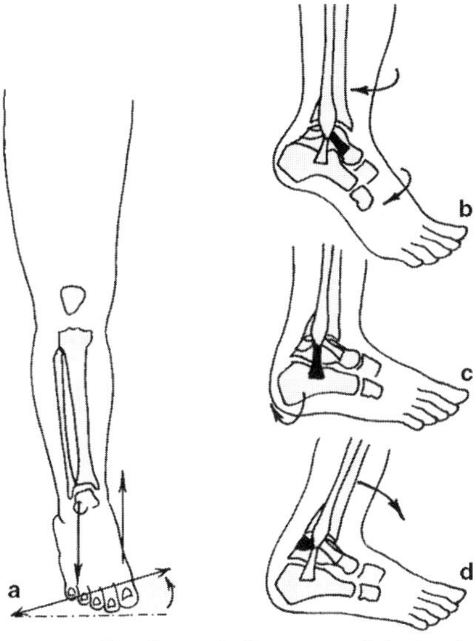

Fig. 3.33. *Mécanisme de l'entorse tibio-tarsienne :*
a : asymétrie entre la projection du centre de gravité et réaction du sol,
b : varus-équin de la cheville et supination du pied,
c : bascule du calcanéum en varus,
d : varus-talus de la cheville avec avancée du mât jambier.

La contrainte en varus-supination se propage vers la palette externe avec mise en tension des péroniers (risque de luxation du CPL et du LPL ou d'arrachement du CPL sur l'apophyse de la base de M5) et des plans capsulo-ligamentaires externes des articulations de Chopart et de Lisfranc (articulations calcanéo-cuboïdienne et cuboïdo-métatarsienne).

– *deuxième phase, pied à plat au sol, cheville à 90° :* les mécanismes lésionnels précédents se poursuivent mais sont majorés par la bascule du calcanéum, qui « se couche » sur sa face externe sous l'effet de la contrainte en varus, mettant en tension le faisceau péronéo-calcanéen (PC) du LLE et risquant de léser les ligaments de l'articulation sous-astragalienne (possibilité d'entorse sous-astragalienne associée).

– *troisième phase, phase d'amortissement terminal, pied en flexion dorsale :* l'avancée du mat jambier, sous l'effet du poids du corps, engendre un talus forcé du pied avec impaction antérieure de la tibio-tarsienne associée à une traction postérieure mettant en tension le faisceau péronéo-astragalien postérieur (PAP) du LLE (risque de déchirure du PAP). Les contraintes en compression et en flexion dorsale sur l'ensemble du pied peuvent se traduire par une atteinte des articulations de Chopart et de Lisfranc (risque d'entorse ou de luxation) ou par une fracture des métatarsiens.

Le mécanisme des entorses externes de la cheville le plus souvent évoqué est un mécanisme en varus de l'arrière-pied associé à une supination de l'avant-pied engendrés par un porte à faux entre la projection du poids du corps et la réaction au sol.

Ce mécanisme traumatique peut dépasser la résistance des éléments anatomiques intra- et/ou juxta-articulaires et donner lieu à des atteintes ligamentaires, tendineuses, osseuses ou ostéochondrales.

Mécanismes de protection de la cheville

La survenue de lésions ligamentaires, osseuses ou ostéo-chondrales, au cours d'un mécanisme en varus forcé ayant dépassé la résistance biomécanique de ces éléments, s'explique par une insuffisance du contrôle neuro-musculaire de la cheville.

Le contrôle neuro-musculaire de la cheville peut s'expliquer de deux manières :

– *Selon l'hypothèse de Freeman (1965) reprise par Castaing et Delplace (1975)* (fig. 3.34) la protection de la cheville est assurée par une boucle de rétro-action d'origine proprioceptive : les informations en provenance de mécanorécepteurs situés dans la capsule et les ligaments de l'articulation tibio-tarsienne et dans les pelotons graisseux péri-articulaires sont capables d'évoquer des réactions réflexes destinées à protéger cette articulation. La survenue d'une entorse entraîne une destruction des mécanorécepteurs articulaires à l'origine d'une perte de l'apport afférentiel proprioceptif (dé-afférentiation partielle de l'articulation lésée) responsable d'une sensation d'insécurité voire de récidives. Dans le but de prévenir ces dernières, Freeman *et al.* ont préconisé une rééducation « proprioceptive » visant à solliciter les mécanorécepteurs articulaires restants, les mécanorécepteurs myo-tendineux (FNM et récepteurs de Golgi) et les mécanorécepteurs cutanés. Cette reprogrammation neuro-musculaire, effectuée sur des plans instables, a pour but de déclencher des réflexes musculaires de protection stabilisant la cheville.

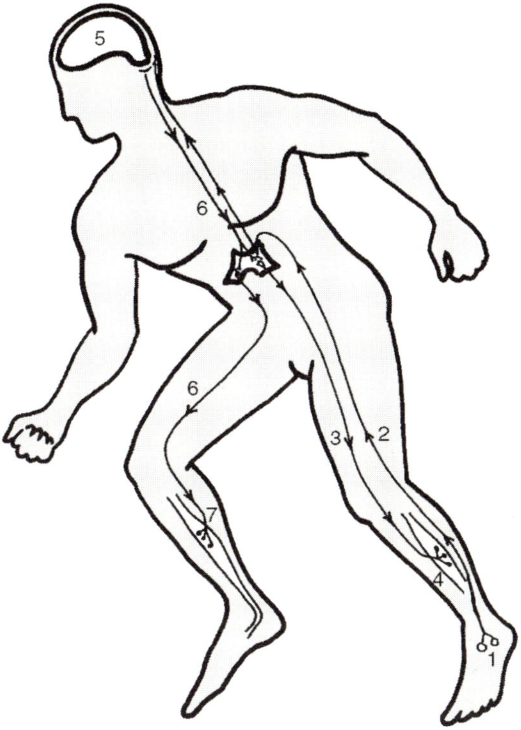

Fig. 3.34. *Aspect schématique des deux mécanismes expliquant le contrôle neuro-musculaire de stabilisation de la cheville :*

– *1 : mécanisme de régulation par une boucle de rétro-action d'origine périphérique* issu des mécanorécepteurs *(1)*, empruntant les fibres sensitives afférentes *(2)* qui par voie mono- ou polysynaptique créent un influx efférent empruntant des motoneurones-α *(3)* à l'origine d'une réponse musculaire des stabilisateurs de la cheville *(4)*.
– *2 : mécanisme de régulation par un phénomène d'anticipation d'origine centrale et intercentrale (5)*, empruntant les motoneurones *(6)*, à l'origine d'une réponse musculaire anticipée des stabilisateurs de la cheville *(7)*.

– *Selon J.L. Thonnard (1988)* le temps nécessaire pour induire une lésion ligamentaire de la cheville (inférieur à 30 ms) est largement inférieur aux temps de latence des bouffées myoélectriques réflexes les plus courtes (60 ms) enregistrées sur les deux principaux muscles protecteurs de la cheville que sont le court péronier latéral (CPL) et le jambier postérieur (JP) : la figure 3.35 présente un tracé type enregistré pendant un mouvement de bascule du pied en varus à vitesse moyenne de 270°/s. Le muscle CPL présente trois bouffées myoélectriques distinctes : une première bouffée de moyenne latence (80 ms), une bouffée de longue latence (148 ms) et une bouffée d'activité volontaire (après 230 ms). Le muscle JP présente une réponse de longue latence (après 115 ms).

Cet auteur insiste sur le fait que lorsque les muscles de la cheville sont au repos au moment du traumatisme les mécanorécepteurs périphériques n'ont pas le temps d'évoquer une réponse musculaire capable de protéger la cheville de l'entorse. Des phénomènes d'anticipation, permettant d'adopter une stratégie motrice particulière, doivent donc exister.

La synthèse de ces deux points de vue, combinant les systèmes d'anticipation* (feedforward) *et de rétro-action* (feedback), *est la suivante (fig. 3.34) :

– *Au niveau central et inter-central,* un standard de référence typique pour chaque activité gestuelle, est constitué au cours de l'apprentissage psychomoteur de l'individu en réponse à une commande interne (cortex moteur) et à des stimuli périphériques (récepteurs visuels, acoustiques, labyrinthiques, mécanorécepteurs articulaires, myo-tendineux et cutanés). Ce standard de référence permet d'envoyer en périphérie *(feedforward)* des ordres moteurs synthétiques préprogrammés *(pattern)* et compare les afférences rétro-actives qu'il reçoit (boucles de rétro-action longue) à celles qu'il s'attend à recevoir. Si ces afférences sont compatibles avec la référence, le mouvement n'a pas besoin d'être corrigé. Au contraire, si les afférences ne correspondent pas à la référence un signal d'erreur est engendré et une correction des ordres moteurs envoyés en périphérie (efférences) est effectuée.

– *En périphérie,* les muscles reçoivent les efférences issus du standard de référence qui est modulé comme on l'a vu par les afférences périphériques (boucles de rétro-action longues) issus des récepteurs périphériques. Ces récepteurs périphériques renseignent en permanence les muscles moteurs par des boucles de rétro-action courtes et modulent l'activité de ces muscles grâce à une intégration médullaire.

Le contrôle neuro-musculaire de la cheville obéit à cette organisation cybernétique avec quelques particularités soulignées par J.L. Thonnard :

– *Lors d'une chute inattendue :*

- si la hauteur de chute est inférieure à 5,1 cm les muscles n'ont pas le temps de développer la tension nécessaire pour absorber l'énergie liée à l'impact,

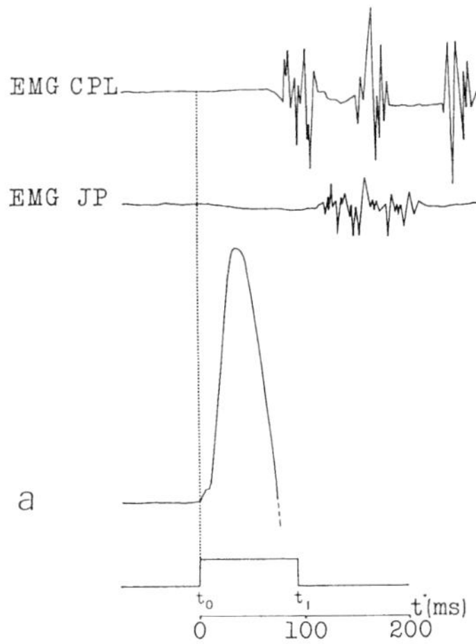

Fig. 3.35. *Électromyogramme du muscle court péronier latéral (EMG CPL) et du muscle jambier postérieur (EMG JP) pendant la bascule du pied en varus. Un contacteur indique le temps de départ (t_0) de la plate-forme. Un accéléromètre (a) détecte le début du mouvement de varus du pied (d'après J.L. Thonnard, 1998).*

- si la hauteur de chute est comprise entre 5,1 et 18 cm, seule l'activité d'origine otolithique, faisant appel à une commande préprogrammée peut intervenir pour amortir la chute,
- si la chute est supérieure à 18 cm le sujet a le temps de contrôler volontairement sa réception.

– *Lors d'un saut programmé :* des phénomènes automatiques d'anticipation dépendant des apprentissages antérieurs (reconnaissance de la hauteur de chute) et d'informations périphériques (visuelles, vestibulaires, proprioceptives) précédent la réception et l'accompagnent. Cet état de prétension améliore la raideur musculaire active et protège l'articulation en attendant la survenue des réflexes de courte (50 ms), de moyenne (100 ms) et de longue latence (150 ms). La figure 3.36 montre ces phénomènes d'anticipation au cours d'un saut sur place : l'activité des muscles soléaire (SOL), jambier postérieur (TP), long et court péroniers latéraux (LPL, CPL) apparaît environ 100 ms (t-100 ms) avant la réception (t_0) sur la plate-forme de force. Cette figure est à rapprocher de la figure 3.6 qui décrit les différentes phases d'activité du triceps sural au cours d'un *drop jump*.

L'intérêt de la rééducation des entorses de cheville réside dans le développement de phénomènes d'anticipation d'origines centrale et inter-centrale capables d'engendrer des activités musculaires pré-programmées en réponse à des déséquilibres dangereux pour l'articulation tibio-tarsienne.

Cette programmation neuro-musculaire est un véritable apprentissage qui doit modifier les schémas moteurs déjà engrangés par le cerveau.

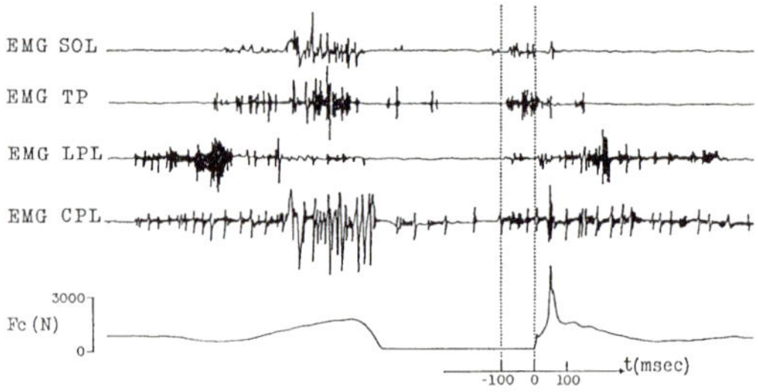

Fig. 3.36. *Les électromyogrammes des muscles soléaires (EMG SOL), tibial postérieur (EMG TP), long péronier latéral (EMG LPL), et court péronier latéral (EMG CPL) sont enregistrés au cours d'un saut vertical volontaire. L'évolution temporelle de la composante verticale de la force de contact au sol ($F_{C(N)}$) est également représentée. Le temps t_0 indique l'arrivée des pieds au sol. Cette figure montre que les 4 muscles sont réactivés environ 100 ms avant la réception au sol (d'après J.L. Thonnard, 1988).*

Limites de la rééducation « proprioceptive »

Force est de constater que les techniques de rééducation « classiques », basées sur la proprioception, ne permettent pas d'éviter la récidive des entorses de la cheville. Comme nous l'avons évoqué ci-dessus, et bien que cette assertion soit discutée (Refshauge *et al.*, 2000), une des voies explicatives postule un déficit proprioceptif consécutif à l'entorse elle-même (Freeman *et al.*, 1965). Cette hypothèse s'appuie sur le fait que lors du mécanisme d'entorse, les récepteurs articulaires sont endommagés ou, plus précisément, coupés du système afférent. Ceci aurait comme effet d'altérer les signaux proprioceptifs issus des ligaments et de la capsule articulaire et donc d'augmenter le risque d'apparition d'un traumatisme similaire. C'est d'ailleurs la raison pour laquelle la plupart des méthodes de rééducation fonctionnelle sont basées sur l'utilisation de méthodes d'entraînement dites « proprioceptives » (Brukner et Khan, 1994).

Toutefois, cette assertion peut être discutée si l'on considère les résultats de Refshauge *et al.* (2000) qui montrent, pour une population de sujets présentant des signes d'entorses récurrentes, que le signal proprioceptif ne semble pas altéré. Ce maintien s'explique si l'on considère qu'il existe de multiples sources d'information (cutanée, articulaire et musculaire) qui concourent à la proprioception (*cf.* McCloskey, 1978, pour une revue sur la question) : il a été montré que toute dégradation de l'une ou l'autre source afférente peut être compensée par l'intermédiaire d'une facilitation nerveuse réalisée au niveau spinal ou à des niveaux supérieurs (Gandevia et McCloskey, 1976).

La rééducation proprioceptive ne permet pas d'éviter, dans un certain nombre de cas, la récidive de l'entorse.
La destruction éventuelle des mécanorécepteurs au cours de l'entorse et la compensation possible par d'autres mécanorécepteurs n'expliquent pas cette récurrence.

Concept de signal proprioceptif « global »

Plutôt que de solliciter les compensations proprioceptives périphériques isolément, il apparaît intéressant d'optimiser le signal proprioceptif « global » responsable du contrôle de la cheville. Cette approche « globale » cherche à solliciter de manière sélective les muscles protecteurs de la cheville, mais de manière à ce que les bouffées d'activité soient intégrées à un pattern moteur (celui de la marche ou du saut par exemple) en insistant sur la pré-activité de ces muscles.

Dans cet esprit, un premier travail réalisé sur 9 sujets sains (Forestier et Toschi) permet, par l'intermédiaire d'une analyse électromyographique, d'établir un comparatif entre l'utilisation du plateau de Freeman et d'une orthèse innovante de déstabilisation de l'arrière-pied utilisée dans des condition de marche normale sur terrain plat.

L'orthèse utilisée dans cette étude est un appareil qui permet d'engendrer une inversion de l'arrière-pied lors de la mise en charge (de 0 à 15 % du cycle de marche). Le dispositif se compose d'une tige qui englobe l'arrière-pied et la cheville et qui repose sur un mécanisme articulé. Le chausson d'arrière-pied pivote autour d'un axe disposé dans le plan horizontal selon un angle de 45° par rapport à l'axe sagittal et suivant une direction allant de dehors en dedans et d'arrière en avant, reproduisant en l'exagérant la direction de l'axe de Henké. Ainsi, l'inversion de l'arrière-pied s'effectue lors de la mise en charge du sujet, à chaque pas. Le transfert de masse située en dessus du mécanisme n'a aucune incidence sur le verrouillage de la cheville, et seuls les muscles éverseurs assurent ce rôle.

Cette étude confirme tout d'abord que le port de l'orthèse augmente significativement l'activité musculaire, c'est-à-dire la commande motrice des muscles périarticulaires de la cheville. Toutefois comme l'illustre la figure (fig. 3.37), il est intéressant de noter que cette augmentation d'activité est ciblée, dans le sens où il ne s'agit pas de co-activation globale – comme c'est le cas lors de l'utilisation du plateau de Freeman –, mais d'une activation augmentée respectant le pattern de marche. La spécificité de la stimulation obtenue au moyen de l'orthèse permet d'activer les muscles de la loge latérale de manière dynamique ce qui nécessite de la part du système nerveux central l'envoi de messages nerveux similaires (en terme de caractéristiques de recrutement) à ceux mis en jeu lors de la marche naturelle. Ce résultat apparaît comme essentiel car, comme le souligne Hertel (2000), le processus de réentraînement ou de réhabilitation consiste, d'une part à restaurer les amplitudes articulaires et les capacités de génération de force associées aux articulations lésées, mais d'autre part également à rétablir les pattern moteurs générés lors de la réalisation du mouvement physiologique.

Le second point important de cette étude est que les délais d'activation des muscles péroniers sont diminués lors du port de l'orthèse. Fortement déstabilisante, l'orthèse induit un verrouillage anticipateur de près de 80 ms de la loge externe. Ce mécanisme sécuritaire, qui n'apparaît pas en condition normale, est d'un intérêt certain puisqu'il permet de prévenir l'occurrence des mécanismes d'entorse en augmentant la pré-activité des éverseurs et par voie de conséquence le stabilité de la cheville lors de la pose du pied.

Les plans instables habituellement utilisés dans le cadre d'une rééducation proprioceptive « classique » provoquent une activités de tous les muscles péri-articulaires, sans distinction, dans un contexte postural et gestuel artificiel.

L'emploi d'une orthèse articulée d'arrière-pied, déstabilisant la cheville en varus-équin permet, au cours d'une activité physiologique telle que la marche, d'augmenter la pré-activité et l'intensité de la contraction des muscles éverseurs qui stabilisent la cheville, en respectant leur chronologie d'intervention.

L'orthèse articulée d'arrière-pied peut être utilisée en situation « écologique » à des fins de rééducation mais aussi dans un contexte d'entraînement sportif comme moyen de protection proactif de l'articulation tibio-tarsienne.

RÉÉDUCATION DES ENTORSES DU LIGAMENT LATÉRAL EXTERNE DE LA CHEVILLE

Devant une entorse récente du LLE de la cheville, différents traitements peuvent être proposés tenant non seulement compte du stade de gravité mais aussi de l'âge du blessé, de ses antécédents, de son niveau sportif, de la nature du sport pratiqué, et de sa motivation. Le tableau 3.XII résume les stades de gravité, les lésions anatomiques, les principaux signes radio-cliniques, et les traitements des entorses du LLE de la cheville.

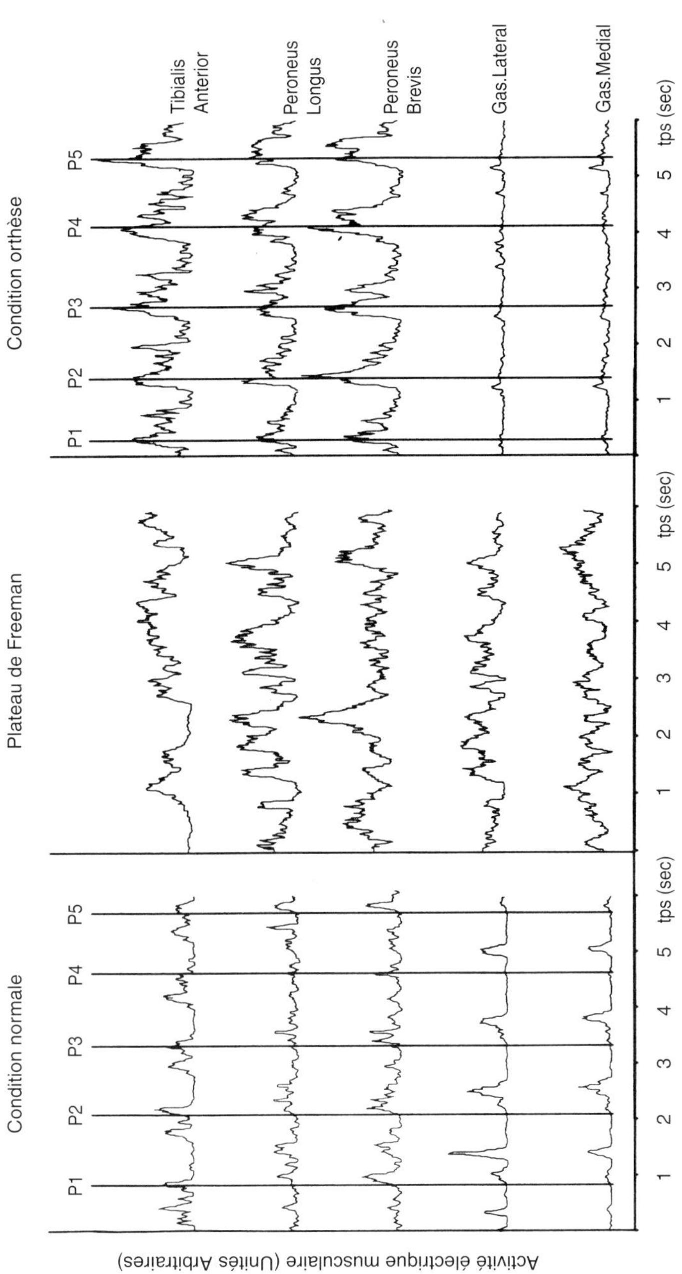

Fig. 3.37. *Activité musculaire en fonction du temps, selon différentes conditions (normale, utilisation du plateau de Freeman, port d'orthèse)*

Tableau 3.XII. *Stades de gravité, lésions anatomiques, principaux signes radio-cliniques et traitement des entorses du LLE de la cheville*

Stade de l'entorse	Stade I bénigne	Stade II moyenne	Stade III grave
Lésions anatomiques	Distension du PAA (pas de solution de continuité)	Section du PAA + capsule antérieure	Section du PAA + capsule antérieure, + section du PC, ± section du PAP ± lésions ostéochondrales ± atteinte des péroniers latéraux.
Interrogatoire	Douleurs et impotence fonctionnelle variables : pas de parallélisme entre l'importance des dégâts anatomiques et le vécu du blessé.	Idem stade II + sensation de craquement, de déchirure, de déboîtement.	Idem stade II.
Examen clinique	– signes locaux discrets – points douloureux exquis en regard du PAA – inversion limitée – absence de mouvements anormaux	– tuméfaction précoce pré- et sous-malléolaire externe, œdème et ecchymose précoce et extensive – points douloureux exquis en regard du PAA – douleurs à la mobilisation de la tibio-tarsienne et en inversion – présence d'un varus et d'un tiroir +	– signes locaux majorés et diffusés à l'ensemble du pied. – points douloureux multiples. – douleurs à la mobilisation de la tibio-tarsienne et des autres articulations du pied. – présence d'un varus et d'un tiroir +++, – possibilité de douleurs à l'éversion contrariée
Radio standard **Clichés dynamiques**	N N	N Varus 10° à 15° Tiroir 8 mm	– éventualité d'arrachements osseux, de lésions ostéochondrales Varus > 15° Tiroir > 8 mm.
Traitement	Fonctionnel	Fonctionnel ou orthopédique (4 semaines)	Orthopédique (6 semaines), Chirurgical + immobilisation (6 semaines) Voire fonctionnel (sous couvert d'une orthèse) en l'absence de lésions associées.

Remarques :

– *abréviations :* PAA : faisceau péronéo-astragalien antérieur, PC faisceau péronéo-calcanéen, PAP faisceau péronéo-astragalien postérieur.

– *cotation clinique :* 0 absence de signe, + modéré, ++ important, +++ très important.

– *cotation du tiroir :*
- variable selon les sujets (comparatif avec la cheville controlatérale),
- classiquement – distension du PAA = 0,
  – section du PAA = 8 mm,
  – section du PAA + PC = 10 mm,
  – section du PAA + PC + PAP = 15 mm.

– *Cotation de la laxité en varus* (diastasis tibio-astragalien) :
- variable selon les sujets (comparatif avec la cheville controlatérale),
- classiquement : – distension du PAA = 0,
  – section du PAA = 10 à 15°,
  – section du PAA + PC = 15 à 20°,
  – section du PAA + PC + PAP = 30 à 40°.

Rééducation des entorses bénignes de cheville (stade I)

Principes :

– le seul traitement logique de ces entorses est le traitement fonctionnel et l'immobilisation stricte n'a aucune place ici (se méfier du risque d'algo-neuro-dystrophie) ;

– le traitement doit permettre la reprise totale de l'activité sportive en une quinzaine de jours ;

– par définition ces entorses ne comportent aucune laxité et les seuls problèmes sont la lutte contre la douleur et l'œdème, et la rééducation neuromusculaire ;

– les contentions adhésives visant à lutter contre l'œdème et les douleurs et à stabiliser le pied vers l'éversion sont largement utilisées pendant le traitement (10 à 15 jours) et à la reprise du sport (pendant les entraînements, pendant 15 jours).

Rééducation des entorses stade I

Dominantes	Techniques
antalgique	Traitement médical : antalgique et AINS. Cryothérapie 4 fois/j pendant 1 semaine : *cold pack,* massage à la glace, bains froids. Ultrasonothérapie pulsée en immersion. SETA de basse fréquence + diélectrolyse de salicylate de sodium 2 fois par jour. Ondes courtes pulsées. MTP à partir de J2 ou J3. Si douleurs intenses : marche sous-couvert de 2 CA pendant 48 heures. Mise en place d'une contention adhésive extensible 10 à 15 jours.
trophique (lutte contre l'œdème)	Compression par bandage cohésif 24/24 h pendant les 2 à 3 premiers jours. Drainage lymphatique manuel. Bains alternés chauds-froids. Position déclive de repos.
articulaire	Mobilisation passive spécifique et analytique de toutes les articulations du pied et des articulations péronéo-tibiales à l'inverse du mécanisme traumatique.

neuro-musculaire	Rééducation neuro-musculaire en charge partielle (balnéothérapie), puis en bipodal et en unipodal. Rééducation du geste sportif en insistant sur les situations à risque.
reprise de l'entraînement	Vers J15-J21, reprise progressive de l'entraînement sous couvert d'une contention gardée environ 15 jours. Commencer par des courses en terrain plat, en ligne droite, puis avec changement de direction, puis reprise des sauts (foulées bondissantes, sauts sur plints), puis course en terrain varié.

Rééducation des entorses traitées fonctionnellement (entorses de moyenne gravité et entorses graves sans lésion associée)

Principes :

– le traitement fonctionnel ne peut s'envisager que chez des sportifs jeunes et motivés, ayant un bon schéma corporel, en l'absence de lésions osseuses ou ostéochondrales associées ;

– l'objectif de ce traitement consiste à retrouver, sous couvert d'une contention amovible permettant la cicatrisation des lésions ligamentaires, une fonction aussi rapide que possible ;

– les techniques articulaires, musculaire et proprioceptives sont réalisées aussi précocement que possible et doivent être modulées selon les douleurs du sujet et les réactions locales ;

– les délais de reprise d'appui, de contention et de rééducation sont variables en fonction des sujets (réactions douloureuses et inflammatoires locales) et du degré de gravité de l'entorse.

Rééducation phase I (J1 à J7 pour les entorses stade II et stade III)

Dominantes	Techniques
antalgique	Décharge à moduler selon les sujets. Traitement médical : antalgiques, AINS, anti-œdémateux, évacuation d'une éventuelle hémarthrose par ponction antéro-latérale. Mise en place d'une attelle postérieure capitonnée amovible cheville à 90° et légère éversion. SETA de basse fréquence ambulatoire. Cryothérapie toutes les 2 heures.

trophique (lutte contre l'œdème et l'épanchement séro-hématique)	Compression par bandage cohésif 24/24 h pendant 1 semaine. Drainage lymphatique manuel. Cures de décubitus en déclive dans la journée et déclive nocturne.
articulaire	Mobilisation active et passive de hanche, genou avant-pied. Mobilisation passive et active aidée de la cheville en flexion-extension avec guidage dans le secteur non douloureux.
musculaire	Contractions isométriques hanche, genou. Levée de sidération des muscles péri-articulaires de la cheville, et SETE des muscles de la jambe en ambulatoire. Contractions isométriques des stabilisateurs latéraux (LPL, CPL, JP).
neuro-musculaire et fonctionnelle	Stimulation des appuis plantaires (massage de la sole plantaire) avec association d'exercices de répulsion du membre inférieur en insistant sur : • la stimulation du bord interne du calcanéum + sollicitation des éverseurs, • la sollicitation sous la tête du premier métatarsien + sollicitation des fléchisseurs plantaires en abduction-pronation (LPL + CPL). Apprentissage de la marche avec 2 CA en insistant sur les mêmes points (attaque bord interne du calcanéum, propulsion en pronation). Préparation physique générale en décharge : abdominaux, spinaux, fessiers, etc.

Rééducation en phase II (J7 à J30 pour les entorses stade II, J7 à J45 pour les entorses stade III)

Dominantes	Techniques
antalgique et trophique	Mise en place d'une attelle semi-rigide amovible permettant la marche et l'appui : cette attelle légère pourvue de renforts latéraux et dotée de coussinets gonflables stabilise la cheville, s'adapte à l'importance de l'œdème et permet la marche. Gardée nuit et jour pendant cette phase, l'attelle sera néanmoins retirée pendant les séances de rééducation (sauf pour les exercices en charge). SETA de basse fréquence (2 fois/j) et diélectrolyse anti-inflammatoire (1 fois/j).

antalgique et trophique (suite)	Cryothérapie pendant les cures déclives (1/2 h à 1 h, 4 fois par jour) ± pressothérapie associée. Drainage lymphatique manuel et déclive nocturne. Bains alternés chaud-froid avec ultrasonothérapie pulsée en immersion.
articulaire	Mobilisation passive spécifique et analytique de toutes les articulations de la cheville et du pied et des articulations péronéo-tibiales à l'inverse du mécanisme traumatique. Techniques de gain d'amplitude (massage des plans de glissement péri-articulaires, postures, contracter-relâcher, isométrique-isotonique, etc.) vers la flexion dorsale, l'abduction, la pronation et le valgus, puis vers la flexion plantaire en abduction-pronation puis vers la flexion plantaire pure. Exclure à cette phase les mobilisations allant vers l'inversion plantaire.
musculaire	Travail musculaire analytique isométrique puis isocinétique (vitesse lente) des fléchisseurs-extenseurs et éverseurs dans un secteur articulaire de flexion-dorsale. Travail en chaîne cinétique ouverte : – chaînes parallèles de triple extension et de triple flexion du membre inférieur, en privilégiant ces dernières, – chaînes séries en privilégiant les diagonales et les pivots sollicitant les éverseurs (diagonales B vers A et C vers D de Kabat). Réaliser ces exercices de manière unidirectionnelle au début puis intégrer les inversions lentes.
neuro-musculaire et fonctionnelle	Stimulation des appuis cutanés plantaires en reprenant les exercices de la phase I et en ajoutant : – la stimulation de la partie moyenne de la face inférieure du talon + sollicitation des fléchisseurs dorsaux (flexion pure), – la stimulation sous la tête du 2e et 3e métatarsiens + sollicitation des fléchisseurs plantaires (extension pure), – en progression, effectuer ces stimulations cutanées plantaires en décharge, puis en charge en statique (postures correspondant à un % du cycle de marche), puis en dynamique (marches variées). Entreprendre les exercices proprioceptifs en décharge et en charge avec déstabilisation dans le plan sagittal sur plan stable puis instable en s'inspirant du travail neuromusculaire expliqué sur le tableau (travail postural soléaire / jambier antérieur). Préparation physique générale en charge partielle sollicitant la cheville dans le plan sagittal : bicyclette, machine à ramer, stepper à résistance hydrolique, etc.

Rééducation phase III (après J30 pour les entorses stade II, après J45 pour les entorses stade III)

Dominantes	Techniques
antalgique et trophique	En cas de douleurs résiduelles diffuses : SETA de basse fréquence, En cas de points douloureux précis : – SETA de très basse fréquence, – MTP sur les points douloureux ligamentaires persistants, – cryothérapie systématique après les séances.
articulaire	Du fait de l'absence d'immobilisation stricte et d'une prise en charge kinésithérapique précoce il n'existe que peu de limitations articulaires à cette phase : seules peuvent persister des limitations dues à la mise en tension du plan externe lors du mouvement en varus-équin qui n'est de toutes façons pas à rechercher en rééducation.
musculaire	Entreprendre un entraînement pliométrique progressif sous couvert d'une contention adhésive.
neuro-musculaire et fonctionnelle	Stimulation des appuis cutanés plantaires en reprenant les exercices de la phase I et II et en ajoutant des stimulations du bord externe du calcanéum et sous la tête des 4e et 5e métatarsiens de manière à déclencher des réactions de rattrapage des muscles valgisant et des éverseurs. Rééducation neuro-musculaire sur plans instables multi-directionnels. Sous-couvert d'une contention adhésive ou d'une chevillère : – rééducation neuro-musculaire à partir de postures ou de situations propres au sport concerné avec déséquilibres inattendus au cours du geste, – préparation physique générale : courses en terrain plat, en ligne droite, puis changement de direction.

Rééducation des entorses traitées orthopédiquement (entorses stade II et stade III)

Principes :

– le traitement orthopédique concerne avant tout les sportifs occasionnels ou les sujets ne pouvant s'astreindre à un traitement fonctionnel rigoureux que ce soit à cause de l'éloignement du centre de soin, d'activités professionnelles incompatibles avec une rééducation assidue ou encore à cause de leur indiscipline... ;

– ce type de traitement qui consiste à immobiliser la cheville à angle droit (stade II : 30 j, stade III : 45 j), a pour avantage la simplicité, la facilité de réalisation et la rareté des complications ;

– les inconvénients du traitement orthopédique sont l'amyotrophie et l'enraidissement, la possibilité de survenue d'une algo-neuro-dystrophie,

– les délais d'immobilisation, de décharge et les dominantes du traitement rééducatif sont résumés sur le tableau 3.XIII.

Les phases de rééducation sont superposables à celles d'un traitement fonctionnel en sachant que la kinésithérapie sera beaucoup moins active en phase I et II, certains orthopédistes confiant souvent même le patient au kinésithérapeute seulement à la levée d'immobilisation.

Rééducation phase I : phase sans appui

Les techniques kinésithérapiques antalgiques et de lutte contre l'œdème répondent aux mêmes exigences que le traitement fonctionnel et sont complétées par les contractions isométriques infradouloureuses des muscles péri-articulaires de la cheville. Aucune mobilisation ni rééducation neuro-musculaire ne sont envisagées à cette phase.

Rééducation phase II (J7 à J30 stade II, J7 à J45 stade III), phase d'immobilisation, appui autorisé

La rééduction consiste à entretenir la mobilité et la fonction musculaire des segments libres et à effectuer un travail musculaire sous plâtre (contractions isométriques, stimulation électrique transcutanée à visée excito-motrice). Les vibrations tendineuses réalisées sur les tendons du triceps sural et du jambier antérieur (plâtre fenêtré) concourent à l'entretien des sensations kinesthésiques.

Rééducation phase III (après J30 stade II, après J45 stade III) : phase de levée d'immobilisation

La rééducation trouve tout son intérêt à la levée de l'immobilisation. Ses objectifs essentiels résident à lutter contre les raideurs articulaires qui intéressent l'ensemble des articulations du pied et de la cheville, à récupérer la fonction musculaire en combattant l'amyotrophie, l'hypo-extensibilité et la diminution de force des muscles de la jambe et du pied. Ces techniques ainsi que la rééducation neuro-musculaire et fonctionnelle suivent la même progression que le traitement fonctionnel (phase I à III) mais avec une différence de 30 à 45 jours.

Tableau 3.XIII. *Tableau comparatif du traitement fonctionnel, orthopédique et chirurgical des entorses de cheville stade II et stade III*

	Traitement fonctionnel	**Traitement orthopédique**	**Traitement chirurgical**
Indications	stade II stade III sans lésion ostéo-chondrale – sujet motivé, jeune	stade II stade III sans lésion ostéo-chondrale – sportif occasionnel, – impossibilité de traitement fonctionnel	stade III – présence de lésions ostéo-chondrales associées
Buts	– permet une reprise rapide de l'activité sportive	– permet une cicatrisation protégée de la lésion	– traite les lésions associées, – assure la reconstitution d'une intégrité capsulaire et ligamentaire
Modalités	– 7 j de décharge relative – 30 à 45 j d'attelle semi-rigide avec appui	– 7 j de décharge totale – puis 30 à 45 j de botte plâtrée avec appui	– suture avec retention du plan capsulo-ligamentaire externe et traitement d'éventuelles lésions associées, – 6 semaines d'immobilisation plâtrée dont 3 semaines sans appui
Particularités de la rééducation	– rééducation exigeante tant pour le kinésithérapeute que pour le blessé – privilégier une récupération articulaire et musculaire précoces avec mise en place du traitement proprioceptif, en fonction de la douleur	– rééducation essentielle à l'ablation du plâtre visant à lutter contre un enraidissement résiduel et à récupérer une stabilité parfois incomplète après immobilisation	– centrer sur la récupération articulaire et proprioceptive

Rééducation des entorses traitées chirurgicalement (entorses stade III)

Principes du traitement :

– le traitement chirurgical s'adresse en priorité aux sportifs de haut niveau présentant une entorse grave : cette indication est d'autant plus formelle que d'autres lésions osseuses ou ostéochondrales sont constatées ;

– le geste opératoire consiste à effectuer une suture avec retention du plan capsulo-ligamentaire externe et à traiter d'éventuelles lésions associées ;

– à la suture chirurgicale fait suite une immobilisation plâtrée de 6 semaines dont 3 semaines sans appui ;

– les délais de cicatrisation et de récupération sont pratiquement identiques à ceux d'un traitement orthopédique mais, outre le fait que le traitement chirurgical peut seul intervenir sur les lésions associées, l'affrontement des berges lésionnelles assurant une restitution ad integrum du plan capsulo-ligamentaire externe est un gage de stabilité mécanique ultérieure.

Rééducation

La rééducation comportera les mêmes temps et dominantes que ceux adoptés après traitement orthopédique. Les seuls points particuliers de la rééducation sont :

– *l'existence d'une cicatrice pré- et sous-malléolaire externe* qui nécessite de fenêtrer le plâtre pour exercer une surveillance régulière. À l'ablation de l'immobilisation, les adhérences cicatricielles devront être massées (pétrissages superficiels, frictions) et traitées par la physiothérapie (ultrasonothérapie, diélectrolyse fibrolytique) ;

– *la présence parfois d'une raideur importante de la cheville* tant en flexion plantaire qu'en flexion dorsale nécessitant une kinésithérapie intensive aidée de balnéothérapie.

Rééducation des chevilles douloureuses et/ou instables chroniques

Pathologie

Les chevilles douloureuses et/ou instables chroniques (tableau 3.XIV) représentent la complication la plus fréquente des entorses négligées ou mal traitées : absence de diagnostic rigoureux au départ, mauvaise appréciation du degré de gravité, immobilisation insuffisante, rééducation inexistante ou trop succincte.

Ces chevilles se manifestent par une sensation d'insécurité, des dérobements vrais, des phénomènes de pseudoblocages ou des douleurs chroniques qui entravent la pratique sportive et qui exposent à un risque d'arthrose à long terme.

Les principaux signes retrouvés dans les chevilles douloureuses et/ou instables sont récapitulés dans le tableau 3.XV.

Tableau 3.XIV. *Pathologies entrant dans le cadre des chevilles douloureuses et/ou instables chroniques*

Pathologies dominées par la laxité ou l'instabilité Laxité tibio-tarsienne vraie séquellaire Instabilité tibio-tarsienne sans laxité Laxité et instabilité sous-astragalienne méconnues Diastasis tibio-péronier
Pathologies dominées par la douleur Séquelles douloureuses capsulo-ligamentaires Séquelles douloureuses sous-astragaliennes sans instabilité Syndrome algoneurodystrophique
Pathologies ou coexistent douleur et instabilité Lésions traumatiques et microtraumatique de l'astragale Corps étrangers intra-articulaires Luxation des péroniers latéraux ou du jambier postérieur Syndrome fissuraire des péroniers latéraux

Tableau 3.XV. *Principaux signes retrouvés dans le cadre d'une cheville douloureuse et/ou instable chronique*

Interrogatoire	**Douleurs spontanées** apparaissent à la marche, à la course en terrain varié et lors des sauts **Sensations d'insécurité**, de dérobements vrais, de pseublocages
Douleurs provoquées	**À la mobilisation** des articulations du complexe de la cheville **À la palpation** soit de l'ensemble du complexe de la cheville soit le plus souvent à la palpation localisée sur le faisceau antérieur du LLE, la gouttière rétromalléolaire externe, l'articulation calcanéo-cuboïdienne, la styloïde du Ve métatarsien ou le sinus du tarse **À la contraction** des muscles longs péri-articulaires (CPL, LPL, Jambier postérieur) avec parfois sensation de ressaut.
Œdème	**Soit de l'ensemble de la cheville** avec comblement des gouttières rétromalléolaires et du coup de pied **Soit le plus souvent localisé** en regard du sillon tibio-astragalien antéro-externe
Épanchement intra-articulaire	**Épanchement de caractère mécanique** survenant après un effort mais régressant au repos Retrouvé surtout dans le cadre des laxités chroniques
Raideur	**Concerne généralement l'articulation tibio-tarsienne** dans les mouvements de flexion-extension mais aussi parfois la sous-astragalienne
Laxité	**Tibio-tarsienne retrouvée** au cours de la recherche du tiroir astragalien et du choc astragalien **Sous-astragalienne** difficile à mettre en évidence **Péronéo-tibiale inférieure**, qui est de loin la moins fréquente
Instabilité et déprogrammation neuro-musculaire	Est décrite par le sujet comme une insécurité articulaire ou sous forme de dérobements vrais Est mise en évidence cliniquement par le test de Freeman et les sauts sur place en appui monopodal

Indication de la rééducation

Certaines pathologies relèvent, en première intention, d'un traitement médical (pathologies générales rhumatismales, séquelles douloureuses sous-astragaliennes) ou chirurgical (corps étrangers intra-articulaires, lésions ostéochondrales du dôme astragalien, luxation des péroniers latéraux ou du jambier postérieur, syndrome fissuraire des péroniers latéraux, diastasis tibio-péronier). Certains de ces traitements pourront être complétés secondairement par la rééducation.

D'autres au contraire pourront être traitées conjointement médicalement et en rééducation comme l'algoneurodystrophie ou les séquelles douloureuses capsulo-ligamentaires.

Enfin certaines pathologies relèvent exclusivement de la rééducation comme les isntabilités et les laxités chroniques de l'articulation tibio-tarsienne, voire de la sous-astragalienne. Il faut savoir néanmoins que plus la laxité est importante et moins la rééducation a de chances d'être efficace, ce qui peut conduire à une indication chirurgicale de seconde intention.
Le tableau 3.XVI résume les indications de la kinésithérapie.

Objectifs de la rééducation

En fonction des sujets et des pathologies causales, se dessinera une prévalence de certains de ces signes par rapport à d'autres : douleurs et

Tableau 3.XVI. *Indications de la rééducation dans le cadre des chevilles douloureuses et/ou instables chroniques*

Pathologies dominées par la laxité ou l'instabilité	**Indications du traitement MK**
Instabilité tibio-tarsienne sans laxité	Excellente indication
Laxité tibio-tarsienne vraie séquellaire	Très bonne indication
Laxité et instabilité sous-astragalienne méconnues	Bonne indication
Diastasis tibio-péronier	Mauvaise indication
Pathologies dominées par la douleur	**Indications du traitement MK**
Séquelles douloureuses capsulo-ligamentaires	Bonne indication
Syndrome algoneurodystrophique	Mauvaise indication à la phase chaude Bonne indication à la phase froide
Séquelles douloureuses sous-astragaliennes sans instabilité	Mauvaise indication
Pathologies ou coexistent douleur et instabilité	**Indications du traitement MK**
Luxation des péroniers latéraux ou du jambier postérieur	Aucune indication immédiate Bonne indication en postopératoire
Syndrome fissuraire des péroniers latéraux	Aucune indication immédiate
Lésions traumatiques et microtraumatiques de l'astragale	Aucune indication immédiate
Corps étrangers intra-articulaires	Aucune indication immédiate

troubles trophiques, raideurs articulaires, instabilité fonctionnelle s'accompagnant ou non d'une laxité. Cette coloration propre à chaque patient permet de hiérarchiser les objectifs du traitement kinésithérapique par ordre de priorité (figure 3.38).

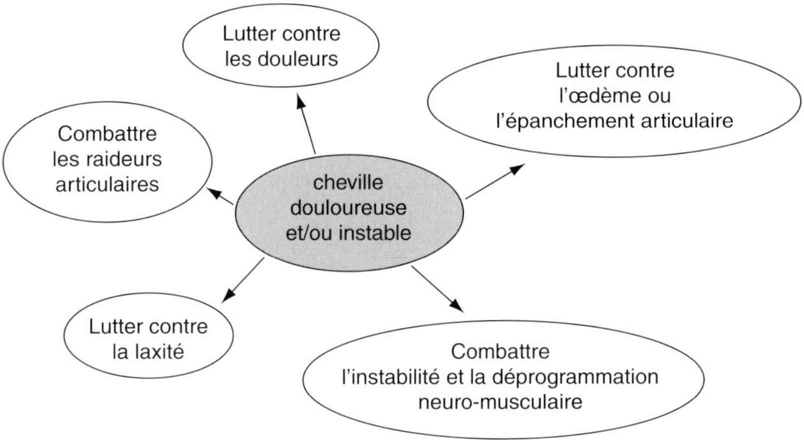

Fig. 3.38. *Hiérarchisation des objectifs de la rééducation des chevilles douloureuses et/ou instables chroniques.*

Techniques kinésithérapiques et physiothérapiques

Dominantes	Techniques
lutte contre la douleurs, l'œdème ou l'épanchement intra-articulaire	*Cryothérapie* Application pluriquotidienne d'un Cold Pack Massage au glaçon des points douloureux Cryothérapie par immersion dans de l'eau réfrigérée Cryothérapie gazeuse
	Drainage lymphatique Drainage lymphatique manuel Pressothérapie Bandages de contention
	Ultrasonothérapie US en mode pulsé sur les points douloureux US en émission continue sur les corps musculaire (LPL, CPL, Jambier postérieur, etc.)
	Stimulation électrique transcutanée à visée antalgique (SETA) SETA de très basse fréquence sur les points douloureux SETA de basse fréquence sur le trajet des nerfs articulaires

	Techniques combinées Cold pack + chevillère gonflable isolante Bande cohésive + cold pack + surclive + repos
lutte contre les raideurs articulaires	*Massage de la cheville et du pied* MTP des plans de glissements péri-articulaires Frictions ponctiformes et crochetage des ligaments latéraux Pétrissages profonds des muscles de la jambe et du pied Pétrissages et frictions du tendon d'Achille *Mobilisations spécifiques allant vers l'éversion* Décompressions, glissements, baîllements articulaires, mobilisations en translations latérales et antéro-postérieures *Stretching* Stretching du triceps sural et des autres muscles longs des loges postérieures de la jambe Stretching des intrinsèques du pied et de l'aponévrose plantaire *Banéothérapie* Exercices de gain d'amplitude et postures subaquatiques Mobilisations dans pédiluve
lutte contre la laxité et l'instabilité	*Contentions* Contentions préformées de type *Aircast* Contentions adhésives et strapping *Reprogrammation neuro-musculaire* Rééducation proprioceptive en chaîne cinétique fermée en décharge et en charge sur plans instables Entraînement pliométrique en charge partielle, puis totale et enfin avec surcharge *Conseils d'entraînement* Réentraînement à l'effort sur bicyclette ergométrique ou machine à ramer, puis stepper, puis jogging sur sol stable, puis sur sol instable. Ensuite, exercices de saut et de changement de direction Apprentissage de la réalisation d'un strapping « de terrain » à réaliser avant chaque match ou entraînement *Choix du matériel* Choix d'un chaussage stabilisateur avec renfort des montants latéraux Mise en place éventuelle d'une orthèse plantaire de stabilisation (correction d'un varus ou valgus calcanéen par exemple)

Indications de la chirurgie

Ce sera seulement en cas d'échec de ce traitement rééducatif longtemps poursuivi, devant une instabilité persistante et invalidante, s'accompagnant de lésions préarthrosiques, survenant chez un sport assidu, voire de haut niveau, qu'une intervention chirurgicale sera proposée. De nombreuses possibilités s'offrent au thérapeute (tableau 3.XVII), témoignant de la complexité du problème : redonner une cheville stable, solide et indolente sans compromettre la mobilité du complexe de la cheville et la physiologie du pied à l'effort. Les suites postopératoires sont caractérisées, quelle que soit le type d'intervention, par une immobilisation plâtrée de 6 semaines dont 3 semaines sans appui. À l'issue des 3 premières semaines soit la botte plâtrée est conservée repoussant la rééducation à 45 jours, soit est mise en place une attelle gonflable amovible permettant une rééducation plus précoce.

Place de la rééducation postopératoire

La rééducation postopératoire tient une place importante qui consiste à compléter le geste de stabilisation mécanique par une stabilisation neuromusculaire. Cette prise en charge kinésithérapique est difficile car elle doit essayer de concilier des objectifs contradictoires :

– ne pas solliciter la plastie (pas de mobilisation en varus) mais retrouver une mobilité totale de l'articulation tibio-tarsienne,

– obtenir une mobilité fonctionnelle indispensable de l'articulation sous-astragalienne qui est elle-même très souvent bridée par les techniques opératoires,

– réaliser une rééducation neuro-musculaire, garante de la stabilité dynamique de la cheville en charge, en tenant compte de la fragilité cartilagineuse de l'articulation (lésions dégénératives).

TECHNIQUES

Contentions

Les techniques de contention et d'immobilisation de la cheville sont extrêmement variées et répondent à des besoins précis selon l'importance du traumatisme, le siège des lésions et les conditions de soins :

Les bottes plâtrées (fig. 3.39)

Plutôt fabriquées en résine qu'en plâtre pour des raisons de solidité et de légèreté, les bottes plâtrées sont employées pour des traumatismes graves de la cheville qu'ils soient opérés ou non, ou après les interventions de

Tableau 3.XVII. *Techniques chirurgicales préconisées dans le traitement des chevilles douloureuses et instables chroniques*

Techniques	Indications	Avantages	Inconvénients
Retension du plan ligamentaire externe (Blanchet, Duquesnoy) Renforcement éventuel avec le ligament frondiforme pour brider la sous-astragalienne	Intervention de 1re intention après échec de la rééducation si persistance d'une distension du LLE (ou d'un décollement périosté du péroné)	Intervention anatomique Respect de la sous-astragalienne Conservation du CPL	Nécessite la persistance d'un LLE suturable, Doute sur la solidité du montage chez sportif de haut-niveau, Ne corrige pas l'instabilité sous-astraglienne sauf si utilisation du ligament frondiforme
Ligamentoplastie au CPL (Watson-Jones, Castaing)	Absence de plan capsulo ligamentaire externe, Instabilité sous-astragalienne associée, Intervention de 2e intention après échec de l'intervention précédente	Stabilise l'évolution des lésions pré-arthrosiques Corrige l'instabilité sous-astragalienne Assure une parfaite sécurité dans la vie quotidienne et chez le sportif occasionnel mais pas chez l'athlète de haut niveau	Risque de raideur de la tibio-tarsienne et de la sous-astragalienne, Sacrifice du CPL, Difficulté de réglage du transplant, Difficultés de la rééducation proprioceptive due à l'absence du CPL et à la raideur sous-astragalienne
Ligamentoplastie au périoste (découpe du périoste du péroné qui est rabattu sur le calcanéum et suturé)	Absence de plan capsulo ligamentaire externe, Absence d'instabilité sous-astragalienne	Technique simple permettant une réfection du PAA et éventuellement du PC si le lambeau est suffisant, Conservation du CPL	Fragilité du lambeau périosté Risque d'ossification para-articulaire, Technique insuffisante si instabilité sous-astragalienne méconnue
Ligamentoplastie artificielle	Absence de plan capsulo ligamentaire externe Absence d'instabilité sous-astragalienne	Respect des structures anatomiques Solidité mécanique à court terme Fibrose secondaire participant à la solidité	Difficulté de réglage du ligament prothétique, Risques de phénomènes inflammatoires, Risques de rupture du biomatériau Raideur post-opératoire difficile à combattre (inextensibilité du ligament prothétique)

stabilisation des chevilles présentant une instabilité chronique (retension du plan capsulo-ligamentaire externe, ligamentoplasties).
L'immobilisation stricte est un gage de sécurité pour garder la cheville et le pied figés dans une position de protection articulaire mais expose au risque de raideur, d'amyotrophie et d'algo-neuro-dystrophie.

Les attelles postérieures rigides (fig. 3.40)

Réalisées sur mesure en résine synthétique, les attelles postérieures rigides assurent une immobilisation stricte de la cheville. Ces attelles amovibles, fermées par un système Velcro, peuvent être utilisées dans les entorses graves (stade III) en phase pré- ou postopératoire immédiate ou lors du sevrage progressif d'une botte plâtrée que l'on bivalve. Moins pratiques que les attelles préformées, ces attelles en résine sont néanmoins plus rigides et autorisent la marche sans que la cheville soit soumise à aucun mouvement de flexion-extension.

Les attelles préformées rigides (fig. 3.41)

Constituées d'une armature plastique ou aluminium rigides et capitonnées d'une protection synthétique amovible lavable, épaisse et confortable, ces attelles réalisent un excellent compromis entre l'immobilisation et la souplesse d'utilisation. Adaptables à tout sujet ayant un traumatisme de la cheville, elles permettent un réglage précis et progressif de la cheville grâce à un haubannage élastique mis en place par un accrochage Velcro. Ces attelles réalisent une stabilisation efficace de la cheville, autorisent la marche (bien que plus encombrantes que les orthèses suivantes), et sont en outre amovibles ce qui permet d'entreprendre des soins locaux (physiothérapie, cryothérapie) et d'effectuer les examens complémentaires nécessaires (radiographie, échographie). Leur indication de choix concerne les entorses graves (stade III) ou moyennes (stade II), pendant la première semaine qui est marquée par les phénomènes vaso-moteurs, ou les entorses bénignes (stade I) dans les jours précédant la pose d'un *strapping.* De part le rappel élastique qu'elles exercent ces attelles sont aussi fréquemment utilisées comme orthèses de correction nocturne pour lutter contre un équin du pied. Bien qu'elles soit réutilisables un grand nombre de fois leur coût n'est pas négligeable et certains leur préfèrent actuellement des attelles à usage unique en carton ayant à peu près les mêmes caractéristiques mais très peu chères.

Les attelles munies de coussinets gonflables (fig. 3.42)

Ces orthèses qui comportent des coques latérales stabilisatrices et des coussinets latéraux gonflables assurent une parfaite contention de la cheville, s'adaptent à sa morphologie et permettent la marche. Leur utilisation

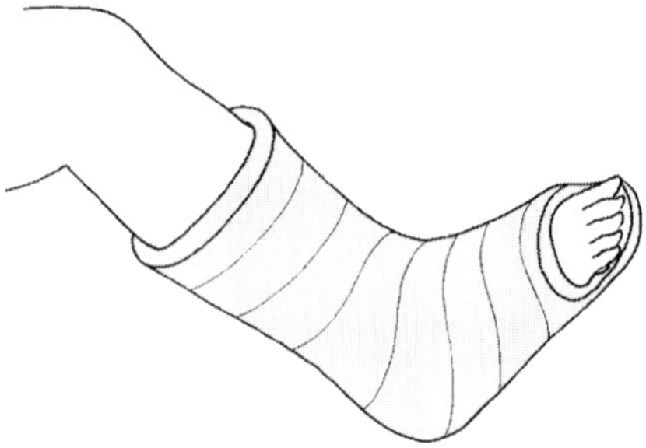

Fig. 3.39. *Botte plâtrée.*

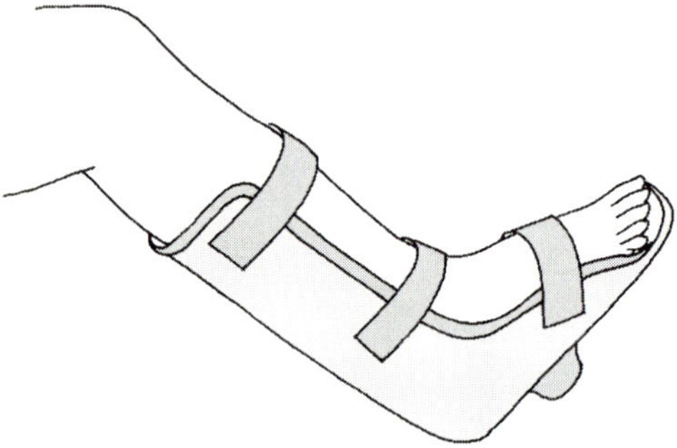

Fig. 3.40. *Attelle postérieure rigide.*

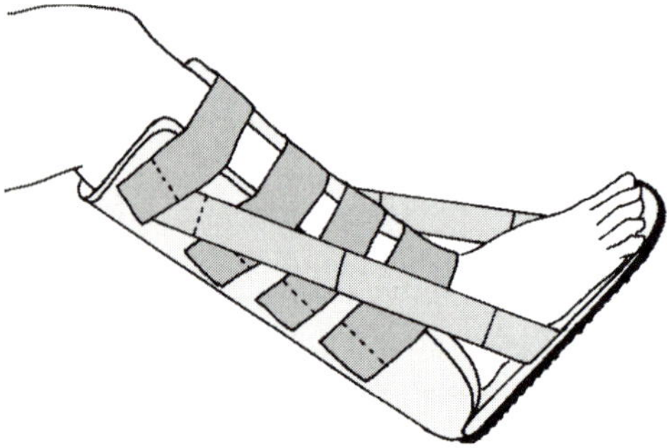

Fig. 3.41. *Attelle préformée rigide.*

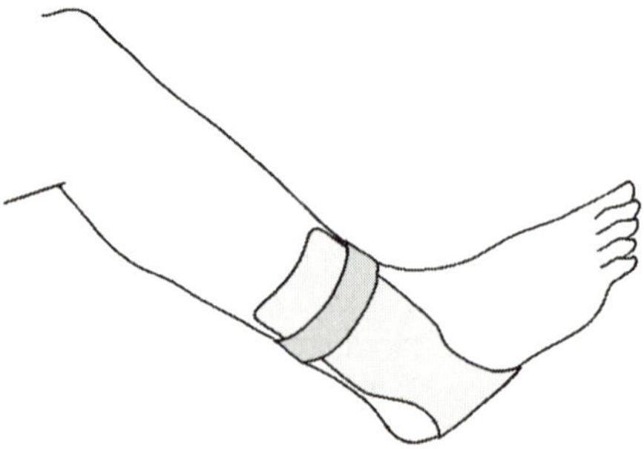

Fig. 3.42. *Attelle avec coques latérales et coussinets gonflables.*

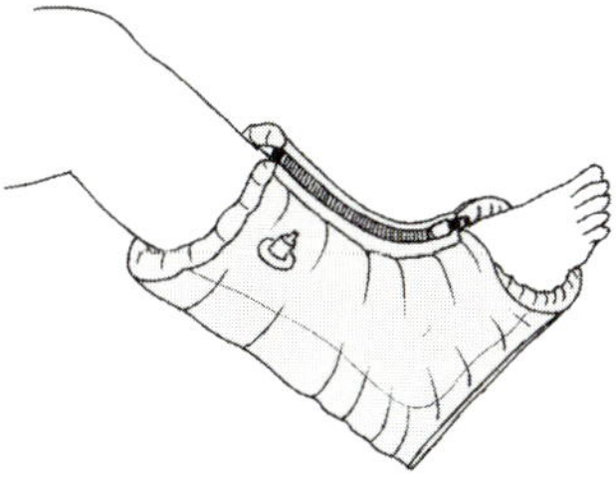

Fig. 3.43. *Attelle gonflable.*

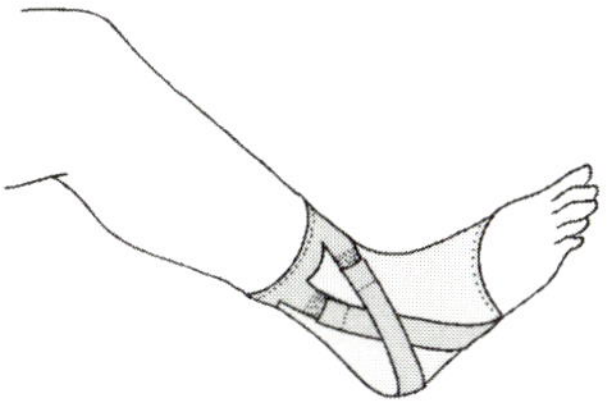

Fig. 3.44. *Contention en outil élastique.*

préférentielle concerne les entorses de stade II et les entorses de stade III traitées fonctionnellement (phase II du traitement) et la reprise de la marche après chirurgie (phase III du traitement postopératoire). Leur efficacité mécanique, leurs possibilités d'adaptation, leur comptabilité avec la marche et leur amovibilité en font des orthèses très utilisées en milieu sportif. Pour ces différentes raisons, il s'agit aussi d'une solution d'attente intelligente dans les premiers jours d'une entorse bénigne (stade I) avant de réaliser un *strapping* qui risquerait de n'être pas supporté à cause des phénomènes vaso-moteurs initiaux.

Les attelles gonflables (fig. 3.43)

Il s'agit du type même d'attelle que l'on doit emporter au cours de tout déplacement sportif (matériel de premiers secours). Peu encombrantes et légères, elles constituent la base de contention « tout terrain » devant tout traumatisme de la cheville. Le système de gonflage permet d'adapter l'orthèse à la morphologie du sujet et surtout de limiter l'œdème en modulant la pression de l'orthèse selon l'importance des réactions inflammatoires. L'autre avantage de ces orthèses gonflables réside dans leur possibilité d'effectuer une cryothérapie associée en incluant un *cold pack* entre l'orthèse et la peau du sujet, l'épaisseur d'air constituant un excellent isolant thermique. Certaines de ces orthèses gonflables contiennent même un gel que l'on peut préréfrigérer avant application. Immobilisation, pression modulable et possibilité de cryothérapie : la trilogie classique du traitement d'une lésion fraîche ou de soins kinésithérapiques postopératoires est réunie dans cette orthèse simple.

Les contentions en coutil élastique ou en tissu (fig. 3.44)

Simples ou baleinées, munies ou non de sangles de renfort correctrices, les chevillères en tissus plus ou moins élastiques sont destinées aux sportifs ressentant une sensation d'insécurité chronique de la cheville. Bien que leur effet mécanique contentif n'ait jamais été réellement validé et soit de loin moins efficace que les *strappings,* il n'en demeure pas moins qu'elles sont extrêmement prisées des sportifs. La sécurisation qu'elles procurent peut être en rapport avec l'augmentation des sensations proprio- et extéroceptives et leur facilité d'emploi indéniables en font une orthèse pratique pour le sportif occasionnel.

Les contentions adhésives (fig. 3.45)

Indications

– entorses tibio-tarsiennes stades I et II ;

– reprise d'activités fonctionnelles après entorses stade III, traitées préalablement orthopédiquement ou chirurgicalement ;

– entorses associées aux entorses de l'articulation tibio-tarsienne : sous astragalienne, calcanéo-cuboïdienne, cuboïdo-métatarsienne, péronéo-tibiale inférieure et luxation des péronniers latéraux.

Buts

– stabiliser mécaniquement le pied vers l'éversion en maintenant l'ensemble de la palette externe (calcanéum, cuboïde, cinquième métatarsien) vers l'abduction, pronation et la flexion dorsale ;

– assurer une congruence articulaire parfaite des articulations péronéo-tibiale inférieure, sous-astragalienne, calcanéo-cuboïdienne, cuboïdo cinquième métatarsien, et maintenir les tendons des péroniers dans la gouttière rétro-malléolaire externe ;

– renforcer le contrôle proprioceptif et extéroceptif de la cheville,

– réduire l'œdème et diminuer les douleurs.

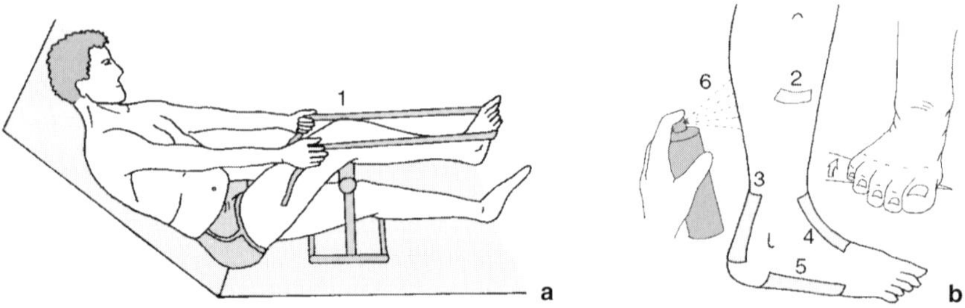

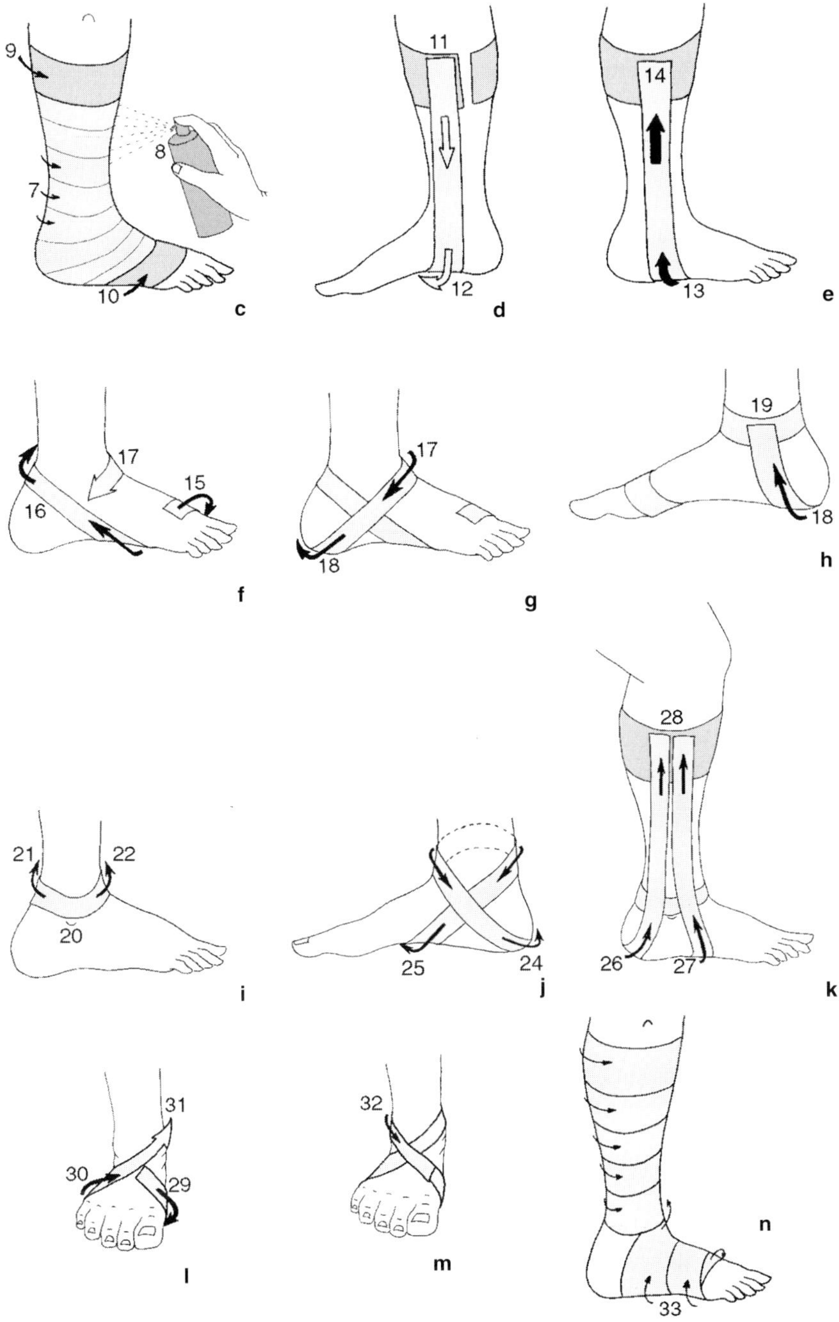

Fig. 3.45. *Contention adhésive pour entorse du LLE.*

Position du sujet [a]

– le sujet est installé en position semi-assise, genou fléchi reposant sur un support, pied en éversion maintenu par une sangle (ou un jersey tubulaire) (1).

Préparation du support [b, c]

– nettoyer, désinfecter et protéger les excoriations ou lésions cutanées (2),

– protéger le tendon d'Achille (mousse adhésive) (3),

– protéger le tendon du jambier antérieur et des extenseurs (mousse adhésive) (4),

– capitonner le bord externe du pied (mousse épaisse) pour éviter la striction de la base de M5 et pour obtenir, en charge, un effet valgisant (cartouche) (5),

– pulvériser le spray protecteur (6),

– mettre en place la mousse protectrice (une seule épaisseur) en partant du pied et en remontant à 10 cm sous la tête du péroné (7),

– pulvériser le spray protecteur sur la mousse (8),

– mettre en place l'embase jambière (largeur 6 cm) à 8 cm sous la tête du péroné. Cette embase circulaire ne doit pas être fermée à sa partie interne, laissant ainsi libre la veine saphène interne (9),

– mettre en place l'embase pédieuse (largeur 6 cm) à 2 cm en arrière de la tête des métatarsiens (10).

Mise en place de la première bande verticale (largeur 6 cm) [d, e]

La bande part de l'embase jambière (11) et est posée sous tension le long du tibia pour se réfléchir ensuite au bord interne du pied (12). La bande se réfléchit au bord externe du pied (13) et est mise sous tension selon la direction du faisceau moyen du LLE (14).

Mise en place de la première bande horizontale (largeur 3 cm) [f, g, h]

La bande s'ancre à la face dorsale de M2 sur l'embase du pied (puis cravatte le premier rayon) (15). Elle passe à la face plantaire suivant le trajet du long péronnier latéral et s'enroule au bord externe du pied au niveau de l'articulation cuboïde M5. Elle prend alors le trajet du faisceau antérieur du LLE contourne la malléole externe et le tendon d'Achille (16). Elle cravatte la malléole interne, s'enroule sur le coup de pied (17) et prend alors la direction du faisceau postérieur du LLE. Elle s'enroule autour du calcanéum (18) et vient se terminer sur elle-même au niveau de la malléole interne (19).

Mise en place de la deuxième bande verticale (largeur 3 cm) [i, j, k]

Le milieu de la bande est posé sur la malléole externe (20) un chef contourne le tendon d'Achille (21) l'autre le cou de pied (22). Les deux chefs se croisent sur la malléole interne (23) et contournent ensuite le bord interne du pied, l'un sous le calcanéum (24) l'autre sous le scaphoïde (25). Un chef tracte le calcanéum en valgus (26) et l'autre le cuboïde (27). Les deux chefs viennent s'amarrer sur l'embase supérieure (28).

Mise en place de la deuxième bande horizontale (largeur 3 cm) [l, m]

Cette bande en 8, part de la base de M2, cravate la tête de M1, (29) puis s'enroule sous la plante du pied pour venir se réfléchir autour de M5 (30) Elle prend alors la direction de la malléole interne autour de laquelle elle s'enroule (31). Elle passe en arrière du tendon d'Achille, enveloppe la malléole externe (32) et se termine sur elle-même à la base de M2.

Finition (largeur 6 cm) [n]

La contention se termine par une spiroïde enroulée dans le sens horaire (33) appliquée sans tension de la tête des métatarsiens jusqu'à 2 cm au-dessus de l'embase jambière.

Physiothérapie

Cryothérapie

Pendant les séances : massage avec un glaçon en frictions circulaires ou transversales sur les différents faisceaux du LLE et sur les tendons et gaines péri-articulaires (fig. 3.46).

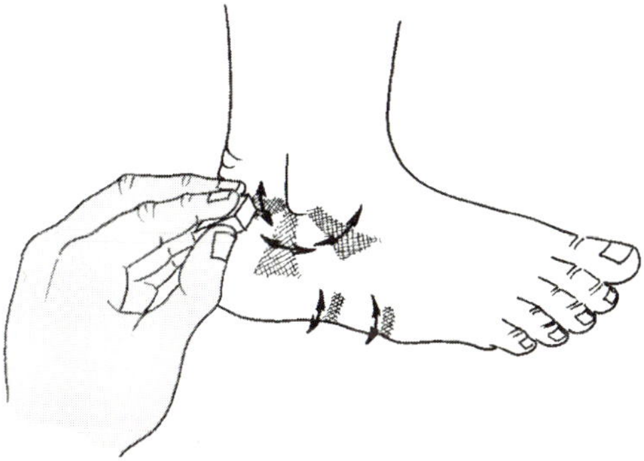

Fig. 3.46. *Massage à la glace des trois faisceaux du LLE, de l'articulation calcanéo-cuboïdienne, et cuboïde-V^e^ méta.*

En dehors des séances : application pluriquotidiennes de *cold pack* en ayant soin d'interposer un linge humide entre la poche de froid et la peau et d'isoler le *cold pack* du milieu ambiant grâce à une chevillère gonflable.

Stimulation électrique transcutanée à visée antalgique (SETA) de basse fréquence (BF) (fig. 3.48)

Une électrode est positionnée *loco dolenti,* l'autre sur le trajet du nerf innervant la région douloureuse, ou bien, si l'appui de l'électrode n'est pas supportée, les deux électrodes sont placées sur le trajet du nerf sensitif qui correspond au site douloureux. Le tableau 3.XVIII et la figure 3.47 résument l'innervation sensitive de la cheville.

Stimulation électrique transcutanée à visée antalgique (SETA) de très basse fréquence (TBF) (fig. 3.49)

L'électropuncture est réalisée sur les points douloureux de la cheville grâce à une électrode punctiforme à raison de 2 minutes par points douloureux. L'électrode indifférente, de grande surface, est positionnée à la racine du membre inférieur.

Diélectrolyse (fig. 3.50)

La diélectrolyse est réalisée de manière transversale avec des électrodes en L épousant les malléoles. L'électrode négative imprégnée de salicylate de sodium est placée en regard de la zone lésionnelle et l'autre électrode, positive, est placée sur la malléole interne.

Stimulation électrique transcutanée à visée excitomotrice (SETE)

La SETE évitant le déconditionnement des muscles jambiers peut être réalisée par une application bipolaire, sur les muscles long et court péroniers latéraux et l'extenseur commun des orteils faisant appel à des courants d'impulsions stimulant plus particulièrement les fibres lentes (fréquence de 10 à 20 Hz, largeurs d'impulsion de 200 à 400 microsecondes). La SETE peut être plus globale et s'intéresser à l'ensemble des groupes musculaires de la jambe (en cas d'immobilisation plâtrée) : on fera appel alors à une application quadripolaire avec des courants de moyenne fréquence interférentielle ou des courants d'addition.

Tableau 3.XVIII. *Innervation sensitive de la cheville*

Face externe : – en arrière et sous la malléole externe : nerf saphène externe (SPE) anastomosé avec le nerf saphène péronier. – en avant et sous la malléole externe : branche externe du nerf tibial antérieur anatomosé avec un rameau issu du nerf musculo-cutané.
Face antérieure : – rameau articulaire du nerf tibial antérieur (SPE) et nerf musculo-cutané (SPE) pour les plans superficiels.
Face interne : – rameau articulaire du nerf saphène interne (SPI).
Face postérieure : – en dedans : rameau calcanéen interne du nerf tibial postérieur (SPI), – en dehors : nerf saphène externe anastomosé avec le nerf saphène péronier.

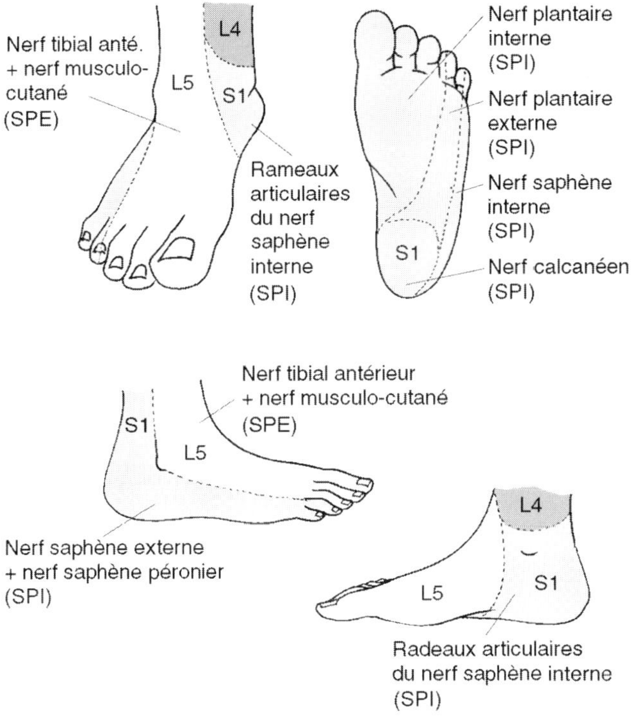

Fig. 3.47. *Innervation sensitive de la cheville et du pied.*

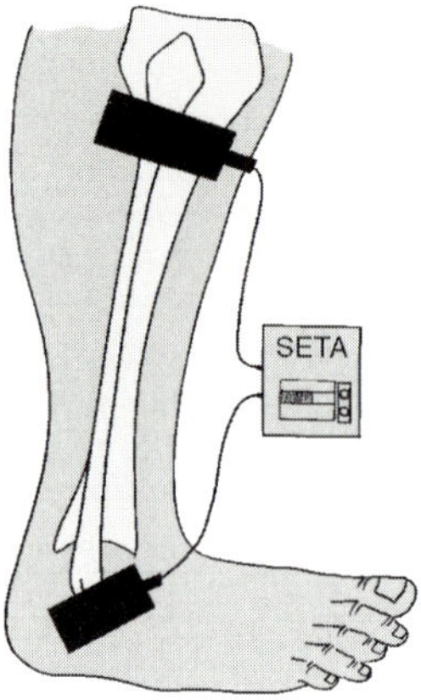

Fig. 3.48. *SETA de basse fréquence.*

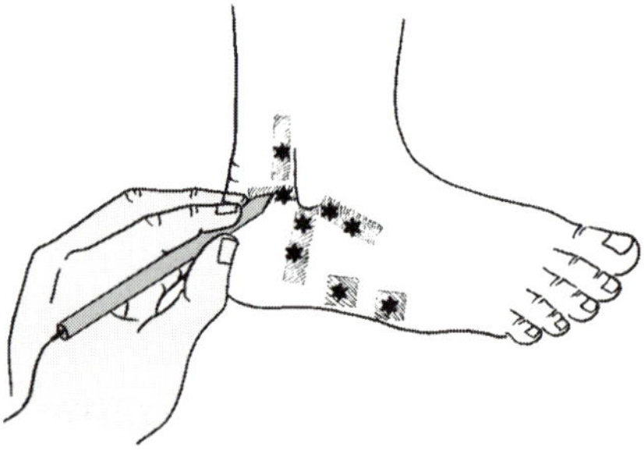

Fig. 3.49. *SETA de très basse fréquence avec électropuncture.*

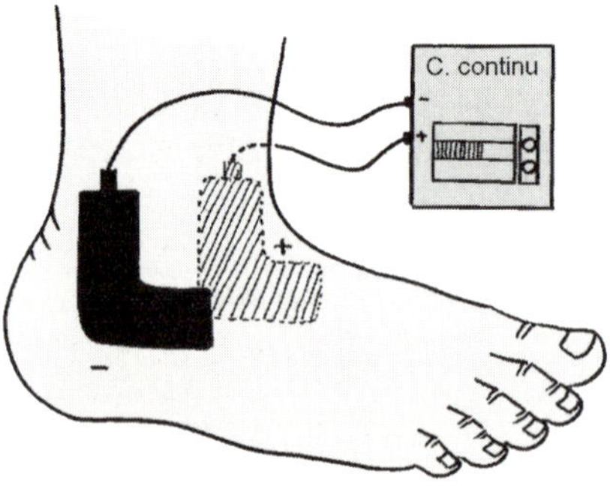

Fig. 3.50. *Diélectrolyse.*

Ultrasonothérapie (US)

Les US sont réalisés soit en immersion, soit par l'intermédiaire d'un glaçon, soit par l'intermédiaire d'un gel AINS (ce gel doit avoir la même composition que l'AINS administré par voie orale ou en diélectrolyse). Dans ce dernier cas de figure, la tête d'US peut servir aussi, dans certains appareils, d'électrodes mobiles : la tête ultrasonique sert d'émetteur d'ultrasons et délivre des courants de basse fréquence jouant sur le *Gate Control System* (SETA de BF), l'électrode indifférente, qui ferme le circuit, étant placée sur le trajet du nerf sciatique (au creux poplité).

Techniques manuelles

Drainage lymphatique manuel (DLM)

Le DLM est utilisé le plus tôt possible après l'entorse et se poursuit jusqu'à disparition complète de l'œdème.

Le DLM, effectué sur le patient en décubitus dorsal, membre inférieur légèrement surélevé, se déroule en plusieurs étapes.

– drainage des ganglions inguinaux : la main posée à plat foule la lymphe des ganglions supérieurs vers les chaînes iliaques profondes. Ces manœuvres lentes et douces sont répétées plusieurs fois sur place puis sont reprises à hauteur des groupes ganglionnaires inférieurs,

– manœuvres d'appel de la cuisse : ces manœuvres d'appel sont réalisées au départ avec une pression transversale puis de plus en plus oblique au fur et à mesure que l'on se dirige vers la partie distale de la cuisse, de manière à suivre la direction des collecteurs,

– drainage des ganglions poplités, doigts placés transversalement par rapport à l'axe du membre inférieur,

– drainage du genou : drainage de la face interne en regard de l'insertion de la patte d'oie avec le bout des doigts, drainage de la face antérieure (en regard du tendon rotulien par des manœuvres combinées du pouce et de l'index dirigés vers la face antéro-interne de la cuisse, drainage de la face externe par des manœuvres en cercle dirigées vers la face antérieure et interne de la cuisse),

– manœuvres d'appel de la jambe : manœuvres réalisées à deux mains, pouces en avant orientant la lymphe vers la face antéro-interne de la jambe,

– drainage de la cheville par voie pré- et rétro-malléolaire,

– drainage du pied : la première commissure foule la lymphe vers les collecteurs dorsaux,

– drainage des orteils : cercles à hauteur des articulations MP et cercles latéraux sur les orteils,

– les manœuvres d'appel exécutées de la racine de la cuisse jusqu'aux orteils sont suivies de manœuvre de foulage appliquées des orteils vers la racine de la cuisse.

Massage transversal profond (MTP) (fig. 3.51)

Les manœuvres de MTP sont initiées par le massage à la glace (balayage transversal du glaçon) puis par l'application d'ultrasons (balayage transversal de la petite tête ultrasonique avec pression dosée) et poursuivies manuellement de manière beaucoup plus précise dès que les douleurs le permettent.

Le MTP concerne non seulement les faisceaux du LLE, mais aussi les tendons et leurs gaines et les capsules des autres articulations concernées par le traumatisme (articulations ou Chopart et/ou de Lisfranc).

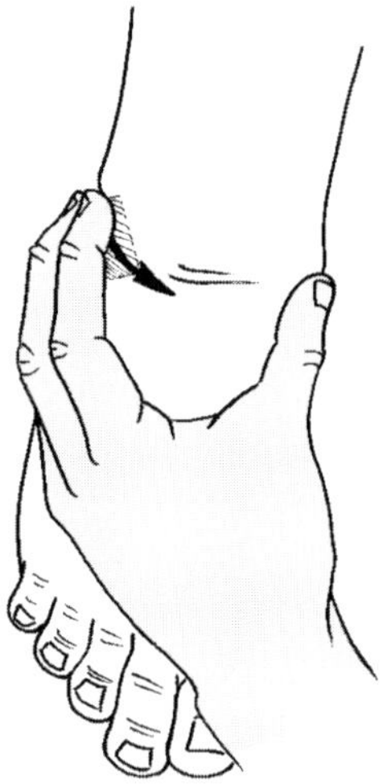

Fig. 3.51. *MTP du LLE.*

Mobilisations passives spécifiques (fig. 3.52)

Dès que les douleurs le permettent, toutes les articulations de la cheville et du pied doivent être mobilisées en direction inverse du mécanisme traumatique. La figure 3.52 récapitule une partie des techniques pouvant être recherchées à la cheville et sur la palette externe :

- ***articulation tibio-tarsienne :***
  - glissement postérieur de l'astragale/mortaise (1),
  - roulement postérieur de l'astragale/mortaise (2),
  - glissement interne et postérieur de la tête astragalienne (3),
  - éversion (4) ;
- ***articulation sous-astragalienne :***
  - glissement externe du calcanéum/astragale (5),
  - glissement antérieur du calcanéum/astragale (6),
  - bascule postérieure, valgus, pronation, rotation externe (7) ;

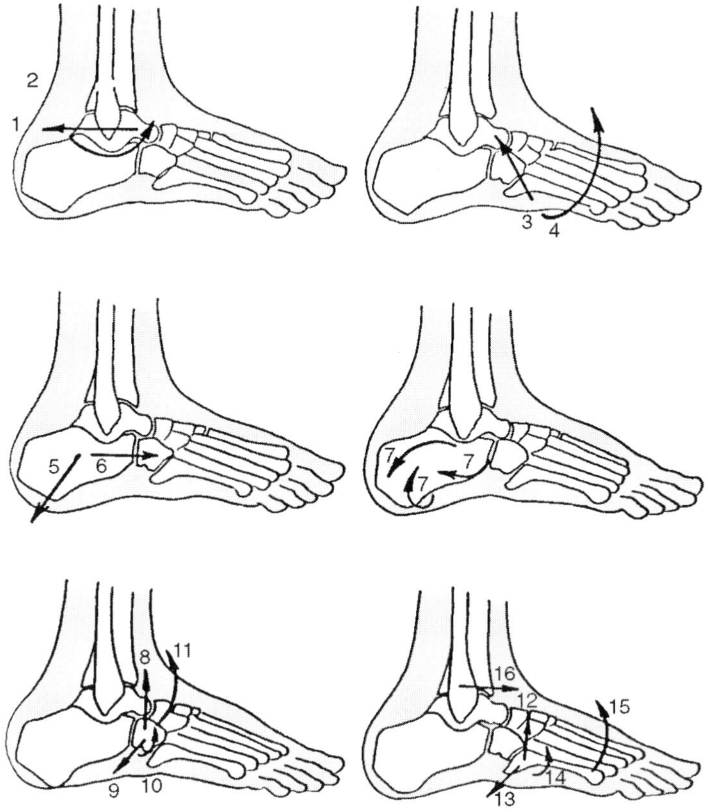

Fig. 3.52. *Mobilisations spécifiques de la cheville et du pied.*

- ***articulation calcanéo-cuboïdienne :***
  - glissement supérieur du cuboïde / calcanéum (8),
  - glissement externe du cuboïde / calcanéum (9),
  - rotation interne (pronation) du cuboïde / calcanéum (10),
  - flexion dorsale (11) ;
- ***articulation cuboïdo-V^e^ métatarsien :***
  - glissement supérieur de la base de M5 / cuboïde (12),
  - glissement externe de la base de M5 / cuboïde (13),
  - rotation interne (pronation) de M5 / cuboïde (14),
  - flexion dorsale (15) ;
- ***articulation péronéo-tibiale inférieure :***
  - glissement de la malléole externe (16).

Technique de lutte contre les raideurs de cheville

La raideur de cheville est l'un des problèmes habituellement rencontré après entorse du LLE surtout en cas d'entorse grave traitée chirurgicalement ou orthopédiquement.

Le traitement kinésithérapique de ces raideurs repose sur un bilan clinique minutieux, aidé par l'imagerie, capable de répondre à quatre questions essentielles :

Existe-t-il une contre-indication au traitement rééducatif ?

Le bilan initial permet d'éliminer les contre-indications relatives (syndrome AND à la phase « chaude » devant être traité médicalement) ou formelles (atteintes ostéo-cartilagineuses, corps étrangers intra-articulaires, enthésophytose).

Quelle est l'origine topographique de la limitation ?

La limitation des mouvements du pied peut avoir une origine unique (articulation tibio-tarsienne) ou provenir de plusieurs articulations (péronéo-tibiales supérieure et inférieure, sous-astragalienne, Chopart, Lisfranc).

Quelles sont les causes de limitation ?

Pour chaque articulation concernée, différentes causes de limitation, peuvent plus ou moins s'associer : un bilan clinique précis, faisant appel aux notions de sensation de fin de course, de raideurs symétriques/asymétriques et de raideur active/passive permet de mieux cerner l'origine des raideurs.

Le tableau 3.XIX donne un exemple des étiologies possibles des raideurs en flexion dorsale de la cheville et des techniques qui s'y rattachent.

Existe-t-il une instabilité associée ?

L'existence d'une raideur de cheville n'exclue pas la possibilité d'une laxité concomitante de la même articulation ou d'articulations de proximité : par exemple une raideur en flexion dorsale de la tibio-tarsienne peut coexister avec une instabilité résiduelle en varus de cette articulation ou de l'articulation sous-astragalienne. La connaissance de ces deux entités *a priori* antinomiques exige un grand discernement quant à la recherche du gain d'amplitudes (précision des prises et des mouvements recherchés) et une complémentarité des techniques (association systématique de techniques de gain d'amplitudes et exercices neuro-musculaires).

Tableau 3.XIX. *Étiologie des raideurs en flexion dorsale de la cheville et techniques kinésithérapiques associées*

Facteurs de limitation	Éléments en cause	Techniques
Facteurs cutanés et sous-cutanés	adhérence et rétraction de la cicatrice sous-malléolaire externe, infiltrat scléreux péri-articulaire dû à l'hématome, œdème rétro-malléolaire	pétrissages superficiels et frictions, massages mécaniques sous dépression (type Aspivenin), mobilisation avec appui cutané tangentiel, techniques de drainage (DLM, pressothérapie, bandages compressifs), application de topiques (cataplasme d'alumine, pâte antiphlogistique, pommade anti-œdémateuse).
Facteurs myo-aponévrotiques et tendineux	rétraction du système suro-achilléo-calcanéo-plantaire et des muscles du plan postérieur	pétrissages profonds, traits tirés; crochetage et étirements passifs ou actifs (= contracter-relâcher = isométrique-isotonique) des muscles du plan postérieur et de l'aponévrose plantaire.
Facteurs musculaires	insuffisance active des releveurs	techniques de lever de sidération, stimulation électrique transcutanée à visée exito-motrice, renforcement musculaire.
Plans de glissement	adhérences téno-synoviales (gaines des LPL et CPL, du JP et du tendon d'Achille), accolement des bourses séreuses (pré- ou rétro-achilléennes)	MTP des tendons rétro-malléolaires, travail actif ou dynamique à différentes positions de flexion plantaire et dorsale, ultra-sonothérapie pulsée, massages subaquatiques.
Facteurs capsulo-ligamentaires	rétraction du plan capsulaire postérieur et accolement aux tissus cutanés	mobilisations spécifiques (glissements, roulements, bâillement postérieur, décoaptation en flexion dorsale), MTP rétro-malléolaire en fin de course, autopostures (fentes avant, traction du pied avec sangle), postures en décharge (attelle nocturne, attelle motorisée).
Facteurs liquidiens	épanchement intra-articulaire	cryothérapie, bandage compressif.
Facteurs kinesthésiques	perte du schéma moteur, troubles perceptifs extéro- et proprioceptifs	stimulations cutanées, vibrations tendineuses (tendon d'Achille), travail du déroulement du pas, rééducation neuro-musculaire.
Facteurs nociceptifs	douleurs à l'étirement du plan postérieur et/ou à la compression du plan antérieur	stimulation électrique transcutanée à visée antalgique sur les nerfs postérieurs (nerf tibial postérieur et saphène externe) ou antérieurs (nerf tibial antérieur et musculo-cutané), cryothérapie.

Techniques neuro-musculaires

Le choix des facteurs de progression des techniques neuro-musculaires employée dans le cadre des entorses de cheville fait appel à différents critères.

La particularité de la rééducation neuro-musculaire des entorses de cheville (LLE) réside dans ce que nous appelons « la règle des 3 » :

- *Trois critères de progression sont particuliers à l'entorse de cheville :*
  - 1 : la localisation et le type de stimulation cutanée plantaire,
  - 2 : le positionnement articulaire hanche, genou, cheville préalable à chaque exercice et la direction des déstabilisations,
  - 3 : l'intensité et les modalités de mise en charge de l'articulation tibio-tarsienne.
- *Trois possibilités s'offrent au thérapeute pour chacun des critères vus ci-dessus :* il s'agit de modalités techniques qui viennent se compléter, en allant du plus simple (1) au plus compliqué (3) pour adapter l'exercice aux entorses du LLE.
- *Trois variantes supplémentaires correspondent au début (1), au milieu (2) et à la fin de progression (3)* viennent caractériser chacune des manœuvres.

Le tableau 3.XX résume cette règle des 3 et les différentes combinaisons possibles : la progression se lit dans chacune des trois colonnes de haut en bas en suivant les indications de 1 à 3, et de gauche à droite en suivant aussi les indications de 1 à 3.

Stimulation cutanée plantaire

La stimulation cutanée plantaire répond à un double objectif :

– sensibiliser le sujet à la perception de ses appuis plantaires et au rapport entre ces appuis et la position de la cheville,

– obtenir une réponse des éverseurs grâce à une stimulation cutanée favorable puis défavorable. Par exemple :

- la stimulation du bord interne du talon déclenche une réponse des éverseurs qui s'accompagne d'une augmentation de cet appui localisé (rétro-action positive) (fig. 3.53),
- la stimulation du bord externe de l'avant-pied vise à déclencher une réaction d'esquive avec réponse des éverseurs et diminution de l'appui externe (rétro-action négative).

La progression de cette stimulation s'effectue (fig. 3.54) :

– du talon postérieur vers le talon antérieur (1 à 3) et de dedans en dehors (1 à 3) (fig. 3.54a),

– de la superficie à la profondeur grâce à des appuis superficiels, intéressant la peau et les tissus sous cutanés, des appuis d'intensité plus fortes, agissant sur les plans myo-aponévrotiques du pied, et des appuis intenses concernant en profondeur le plan articulaire et squelettique (fig. 3.54b).

Tableau 3.XX. *Facteurs de progression des techniques neuro-musculaire spécifiques à l'entorse du LLE*
Trois facteurs de progression spécifiques : 1 : stimulation cutanée plantaire,
2 : positionnement articulaire et déstabilisation,
3 : modalité de mise en charge.

1) *stimulation cutanée plantaire* 1 zone de stimulation 2 Intensité de la stimulation 3 direction de la stimulation			**2) *positionnement articulaire et déstabilisation*** 1 positionnement analytique 2 positionnement synthétique 3 direction de la déstabilisation de la cheville			**3) *modalités de mise en charge*** 1 poids du corps 2 variations d'appuis 3 position de fente en bipodal		
1. Zone	**2. Intensité**	**3. Direction**	**1. analytique**	**2. synthétique**	**3. déstabilisation**	**1. poids du corps**	**2. appuis**	**3. position de fente en bipodal**
1. 3 zones d'avant en arrière	1. superficielle	1. perpendiculaire à la peau	3 articulations 1 – hanche 2 – genou 3 – cheville	hanche 1. F-ABD-RE 2. p. neutre 3. ext-Add-RI	1. sagittale – f. plantaire	1. décharge totale	1. membres supérieurs + bipodal	1. plan sagittal 1 – fente avant
2. 3 zones de DD et DH	2. moyenne	2. tangentielle DH → DD AV → AR	3 plans 1 sagittal F → Ext	genou 1. F/val/RE 2. p. neutre 3. Ext/var/RI	2. frontale – varus	2. charge partielle	2. bipodal	2. fente latérale
3. combinaison de 1 et 2	3. profonde	3. circulaire	2 – frontal ABD → ADD valgus → varus 3 – horizontal RE → RI PRO → Supi	cheville 1. éversion 2. p. neutre 3. inversion	3. horizontale – supination	3. unipodal	3. unipodal	3 – fente arrière

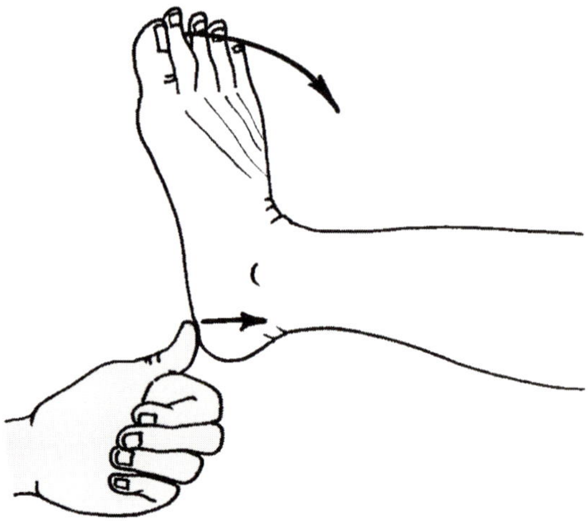

Fig. 3.53. *Sollicitation des éverseurs à partir d'une stimulation talonnière.*

La figure 3.54c représente la direction des stimulations plantaires correspondant à la marche ou à la course :

– stimulation en compression et glissement tangentiel vers le dedans et vers l'arrière (attaque du talon au sol) (1),

– stimulation en compression, glissement tangentiel vers l'avant (propulsion sur le bord externe du pied) (2),

– stimulation compression et friction circulaire horaire (changement de direction avec pivotement sous la tête des métatarsiens) (3),

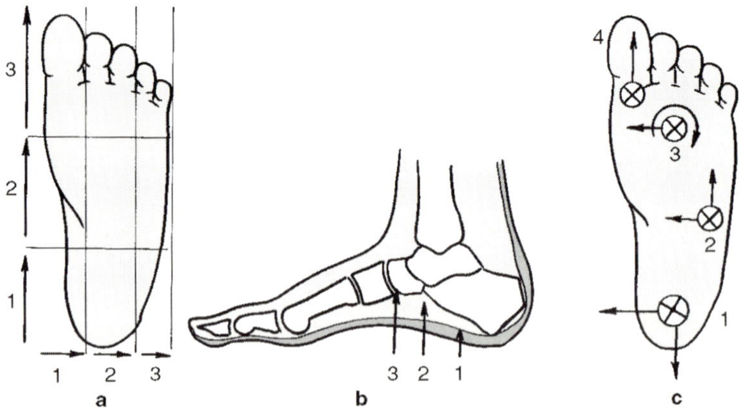

Fig. 3.54. *Progression de stimulation plantaire.*

– stimulation en compression et glissement tangentiel vers l'avant (propulsion du gros orteil) (4).

Les techniques de stimulation font appel :

– en décharge à des manœuvres de massage ou à des stimulations utilisant différents matériaux (brosses, balle et ballons de différentes densités, etc.),

– en charge en appui bipodal, à des techniques perceptives le pied reposant sur une surface non lisse (tapis à picots) ou roulant sur des objets de dureté différente (balle, rouleau de bois),

– en charge au cours de la marche, de la course ou de sauts réalisés pieds nus avec sensibilisation aux sensations d'appuis (marche sur le bord interne du pied, équilibre sur l'avant-pied en pronation, etc.).

Positionnement articulaire et direction de la déstabilisation (fig. 3.55)

Le positionnement articulaire du membre inférieur va en progression des secteurs offrant la plus grande sécurité de la cheville vers les sections dangereuses. La figure 3.55 représente les zones de sécurité (1), neutre (2) et de danger (3) pour la cheville, le genou et la hanche correspondant respectivement au début (1), milieu (2) et fin (3) de progression. Pour schématiser, nous pouvons synthétiser ces positions :

- ***En avant du plan frontal :***

– la zone de sécurité associe une éversion du pied, une flexion-valgus-rotation externe du genou et une flexion-adduction-rotation interne de hanche,

– la zone de danger associe une inversion du pied, une flexion-varus-rotation interne du genou et une flexion-abduction-rotation externe de hanche.

- ***En arrière du plan frontal :***

– la zone de sécurité associe une éversion du pied, une flexion-valgus-rotation externe du genou et une extension-abduction-rotation externe de hanche,

– la zone de danger associe une inversion du pied, une extension varus-rotation interne du genou et une extension-adduction-rotation interne de la hanche.

Déstabilisation imposée à la cheville

Que ce soit manuellement ou sur un plan instable, dans un secteur de « sécurité » articulaire ou de « danger », elle peut se résumer à trois cas de figures.

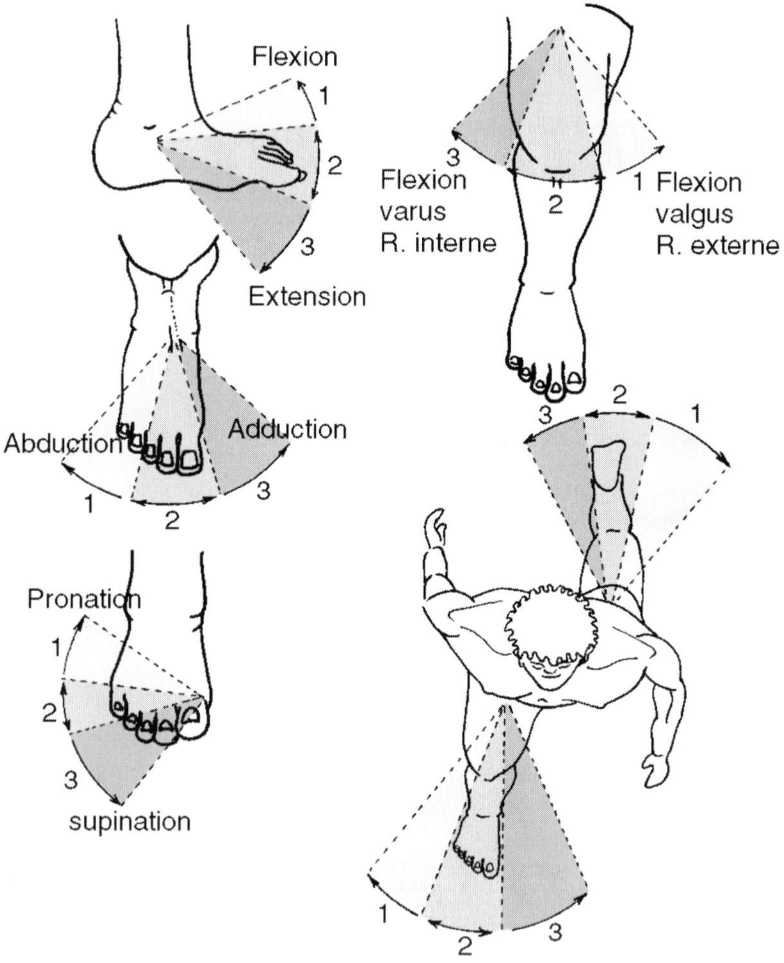

Fig. 3.55. *Progression du positionnement articulaire :*
– début de progression (1), milieu (2), puis fin de progression proche du secteur dangereux (3).

- ***Déstabilisation en chaîne ouverte ou semi-ouverte*** (fig. 3.56, 57 et 58)

Le pied est libre et le membre inférieur est considéré comme point fixe (situation de décubitus). Les déstabilisations imposées au pied doivent induire de manière analytique puis combinée une flexion dorsale, une abduction et une pronation (éversion).

- ***Déstabilisation en chaîne fermée pied fixe*** (fig. 3.59, 60 et 61)

Le pied, sur un plan stable est fixe (en décharge pied contre un mur, ou en charge) et le corps est mobile au-dessus du pied (la cheville sert de charnière entre le sol et le corps). Les déstabilisations imposées au pied doivent induire une réponse des éverseurs du pied.

- ***Déstabilisation en chaîne fermée pied mobile***

Les déstabilisations imposées à l'ensemble du corps et au pied viennent se combiner pour recréer le mécanisme traumatique initial. Le tableau 3.XXI résume une progression d'exercices sur plan instable unidirectionnel (plateau de Castaing).

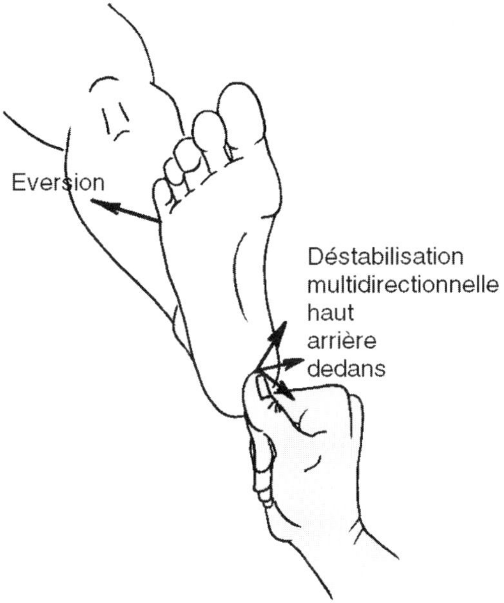

Fig. 3.56. *Chaîne cinétique ouverte en décharge avec sollicitation talonnière.*

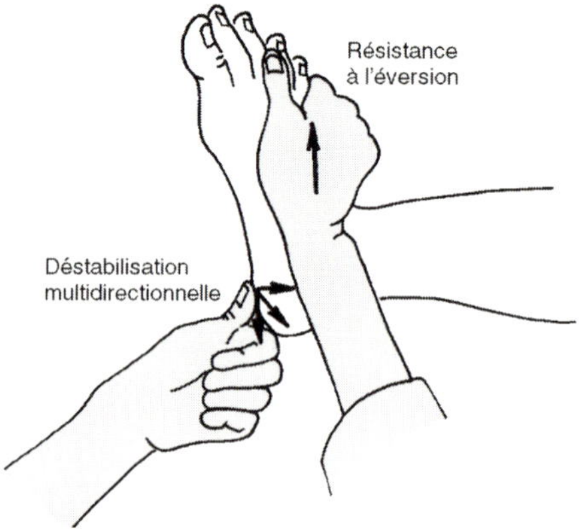

Fig. 3.57. *Chaîne cinétique ouvert en décharge : sollicitation talonnière + appui sur la palette externe.*

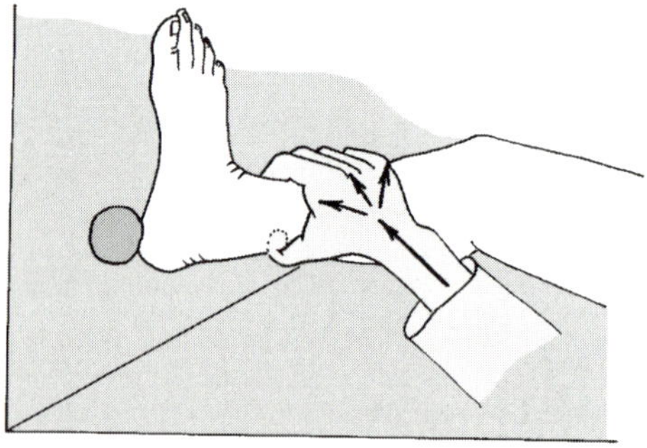

Fig. 3.58. *Chaîne cinétique semi-ouverte en décharge : appui talonnier sur balle de tennis + déstabilisation manuelle.*

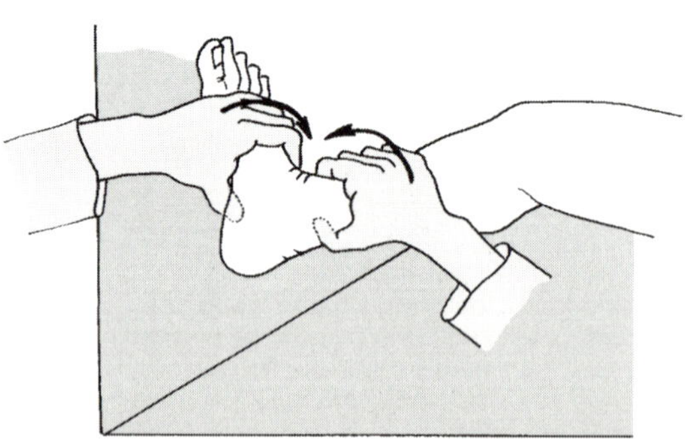

Fig. 3.59. *Chaîne cinétique fermée en décharge : déstabilisation vers la supination et la rotation tibiale externe (mise en jeu des éverseurs).*

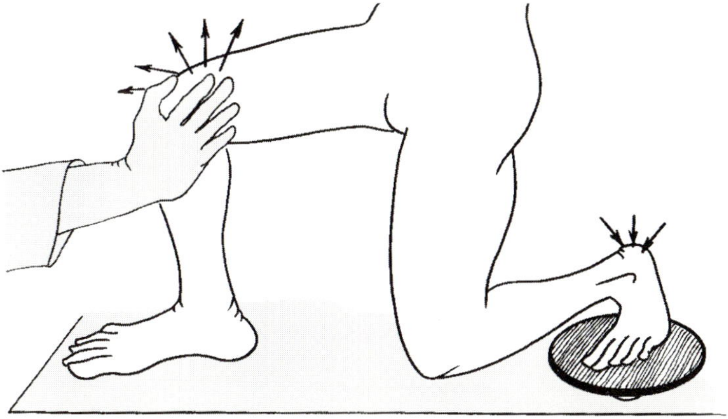

Fig. 3.60. *Chaîne cinétique fermée en charge partielle : destabilisation multidirectionnelle pied sur plan stable (genou droit) ou sur plan instable (pied gauche).*

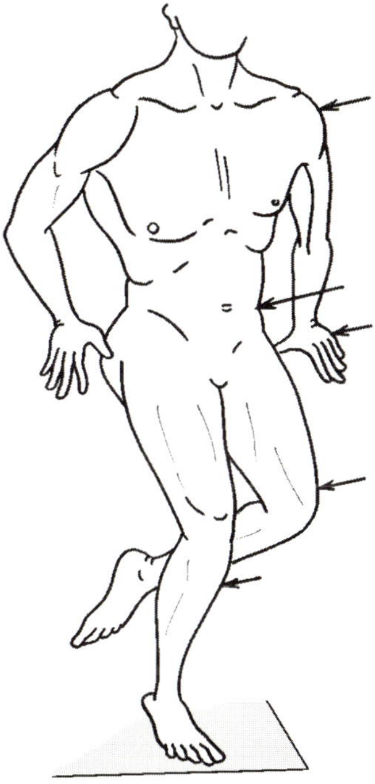

Fig. 3.61. *Chaîne cinétique fermée et charge totale : destabilisations multi-étagées.*

Tableau 3.XXI. *Progression d'exercices sur plan instable mono-axial pour entorse du LLE à droite*

Déstabilisation	Bipodal (pied sain au sol)	Bipodal	Unipodal
Flexion Extension	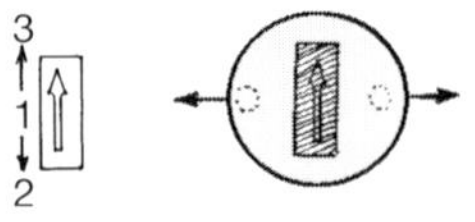	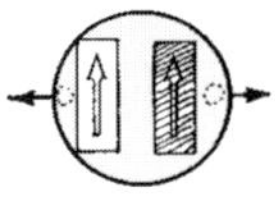	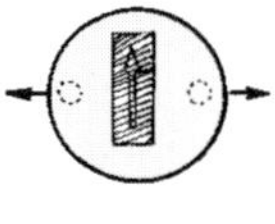
Flexion-supination-varus Extension-pronation-valgus	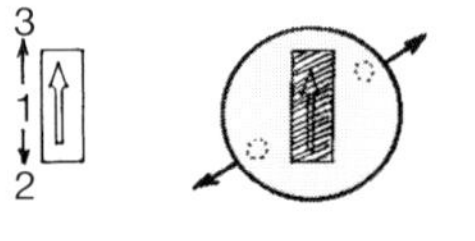	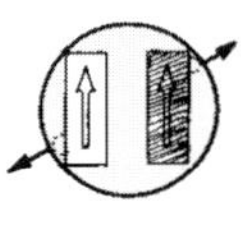	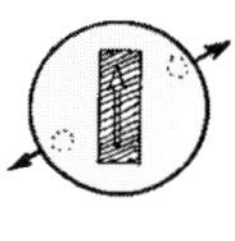
Flexion-pronation-valgus Extension-supination-varus	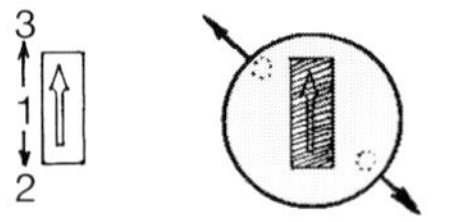	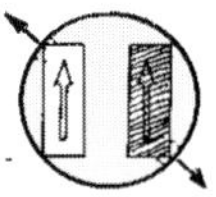	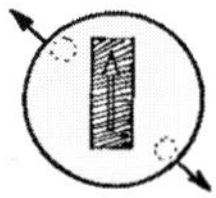
Pronation-valgus Supination-varus	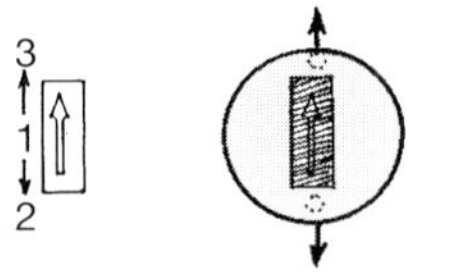	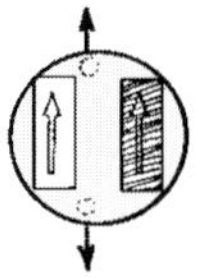	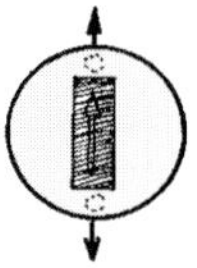

Remarques :

- symbole  = pied côté sain (gauche)
- symbole  = pied côté pathologique (droit)
- le plan instable 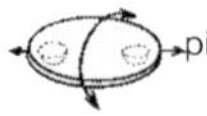 pivote autour d'un seul axe. 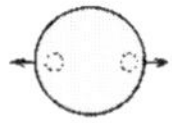

Les différentes modalités de mise en charge

Elles permettent d'imposer des contraintes de plus en plus importantes à la cheville et aux structures qui assurent sa stabilisation.

La progression de cette mise en charge fait appel à des exercices réalisés en décharge (décubitus pieds contre un mur), puis en charge partielle (chevalier servant, fentes avec transfert du poids du corps, appuis manuels), puis en charge totale (unipodal), puis avec surcharge « statique » (gilet lesté, bracelets lestés) ou « dynamique » (parcours à obstacles, courses, sauts).

Les contraintes dynamiques imposées à la cheville en charge nécessitent au début le port d'une contention collée améliorant le contrôle articulaire et de semelles visco-élastiques amortissant l'onde de choc lors du contact au sol.

Méthode de rééducation avec orthèse déstabilisante d'arrière-pied

La méthode de rééducation avec orthèse déstabilisante d'arrière-pied a pour objectif de mettre en application, lors de la pratique kinésithérapique quotidienne, la notion d'approche « globale » du traitement des entorses de cheville. Cette méthode cherche à solliciter de manière sélective les muscles protecteurs de la cheville, de manière à ce que les bouffées d'activité soient intégrées à un pattern moteur postural ou gestuel physiologique. Les exercices, dérivés d'activités courantes, sont exécutés avec une orthèse d'arrière-pied capable de déstabiliser la cheville, sans risque de traumatisme, en situation « écologique ».

Cette méthode de rééducation répond au cahier des charges suivant :
– la progression des exercices doit permettre d'éviter tout danger pour le sujet tout en l'amenant à un niveau d'entraînement très performant,
– tous les exercices doivent être dérivés d'une activité de la vie courante ou d'une activité sportive (se lever d'un siège, maintenir une posture debout, marcher, sauter, etc.) de manière à retrouver des patterns moteurs automatisés,
– chaque exercice doit solliciter de manière sélective les muscles éverseurs de manière à augmenter leur raideur active anticipatrice (pré-activité) ou correctrice (activité de stabilisation en charge) au cours de ces patterns automatiques, sans intervention volontaire du sujet,
– les exercices doivent être suffisamment ludiques et imagés pour motiver le sujet sans lui faire ressentir le côté technique de manière pesante.

Le matériel utilisé pour cette rééducation comporte :
– une orthèse déstabilisante d'arrière-pied composée de trois parties : un chausson englobant l'arrière-pied, un mécanisme articulé autour d'un axe orienté selon l'axe de Henké, une semelle talonnière anti-dérapante (fig. 3.62),
– une chaussette de propreté évitant au pied de glisser dans l'orthèse,
– un galet ayant une face stable et une instable utile pour les exercices statiques,
– un support d'avant-pied en mousse nécessaire pour les exercices dynamiques tels que la marche ou le saut.

La méthode de rééducation est découpée en trois niveaux : apprenti, confirmé et expert (ACE), chaque niveau étant lui-même composé de 4 exercices types (A1 à A4, C1 à C4, E1 à E4). Chaque exercice type est décliné selon 5 variantes de difficultés croissantes. Pour plus de sécurité, on ne passe à l'étape suivante que lorsque l'exercice que l'on est en train de réaliser est parfaitement intégré : ceci est vrai pour les trois niveaux, mais aussi pour le passage d'un exercice type à un autre, ou bien même pour le passage d'une variante à la suivante au cours du même exercice.

Au total, ces 60 exercices progressifs aux noms imagés répondent point par point au cahier des charges qui sous-tend la méthode de rééducation proposée aux patients.
Les exercices découpés en trois niveaux, apprenti (A), confirmé (C), expert (E) sont décrits dans le tableau 3.XXII.

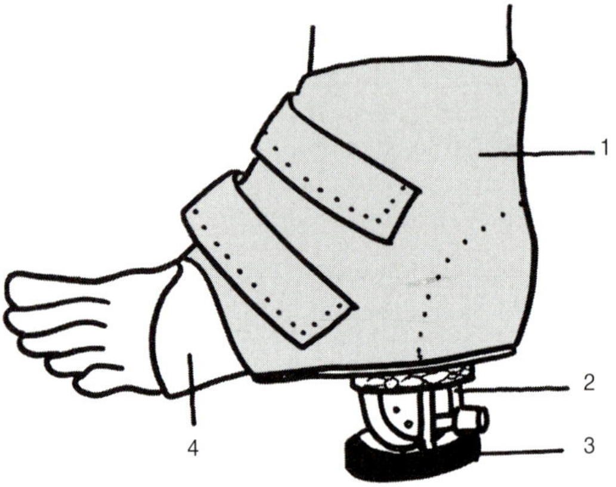

Fig. 3.62. *Orthèse déstabilisante d'arrière-pied :*
1 – chausson d'arrière-pied
2 – mécanisme articulé
3 – semelle talonnière anti-dérapante
4 – chaussette de propreté

Tableau 3.XXII.

A. Niveau apprenti			
A1 Le marcheur assis	**A2 La cavalière**	**A3 Le chevalier servant**	**A4 Le chevalier**
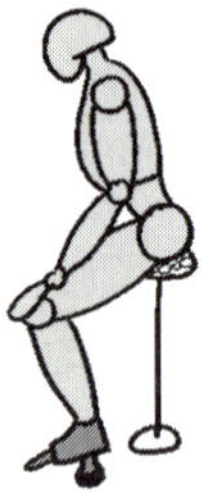	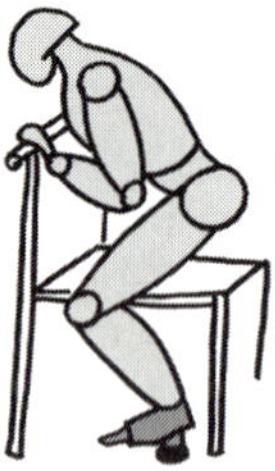	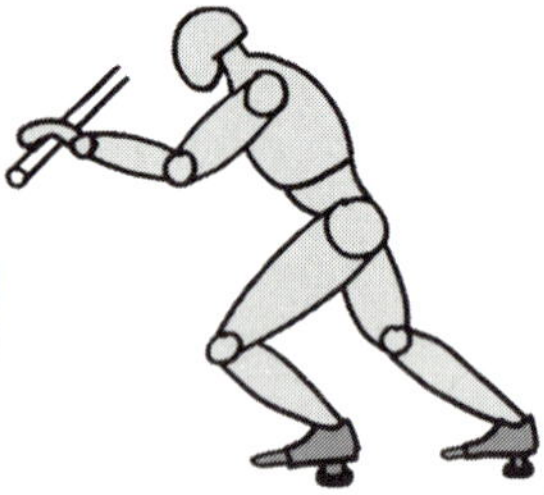	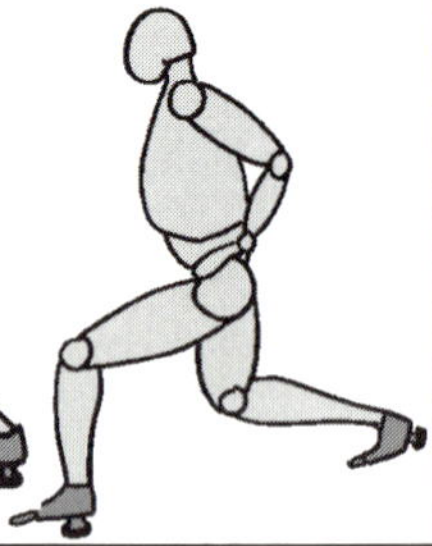
Sujet assis sur un tabouret	Sujet assis à califourchon	Sujet avec appui antérieur	Sujet sans appui antérieur
1re variante : échauffement en flexion-extension de la cheville	*1re variante :* suspension en appui bilatéral symétrique	*1re variante :* suspension en appui bilatéral symétrique	*1re variante :* suspension en appui bilatéral symétrique

Tableau 3.XXII. *(suite)*

2e variante : échauffement en inversion-éversion de la cheville *3e variante :* marche sur place *4e variante :* marche antéro-postérieure *5e variante :* marche latérale	*2e variante :* suspension en appui oblique côté sain *3e variante :* suspension en appui oblique côté lésé *4e variante :* suspension en appui latéral côté sain *5e variante :* suspension en appui latéral côté lésé	*2e variante :* chevalier servant en appui côté sain en oblique *3e variante :* chevalier servant en appui côté lésé en oblique *4e variante :* chevalier servant en appui côté sain sur une ligne antéro-postérieure *5e variante :* chevalier servant en appui côté lésé sur une ligne antéro-postérieure	*2e variante :* chevalier servant en appui côté sain en oblique *3e variante :* chevalier servant en appui côté lésé en oblique *4e variante :* chevalier servant en appui côté sain sur une ligne antéro-postérieure *5e variante :* chevalier servant en appui côté lésé sur une ligne antéro-postérieure
C. Niveau Confirmé			
C1 La statue éveillée	**C2 La statue endormie**	**C3 Le marcheur éveillé**	**C4 Le marcheur endormi**
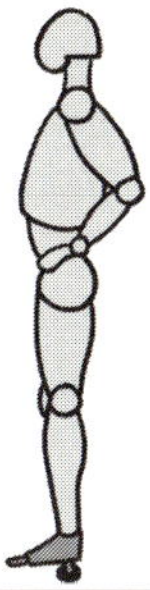	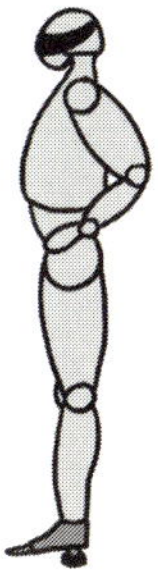	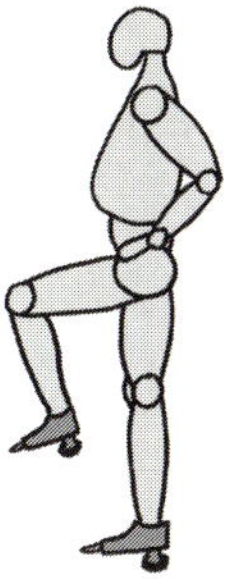	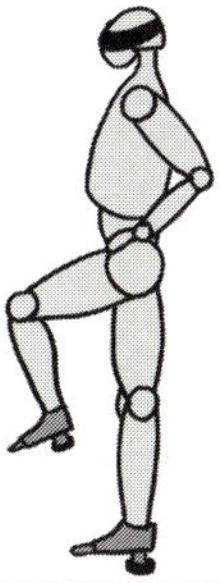
Sujet debout statique yeux ouverts	Sujet debout statique yeux fermés	Marche lente, yeux ouverts	Marche lente, yeux fermés
1re variante : échauffement en flexion-extension de la cheville *2e variante :* échauffement en inversion-éversion de la cheville *3e variante :* équilibre en appui bipodal sur une ligne antéro-postérieure *4e variante :* équilibre en appui unipodal côté sain	*1re variante :* échauffement en flexion-extension de la cheville *2e variante :* échauffement en inversion-éversion de la cheville *3e variante :* équilibre en appui bipodal sur une ligne antéro-postérieure *4e variante :* équlibre en appui unipodal côté sain	*1re variante :* marche lente avec montée des genoux, sur place *2e variante :* marche avant lente avec montée des genoux, pied lésé vers l'avant *3e variante :* marche arrière lente avec montée des genoux, pied lésé vers l'arrière *4e variante :* marche lente latérale, vers le côté sain	*1re variante :* marche lente avec montée des genoux, sur place *2e variante :* marche avant lente avec montée des genoux, pied lésé vers l'avant *3e variante :* marche arrière lente avec montée des genoux, pied lésé vers l'arrière *4e variante :* marche lente latérale, vers le côté sain

Tableau 3.XXII. *(suite)*

5e variante : équilibre en appui unipodal côté lésé	*5e variante :* équilibre en appui unipodal côté lésé	*5e variante :* marche lente latérale, vers le côté lésé	*5e variante :* marche lente latérale, vers le côté lésé
E. Niveau Expert			
E1 L'arpenteur	**E2 La voyageuse**	**E3 Le sauteur**	**E4 L'exploratrice**
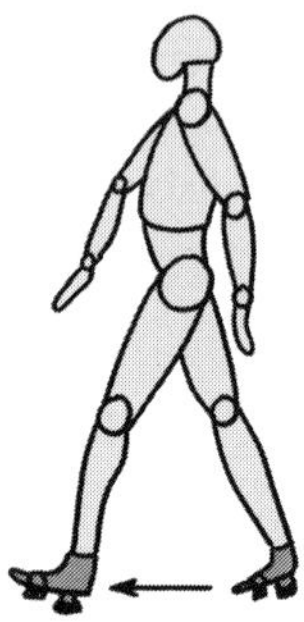	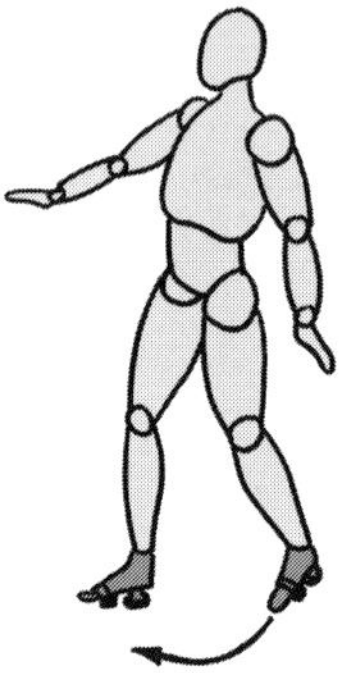	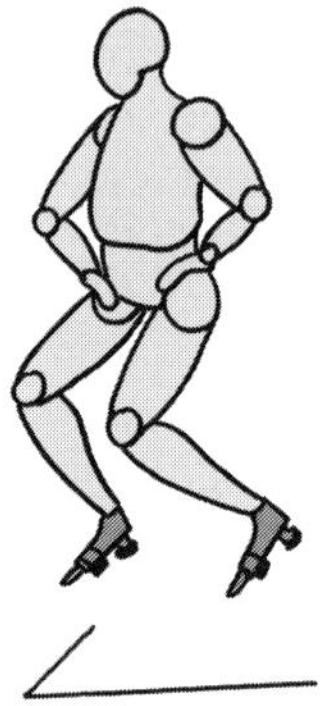	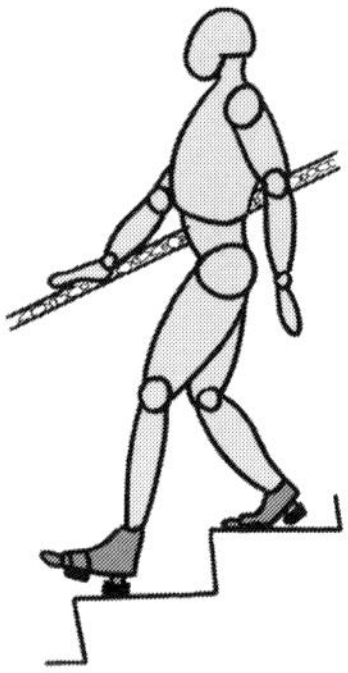
Marche unidirectionnelle	Marche multidirectionnelle	Sauts bipodaux ou unipodaux	Activités fonctionnelles
1re variante : marche avant et arrière à vitesse confortable *2e variante :* marche latérale à vitesse confortable *3e variante :* marche avant et arrière à vitesse rapide *4e variante :* marche latérale à vitesse rapide *5e variante :* marche avant et arrière à vitesse rapide sur une ligne antéro-postérieure	*1re variante :* marche sur un cercle, pied sain à l'extérieur *2e variante :* marche sur un cercle, pied lésé à l'extérieur *3e variante :* aller-retours rapides sur une ligne avec pivot sur pied sain aux demi-tours *4e variante :* aller-retours rapides sur une ligne avec pivot sur pied lésé aux demi-tours *5e variante :* marche sur un 8	*1re variante :* réception de saut avant sur pied sain *2e variante :* réception de saut avant sur pied lésé *3e variante :* saut bipodal sur place *4e variante :* saut bipodal avant-arrière, *5e variante :* saut bipodal latéral droit et gauche avec réception sur un pied	*1re variante :* montée d'escaliers avec et sans rampe *2e variante :* descente d'escaliers avec et sans rampe *3e variante :* assis-debout-marche-pivot-retour-assis *4e variante :* activités de la vie quotidiennes à l'intérieur sur sol égal *5e variante :* activités de la vie quotidienne à l'extérieur sur sols inégaux

Fractures de la cheville et du pied

FRACTURES DU CALCANÉUM

Ces dernières années, la multiplication des murs d'escalade et le développement de nouveaux sports tels que le deltaplane ou le parapente ont vu la fréquence des fractures du calcanéum s'élever.

Il s'agit de fractures graves tant par les problèmes immédiats qu'elles posent (complexité des lésions, indications thérapeutiques difficiles à poser, association à d'autres fractures), que par les séquelles fréquentes : retentissement au niveau de l'articulation sous-astragalienne, perte de force importante à long terme sur les intrinsèques et les fléchisseurs du pied.

Formes anatomiques

Le diagnostic est en règle aisé, confirmé par la radiographie qui permet de distinguer différentes formes anatomiques (tableau 3.XXIII).

Traitement

Le traitement des fractures du calcanéum pose de complexes problèmes pour les fractures thalamiques en fonction de leur variété anatomique et de leur répercussion éventuelle sur l'articulation sous-astragalienne.

Le tableau 3.XXIV résume de façon schématique les principales indications de fractures thalamiques en sachant qu'en fonction des dégâts anatomiques, des habitudes et des résultats obtenus par les différentes équipes chirurgicales, ces modalités sont sujet à discussion et sans cesse en évolution. Parmi toutes ces méthodes, le traitement fonctionnel occupe une place prépondérante.

Tableau 3.XXIII. *Classification des fractures du calcanéum*

Fractures parcellaires	Tubérosité postérieure Bec de la grande apophyse Tubercule postéro-interne	
Fractures thalamiques et périthalamiques	Type I	Fracture-séparation à 2 fragments
	Type II	Fracture-luxation
	Type III	Fracture-séparation à 3 fragments avec enfoncement (1er degré et 2e degré)
	Type IV	Fracture-séparation à 4 fragments ou plus, avec enfoncement (3e degré)

Tableau 3.XXIV. *Principes de traitement des fractures du calcanéum*

Fractures parcellaires	non déplacées	plâtre de Graffin 6 semaines
	déplacées	ostéosynthèse après réduction suivie d'immobilisation 6 semaines
Fractures thalamiques ou péri-thalamiques	Type I	traitement fonctionnel
	Type II	ostéosynthèse après réduction orthopédique ou chirurgicale suivie d'immobilisation 6 semaines
	Type III	traitement fonctionnel si enfoncement du 1er ou 2e degré sans désaxation de l'arrière-pied ostéosynthèse après réduction dans les autres cas
	Type IV	méthode fonctionnelle ou reconstruction arthrodèse

Traitement fonctionnel des fractures thalamiques

Principes généraux du traitement fonctionnel :

– le traitement fonctionnel n'est pas un abandon thérapeutique,

– la prise en charge thérapeutique immédiate doit permettre d'éviter au maximum l'enraidissement de l'arrière-pied et les troubles trophiques locaux,

– il nécessite de la part du blessé, patience, assiduité et une bonne compréhension du traitement,

– la remise en charge et la marche devront s'effectuer avec beaucoup de progressivité en tenant compte des résultats radiologiques, des réactions douloureuses du patient et des troubles trophiques associés,

– quelle que soit la phase, il faudra se méfier de l'apparition d'un syndrome algo-neuro-dystrophique.

Rééducation phase I :
phase post-traumatique immédiate : J1 à J10

Principes

– mettre en œuvre ces techniques au maximum dans les 24 ou 48 h suivant la fracture,

– initier la rééducation sans attendre la disparition totale des douleurs et sans provoquer à l'inverse de vives réactions algiques,

– dans ces premiers jours, le traitement fonctionnel a une visée essentiellement antalgique et trophique dans le but de limiter l'œdème, l'enraidissement, voire la survenue d'une algo-neuro-dystrophie,

– proscrire toute manœuvre dangereuse pour le calcanéum :
  • pas de dorsiflexion passive forcée avec appui manuel sous l'avant-pied,
  • pas de flexion plantaire contre résistance mettant en jeu de manière intense le triceps sural,

– prescrire systématiquement un traitement antalgique, anti-inflammatoire, anti-œdémateux et anticoagulant.

Techniques

Dominantes	Techniques
trophique et antalgique	Vérification de l'installation au lit : décubitus strict, pieds surélevés avec mise en place d'une orthèse anti-équin amovible capitonnée et d'un cerceau. Cryothérapie : application pluriquotidienne de *cold pack*. Stimulation Électrique Transcutanée à visée Antalgique de basse fréquence (fig. 3.63).

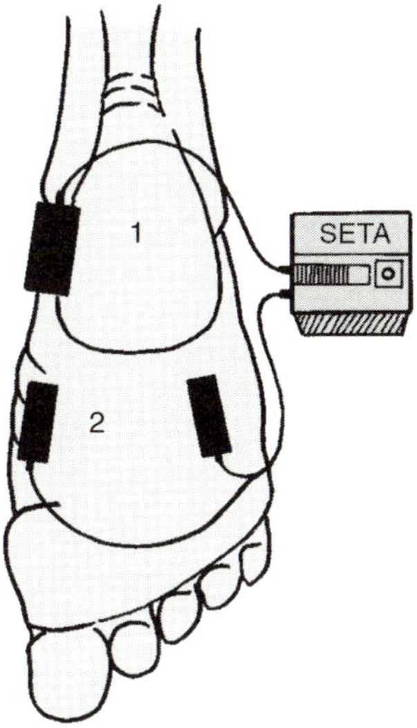

Fig. 3.63. *Stimulation Électrique Transcutanée à visée Antalgique dans une fracture du calcanéum :*
1 électrode rétro-malléotaire interne sur le trajet du nerf tibial postérieur,
2 électrodes plantaires sur le trajet du nerf plantaire interne et du nerf plantaire externe.

Massage du membre inférieur blessé, à visée circulatoire (retour veineux ou lymphatique) associé systématiquement à une contention contre l'œdème. La fig. 3.64 résume la technique de massage pour le retour veineux.

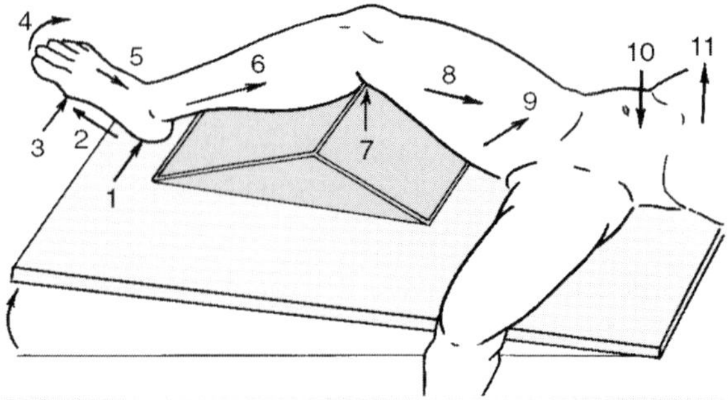

Fig. 3.64. *Massage circulatoire favorisant le retour veineux (modifié d'après Pereira Santos G. Drainage veineux du pied. Étude par ultrasonographie Doppler. Mémoire ECK. Bois Larris, 1982).*
1 : pression statique unimanuelle modérée sur l'arrière-pied pendant 6 s mettant en jeu le réseau des veines plantaires, le tronc veineux et les communicantes,
2 : pression glissée profonde unimanuelle modérée proximo-distale mettant en jeu les veines plantaires,
3 : pression statique unimanuelle sous les métatarsiens associée à une flexion dorsale du pied mettant en jeu les veines plantaires,
4 : flexion dorsale des orteils unimanuelles mettant en jeu le réseau intermétatarsien et permettant d'étirer le mollet assurant ainsi la compression des veines surales,
5 : pression glissée profonde unimanuelle de la face dorsale du pied en peigne mettent en jeu la naissance des saphènes,
6 : pression glissée profonde bi-manuelle des saphènes internes et externes en direction du creux poplité,
7 : pression statique appuyée unimanuelle durant 6 s sur le creux poplité mettant en jeu la veine poplitée,
8 : pression glissée profonde unimanuelle sur la face antéro-interne de cuisse mettant en jeu la veine saphène interne et la veine de Giacomini,
9 : pression statique unimanuelle 6 s sur le triangle de Scarpa mettant en jeu la veine fémorale,
10 : pression statique abdominale associée à une expiration abdominale mettant en jeu les veines iliaques et abdominales,
11 : inspiration costale active assurant le drainage des veines iliaques vers les veines thoraciques.

articulaire

Mobilisation passive de la hanche et du genou.
Mobilisation passive des articulations péronéo-tibiales supérieures et inférieures.
Mobilisation passive des orteils et de Lisfranc.
Mobilisation passive prudente en fonction des douleurs de l'articulation tibio-tarsienne et de Chopart.

articulaire (suite)	Mobilisation active aidée vers l'éversion (griffe des orteils + éversion) et l'inversion (extension des orteils + inversion). Attelle motorisée plusieurs heures par jour en dehors des séances. Vibrations tendineuses du tendon d'Achille et du jambier antérieur.
musculaire et neuro-musculaire	Massages et mobilisation des différentes structures de la voûte plantaire (cutanées, aponévrotiques, musculaires, articulaires). Sollicitations musculaires à partir d'appuis cutanés plantaires (travail en poutre composite du membre inférieur) dosées par le MK, et à partir de chaînes d'irradiation des membres supérieurs ou du tronc. Répétition de ces exercices dans la journée contre résistance modérée : les contractions statiques des éverseurs du pied et des muscles de la cuisse peuvent être complétées par une stimulation électrique transcutanée à visée excito-motrice réalisée plusieurs heures par jour. Entretien des plans de glissement des tendons rétromalléolaires internes et externes.
fonctionnelle	Travail des chaînes de répulsion des membres supérieurs en vue du béquillage. Apprentissage des transferts lit-fauteuils et de l'indépendance avec le fauteuil.

Rééducation phase II : phase de verticalisation sans appui, J10 à J45

Principes

– autoriser la verticalisation à la diminution de l'œdème et de l'hématome péri-fracturaires,

– prendre des précautions d'usage pour le premier lever de manière à éviter les troubles neurovégétatifs,

– phase de récupération articulaire et musculaire en fonction des douleurs,

– la marche est réalisée avec deux cannes anglaises, sans appui du côté fracturé, mais en respectant les points suivants :

- le pied fracturé doit être chaussé (baskets avec fermeture Velcro),
- le patient doit réaliser un pas contact en déroulant l'ensemble du pied au sol (intérêt circulatoire et sensori-moteur) et en insistant sur le pas postérieur,
- la semelle du côté sain doit être légèrement compensée de manière à éviter l'ascension de l'aile iliaque du côté fracturé oscillant.

Techniques

Dominantes	Techniques
trophique et antalgique	Cures en déclive dans la journée. Cryothérapie : application pluriquotidienne de *cold pack.* Associer la Stimulation Électrique Transcutanée à visée Antalgique et excito-motrice au cours de la même séance d'électrothérapie (fig. 3.65). 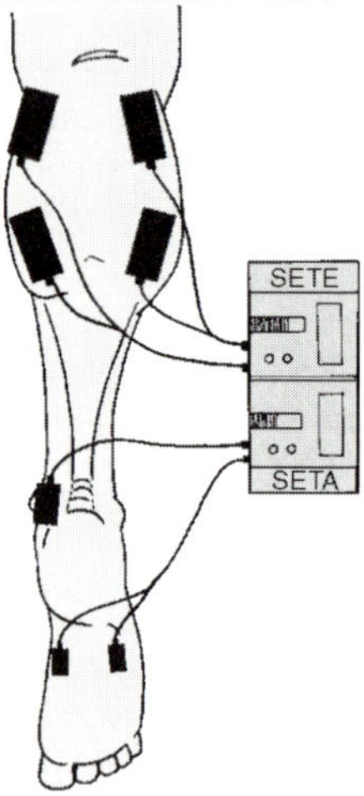 **Fig. 3.65.** *SETA + SETE :* – stimulation à visée excito-motrice (SETE) du triceps sural et – stimulation à visée antalgique (SETA) de la région calcanéenne. Massages et étirement de l'aponévrose plantaire. Le massage à visée circulatoire doit insister sur la voûte plantaire et les gouttières rétromalléolaires. Pressothérapie et DLM. Possibilité de massage avec jets subaquatiques dans un pédiluve et alternance de bains froids et chauds, bains à bulles ou multi-jets.
articulaire	Lutter contre la tendance à l'équin du pied : • insister sur la décompression articulaire et les mobilisations spécifiques en roulement-glissement de l'articulation tibio-tarsienne, • alterner la flexion dorsale de l'articulation tibio-tarsienne (genou fléchi) avec l'étirement progressif du triceps sural (genou tendu), • demander au patient une automobilisation dans la journée (traction du pied avec bande), et employer l'attelle motorisée en dehors de la rééducation, • mettre en place une orthèse nocturne et diurne de correction (traction élastique de faible intensité).

articulaire (suite)	Balnéothérapie : très importante à cette phase, la rééducation en piscine permet d'effectuer en immersion les techniques évoquées ci-dessus et d'y adjoindre les autopostures ou des exercices de tonification.
musculaire et neuro-musculaire	Étirer et masser les différents plans de glissement du système suro-achilléo-calcanéo-plantaire et des tissus péri-articulaires de la cheville (fig. 3.66). 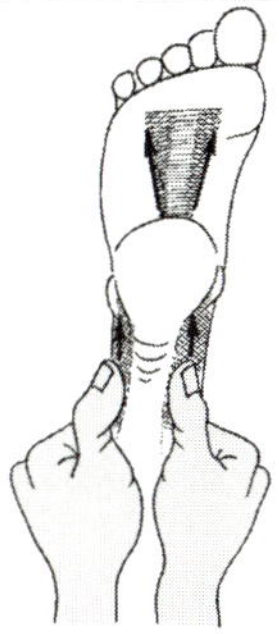 **Fig. 3.66.** *Massage des plans de glissement péri-achilléens et de la plante du pied (aponévrose plantaire).* Étirements sous maximaux du triceps sural, des ischio-jambiers et de l'aponévrose plantaire. Travail en isométrique contre résistance manuelle des principaux groupes musculaires des deux membres inférieurs et en particulier du triceps sural. Travail proprioceptif en décharge en insistant sur la dissociation avant-pied / arrière-pied et sur la stabilisation de l'arrière-pied en valgus / varus (fig. 3.67). 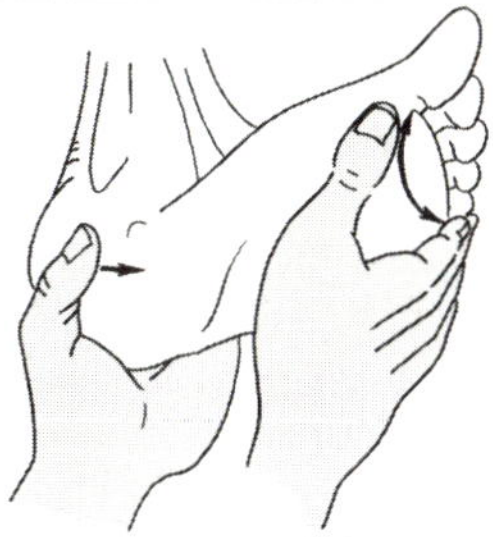 **Fig. 3.67.** *Stabilisation de l'arrière-pied, déstabilisation de l'avant-pied en prono-supination.* Marche avec deux cannes anglaises et réalisation d'un pas contact correct. Travail de l'indépendance avec les cannes : escaliers, ramassage d'objets, etc. Préparation physique générale : exercices de tonification ou d'étirements en décharge et réentraînement à l'effort en décharge (bicyclette, natation).

Rééducation phase III : phase de remise en charge : après J45

Principes

– La remise en charge s'effectue aux alentours du 45e jour, voire plus tard au 60e jour, en tenant compte des paramètres suivants :

- l'importance des dégâts anatomiques initiaux,
- l'état de la consolidation radiographique,
- les facteurs individuels tels que les douleurs de remise en charge ou le poids du sujet.

– La progressivité de la remise en charge peut être réalisée suivant différentes modalités qui tiennent compte :

- du pourcentage du poids du corps en fonction de l'inclinaison du plan incliné (fig. 3.68),
- du pourcentage du poids du corps en fonction des niveaux d'immersion (fig. 3.68),
- du pourcentage du poids du corps en fonction de l'appui réalisé en bipodal, bipodal avec transfert latéral, unipodal en utilisant des semelles de compensation (fig. 3.69),
- le pourcentage du poids du corps selon l'utilisation des aides de marche : marche avec deux cannes anglaises à 2 temps ou à 3 temps, marche croisée à 2 temps ou à 4 temps, marche croisée avec une canne, marche sans aide.

– La rééducation se doit d'insister sur la qualité de la marche en combattant les cinq principales boiteries suivantes :

- esquive d'appui avec diminution de la durée d'appui du côté lésé,
- absence de déroulement du pied au sol avec attaque du pas (0 à 15 % du cycle de marche) non pas sur le talon, mais pied à plat ou sur l'avant-pied, et esquive de la phase de propulsion (40 à 60 % du cycle de marche),
- anomalies morpho-statiques et morpho-dynamiques du pied et du membre inférieur au cours de la marche avec pied plat valgus et marche sur le bord interne du pied, membre inférieur en abduction, sujet « couché » sur sa canne du côté opposé au membre inférieur lésé (absence de transfert du poids du corps du côté lésé),
- absence de dissociation entre les mouvements de l'arrière-pied et de l'avant-pied (0 à 60 % du cycle de marche),
- compensation des articulations sus-jacentes (ex. : récurvatum du genou).

– L'évolution des fractures thalamiques :

Elle peut être émaillée de nombreuses complications locales fonctionnelles pouvant conduire à l'ablation des sports de course ou de saut. Ces complications séquellaires ont résumées sur le tableau 3.XXV.

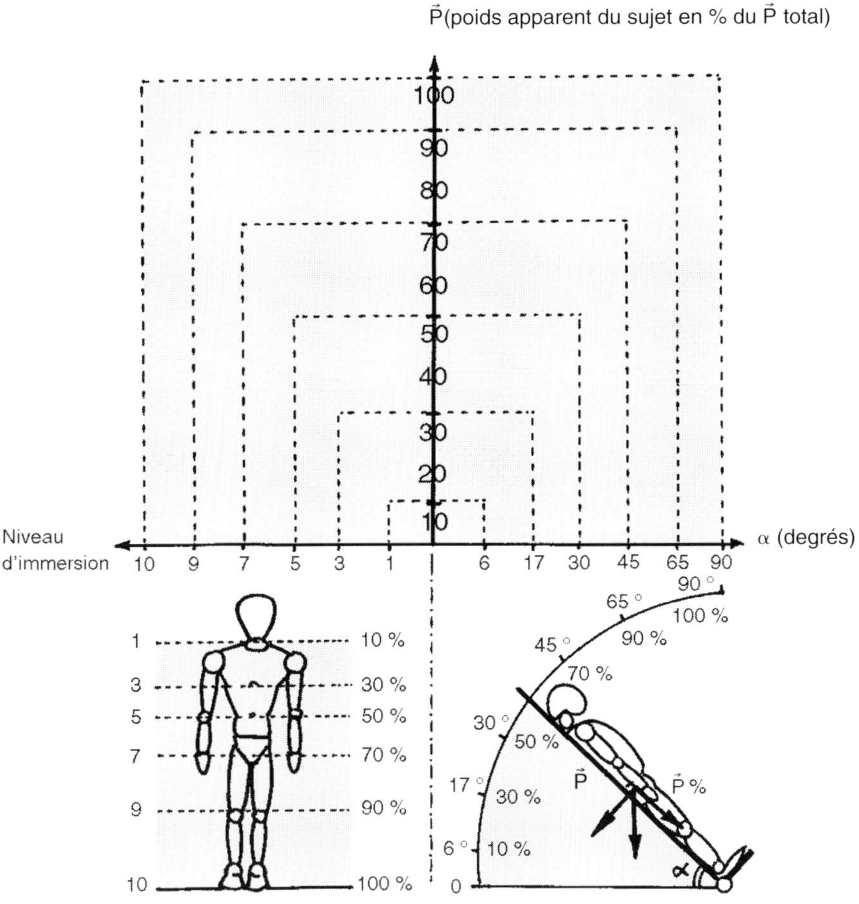

Poids apparent du sujet en fonction des niveaux d'immersion : 1 fourchette sternale, 3 appendice xyphoïde, 5 ombilic, 7 tronchanters, 9 genoux, 10 pieds.

Poids apparent du sujet en fonction de l'inclinaison du plan incliné.

$$\vec{P}\% = \vec{P}.\ \sin \alpha$$

$\vec{P}\%$: poids apparent.

$\vec{P}$: poids du corps.

α : angle d'inclinaison du plan.

Fig. 3.68. *Variation schématique du poids apparent d'un sujet (P %) selon le niveau d'immersion et selon l'inclinaison du plan.*

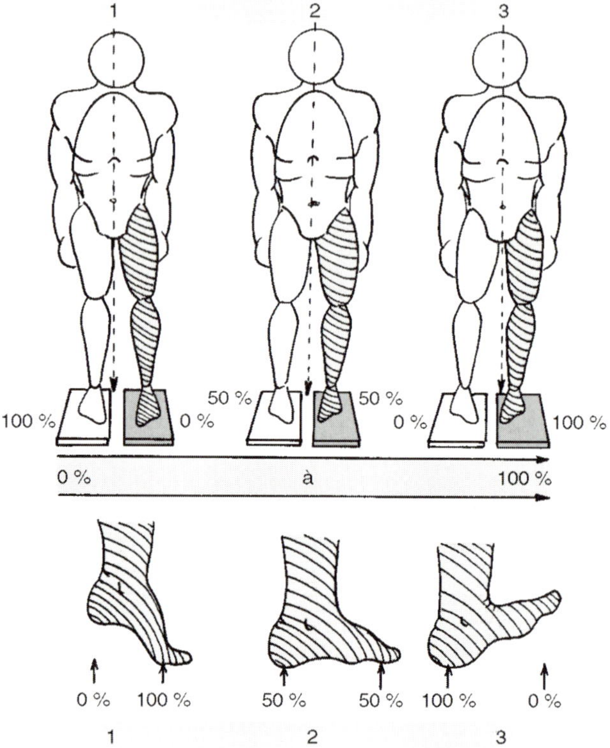

Fig. 3.69. *Progression de mise en charge selon le transfert du poids et la zone du pied intéressée par l'appui, la progression de mise en charge va de 1 à 3.*

Tableau 3.XXV. *Principales séquelles des fractures thalamiques*

Séquelles locales	– aspect de « gros pied » œdématié – enraidissement de la sous-astragalienne +++ voire des articulations de voisinage avec arthrose progressive – troubles statiques : pied plat varus ou valgus post-traumatique – amyotrophie du mollet – perte d'efficacité du triceps sural – névrome du nerf saphène externe
Séquelles fonctionnelles	– douleurs à la marche en terrain accidenté ++ – difficulté à la marche sur la pointe du pied, voire impossibilité de saut monopodal

Techniques

Dominantes	Techniques
trophique et antalgique	Stimulation électrique transcutanée à visée antalgique essentiellement sur le trajet du nerf tibial postérieur et des nerfs plantaires internes et externes. Massage mobilisation des différents plans tissulaires de la cheville et du pied : massage du capiton cutané plantaire et des tissus cutanés péri-articulaires de la cheville, traits tirés longitudinaux et transversaux sur les aponévroses jambières et l'aponévrose plantaire, pétrissages et décordages des muscles jambiers et des intrinsèques du pied, MTP et massage à la glace des tendons péri-articulaires de la cheville), MTP sur les capsules et ligaments douloureux des différentes articulations de la cheville (LLE, LLI, ligament annulaire du tarse).
articulaire	Mobilisations passives de l'ensemble des articulations du complexe de la cheville (péronéo-tibiale supérieure, inférieure, tibio-tarsienne) et du pied. Mobilisations actives aidées en décharge ou en charge partielle (roulement du pied sur skate board, ballon de Klein, ballons ou balle, rouleaux en bois, etc.). Postures diurnes en utilisant les tractions-mobilisations instrumentales (kinésithérapie hypopressive séquentielle) ou nocturnes à l'aide d'orthèses de correction.
musculaire	Techniques visant à augmenter l'extensibilité des extrinsèques et intrinsèques du pied et le glissement des tendons dans les gaines péri-articulaires : • mise en tension passive des muscles ± contracter-relâcher ± isométrique isotonique ± décordages, • stretching en décharge, charge partielle puis charge totale des muscles rétractés (surtout le plan postérieur), • glissement conjoint et différencié des tendons dans leurs gaines en passif ou en actif (fig. 3.70) : *Exemple de glissement conjoint* (fig. 3.70a) du long fléchisseur propre du I et du jambier postérieur : dorsiflexion du I puis du pied induisant un glissement proximo-distal des deux tendons dans la gouttière rétro-malléolaire interne. *Exemple de glissement différencié* (fig. 3.70b) du long fléchisseur propre du I et du jambier postérieur : dorsiflexion du pied induisant un glissement proximo-distal des deux tendons puis flexion plantaire du I créant un glissement disto-proximal du tendon du long fléchisseur propre du I par rapport au tendon du jambier postérieur.

musculaire (suite)

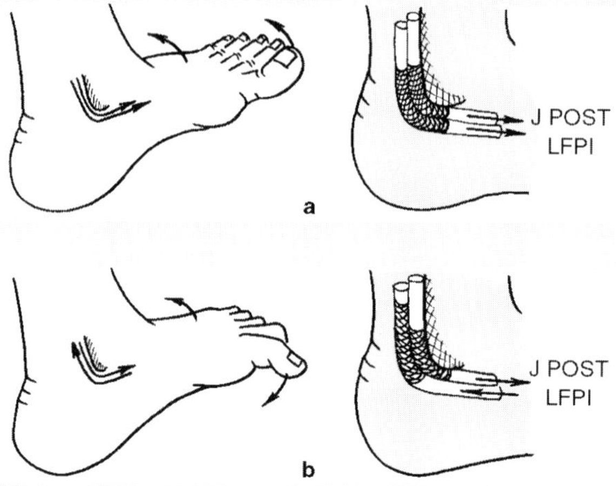

Fig. 3.70. *Glissement conjoint* (a) *et différencié* (b) *des tendons du jambier postérieur et du long fléchisseur propre du gros orteil.*

Techniques visant à augmenter l'endurance et la puissance des muscles du membre inférieur :

– en décharge :

- travail des chaînes parallèles et sériées et du membre inférieur contre résistance manuelle,
- musculation isocinétique des fléchisseurs extenseurs du genou, inverseurs et éverseurs du pied (perte de force +++),
- travail en balnéothérapie avec palmes ;

– en charge :

- squats avec utilisation du genou et de la cheville,
- réentraînement pliométrique progressif.

neuro-musculaire

Sollicitation des appuis cutanés plantaires en décharge (massages, brosses calibrées) et en charge (perception des appuis sur surfaces de différente qualités ou sur des appuis localisés en utilisant des balles, rouleaux de bois, etc.).

Travail postural en charge avec vibrations mécaniques sur les tendons d'Achille ou du jambier antérieur, ou rétro-action visuelle ou sonore sur plate-forme posturographique.

Travail sur plans instables uni- ou multidirectionnels sur plans instables différenciant l'arrière-pied de l'avant-pied (fig. 3.71).

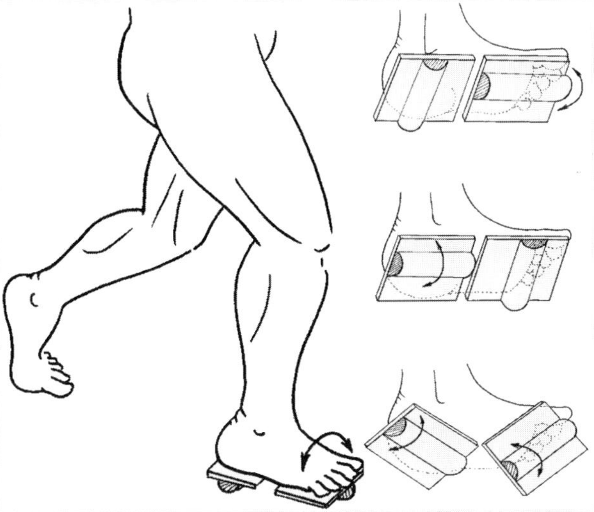

Fig. 3.71. *Utilisation des plans instables de petite surface permettant de différencier les mouvements de l'avant-pied de ceux de l'arrière-pied.*

fonctionnel

Remise en charge progressive en utilisant des semelles de correction si nécessaire.

Correction des boiteries en balnéothérapie à différents niveaux d'immersion.

Correction des boiteries sur tapis roulant avec rétroaction visuelle (miroir, *biofeedback* goniométrique du genou et de la cheville, ou EMG *biofeedback* permettent de visualiser une dyschronométrie musculaire). Ces exercices de marches devront s'effectuer avec un chaussage adapté pour plus de confort (orthèse plantaire avec surélévation talonnière, chaussure à tige haute) et pieds nus (si les douleurs du patient le permettent).

Travail des différents types de marche (avant, arrière, latérale, etc.) en supprimant progressivement les aides de marche, en réalisant ces marches sur sols instables (tapis mousse, obstacles, marche à l'extérieur), en imposant des changements de directions (lents ou rapides), en modifiant le rythme de la marche (lent ou rapide).

Réentraînement à la course et aux sauts tout d'abord avec techniques allégées (balnéothérapie, harnais de suspension, plan incliné) puis progressivement en se rapprochant des gestes sportifs physiologiques.

Réentraînement au geste sportif selon la spécialité.

AUTRES FRACTURES DE LA CHEVILLE ET DU PIED

Les fractures de la cheville et du pied sont très fréquentes en milieu sportif et leur traitement doit être ici, plus que dans les autres lésions fracturaires particulièrement rigoureux. En effet, une réduction imparfaite induit des cals vicieux pouvant compromettre la stabilité et la mobilité de la cheville et du pied, à l'origine d'une incapacité à la pratique sportive et aboutissant à une arthrose très précoce.

Le tableau 3.XXVI récapitule les principales particularités de ces fractures ainsi que leurs dominantes rééducatives.

Tableau 3.XXVI. *Particularités de la cheville et du pied et dominantes du traitement rééducatif*

Fractures	Traitement orthopédique ou chirurgical – délais de consolidation	Dominantes rééducatives ⊕ ce qu'il faut faire ⚠ ce qu'il ne faut pas faire
Fracture de la malléole externe et fractures bimalléolaires	*Fracture de la pointe sans déplacements :* – traitement orthopédique par botte plâtrée 45 j, – consolidation : 45 j. *Fracture de la pointe avec déplacement :* – traitement chirurgical par vissage + botte plâtrée 45 j, – consolidation 45 j. *Fracture de la malléole externe sans déplacement :* – traitement orthopédique par botte plâtrée 21 j, – consolidation : 21 j. *Fracture de la malléole externe avec déplacement et atteinte du LLI :* – traitement chirurgical par ostéosynthèse de la malléole et suture du LLI + botte plâtrée 45 j, – consolidation : 45 j. *Fractures bimalléolaires :* – traitement chirurgical par ostéosynthèse (broches, vis, plaque vissée) + botte plâtrée 45 j, – consolidation 45 j.	***Avant consolidation :*** ⊕ – lutter contre les troubles trophiques de la cheville et du pied, – mobiliser les articulations libres, – lutter contre l'amyotrophie du triceps sural et W de la pince bimalléolaire, ⚠ – ne pas négliger les signes précurseurs de syndrome AND, – ne pas rechercher une flexion dorsale au-delà de 90°, – ne pas solliciter le pied en varus (traction malléolaire) ou valgus (compression malléolaire en fin d'amplitudes). ***Après consolidation*** ⊕ – effectuer une remise en charge progressive, – obtenir la marche sur pointe des pieds, – W de la stabilité de la cheville, ⚠ – ne pas négliger la mobilité des articulations péronéo-tibiale supérieure, sous-astragalienne et de Chopart.

Tableau 3.XXVI. *Particularités de la cheville et du pied et dominantes du traitement rééducatif* (suite)

Fractures	Traitement orthopédique ou chirurgical – délais de consolidation	Dominantes rééducatives ⊕ ce qu'il faut faire ⚠ ce qu'il ne faut pas faire
Fractures de l'astragale	*Fractures du col (hyperflexion dorsale forcée) :* – traitement orthopédique par botte plâtrée 3 mois, – consolidation : 3 mois. *Fractures du dôme (dans le cadre d'une entorse stade III) :* – traitement chirurgical + botte plâtrée 3 mois, – consolidation : 3 mois et plus.	***Avant consolidation*** ⊕ – lutter contre les troubles trophiques ⚠ – ne pas respecter impérativement une décharge de longue durée. ***Après consolidation*** ⊕ – effectuer une remise en charge très progressive, – récupérer la mobilité de l'arrière-pied et de Chopart, – renforcer le triceps sural ⚠ – se méfier du risque de nécrose osseuse et d'arthrose secondaire.
Fracture du scaphoïde tarsien	*Fracture arrachement du tubercule interne sans déplacement :* – traitement fonctionnel par strapping + décharge relative de 8 à 15j, ou traitement orthopédique par botte plâtrée 4 semaines, – consolidation : 1 mois. *Fracture arrachement du tubercule interne avec déplacement :* – traitement chirurgical par vissage + botte plâtrée 1 mois, – consolidation : 1 mois.	***Avant consolidation :*** ⚠ – pas de sollicitation précoce et intempestive du jambier postérieur, – ne pas négliger les signes précurseurs de syndrome ADN. ***Après consolidation :*** ⊕ – mobiliser les articulations astragalo-scaphoïdienne et scaphoïdo-cunéiformes et de l'arrière-pied, ⚠ différer la marche sur pointe de pied et les sauts en cas de douleur à la contraction du jambier postérieur.

Tableau 3.XXVI. *Particularités de la cheville et du pied et dominantes du traitement rééducatif* (suite)

Fractures	Traitement orthopédique ou chirurgical – délais de consolidation	Dominantes rééducatives ⊕ ce qu'il faut faire ⚠ ce qu'il ne faut pas faire
Fractures des métatarsiens	*Fractures non déplacées :* – traitement fonctionnel par *strapping* + décharge relative de 15 j à 3 semaines, – consolidation : 3 semaines. *Fractures déplacées :* – traitement chirurgical par broche ou vis = botte plâtrée 6 semaines, – consolidation : 6 semaines.	***Avant consolidation :*** ⊕ – mettre en place une semelle talonnière déchargeant l'avant-pied, – W statique des intrinsèques du pied, – mobiliser les métatarsiens avec prises courtes. ***Après consolidation :*** ⊕ – mettre en place une orthèse de soutien plantaire avec appui rétro-capital, – mise en charge dosée par les douleurs, – mobiliser les articulations intermétatarsiennes, les cunéiformes à la base des métatarsiens et métatarso-phalangiennes, – W de la phase de propulsion du pas. ⚠ – ne pas passer à côté d'un trouble morphostatique secondaire.

Rachis cervical traumatique

PATHOLOGIE

Les traumatismes du rachis cervical du sportif sont variés mais il importe dans leur classification de distinguer les lésions stables des lésions instables ou à potentiel instable. Le tableau 4.I résume les lésions, les principaux signes cliniques et les principes du traitement. De toutes ces atteintes du rachis cervical, les entorses constituent une entité bien individualisée dans son aspect rééducatif. Bien que rares dans la pratique sportive, elles peuvent toutefois s'observer dans certaines disciplines particulièrement exposées telles que le rugby, le plongeon de haut vol, le trampoline ou l'équitation. Leur diagnostic de gravité s'effectue essentiellement à la radiographie, permettant de distinguer les entorses bénignes, de loin les plus fréquentes, des entorses graves à potentiel instable :

– *les entorses bénignes du rachis cervical inférieur* sont traitées par simple collier cervical associé aux antalgiques, anti-inflammatoires et décontracturants. La rééducation entreprise précocement permet une reprise rapide des activités sportives en se rappelant toutefois qu'il est nécessaire, après 10 jours d'immobilisation, de faire des clichés dynamiques du rachis cervical en flexion-extension pour ne pas passer à côté d'une instabilité dynamique masquée sur les clichés initiaux par la contracture vertébrale ;

– *les entorses graves* ont des modalités thérapeutiques différentes selon leur localisation (rachis cervical supérieur ou inférieur) et suivant l'importance des lésions. Certaines bénéficient dans un premier temps d'une mise en traction et toutes comportent une phase d'immobilisation plus ou moins longue et contraignante précédée ou non d'une intervention chirurgicale de stabilisation : laçage postérieur, plaques vissées sur les apophyses articulaires, mise en place d'un greffon intersomatique.

En pratique, tout traumatisme du rachis cervical doit être initialement considéré comme étant potentiellement grave :

- sur le terrain, l'alignement du rachis doit être constamment respecté,
- le déplacement du blessé doit se faire sur une civière sous protection d'une minerve,
- le patient doit faire l'objet d'un examen médical approfondi : orthopédique, neurologique, ORL, etc.
- les lésions cervicales doivent être explorées en respectant une gradation des techniques d'imagerie allant des clichés radiologiques standards au scanner ou à l'IRM.

Ce n'est qu'après avoir scrupuleusement respecté ce protocole rigoureux qu'il est licite de confier ou non le sujet au kinésithérapeute.

Le diagnostic étant posé et la rééducation indiquée, celle-ci doit être aussi précoce que possible. Elle a pour objectif de prévenir deux troubles fonctionnels qui une fois constitués sont très difficiles à soigner :
– troubles précoces avec douleurs à la mobilisation, raideurs articulaires, contractures de défense, rétractions capsulo-ligamentaires, atrophie due à l'hypokinésie conduisant au « syndrome de la minerve » par déconditionnement,
– troubles tardifs avec attitudes vicieuses, cervicalgies chroniques, instabilité cervicale dynamique et troubles posturaux par dysfonctionnement neuro-musculaire et à l'extrême un syndrome cervico-céphalique post-traumatique dont la sévérité semble paradoxalement plus fréquente dans les entorses bénignes.

Tableau 4.I. *Rachis cervical traumatique : pathologies, signes cliniques, traitement*

Pathologies	Clinique	Traitement
Les lésions stables		*orthopédique*
Entorse bénigne 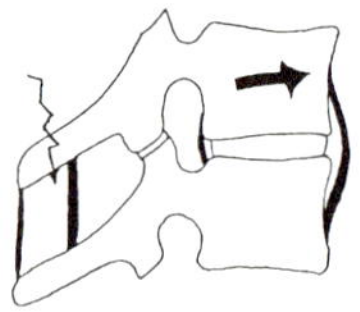	Raideur de la nuque Douleur modérée Radio (face, profil, 3/4 droit et gauche, C1C2) : – statique : normale ou dysharmonie de courbure, – dynamique : RAS ou réduction de la dysharmonie en extension ± radiculalgie transitoire ou syndrome vertébro-basilaire	Collier cervical 15 j à 30 j
Lésions osseuses – RCS* : • fracture des arcs antérieurs ou postérieurs de l'atlas, • fracture de l'odontoïde (type I) – RCI** : • fracture corps vertébral, • fracture des apophyses transverses ou épineuses 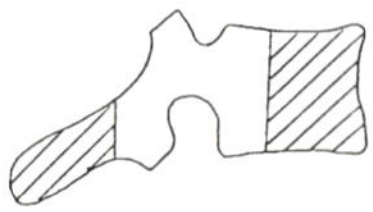	Raideur de la nuque Contractures musculaires Radio : elle précise le siège et le type de la fracture, les clichés dynamiques sont normaux	Traction puis immobilisation par minerve ou *halo-cast* : 3 mois

*RCS : rachis cervical supérieur.
**RCI : rachis cervical inférieur.
***SA : surfaces articulaires.

Tableau 4.I. *Rachis cervical traumatique : pathologies, signes cliniques, traitement* (suite)

Pathologies	Clinique	Traitement
Les lésions instables		*chirurgical*
Entorses graves (et luxations) 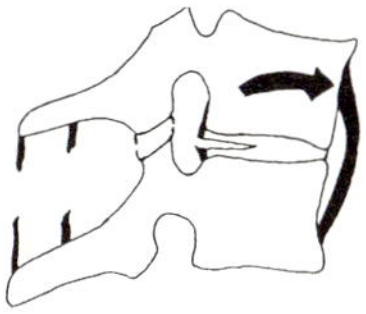	Mécanisme lésionnel violent *(whiplash)* Nuque rigide Contractures Radio (face, profil, 3/4 D et G, C1C2) : *statique* : écart interépineux, perte de parallélisme des SA***, cyphose discale et recul du mur postérieur, *dynamique* : en flexion, les signes sont majorés, en extension les signes persistent, céphalées, vertiges, radiculalgies, irritation pyramidale.	– RCS : • laçage des apophyses épineuses associé ou non à une greffe antérieure, • minerve : 3 mois – RCI : • arthrodèse par plaque de Roy-Camille, • minerve de 45 j à 3 mois
Les lésions instables		*orthopédique*
Lésions osseuses touchant le segment vertébral moyen – RCS : • fractures des masses latérales de l'atlas, • fractures de l'axis (odontoïde, pédicules…) – RCI : • fractures du mur postérieur, des pédicules, isthmes, et apophyses articulaires 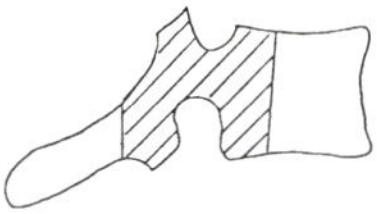	Mécanisme lésionnel : *whiplash* ± compression Radio : siège de la fracture et signes d'instabilité Tomographies Scanner IRMN	Traction environ 15 j par étrier ou halo, Ostéosynthèse + minerve 3 mois Type d'ostéosynthèse : – RCS : • cerclage C1C2, • vissage de l'odontoïde – RCI : • arthrodèse par plaque antérieure ou postérieure ; ± greffon antérieur

*RCS : rachis cervical supérieur.
**RCI : rachis cervical inférieur.
***SA : surfaces articulaires.

RÉÉDUCATION DES ENTORSES DU RACHIS CERVICAL SANS LÉSION NEUROLOGIQUE

Le protocole rééducatif des entorses du rachis cervical comporte, quelle que soit la modalité thérapeutique retenue, trois phases : une phase d'immobilisation de durée variable selon la gravité de l'entorse (15 j pour les entorses bénignes, 45 j pour les entorses graves opérées, 90 j pour les entorses graves traitées orthopédiquement), une phase post-immobilisation avec sevrage de l'immobilisation et rééducation articulaire et musculaire progressive, une phase de réadaptation aux activités gestuelles globales (activités courantes) et spécifiques (activités sportives).

Nous prendrons comme type de description la rééducation d'une entorse grave du rachis cervical inférieur mise préalablement en traction, opérée secondairement par plaque de Roy Camille et greffon intersomatique avec immobilisation par minerve 45 jours (tableau 4.II).

Tableau 4.II. *Protocole de rééducation des entorses du rachis cervical inférieur traitées chirurgicalement*

	Phase de mise en traction (ou préopératoire)	**Phase d'immobilisation en minerve (ou postopératoire précoce)**	**Phase en postimmobilisation (ou postopératoire tardive)**
Principes	– traction continue, – phase de *nursing,* – prise en charge immédiate masso-kinésithérapique, – retentissement psychologique +++	– progressivité du lever et des contraintes rachidiennes, – minerve à garder 24/24 h à l'exclusion des séances de rééducation, – la minerve provoque une diminution des informations proprioceptives et posturales	– sevrage progressif de la minerve, – progressivité des exercices concernant le rachis cervical inférieur, – intégrer le rachis cervical dans les chaines posturales et gestuelles du sportif
Dominantes de rééducation	– surveillance du montage et de l'installation, – veiller à l'absence de complications liées au décubitus, – antalgique et décontracturante, – mobilisation des articulations laissées libres, – facilitation neuro-musculaire, – relaxation neuro-musculaire	– surveillance de la tolérance de la minerve, – fonctionnelle, – antalgique et décontracturante étendue à la région scapulaire et à tout le rachis dorso-lombaire, – mobilisation des articulations des membres inférieurs, des membres supérieurs et des temporo-maxillaires	– sevrage de la minerve, – récupération articulaire par massages mobilisations cervico-scapulaires et cervico-thoraciques, – facilitation neuro-musculaire à visée articulaire et musculaire, – réadaptation fonctionnelle et sportive

Tableau 4.II. *Protocole de rééducation des entorses du rachis cervical inférieur traitées chirurgicalement* (suite)

	Phase de mise en traction (ou préopératoire)	**Phase d'immobilisation en minerve (ou postopératoire précoce)**	**Phase en postimmobilisation (ou postopératoire tardive)**
Contre-indication et précautions	– veiller à l'indolence de tous les exercices, – ne pas provoquer de sollicitation du rachis cervical lors de la mobilisation des articulations laissées libres, notamment celles des membres supérieurs	– les mêmes qu'à la phase I, – en plus, ne pas mobiliser le rachis cervical inférieur, siège de l'entorse	– rester toujours indolore, – ne jamais forcer la récupération, – ne pas laisser en place de façon exagérée la minerve, provoquant ainsi le syndrome de la minerve

Rééducation phase I

Phase de mise en traction (ou phase préopératoire)

Principes

– garder l'alignement rachidien et décomprimer le segment intervertébral lésé grâce à une traction continue réalisée par étrier crânien, halo simple ou vis crâniennes ;

– surveiller systématiquement l'efficacité de la traction avant et après chaque séance ;

– veiller au confort de l'installation du patient et à l'absence de troubles liés au décubitus ;

– effectuer une rééducation pluri-quotidienne aussi précoce que possible pour éviter le déconditionnement cervical tout en respectant l'alignement rachidien et la traction ;

– privilégier le travail musculaire isométrique symétrique à partir de chaînes de facilitation neuro-musculaires ;

– soutenir le patient à cette phase où le retentissement psychologique d'un tel traumatisme est le plus aigu.

Techniques

Dominantes	Techniques
surveillance du montage	Vérification cutanée des points d'appui au niveau des pointeaux (absence d'infection) et vérification de l'efficacité du serrage. Surveillance de la liberté des filins, des poulies et des poids.
surveillance de l'installation du patient et de l'adaptation fonctionnelle	Vérification de l'alignement rachidien et de l'absence d'attitude vicieuse des membres (équin du pied, flexum hanches et genoux). Contrôle de tous les points d'appuis cutanés et massage de ces points d'appuis : talons, têtes des péronés, sacrum, épineuses, épines de l'omoplate et acromions, occiput, coudes. Surveillance de l'absence de survenue d'autres complications liées au décubitus notamment pulmonaires (ventilation et expectoration dirigées) et thrombo-emboliques (massages circulatoires). Veiller à la bonne utilisation de toutes les aides fonctionnelles (perroquet, tablette de lecture, verre à pipette, etc.) et apprentissage des pontés bustaux nécessaires à l'hygiène (massages des points d'appuis, toilette, bassin, etc.).
antalgique et décontracturante	*Tissus cutanés et sous-cutanés :* pétrissages superficiels des régions pectorales et trapéziennes, massage du visage avec traits tirés frontaux (fig. 4.1) et pétrissage des plis sus-orbiculaires et mandibulaires. *Aponévroses :* traits tirés transversaux et longitudinaux des aponévroses cervicales et du peaucier du cou, frictions circulaires de l'aponévrose épicrânienne à distance des points d'appui (fig. 4.1). *Muscles :* pétrissage des pectoraux, du moignon de 0l'épaule, des trapèzes supérieurs et sterno-cléido-mastoïdiens, mobilisation douce des muscles sus et sous-hyoïdiens, traits tirés longitudinaux et transversaux du muscle frontal (fig. 4.1) friction des masséters. *Stimulation électrique transcutanée à visée antalgique* (SETA) : la SETA peut être employée sur les douleurs cervicales localisées ou sur leurs irradiations.
articulaire	Mobilisation active et passive des articulations libres en veillant à l'absence de répercussion cervicale de ces manœuvres. Insister sur l'éversion des pieds, l'extension des genoux et des hanches et la flexion-abduction-rotation externe symétrique des épaules.

articulaire (suite)

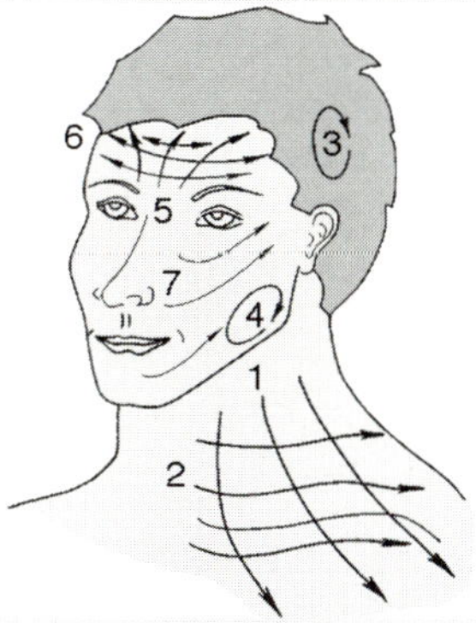

Fig. 4.1. *Techniques de massage.*
Traits tirés aponévrotiques longitudinaux *(1)*, traits tirés transversaux *(2)*, frictions circulaires de l'aponévrose épicrânienne *(3)*, frictions des masséters *(4)*, traits tirés transversaux *(5)* et longitudinaux *(6)* du muscle frontal, traits tirés faciaux *(7)*.

neuro-musculaire (modifié d'après J. Senegas *et al.*, 1980)

Facilitation des muscles postérieurs à partir des appuis plantaires (fig. 4.2) :

– 1 : stimulation de la plante du pied,
– 2 : répulsion des membres inférieurs,
– 3 : autograndissement,
– 4 : appuis talonniers avec mise en jeu de la chaîne postérieure.

Facilitation des muscles postérieurs à partir des appuis palmaires (fig. 4.2)

– 5 : appuis manuels sur le plan du lit,
– 6 : répulsion des membres supérieurs,
– 7 : autograndissement,
– 8 : augmentation des appuis manuels sur le plan du lit avec mise en jeu des fixateurs de l'omoplate et de la chaîne postérieure.

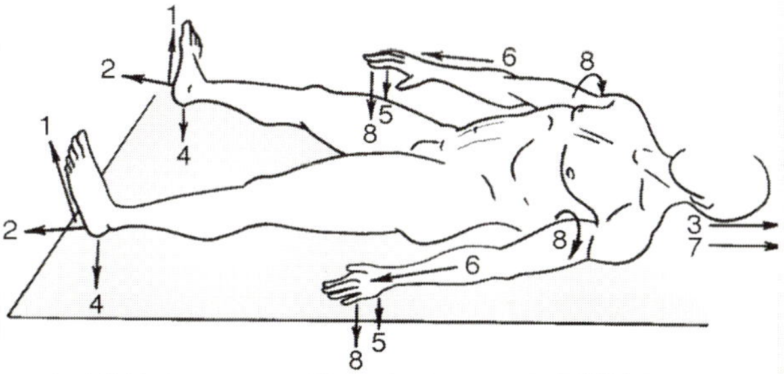

Fig. 4.2. *Facilitation des muscles du plan postérieur.*

neuro-musculaire (modifié d'après J. Senegas *et al.*, 1980) (suite)

Facilitation bilatérale des muscles superficiels du plan antérieur (fig. 4.3)

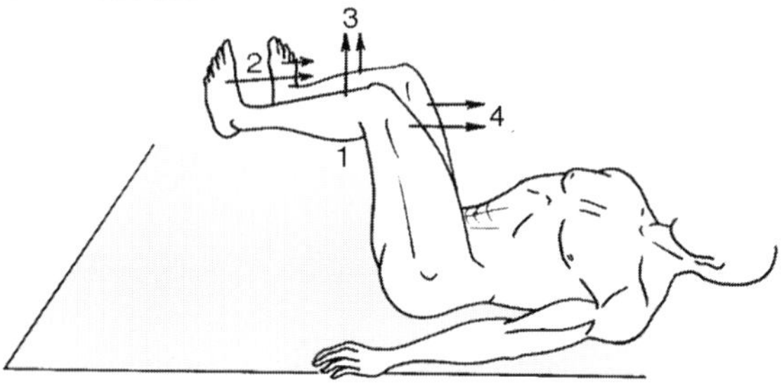

Fig. 4.3. *Facilitation des muscles du plan antérieur.*

– 1 : jambes en crochets pieds décollés,
– 2 : résistance bilatérale à la flexion dorsale des pieds,
– 3 : résistance bilatérale à l'extension des genoux,
– 4 : résistance bilatérale à la flexion des hanches.

Facilitation unilatérale des muscles cervicaux profonds à partir de la rotation inverse des ceintures (fig. 4.4) :

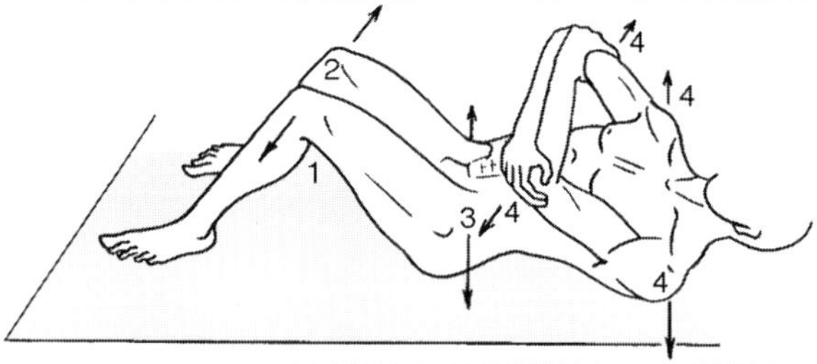

Fig. 4.4. *Facilitation des muscles cervicaux profonds à partir des ceintures.*

– 1 : jambes en crochets,
– 2 : poussée latérale D puis G sur les genoux,
– 3 : couple de rotation sur le bassin,
– 4 : couple de rotation sur la ceinture scapulaire.

Facilitation bilatérale des muscles cervicaux profonds à partir des diagonales des membres supérieurs (fig. 4.5)

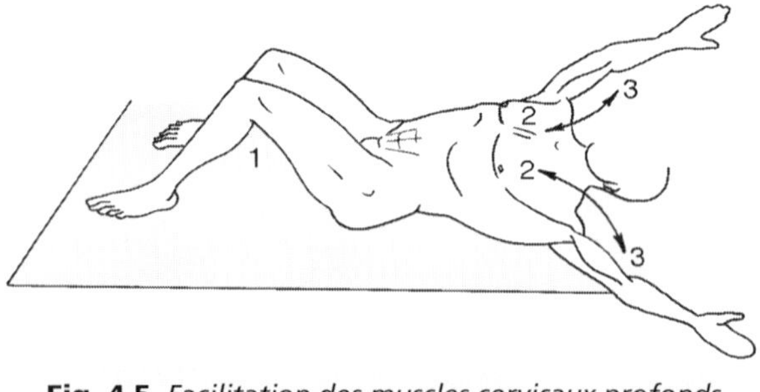

Fig. 4.5. *Facilitation des muscles cervicaux profonds à partir des membres supérieurs.*

neuro-musculaire (modifié d'après J. Senegas *et al.*, 1980) (suite)

– 1 : jambes en crochets,
– 2 : résistance à l'extension-add-RI bilatérale,
– 3 : résistance à la Flexion-abd-RE bilatérale.

Facilitation des muscles cervicaux à partir du système oculo-moteur et du système visuel (fig. 4.6a et 4.6b)

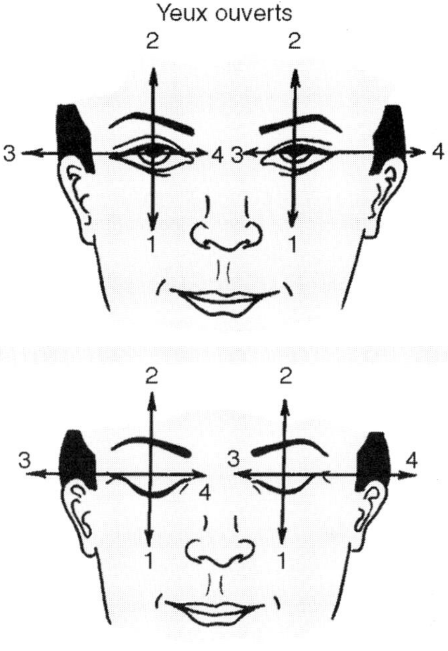

Fig. 4.6. *Facilitation des muscles cervicaux à partir du système oculo-céphalogyre et visuel*
6a : mise en jeu du système oculo-moteur et du système visuel, *6b :* mise en jeu du système oculo-moteur seul.

– 1 : fléchisseurs,
– 2 : extenseurs,
– 3 : rotateurs D,
– 4 : rotateurs G.

relaxation neuro-musculaire

Les techniques de sophro-relaxation réalisées en fin de séance permettent d'obtenir un retour au calme avec relâchement neuro-musculaire. Outre cet effet de relâchement, ces techniques présentent l'intérêt de développer une meilleure maîtrise de soi favorable à la réalisation d'exercices posturaux (prise de conscience des appuis cutanés et des positions segmentaires) et neuro-musculaires (techniques de facilitation avec dosage de la contraction des muscles gachettes). L'autre aspect de ces techniques réside dans la possibilité du contrôle mental propre à dominer et diminuer les facteurs de stress liés à cette pathologie particulièrement anxiogène.

Rééducation phase II

Phase d'immobilisation en minerve (ou phase postopératoire précoce)

Principes

– respecter la progressivité du lever et des contraintes imposées au rachis cervical ;

– la minerve doit être gardée 24/24 h pendant la période d'immobilisation (45 j) à l'exclusion des séances de rééducation durant lesquelles elle pourra être ôtée avec beaucoup de prudence en décubitus ;

– la mobilisation du rachis cervical à cette phase peut être envisagée à deux conditions :

- ne réaliser que des mouvements d'amplitude réduite,
- localiser la mobilisation au rachis cervical supérieur (C0C1 et C1C2),

– avertir le patient des risques de chute liés à la présence d'obstacles au sol, ou lors de la montée ou descente d'escaliers et l'informer de l'instabilité posturale liée à l'absence d'information et de mobilité nuquales.

Techniques

Dominantes	Techniques
cutanée trophique antalgique et décontracturante	*Poursuivre les techniques entreprises en phase I* en augmentant l'intensité des manœuvres et ajouter des manœuvres : – cutanées et sous-cutanées : massage des cicatrices correspondant aux voies d'abord, – aponévrotiques : massages du cuir chevelu en regard des zones d'appui préalables des pointeaux, traits tirés longitudinaux et transversaux du ligament nuqual, – musculaires : pétrissages doux et frictions circulaires des muscles sous-occipitaux et en regard de l'émergence occipitale du nerf d'Arnold. *Étendre les manœuvres de massage* à l'ensemble de la ceinture scapulaire et au rachis dorso-lombaire patient assis ou en procubitus en veillant à l'alignement du rachis cervical.
articulaire	*Poursuivre la mobilisation des articulations* des membres inférieurs et surtout des membres supérieurs sans provoquer de retentissement cervical et introduire des exercices actifs libres asymétriques. *Entreprendre des exercices actifs de mobilisation* du rachis lombaire en décharge, à partir d'appuis plantaires contrôlés par le MK (fig. 4.7) : – 1 : la répulsion bilatérale des membres inférieurs (augmentation des appuis) entraîne une antéversion du bassin et une lordose lombaire sous l'action des fléchisseurs de hanche et des spinaux lombaires,

articulaire (suite)

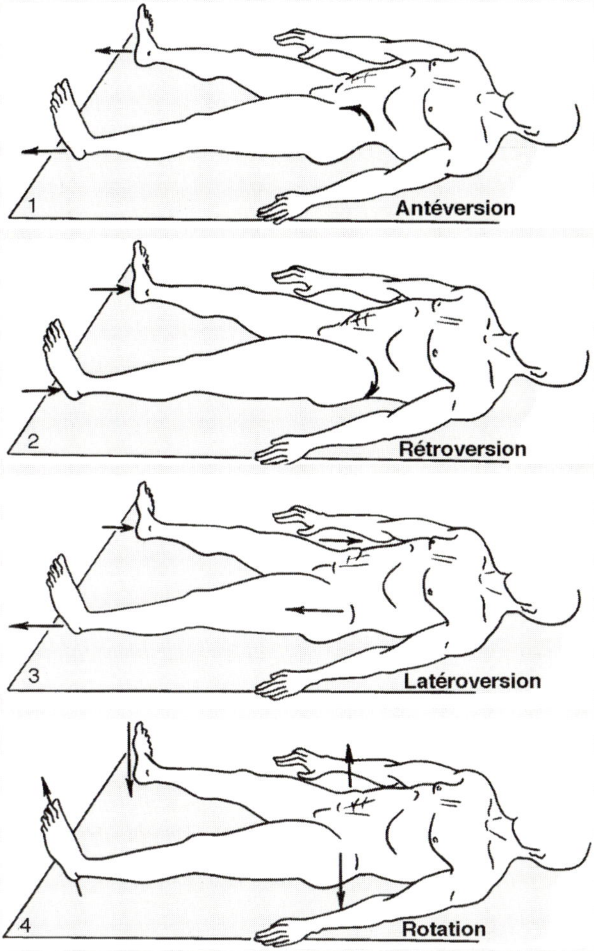

Fig. 4.7. *Mobilisation active du rachis lombaire en décharge, à partir des appuis plantaires : – répulsion bilatérale* (1), *esquive bilatérale* (2), *répulsion et esquive unilatérales* (3), *glissements sagittaux* (4).

– 2 : l'esquive bilatérale des appuis (diminution des appuis) entraîne une rétroversion du bassin et une cyphose lombaire sous l'action des muscles abdominaux et des extenseurs de hanche,
– 3 : la répulsion unilatérale d'un membre inférieur entraîne un abaissement de l'aile iliaque (latéroversion du bassin due aux stabilisateurs latéraux de hanche avec inclinaison lombaire controlatérale) pouvant s'associer à une esquive unilatérale de l'autre côté entraînant une ascension de l'aile iliaque controlatérale sous l'action du carré des lombes,

articulaire (suite)

– 4 : le glissement du pied vers l'arrière entraîne une avancée de l'aile iliaque (sous l'action des extenseurs-rotateurs externes de hanche) pouvant s'associer à un glissement vers l'avant de l'autre pied entraînant une rotation interne de hanche (sous l'action des fléchisseurs rotateurs internes).
Ces exercices actifs présentent un triple intérêt :
– entretenir les mouvements fonctionnels du complexe lombo-pelvi-fémoral avec mise en jeu *a minima* du rachis dorsal où les mouvements s'épuisent vers le rachis cervical bas,
– obtenir une contraction caudo-crânial des chaînes musculaires synergiques intéressant à distance le rachis cervical,
– renforcer la synergie entre les appuis cutanés, la diffusion musculaire et les corrections posturales par des techniques en décharge mimant la posture orthostatique.

Entreprendre des exercices actifs des articulations temporo-mandibulaires (fig. 4.8) pour lutter contre l'hypokinésie liée à l'appui mentonnier de la minerve et pour diminuer la tension des muscles masséters.

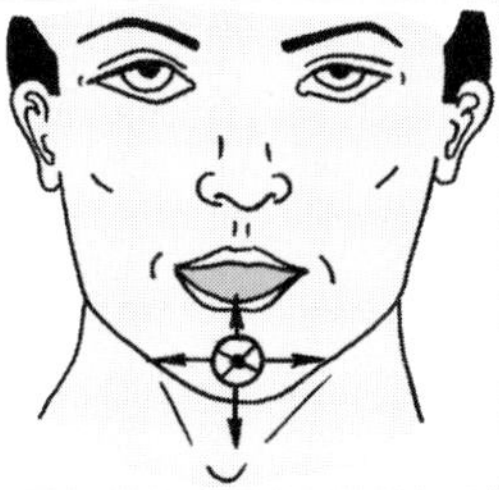

Fig. 4.8. *Mobilisation des articulations temporo-mandibulaires.*

neuro-musculaire à visée articulaire

Mobilisation active du rachis cervical à partir du système oculo-céphalogyre en décubitus dorsal (fig. 4.9) :
– une main du MK stabilise le rachis cervical inférieur,
– le sujet suit du regard l'autre main dans les 3 plans de l'espace (poursuite de cible).

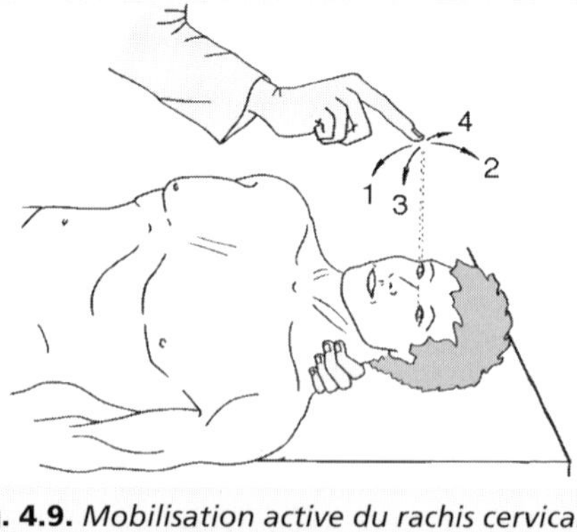

Fig. 4.9. *Mobilisation active du rachis cervical en décharge.*

neuro-musculaire à visée articulaire (suite)

Mobilisation active du rachis cervical à partir du système vestibulaire en position assise (déséquilibres lents) (fig. 4.10) avec fixation du regard :

– 1 : déséquilibre postérieur : flexion du rachis cervical,

– 2 : déséquilibre antérieur : extension du rachis cervical,

– 3 : déséquilibre droit : rotation-inclinaison gauches,

– 4 : déséquilibre gauche : rotation-inclinaison droites.

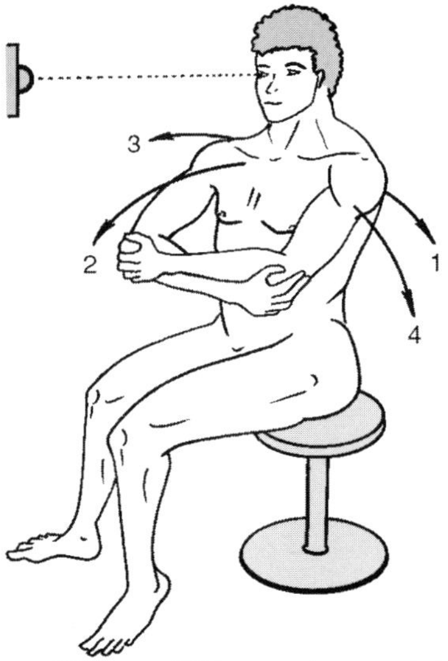

Fig. 4.10. *Mobilisation active du rachis cervical en position assise, regard fixe.*

Mobilisation active du rachis cervical à partir de la mobilisation de la ceinture scapulaire (avec fixation du regard) (fig. 4.11). Pour l'épaule gauche par exemple :

– 1 : flexion de l'épaule = flexion du rachis cervical,

– 2 : extension de l'épaule = extension du rachis cervical,

– 3 : élévation du moignon = inclinaison gauche du rachis cervical,

– 4 : abaissement du moignon = inclinaison droite du rachis cervical,

– 5 : antéposition du moignon = rotation gauche du rachis cervical,

– 6 : rétroposition du moignon = rotation droite du rachis cervical.

neuro-musculaire à visée articulaire (suite)

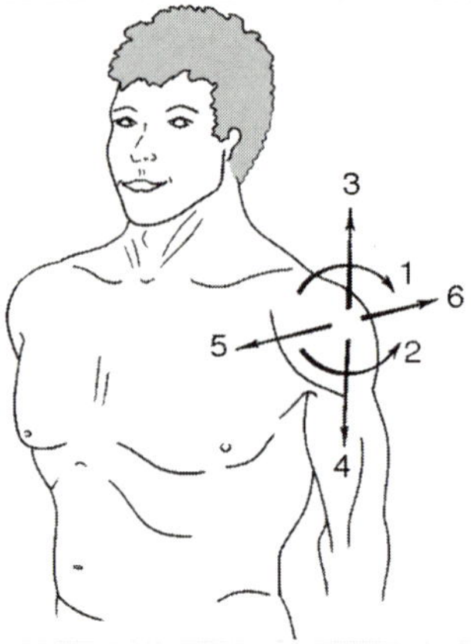

Fig. 4.11. *Mobilisation du rachis cervical à partir de la ceinture scapulaire.*

neuro-musculaire à visée posturale

Continuer les exercices de la phase I en augmentant l'intensité, la durée et le nombre de répétitions et introduire des résistances asymétriques des membres.
Effectuer des exercices en charge, en position assise et debout en effectuant des résistances d'appui, des auto-résistances et des résistances manuelles plus ou moins associées, avec correction posturale rachidienne.
Exemple en position assise face à un espalier (fig. 4.12) :
– 1 : résistances d'appuis + autograndissement,
– 2 : autorésistances en rotation,
– 3 : résistances manuelles :
  • 3a : sagittales,
  • 3b : frontales,
  • 3c : horizontales.

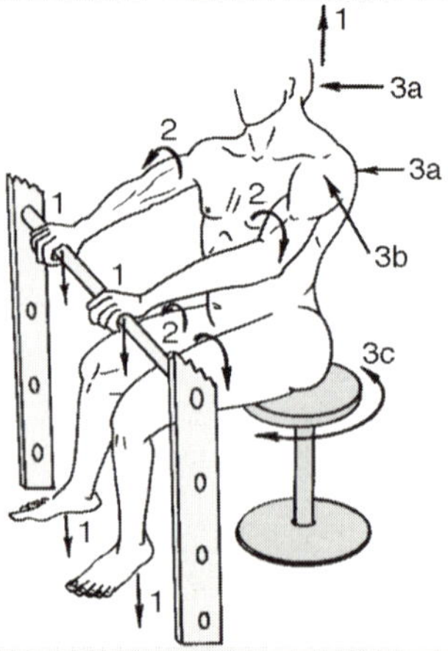

Fig. 4.12. *Exercices posturaux en position assise.*

fonctionnelle	Apprentissage des gestes quotidiens sans provoquer de retentissement cervical : – lever et coucher monolithique, – ramassage d'objets au sol, – alimentation et toilette du visage avec sangle frontale.

Rééducation phase III

Phase de post-immobilisation (ou phase postopératoire tardive)

Principes

– effectuer un sevrage très progressif de la minerve en tenant compte des réactions algiques du patient. La difficulté du sevrage réside dans la survenue d'un « syndrome de la minerve » pouvant résulter :

- soit d'une ablation trop rapide de la contention avec sensation d'insécurité, réflexes musculaires de défense et attitude « guindée » du rachis cervical allant en se pérennisant,
- soit d'une ablation trop tardive avec atrophie musculaire, rétractions capsulo-ligamentaires et déconditionnement neuro-musculaire aboutissant au même processus que précédemment,

– mobiliser le rachis cervical avec beaucoup de prudence en sachant que cette région particulièrement réactive doit plutôt être « persuadée que conquise »... Le rachis cervical doit retrouver sa place dans la cinétique globale du rachis au cours des mouvements sportifs ;

– tonifier les muscles cervicaux, qui sont hautement automatisés et sous la dépendance de plusieurs boucles de régulation supra-spinales (boucles oculaire et visuelle, boucle labyrinthique, boucle mandibulaire) et spinales (boucles proprioceptives périphériques, boucle lombaire) en faisant appel avant tout à des techniques globales intégrant les chaînes posturales et gestuelles propres au sportif traumatisé.

Techniques

Dominantes	Techniques
sevrage de la minerve	Collier rigide 24/24 h enlevé pendant les séances, puis enlevé 1 h le matin et 1 h l'après-midi, puis toute la matinée, puis toute la journée, puis la nuit. Passage à un collier en mousse gardé ponctuellement en cas de recrudescence des douleurs au cours de cette phase. Importance d'un soutien psychologique à ce stade d'abandon de la minerve.
articulaire	Techniques de massages-mobilisation incluant la région cervico-scapulaire et cervico-thoracique : – *Exemple de massage mobilisation des aponévroses de la région cervico-thoracique en décubitus dorsal* (fig. 4.13) :

articulaire
(suite)

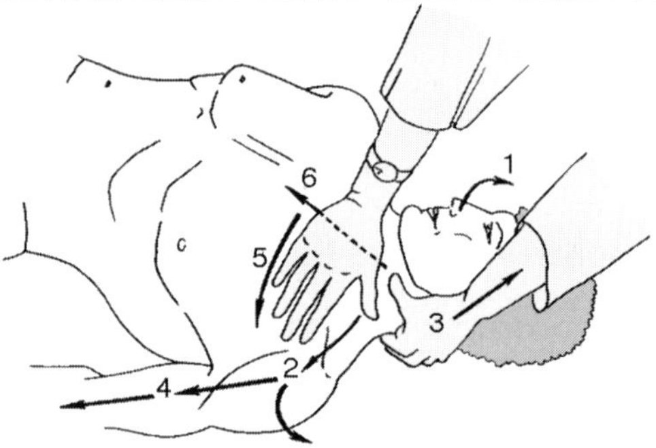

Fig. 4.13. *Massage mobilisation du rachis cervical en décubitus dorsal.*

– le patient positionne sa tête en inclinaison-rotation (1) et l'épaule contro-latérale en abaissement, rétroposition, rotation externe (2),
– le MK contrôle l'étage opéré avec sa main proximale (3),
– pendant le temps expiratoire, le sujet effectue un stretching de ses aponévroses cervicales en augmentant la répulsion du membre supérieur (4) et le MK réalise des traits tirés de ces aponévroses dans le sens opposé à la rotation (5) ou à l'inclinaison (6).
– *Exemple de massage mobilisation de la région cervico-scapulaire, patient en latérocubitus tête en dehors du plan de la table, reposant sur le genou du MK* (fig. 4.14) :

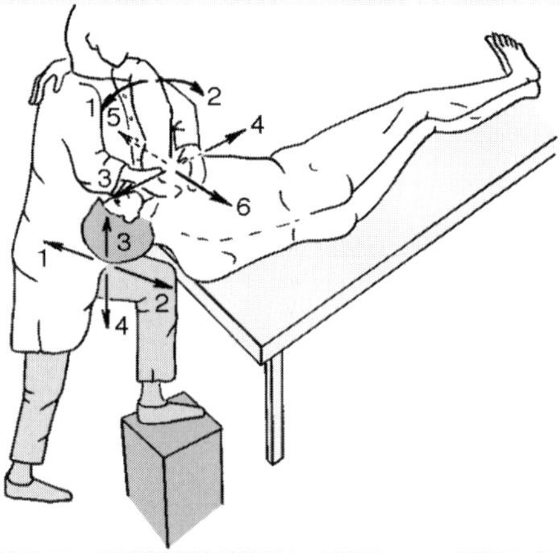

Fig. 4.14. *Massages mobilisation du rachis cervical en latérocubitus.*

– le positionnement du genou induit des mouvements du rachis cervical en flexion (1), extension (2), inclinaison droite (3) ou gauche (4),

articulaire (suite)

– le massage associé à la ceinture scapulaire induit des mouvements du rachis cervical en flexion (1), extension (2) inclinaison droite (3) ou gauche (4), rotation droite (5) ou gauche (6).

neuro-musculaire à visée articulaire

Techniques d'automobilisation associées aux techniques neuro-musculaires en position assise sur ballon de Klein (fig. 4.15) :

– le patient réalise une automobilisation de son rachis cervical soit à partir du ballon (flexion (1) extension (2), inclinaison droite (3), gauche (4), rotation droite (5), gauche (6)), soit à partir des mouvements de la ceinture scapulaire, de manière convergente ou divergente (dissociation des ceintures) (7),

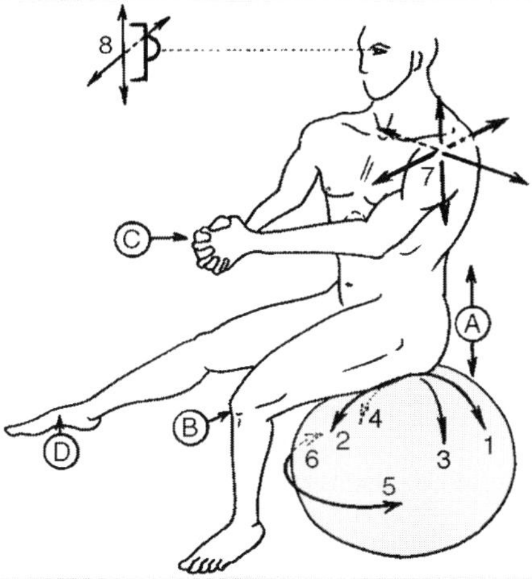

Fig. 4.15. *Mobilisation active du rachis cervical sur ballon de Klein.*

– le MK demande une poursuite de cible avec le regard allant dans le même sens ou pour majorer le mouvement, dans le sens opposé (8),

– Ces exercices peuvent se poursuivre par des exercices d'équilibration avec :

- rebonds sur le ballon (a),
- déséquilibres induits sur les genoux (b),
- déséquilibres induits sur les membres supérieurs (c),
- modification des appuis (d).

Techniques de balnéothérapie associant des massages subaquatiques, des exercices de stretching ou des exercices d'équilibration

– exemple de techniques de mobilisation, de stretching et d'équilibration patient assis sur une planche ou flotteur (fig. 4.16) :

- 1 : mobilisation en flexion (1), extension (2), inclinaison droite (3) et gauche (4), rotation droite (5), gauche

neuro-musculaire à visée articulaire (suite)

(6) à partir de la planche, avec contre-poussée des mains dans l'eau,
- 2 : stretching à partir des membres supérieurs (7),
- 3 : propulsion avec les bras (8) ou les jambes (9).

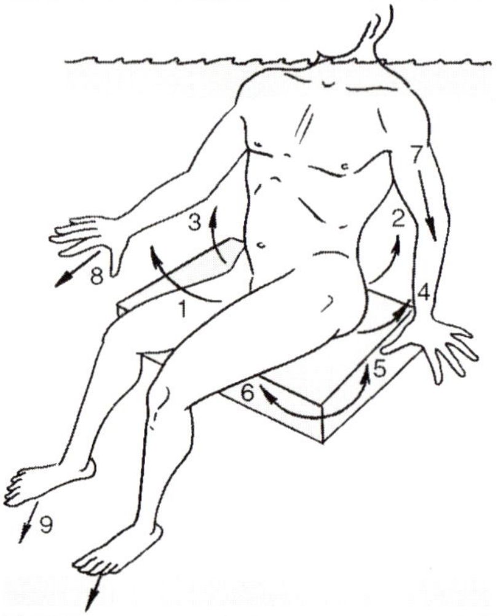

Fig. 4.16. *Mobilisation active du rachis cervical en balnéothérapie.*

neuro-musculaire à visée musculaire

Le but de la rééducation neuro-musculaire consiste à augmenter la tonification et la vigilance des muscles posturaux cervicaux à partir des schémas moteurs propres à chaque discipline. Quel que soit le sport, les exercices suivent les étapes suivantes :
– sélection des appuis utiles au sport puis sollicitation et correction de ces appuis,
– positionnement segmentaire des membres et du tronc selon une posture type dérivée du sport (ou plusieurs postures successives),
– travail isométrique de longue durée à partir de différentes résistances :
  - résistance d'appuis,
  - auto-résistances,
  - résistances manuelles ;
– sollicitations déséquilibrantes à partir des boucles oculo-motrices, labynthiques ou proprioceptives.
Chaque exercice est réalisé en progression en décubitus (a) puis en position orthostatique (b) puis en position orthodynamique (c).
Exemple de progression pour un cavalier (fig. 4.17)
– 1 : appuis utiles : avant-pieds, face interne des mollets, ischions, serrage des mains,
– 2 : position segmentaire : chevilles en flexion dorsale, genoux et hanches à 130°, rachis en rectitude, bras fléchis,

neuro-musculaire à visée musculaire (suite)

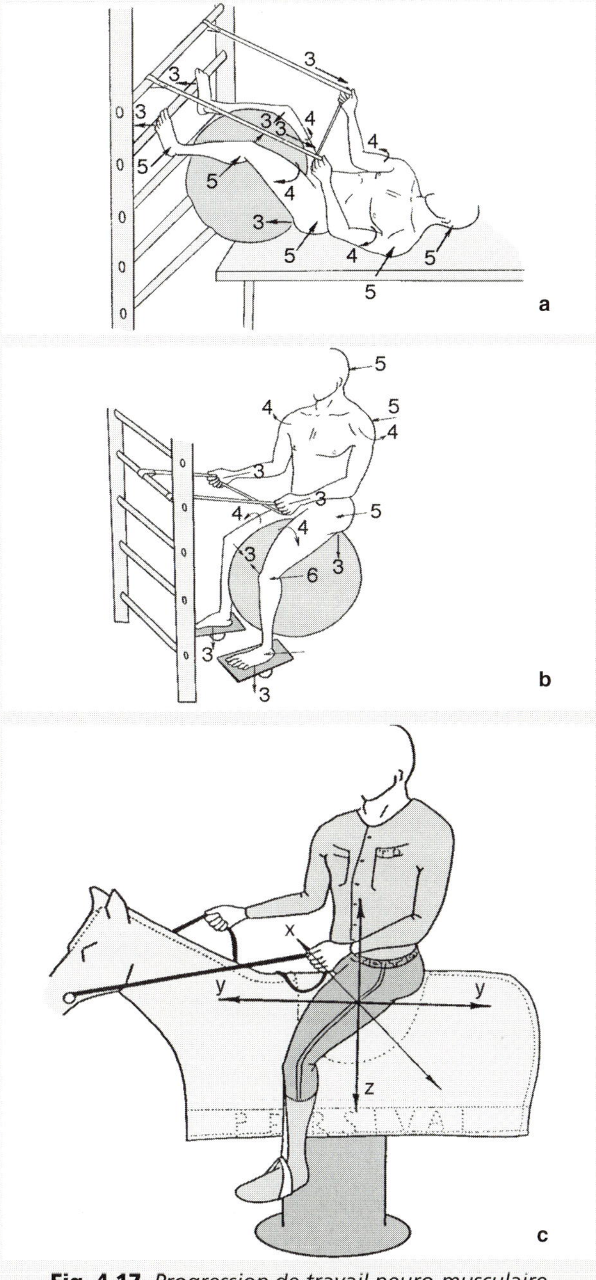

Fig. 4.17. *Progression de travail neuro-musculaire chez le cavalier.*

neuro-musculaire à visée musculaire (suite)	– 3 : résistances d'appui, – 4 : auto-résistance : rotation externe hanche et épaules, – 5 : résistances manuelles : pieds, genoux, bassin, épaules, mains, tête, – 6 : sollicitations déséquilibrantes manuelles, sur appareil et sur simulateur d'équitation. *Exemple de progression pour Kayakeur* (fig. 4.18) – a : décubitus avec ballon de Klein, bâton, et sangle autour des genoux, – b : orthostatique avec plans instables et bâton, – c : orthodynamique en balnéothérapie.

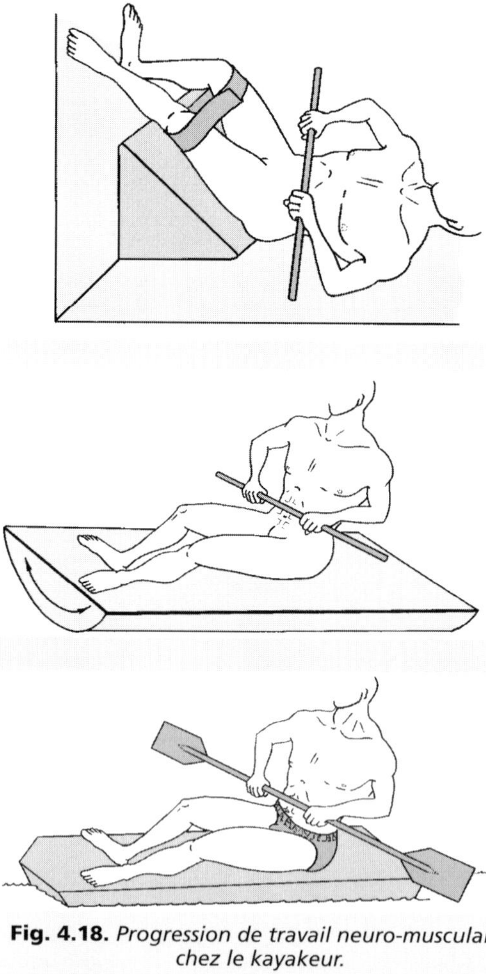
a
b
c

Fig. 4.18. *Progression de travail neuro-musculaire chez le kayakeur.*

neuro-musculaire à visée musculaire (suite)	*Exemple de progression pour un skieur* (fig. 4.19) – a : décubitus avec plans instables et bâtons, – b : orthostatique avec skate-board et bâtons, – c : orthodynamique avec exercices sur simulateur de ski.

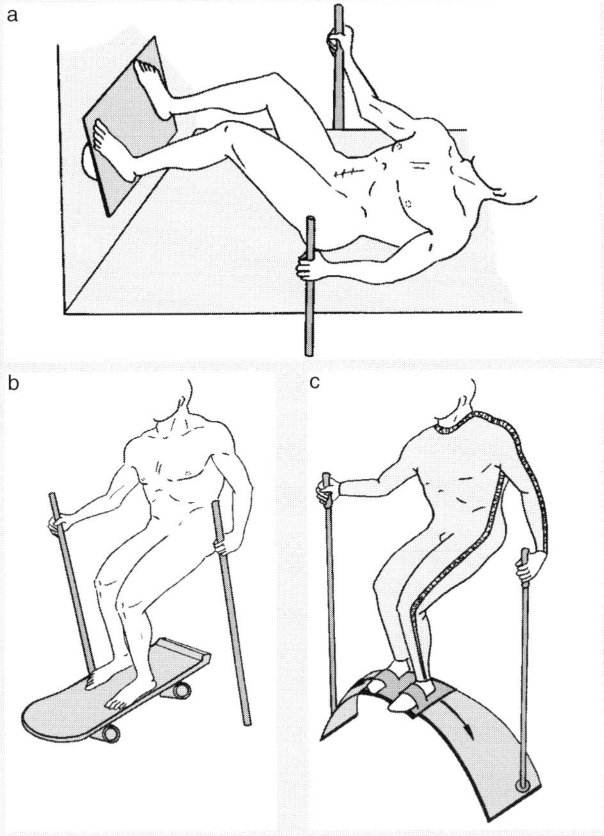

Fig. 4.19. *Progression de travail neuro-musculaire chez le skieur.*

Fractures du rachis dorso-lombaire sans lésion neurologique

PATHOLOGIE

La fréquence des fractures du rachis dorso-lombaire en milieu sportif croît parallèlement au développement des sports à haut risque (delta-plane, parapente, etc.) et à l'augmentation des performances, due en partie aux avancées technologiques, dans les sports de vitesse (ski, vélo, etc.).

Le siège des fractures du rachis dorso-lombaire concerne parfois les apophyses transverses ou les épineuses mais leur localisation de prédilection siège essentiellement sur le corps vertébral avec un tropisme particulier pour la charnière dorso-lombaire lors d'un mécanisme en flexion.

Le degré de gravité de ces fractures peut être très variable mais 90 % des fractures touchant le corps vertébral sont considérées comme bénignes avec tassement cunéiforme antérieur du corps vertébral et respect du segment vertébral moyen (mur postérieur, pédicules et massifs articulaires) et de l'arc ostéo-ligamentaire postérieur. Les lésions graves avec ou non complications neurologiques ne représentent que 10 % environ des fractures du rachis dorso-lombaire.

Un bilan clinique systématique s'impose devant toute fracture du rachis dorso-lombaire faisant préciser les circonstances de l'accident (vitesse de déplacement au moment du choc, hauteur de chute, etc.), le mécanisme initial (flexion, compression, translation, inclinaison et rotation associées), et recherchant des signes évoquant une complication neurologique (signes radiculaires médullaires, atteinte de la queue de cheval) ou d'autres lésions viscérales ou osseuses associées. Les radiographies aidées systématiquement du scanner ou de l'IRMN préciseront très exactement les lésions avec une attention toute particulière pour le mur postérieur. Ce bilan permet de distinguer les fractures stables, des fractures instables ou potentiellement instables.

Les indications thérapeutiques découleront de ces données cliniques et de celles tirées de l'imagerie. En cas d'atteinte neurologique patente, le traitement chirurgical est systématique. En revanche, en l'absence d'atteinte neurologique, trois possiblités s'offrent au thérapeute dont les indications et les modalités sont résumées dans le tableau 4.III.

En pratique, tout traumatisme du rachis dorso-lombaire doit être initialement considéré comme potentiellement instable :

- sur le terrain, l'alignement du rachis doit être constamment respecté,
- le déplacement du blessé doit se faire dans un matelas coquille,
- le patient doit faire l'objet d'un examen médical à la recherche

d'un déficit neurologique, de troubles vésico-sphinctériens ou d'autres lésions associées (thoraciques ou abdominales),

– les lésions vertébrales doivent être explorées en respectant une gradation des techniques d'imagerie allant des clichés radiologiques standards au scanner ou à l'IRM.

Ce n'est qu'après avoir scrupuleusement respecté ce protocole rigoureux qu'il est licite de confier ou non le sujet au kinésithérapeute.

Tableau 4.III. *Indications thérapeutiques des fractures dorso-lombaires*

	INDICATIONS	MODALITÉS
Traitement fonctionnel	Fracture tassement isolée avec lésions stables Tassement antérieur < 50 % de la hauteur de la vertèbre (ou cyphose < à 15°)	Vise à l'obtention d'une décharge active du mur antérieur fracturé jusqu'à consolidation Période de décubitus fonction de la douleur (15 j en moyenne) Consolidation obtenue à environ J90.
Traitement orthopédique	Fracture tassement isolée stable mais dont le tassement antérieur est > 50 % de la hauteur de la vertèbre (cyphose > à 15°) Fracture tassement étagée à lésion stable Fracture comminutive dans les rares cas où le mur postérieur est intact, (peut suivre le traitement chirurgical)	Plâtre confectionné selon la méthode inspirée de Böhler avec réduction par mise en hyperlordose en confectionnant un corset à trois appuis (1 postérieur au sommet de la cyphose, 2 autres antérieurs sternal et pubien avec une fenêtre thoraco-abdominale), corset confectionné pour une durée de 3 à 4 mois Période de décubitus de quelques jours nécessaire à la confection du corset et remise en charge avec déambulation immédiate autorisée Pas de sollicitation verticale antérieure avant la fin du 6e mois
Traitement chirurgical	Fracture tassement étagée avec tassement important Fracture comminutive avec atteinte de l'arc postérieur Fracture-luxation Signes neurologiques survenant secondairement chez un sujet initialement immobilisé par plâtre Existence d'une cyphose supérieure à 20° chez un sujet initialement plâtré	Réduction avec ostéosynthèse associée éventuellement à une arthrodèse Après l'intervention, remise en charge avec, en fonction de l'étendue des lésions et du type de l'intervention (tige de Harrington) nécessité d'une contention postérieure pendant 3 à 4 mois

Remarque : dans la majorité des cas, les fractures observées dans le milieu sportif sont de siège uniforme antérieur à tassement modéré et répondent donc au traitement fonctionnel.

RÉÉDUCATION DES FRACTURES DU RACHIS DORSO-LOMBAIRE TRAITÉES FONCTIONNELLEMENT

Les factures observées en milieu sportif sont dans la majorité des cas des fractures cunéiformes antérieures à tassement modéré répondant à l'indication d'un traitement fonctionnel (tableau 4.IV).

Objectifs

Obtenir une poutre composite rachidienne aussi solide que possible sur une position corrigée en lordose :

- la qualité de la poutre composite dépend la solidité mécanique des étages vertébraux lésés et de l'harmonie de répartition des contraintes en charge,
- le travail en lordose avec mise en jeu de la pince ouvrante permet de soulager les contraintes imposées à la partie antérieure du segment intervertébral : l'atteinte anatomique concerne non seulement le corps vertébral et les plateaux vertébraux mais aussi les disques qui ne manquent pas d'être touchés dans ce genre d'accident.

Éviter le déconditionnement neuro-musculaire secondaire au traumatisme, à l'alitement et à l'absence d'entraînement : le but de la rééducation consiste non seulement à tonifier le sujet mais aussi à entretenir les régulations posturales et gestuelles propres à son sport. L'emploi précoce de techniques neuro-musculaires stimulant les appuis cutanés, les récepteurs articulaires et myo-tendineux ainsi que les boucles visuelles, oculomotrices, labyrinthiques et nuquales dans des positions dérivées de l'activité sportive possède plusieurs avantages :

- il évite un déconditionnement trop important des postures ou des gestes caractéristiques du sport propre au sujet,
- il permet une plus grande coopération de la part du sujet qui retrouve des exercices proches de ce qui le motive,
- il permet un travail musculaire ciblé préférentiellement sur les muscles utiles à la pratique sportive : la tonification globale de certains sportifs peut aboutir à une prise de poids (surcharge pondérale graisseuse due à l'hypo-activité associée au développement de masses musculaires non sollicitées habituellement) péjorative dans les sports à catégorie de poids (jockeys, sports de combat) ou les sports où l'aspect esthétique est important (danse, patinage, gymnastique),
- il permet d'anticiper sur l'intégration de corrections posturales dorso-lombaires qu'il faudra effectuer à la reprise du sport.

Principes

La rééducation peut être divisée classiquement en deux périodes, pliable et non pliable, comprenant chacune deux phases :

- période non pliable (J1 à J60) :
  - phase de décubitus de J1 à J15,
  - phase de remise en charge de J15 à J60 ;

Tableau 4.IV. *Traitement fonctionnel des fractures du rachis dorsal*

	J1 à J60 : période non pliable		**J60 à > J90 : période pliable**	
	J1 à J15 décubitus	**J15 à J60 remise en charge**	**J60 à J90 mobilité rachis contrôlée**	**> J90 mobilité rachis libre**
Dominantes de la rééducation	Phase de repos strict au lit Privilégier techniques antalgiques W en lordose dorso-lombaire Stimulation musculaire statique symétrique	Précaution à la remise en charge Apprentissage des gestes usuels Poursuite du travail en lordose	Phase de transition avec contrôle soigneux des exercices Mobilisation en décharge avec si possible balnéothérapie	Obtenir un rachis libre et indolore Prudence et rigueur Privilégier le travail fonctionnel et le geste sportif
Interdits	Verticalisation Position demie-assise Retournement avec torsion du tronc Dépasser 30° flexion de hanche	Position assise sur siège bas	Récupération progressive de la flexion antérieure qui ne devra pas être complète même à la fin de cette phase	Sollicitation intempestive du rachis Règles d'hygiène de protection rachidienne

- période pliable (après J60) :
  - phase de mobilité rachidienne contrôlée de J60 à J90,
  - phase de mobilité rachidienne libre après J90.

Cette méthode de traitement, facile à mettre en œuvre devant toute fracture cunéiforme du rachis dorso-lombaire sans complication neurologique, doit débuter le plus tôt possible au lit du patient : elle nécessite de la part du blessé une bonne compréhension de sa lésion et une participation active aux différentes phases du traitement,

Mécaniquement, le port d'une contention ne s'impose pas mais peut s'avérer tout de même utile dans trois circonstances :

- *au cours de certains exercices en charge en tant que rappel extéroceptif :* il s'agira alors d'une simple bande collée longitudinalement sur le rachis et servant de rappel cutané à la mise en tension. Dans le même esprit, il est possible d'employer de petits appareils électroniques capables d'assurer une rétroaction visuelle ou sonore dans un secteur contrôlé de flexion rachidienne,
- *chez les patients anxieux et timorés qui ne se sentent pas en sécurité :* l'atteinte rachidienne évoque inconsciemment l'angoisse d'être paralysé et certains patients ont besoin, au début de la remise en charge, de se sentir soutenus moralement mais aussi physiquement...

• *chez les sportifs impatients qui profitent de l'absence de contention pour négliger leur traitement rééducatif et les conseils quant à la rectitude du rachis :* ces sportifs trop motivés qui veulent reprendre leur sport à tout prix ont une évolution émaillée de réactions algiques, s'accompagnant de contractures paravertébrales, avec risque de pérennisation des douleurs à long terme qu'il faut savoir prévenir par un traitement plus rigoureux.

Rééducation phase I : période non pliable en phase de décubitus, J1 à J15

Principes

– la mise au repos stricte au lit est la plus courte possible : elle est fonction de la douleur mais n'excédera pas en règle 15 jours ;
– il s'agit d'une période de prise de contact, d'explication du déroulement de la kinésithérapie et des objectifs, et surtout de dédramatisation de la fracture ;
– travail en lordose dorso-lombaire avec sollicitation musculaire statique symétrique.

Techniques

Objectifs	Techniques
installation correcte au lit	Décubitus dorsal strict sur un plan dur avec alignement des ceintures. Interdiction de la position semi-assise et des retournements avec torsion du tronc. Placer les objets dans l'espace de capture du blessé.
nursing	Surveillance et massage des points d'appui, (fig. 4.20). Techniques à visée circulatoire : massages circulatoires, mobilisation des articulations distales en insistant sur la dorsiflexion des orteils et du pied, contraction statiques des muscles du membre inférieur.

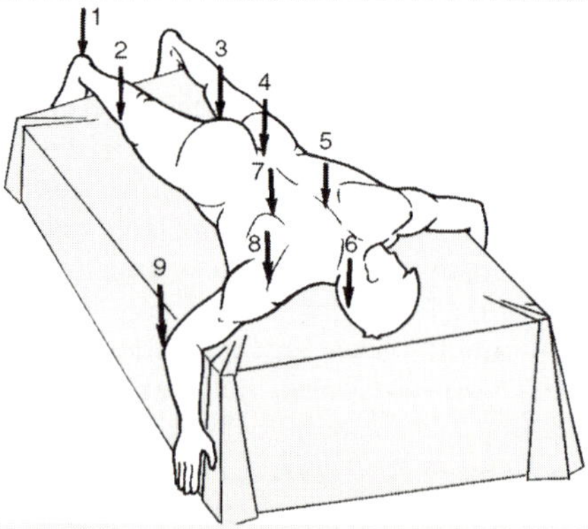

Fig. 4.20. *Massage des points d'appui cutané :*
– talons *(1)*, têtes des péronés *(2)*, ischions *(3)*, sacrum *(4)*, épineuses *(5)*, occiput *(6)*, scapulum *(7)*, acromions *(8)*, coudes *(9)*.

lutte contre la douleur	Massage des ceintures scapulaires et pelviennes et du tronc à distance de la fracture en sollicitant les différents plans tissulaires : cutanés et sous-cutanés, aponévrotiques, musculaires, etc. Stimulation électrique transcutanée à visée antalgique sur les points douloureux et leurs irradiations thoraciques, abdominales ou des membres.
dominante articulaire	Apprentissage du positionnement en lordose dorso-lombaire avec esquive du plan d'appui, antéversion du bassin, appuis scapulaires, serrage des omoplates et autograndissement, associés à une inspiration abdominale et costale antérieure et à une expiration costale postérieure (fig. 4.21).

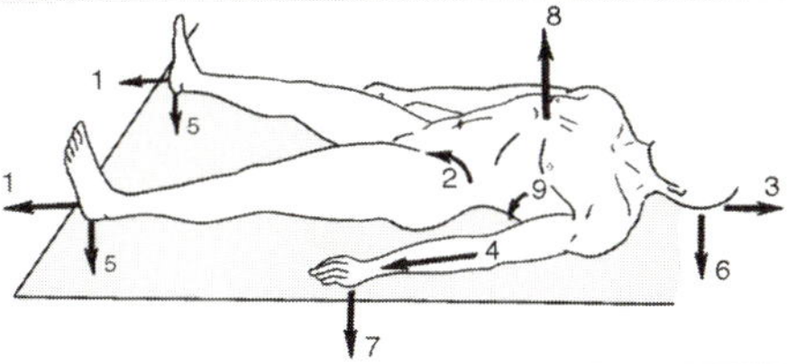

Fig. 4.21. *Apprentissage du positionnement en lordose dorso-lombaire :*
– répulsion des membres inférieurs *(1)*, antéversion du bassin *(2)*, autograndissement *(3)*, répulsion des membres supérieurs *(4)*, appuis talonniers *(5)*, appui occipital *(6)*, appuis manuels *(7)*, inspiration costale antérieure *(8)*, expiration costale postérieure *(9)*.

Mobilisation activo-passive des membres supérieurs et inférieurs avec auto-correction en lordose sans dépasser 30° de flexion de hanche au début.

dominante neuro-musculaire	Apprentissage des pontés bustaux à partir des points d'appuis plantaires et des membres supérieurs (coudes, avant-bras, mains) (fig. 4.22). Tonification des spinaux en course interne et des abdominaux en course externe à partir de chaînes de facilitation symétriques partant des muscles gâchettes de la périphérie sur des postures dérivées des gestes sportifs (cf. exercices développés *page 299*).

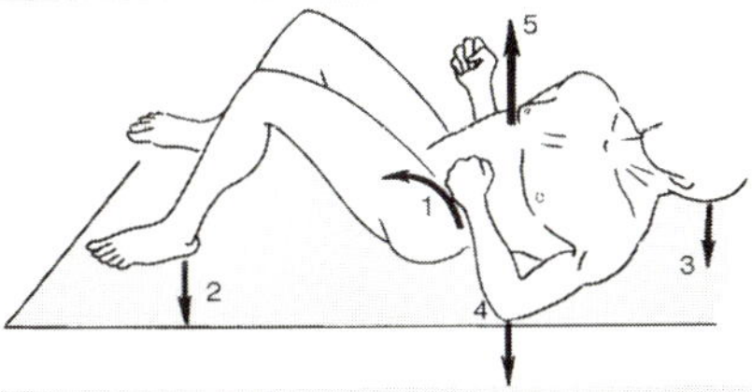

Fig. 4.22. *Apprentissage du ponté bustal :*
– antéversion du bassin *(1)*, appuis talonniers *(2)*, appui occipital *(3)*, appuis sur les coudes *(4)*, ponté bustal *(5)*.

dominante fonctionnelle	Apprentissage des retournements décubitus dorsal-latérocubitus-procubitus et retour avec contrôle rachidien en lordose (retournement monolithique).

Rééducation phase II : période non pliable en phase de remise en charge, J15 à J60

Principes

– la remise en charge est autorisée à la diminution des douleurs ;
– la verticalisation peut être aidée par le port d'une contention dans les circonstances préalablement évoquées : exercices d'inclinaison antérieure, patients anxieux, sportifs peu disciplinés ;
– travail en lordose dorso-lombaire en décharge et en charge avec sollicitation musculaire statique symétrique, ou asymétrique peu intensive.

Techniques

Objectifs	Techniques
verticalisation	Prévention de l'hypotension orthostatique par bandage élastique des membres inférieurs et surveillance des réactions neurovégétatives du patient : sueurs, pâleur, sensations vertigineuses, sensations nauséeuses, etc. Verticalisation pouvant s'effectuer soit à partir du procubitus avec « boussole » ventrale et répulsion des membres supérieurs, soit à partir du latérocubitus avec verticalisation monolithique et appui des deux membres supérieurs pendant la phase assise au bord du lit qui doit être aussi brève que possible, soit avec transfert sur plan incliné et verticalisation progressive.
dominante neuro-musculaire	Les séances de rééducation doivent intégrer des exercices non spécifiques destinés à familiariser le sujet au différentes postures rencontrées dans la vie quotidienne mais doit surtout insister sur des exercices spécifiques dérivés de la pratique sportive : – *exercices non spécifiques* en procubitus, en quadrupédie (fig. 4.23), en position assise sur un siège haut ou à califourchon, debout, en fente et à l'espalier avec : • correction des appuis, • correction segmentaire en insistant sur la lordose dorso-lombaire, l'autograndissement, et la position annexe des membres supérieurs et des membres inférieurs, • résistances d'appuis, auto-résistances et résistances manuelles induisant des contractions isométriques de longue durée, • déstabilisations lentes par déstabilisations alternées manuelles multidirectionnelles appliquées sur la peau

dominante neuro-musculaire (suite)	(contraintes tangentielles), les tissus musculaires ou les leviers osseux, puis utilisation de plans instables à grand rayon de courbure (plan de Zador (fig. 4.24), ballon de Klein), – *exercices spécifiques* employant les postures dérivées du sport avec même progression que ci-dessus et ciblage des appuis et des muscles utiles à la pratique sportive.

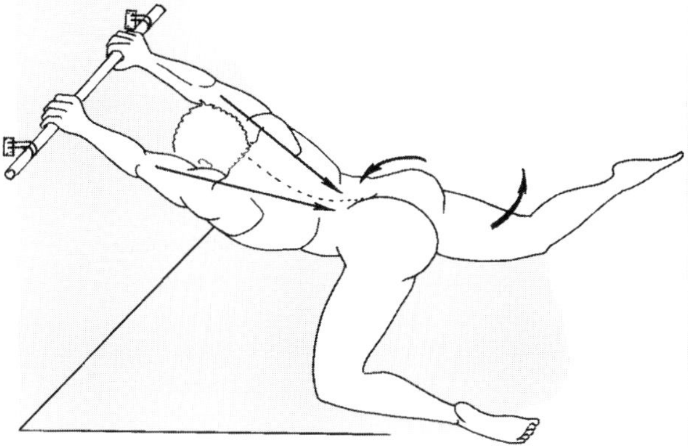

Fig. 4.23. *Exercice lordosant en quadrupédie face à la barre.*

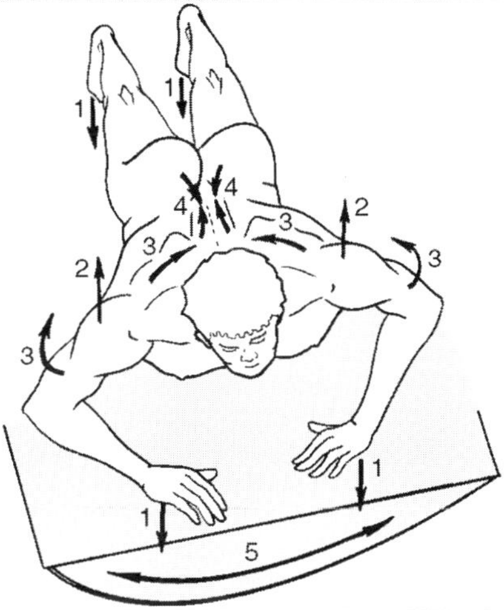

Fig. 4.24. *Exercice lordosant sur plan de Zador :*
– appuis plantaires et palmaires *(1)*, poussée sur les bras *(2)*, rotation externe et contraction des fixateurs du scapulum *(3)*, contraction des spinaux *(4)*, déséquilibres du plan *(5)*.

dominante fonctionnelle	Apprentissage de la position assise sur un siège haut (adaptation du mobilier de la chambre) ou à califourchon en appui antérieur sur le dossier, Apprentissage du ramassage d'objets au sol en fente, du chaussage, des transferts, etc. Augmentation progressive du périmètre de marche et entraînement sur bicyclette ergométrique avec surélévation de la selle et du guidon.

Rééducation phase III : période pliable en phase de mobilité rachidienne contrôlée, J60 à J90

Principes

– il s'agit d'une phase de transition entre un rachis verrouillé en position de protection et un rachis parfaitement libre ;

– la progression des exercices tient compte de quatre critères :
  - l'indolence du patient,
  - les secteurs de mobilité : extension, puis inclinaisons et rotations, puis mouvements combinés, puis flexion antérieure en fin de phase,
  - l'amplitude de la mobilisation en sachant que la flexion complète n'est par recherchée à cette phase,
  - la localisation des exercices : les exercices de mobilisation seront tout d'abord recherchés analytiquement à distance de la région traumatisée de manière descendante (à partir du rachis cervical et dorsal haut) ou ascendante (à partir de la charnière lombo-sacrée et du rachis lombaire bas), puis effectués de manière globale en intégrant les étages lésés, puis de manière plus précise sur ces étages,

– les exercices de mobilisation seront effectués en décharge et en utilisant au maximum les possibilités de la balnéothérapie.

Techniques

Objectifs	Techniques
assouplissement rachidien	*Massage – mobilisation de l'ensemble du rachis avec association de contractions isométriques micro-cinétiques.* – Exemple d'application en latérocubitus gauche (fig. 4.25) : 1 : massages proximo-distaux et disto-proximaux convergents vers la région lésée. 2 : massage de la ceinture scapulaire avec rétroposition induisant une rotation droite et une extension dorsale puis antéposition induisant une rotation gauche et une flexion de faible amplitude, puis contraction isométrique du grand dentelé induisant une rotation dorsale droite de faible amplitude, 3 : massage de la ceinture scapulaire avec élévation induisant une inclinaison gauche (± anté- ou rétroposition), puis contraction isométrique du grand dorsal induisant

assouplissement rachidien (suite)

une extension et inclinaison lombaire gauche de faible amplitude,
4 : massage de la ceinture pelvienne avec rétroposition induisant une rotation gauche et une extension lombaire puis antéposition induisant une rotation droite et une flexion de faible amplitude, puis contraction du psoas induisant une inclinaison et une rotation lombaires gauches,
5 : massage de la masse sacro-lombaire et du carré des lombes avec élévation (inclinaison droite) et abaissement (inclinaison gauche) de l'aile iliaque, puis contraction

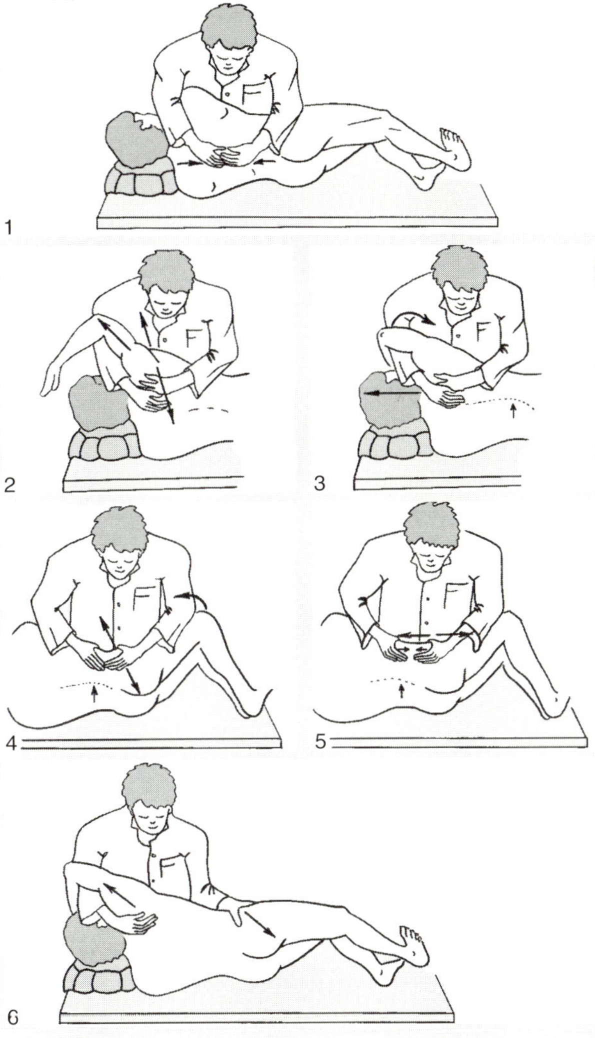

Fig. 4.25. *Techniques manuelles rachidiennes.*

assouplissement rachidien (suite)

isométriques du carré des lombes induisant une extension et une inclinaison lombaire gauche de faible amplitude,
6 : association des techniques scapulaires et pelviennes : de manière convergente ou divergente,
Puis application des mêmes techniques en latérocubitus droit.
Exercices d'assouplissement en décharge réalisés en quadrupédie, sur ballon de Klein et en balnéothérapie (stretching dans l'eau ou utilisation des différents types de nages) ;
– exemple d'exercices en lordose en quadrupédie (fig. 4.26),

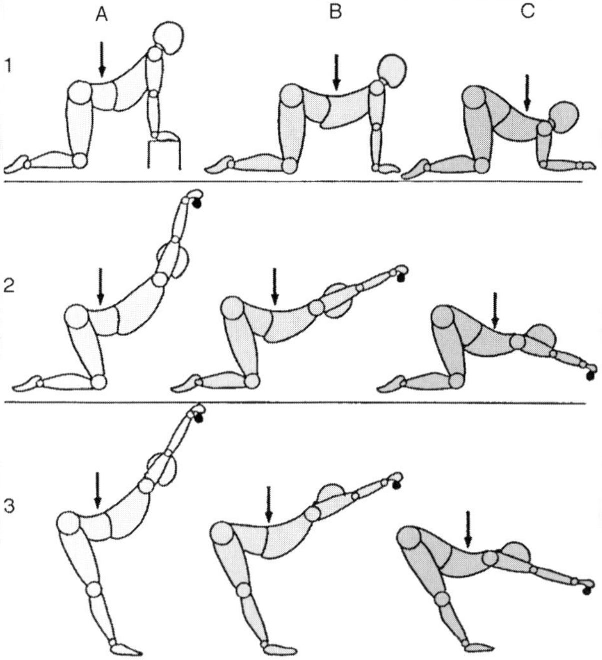

Fig. 4.26. *Exercices en lordose en quadrupédie (ligne 1), à genou (ligne 2), debout (ligne 3). Lordose du rachis lombaire (colonne A), dorsal moyen (colonne B), dorsal haut (colonne C). La progression va de A1 à C3.*

– exemple d'exercices avec le ballon de Klein (fig. 4.27) :
1 : roulement dorsal avec étirement axial symétrique puis asymétrique des membres supérieurs et des membres inférieurs,
2 : rotation du tronc à partir du rachis cervical vers la droite et roulement latéral droit avec étirement axial du membre supérieur et du membre inférieur,

assouplissement rachidien (suite)	3 : rotation du tronc vers la droite roulement ventral avec positions annexes des membres, 4 : rotation du tronc vers la droite et roulement latéral gauche avec étirement axial du membre supérieur et du membre inférieur,

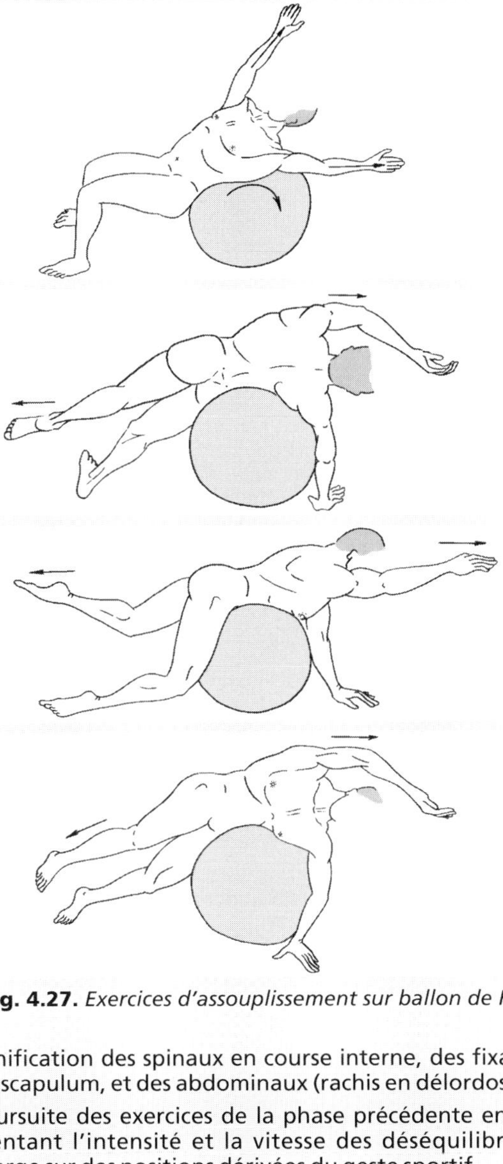

1

2

3

4

Fig. 4.27. *Exercices d'assouplissement sur ballon de Klein.*

renforcement musculaire	Tonification des spinaux en course interne, des fixateurs du scapulum, et des abdominaux (rachis en délordose).
dominante neuro-musculaire	Poursuite des exercices de la phase précédente en augmentant l'intensité et la vitesse des déséquilibres en charge sur des positions dérivées du geste sportif.

Rééducation phase IV : période pliable en phase de mobilité rachidienne libre, après J90

Principes

– il s'agit d'une phase où le sujet doit retrouver un rachis souple, libre et indolore ;
– la plus grande vigilance est de rigueur car les imprudences ne sont pas rares à cette phase, le sujet ayant tendance à oublier sa fracture ;
– l'orientation de cette phase est essentiellement fonctionnelle et adaptée à la reprise sportive.

Techniques

Objectifs	Techniques
assouplissement rachidien	Mobilisation spécifique multidirectionnelle étagée grâce à des appuis localisés, des techniques de mobilisations passives intervertébrales et des mobilisations passives globales. Assouplissements actifs en balnéothérapie et en salle en insistant sur les mouvements qui nécessitent une grande amplitude dans la pratique sportive du sujet.
dominante neuro-musculaire	Renforcement musculaire isocinétique analytique (flexion-extension et rotations) ou synthétique (isocinétisme avec filin résistant aux mouvements sportifs) du tronc à vitesse lente. Renforcement des membres inférieurs à partir d'exercices en demi-squats si le sport le nécessite, travail proprioceptif sur plans instables avec exercices de coordination (lancers de balle, etc.).
dominante fonctionnelle	Travail du geste sportif à différentes vitesses et contre différents niveaux de charge (isocinétique à vitesse rapide, bracelets lestés, etc.) en veillant à l'harmonie des mouvements rachidiens. Entraînement à la réception de chutes sur tapis de gymnastique (important pour l'équitation et les sports acrobatiques). Entraînement aérobie en natation, sur tapis roulant puis en VTT, puis footing.

Conclusion

Les séquelles des fractures du rachis dorso-lombaire sans lésion neurologique ne sont pas rares à type de dorso-lombalgies évoluant dans un cortège neuro-fonctionnel très riche mais sans aucun signe radiculaire objectif.
Il s'agit d'un véritable syndrome subjectif des traumatisés du rachis pour lequel la rééducation associée aux antalgiques, aux anti-inflammatoires et aux décontracturants, voire aux anti-dépresseurs, occupe une place de choix.

Fractures costales

PATHOLOGIE

Les pathologies du thorax osseux peuvent être distinguées en deux catégories :

Les pathologies microtraumatiques concernent soit les sports qui imposent des torsions du tronc de grande amplitude avec contrainte en flexion des côtes (golf), soit les sports qui induisent une compression thoracique localisée itérative (surf), soit encore les sports qui sursollicitent les muscles s'insérant sur le gril thoracique (grand dentelé, abdominaux, pectoraux) avec contraintes costales répétées en cisaillement, traction et torsion (golf, tennis). Ces contraintes répétitives peuvent être à l'origine de fractures de fatigue de la côte (5e, 6e, 7e, et 8e côtes chez le golfeur), de douleurs chondro-costale, d'un syndrome de Cyriax (subluxation de l'articulation interchondrale des 7e, 8e, 9e,10e côtes), d'un syndrome de Tietze (tuméfaction chondro-costale douloureuse unilatérale des 2e, 3e et 4e côtes), de xyphoïdites (ou xyphodynies), ou encore d'un syndrome fibromyalgique (douleur des insertions musculaires).

Les pathologies traumatiques sont l'apanage des sports de contact (rugby), des arts martiaux (karaté) ou des sports motorisés (rallye automobile, motocross). La pathologie la plus fréquente est la facture unicostale avec ou sans déplacement mais d'autres pathologie pariétales (fractures pluricostales, volets costaux, entorses costo-vertébrales, costo-chondrales ou chondro-sternales) ou pleurales (hémothorax, pneumothorax ou pleurésie post-traumatiques) peuvent aussi se rencontrer.

En cas de traumatisme sévère, la lésion d'organes intrathoraciques (contusion pulmonaire, fractures des grosses bronches, contusion cardiaque ou rupture des gros vaisseaux) peut accompagner ces lésions de la paroi.

Le diagnostic différentiel est extrêmement important car il ne faut jamais oublier qu'une douleur pariétale thoracique peut avoir d'autres origines qu'il importe d'éliminer avant d'effectuer un traitement kinésithérapique (tableau 4.V). Ce sont :

- les pathologies coronariennes ;
- les pleurésies inflammatoires, tumorales ou infectieuses ;
- les pathologies costales d'origine tumorale (métastases costales) ; inflammatoire (pelvispondylite), ou métabolique (ostéoporose) ;
- les douleurs intercostales liées à une pathologie rachidienne dorsale (dérangement intervertébral mineur, fracture, hernie discale, neurinome) ;
- le zona intercostal ;
- les douleurs thoraciques d'origine psychique retrouvées dans un contexte d'angoisse et de stress.

Tableau 4.V. *Pathologies costales et diagnostic différentiel*

Pathologies costales	
Microtraumatiques	**Traumatiques**
Fractures de fatigue Syndrome de Cyriax Syndrome de Tietze Douleurs chondrales bénignes Arthrose chondro-sterno-costale Syndrome fibro-myalgique Xyphoïdites	Fractures uni- ou pluricostales (± volets costaux) Entorses ou luxations chondro-costales ou chondro-sternales Luxations interchondrales Entorses costo-vertébrales
Diagnostic différentiel	
Pathologies coronariennes Pleurésies inflammatoires, tumorales ou infectieuses Zona intercostal Pathologie dorsale : dérangement intervertébral mineur, fracture, hernie, tumeur (névrome)	Pneumopathie Pneumothorax Pathologies costales tumorales, métaboliques ou inflammatoires Douleurs thoraciques d'origine psychique

PATHOMÉCANIQUE

La côte est un levier osseux

Celui-ci transmet au sternum les mouvements des articulations costo-vertébrales dont la position dépend de la position du rachis (interdépendance costo-vertébrale). Ce levier peut être assimilé à une barre formée de tissus inhomogène (périoste, os cortical, os spongieux) présentant trois courbures (fig. 4.28) :

– *une courbure d'enroulement* convexe en dehors dont le rayon augmente d'arrière en avant : chaque côte se porte d'abord en bas, en dehors et en arrière, puis se coude brusquement au niveau de l'angle postérieur en se portant en bas et en avant, puis se coude au niveau de l'angle antérieur pour se diriger en dedans et en avant vers le cartilage ;

– *une courbure selon les bords* formant un S italique : l'arc postérieur est plus haut que l'arc moyen qui lui-même est plus haut que l'arc antérieur ;

– *une courbure selon le grand axe* réalisant une courbure de torsion : la table externe regarde, en allant d'arrière en avant, en bas et en arrière, puis en dehors, puis en haut et en avant.

La côte subit des contraintes et des déformations

Celles-ci sont dues aux mouvements rachidiens, aux muscles ventilatoires ou à un contact externe. Lorsque la déformation imposée reste dans le

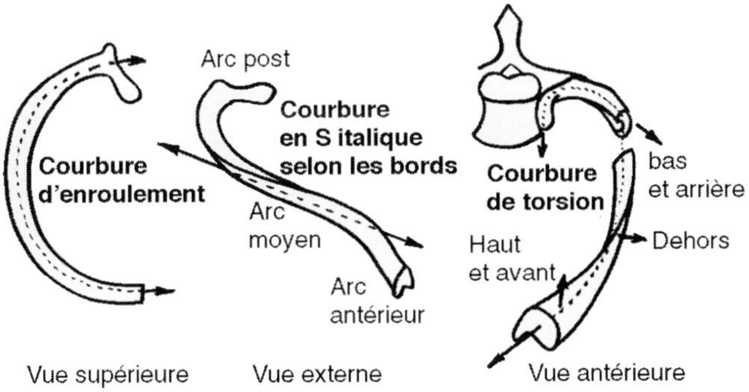

Fig. 4.28. *Les trois courbures costales : courbure d'enroulement, courbure selon les bords et courbure de torsion.*

domaine élastique, la côte peut revenir à sa forme initiale, mais si la contrainte dépasse la résistance biomécanique des tissus, il se produit une fracture aiguë (traumatisme brutal) ou une fracture de fatigue (fracture due aux stress répétés altérant la structure osseuse).

Trois types de contraintes peuvent expliquer les fractures costales :

Contraintes en flexion (fig. 4.29)

In situ (1), la côte présente un état de précontrainte en flexion qui augmente sa courbure d'enroulement naturelle. Il existe physiologiquement une tension de la corticale externe et une compression de la corticale interne capables de s'opposer à la tendance rétractile du parenchyme pulmonaire.

Lors d'un choc antéro-postérieur, la contrainte en flexion augmente brutalement majorant la traction externe et la compression interne (1) : il peut se produire alors une fracture avec arrachement de la corticale externe et impaction de la corticale interne à distance du point d'impact, généralement aux zones de changement de courbure (2).

Lors d'un choc latéral, la plicature imposée au gril costal va à l'inverse de la précontrainte naturelle des côtes et induit une fracture par impaction localisée à la zone de choc (3).

Lors d'un mouvement de torsion du tronc le thorax s'ovalise avec augmentation des courbures dans le plan horizontal (4) : l'augmentation des contraintes en flexion imposées à la côte, majorées par ailleurs par la mise en tension des muscles thoraciques, peut être à l'origine de fractures de fatigue (1 et 2) telles qu'on les rencontre au golf par exemple.

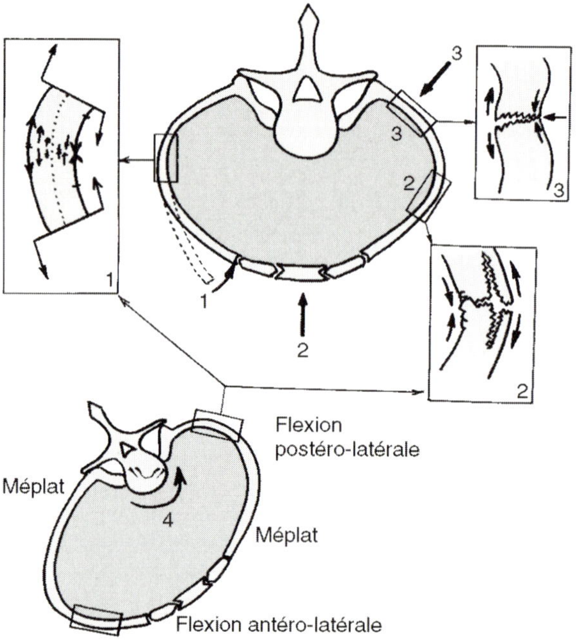

Fig. 4.29. *Contraintes en flexion physiologique* (1) *et pathologiques par choc antéro-postérieur* (2), *par choc direct* (3), *par torsion du tronc* (4).

Contraintes en cisaillement (fig. 4.30)

Les contraintes en cisaillement peuvent se retrouver soit lors d'appuis directs soit lors de la mise en tension des muscles ventilatoires.

L'appui prolongé sur les cartilages costaux peut être à l'origine de contraintes en cisaillement à l'origine d'une disjonction chondrale pouvant s'accompagner d'une déformation caractéristique (*bumps* des surfeurs),

Aux cours d'un choc antéro-postérieur direct la zone d'impact impose à l'arc costal des contraintes en cisaillement, maximales au niveau des jonctions chondro-costales et chondro-sternales et aux changements de courbures dans le plan sagittal, pouvant être respectivement à l'origine de luxations chondrales ou d'un volet costal s'accompagnant ou non d'une embarrure (impaction du volet).

La contraction des muscles ventilatoires impose une contrainte en cisaillement, tangentielle au plan de section des côtes, pouvant être à l'origine d'une fracture de fatigue ou d'une fracture vraie en cas de

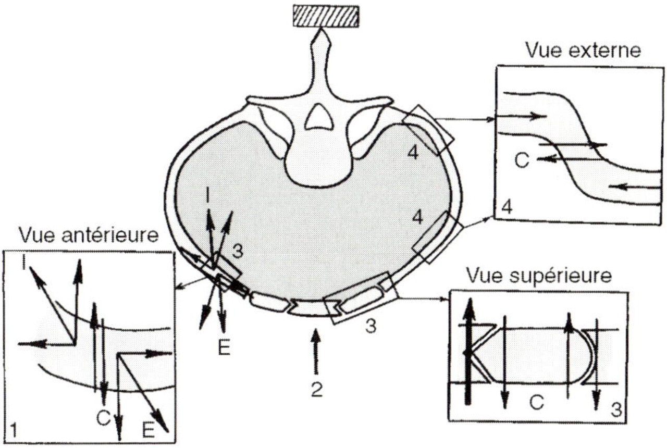

Fig. 4.30. *Contraintes physiologiques* (1) *en cisaillement (C) entre inspirateurs (I) et expirateurs (E), et pathologiques, sur choc antéro-postérieur* (2), *au niveau des jonctions chondro-costales et chondro-sternales* (3) *et aux changements de courbures costales* (4).

contractions intensives et répétées. La mise en œuvre de deux groupes musculaires tractant dans des directions opposées (obliques de l'abdomen opposés aux grands dentelés par exemple) rend ce mécanisme d'autant plus contraignant que se surajoutent des contraintes en traction de sens opposé.

Contraintes en torsion (fig. 4.31)

La côte possède une torsion axiale qui se modifie au cours des mouvements inspiratoires (augmentation de la torsion) et expiratoires (diminution de la torsion). Lors des mouvements ventilatoires, la côte joue le rôle d'une barre de torsion : par exemple l'énergie emmagasinée par la torsion au cours du mouvement inspiratoire est restituée par détente élastique au cours du relâchement expiratoire. Cette énergie potentielle élastique est non seulement stockées dans la côte qui présente une certaine raideur mais aussi dans les cartilages costaux qui possèdent une plus grande élasticité et dans les ligaments costo-vertébraux.

La répétition de mouvements ventilatoires amples, au cours desquels la mise en tension des muscles ventilatoires impose une torsion costale forte, peut entraîner des contraintes anormales aux points de jonction de tissus biomécaniquement différents (jonction chondro-costale, jonction chondro-sternale, articulations costo-vertébrales) à l'origine de douleurs.

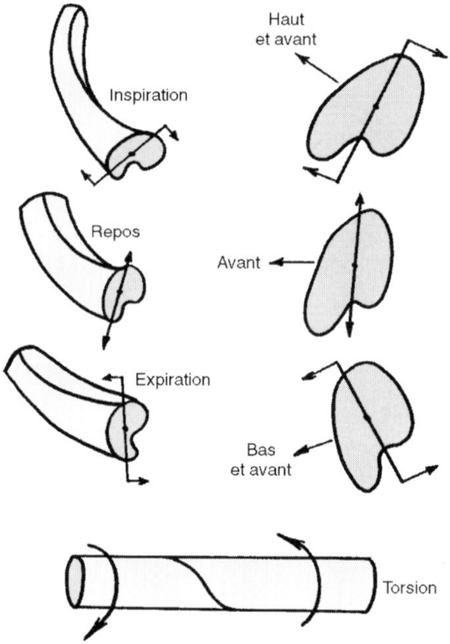

Fig. 4.31. *Contraintes en torsion (T) au cours des mouvements ventilatoires.*

La côte est un levier osseux qui subit des contraintes en flexion, compression, traction, cisaillement, et torsion.

Lorsque ces contraintes demeurent dans le domaine physiologique, la côte subit des déformations qui lui permettent de s'adapter aux mouvements rachidiens et ventilatoires.

Si les contraintes sortent du domaine physiologique, la côte ou les éléments anatomiques qui lui sont liés (cartilages costaux, articulations) peuvent être lésés.

Ces lésions se retrouvent dans deux circonstances :

– microtraumatismes dans le cadre de gestes sportifs itératifs, à l'origine de fractures de fatigue costales ou de syndromes douloureux chroniques,

– traumatismes aigus responsables de fractures, d'entorses ou de luxations costales.

Traitement des fractures unicostales sans déplacement

Bilan

Le bilan est dominé par une douleur très vive exacerbée par les mouvement ventilatoires, les efforts de toux, l'éternuement et les changements de position.

La palpation pudente retrouve un point exquisément douloureux parfaitement localisé sur l'arc costal.

L'auscultation peut retrouver une sensation de crissement, à peine audible, lorsque le stéthoscope est appuyé sur la zone fracturaire. L'auscultation permet de s'assurer de l'absence d'encombrement bronchique concommitent et d'épanchement pleural.

La radiographie est souvent peu évocatrice au début, le trait de fracture étant difficilement discernable. Aussi est-il utile d'effectuer, plusieurs jours après le traumatisme, un contrôle radiologique qui permettra de confirmer le diagnostic mais qui pourra en outre mettre en évidence un épanchement réactionnel d'apparition retardée (comblement du cul-de-sac costo-diaphragmatique).

L'intérêt de la radiographie initiale réside tout de même dans l'élimination des fractures plus complexes pour lesquelles on devra vérifier le siège, l'importance du déplacement (risque d'embrochage pulmonaire) et le volume de l'hémo-pneumothorax éventuel. Ces deux derniers points peuvent conduire à un traitement plus radical avec ponction et ostéosynthèse.

Rééducation

Objectifs

- aider à la cédation des douleurs en complément du traitement médical (antalgique *per os,* infiltration d'anesthésiques *loco dolenti*) ;
- éviter un déplacement secondaire et favoriser la consolidation par l'hypo-mobilité de la zone fractuaire ;
- optimiser la ventilation (hypoventilation due à la douleur) ;
- maintenir une statique rachidienne correcte ;
- éviter l'accolement du cul-de-sac costo-diaphragmatique en cas d'épanchement associé ;
- favoriser la clairance bronchique en cas d'encombrement associé.

Principes

Le cal est visible radiologiquement au bout de 15 à 21 jours et la consolidation est obtenue en un mois avec de grandes variations individuelles (jusqu'à 45 jours pour certains). Tant que la fracture n'est pas consolidée :

– proscrire tout manœuvre susceptible de provoquer un déplacement du foyer fracturaire :

- favoriser la ventilation abdomino-diaphragmatique et les compensations thoraciques en diagonale,
- mettre systématiquement en place une contention hémi-thoracique ayant une action antalgique et évitant les mouvements intempestifs de la zone lésée : le rappel extéroceptif de la contention favorise les compensations ventilatoires à distance,
- pendant les manœuvres d'expectoration, mettre la main en pont sur la zone fracturaire pour la maintenir et surtout ne jamais effectuer de contre-appui costal à distance : par exemple, un appui manuel antéro-postérieur risque de recréer le mécanisme d'une fracture de l'arc moyen (contrainte en flexion) ;

– évincer les positions qui favorisent l'accolement du cul-de-sac costo-diaphragmatique homo-latéral (latérocubitus homolatéral à la fracture, décubitus dorsal) et préférer les positions d'ouverture du cul-de-sac (latérocubitus controlatéral, position debout ou assise).

Techniques à la phase algique

Physiothérapie antalgique (fig. 4.32)

La stimulation électrique transcutanée à visée antalgique de basse fréquence (SETA) est le traitement de choix de la douleur dans les fractures costales.

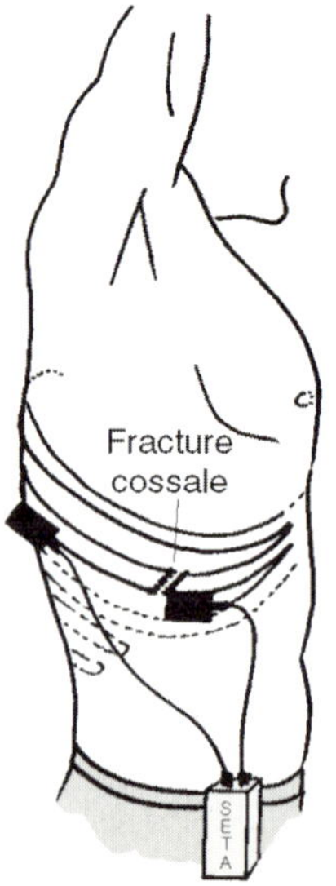

Fig. 4.32. *Stimulation électrique transcutanée de basse fréquence à visée antalgique.*

L'excellente tolérance cutanée et les résultats cliniques indiscutables de ce type de traitement conduisent à effectuer une SETA 24 h/24 en laissant au patient un appareil portable délivrant des courants de basse fréquence (20 à 200 Hz, largeurs d'impulsion de 40 à 200 microsecondes, possibilités de wobulation en fréquence et en largeur d'impulsion). Une électrode est positionnée *loco dolenti* ou légèrement en avant de la fracture dans l'espace intercostal sous fracturaire si les douleurs sont trop vives. L'autre électrode, paravertébrale, est placée dans l'espace intercostal sous fracturaire au niveau des angles costaux postérieurs.

Ventilation et expectoration dirigées

Il faut inciter le sujet à effectuer, plusieurs fois par jour une ventilation abdomino-diaphragmatique à fréquence lente et grand volume courant dans le VRI et le VRE en latérocubitus controlatéral à la fracture. Des techniques d'aérosolthérapie et de drainage bronchique pourront venir compléter ces exercices en cas d'encombrement associé : à cause des douleurs occasionnées, les séances doivent être courtes (10 à 15 minutes) et échelonnées dans la journée.

Contention pour fracture costale (fig. 4.33) :

- objectifs de la contention :
  - diminuer les douleurs costales,
  - favoriser une compensation ventilatoire en diagonale,
  - éviter les mouvements susceptibles d'engendrer un déplacement secondaire (inspiration maximale, torsion du tronc) ;

- préparation du support [a, b] :
  - 1 : pulvériser un vernis protecteur sur l'ensemble du trajet costal,
  - 2 : mettre en place une épaisseur de mousse protectrice (largeur 6 cm),
  - 3 : pulvériser le vernis protecteur sur la mousse pour assurer son adhésion.

- réalisation de la contention [c, d, e] :
  - 4 : mettre en place une embase longitudinale dorsale (largeur 6 cm),
  - 5 : mettre en place une embase longitudinale xyphoïdienne (largeur 6 cm),
  - 6 : sur le temps expiratoire du sujet, mettre en place sous tension une bande extensible (largeur 6 cm) de l'embase dorsale à l'embase xyphoïdienne. Cette bande doit recouvrir la côte fracturée ainsi que les côtes sus et sous-jacentes,

• 7 : sur le temps expiratoire du sujet, mettre en place selon le même trajet trois bandes inextensibles (largeur 4 cm) se chevauchant en tuile de toit de 2/3 de leur largeur ;

– finition [f] :

• 8 : recouvrir l'ensemble du montage par une bande extensible (largeur 8 cm),
• 9 : mettre en place une embase dorsale et une embase xyphoïdienne longitudinales (largeur 8 cm) venant verrouiller le montage ;

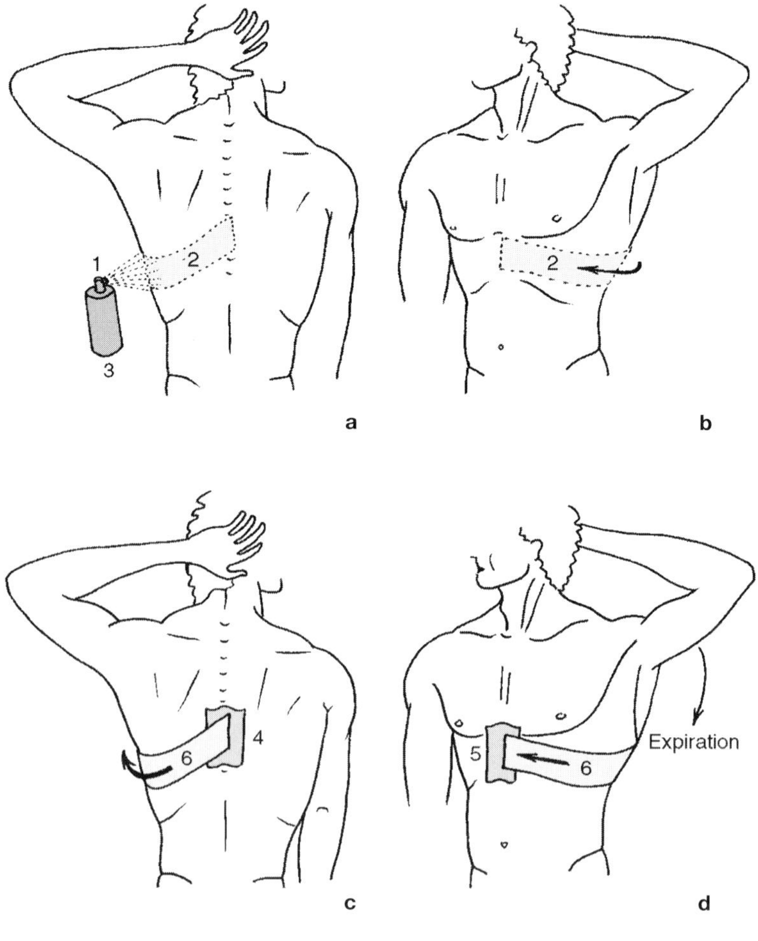

Fig. 4.33. *Contention pour fracture costale.*

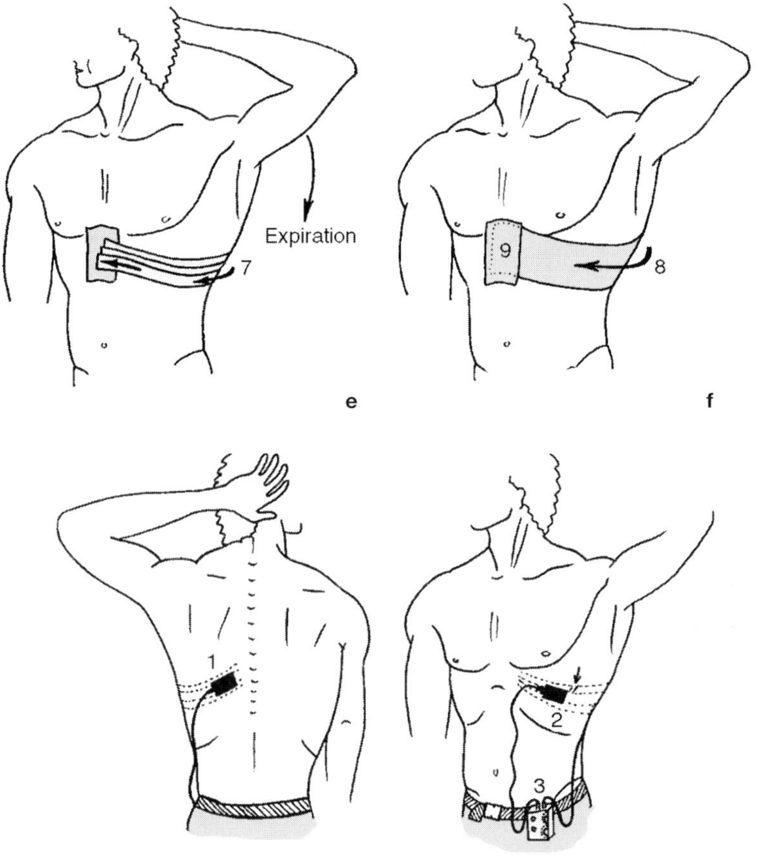

Fig. 4.33. *(suite) Contention pour fracture costale.*

Variante [g, h] : une stimulation électrique transcutanée à visée antalgique ambulatoire peut être pratiquée conjointement au port de la contention. Pour cela, il est nécessaire de mettre en place préalablement les électrodes pour les « noyer » ensuite sous la contention. Ces électrodes devront être positionnées sur le trajet du nerf intercostal correspondant à la côte fracturée.

– 1 : mettre en place une électrode dorsale en regard de l'espace intercostal sous-jacent à la côte fracturée, juste au niveau de l'angle costal postérieur,

– 2 : mettre en place une électrode ventrale juste en avant et au dessous dc la fracture,

– 3 : relier les électrodes au générateur portable puis réaliser la contention.

Techniques à la phase rééducative

Techniques manuelles (fig. 4.34)

Les techniques de foulage des spinaux dorsaux (1), de massage en peigne des espaces intercostaux (2) et de crochetage parasternaux (3) seront complétées par la mobilisation des différentes articulations du thorax :

– mobilisations intervertébrales étagées réalisées par des appuis localisés sur les épineuses (4), les articulations interapophysaires postérieures (5) et les apophyses transverses (6),

– mobilisation des articulations costo-vertébrales par appui direct sur les angles costaux postérieurs (7) selon la direction de l'axe mécanique des côtes,

– mobilisation des articulations costo-chondrales et chondro-sternales par appuis directs de part et d'autre de ces articulations (8).

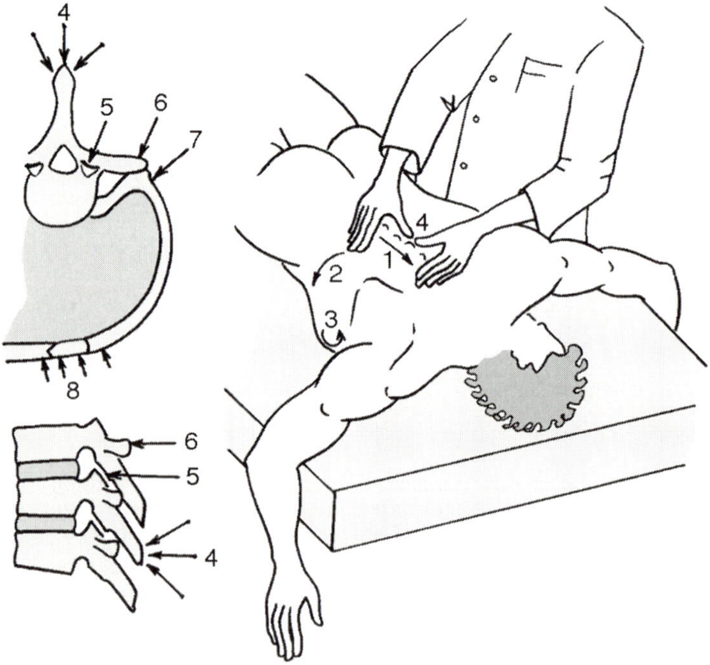

Fig. 4.34. *Massage mobilisation du thorax :*
– foulage des spinaux *(1)*, traits tirés intercostaux *(2)*, crochetages *(3)*, appuis sur les épineuses *(4)*, les articulaires postérieures *(5)*, les apophyses transverses *(6)*, l'angle postérieur des côtes *(7)*, et les articulations costo-chondrales et chondro-sternales *(8)*.

Ventilation dirigée et étirements

Les techniques employées à cette phase doivent favoriser l'expension thoracique et la mobilité costale. Les exercices réalisés en décubitus dorsal, en latérocubitus controlatéral à la fracture, en quadrupédie, en position assise ou debout face à l'espalier doivent systématiquement associer. (fig. 4.35) :

- une inspiration costale localisée à la zone préalablement traumatisée,
- une extension et inclination controlatérale du rachis,
- une élévation du membre supérieur en flexion-adduction-rotation externe,
- un abaissement de l'aile iliaque avec extension-adduction de hanche.

Des exercices de stretching, dérivés des exercices précédents (fig. 4.36), seront expliqués au patient et intégrés dans la pratique sportive au cours de l'échauffement.

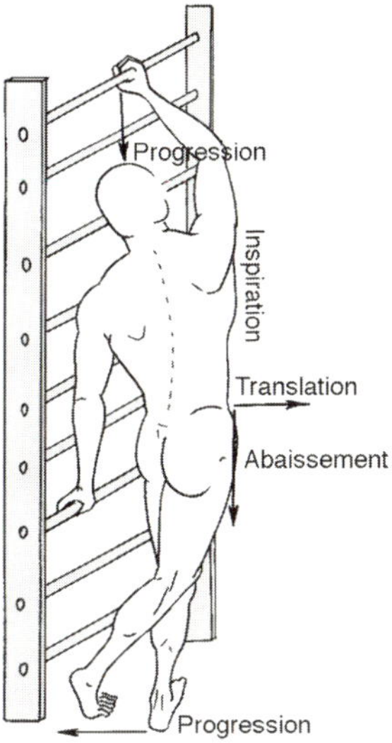

Fig. 4.35. *Exercice d'expension thoracique.*

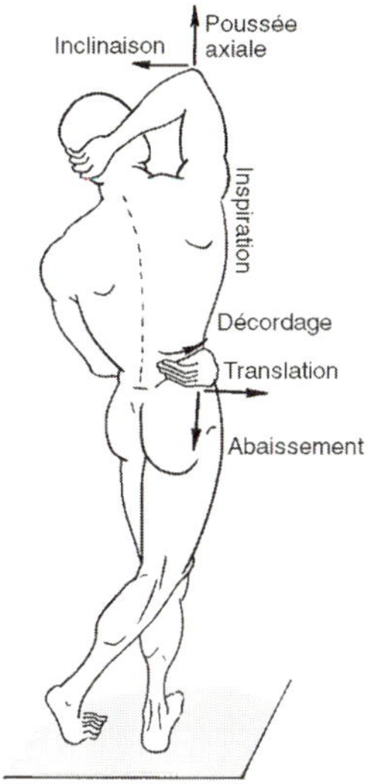

Fig. 4.36. *Stretching avec expension thoracique.*

Préparation physique générale

Il est indispensable d'éviter le déconditionnement à l'effort des sportifs traumatisés et ce d'autant que la pathologie touche la fonction ventilatoire. Le maintient des capacités aérobies du sujet doit être envisagé, en milieu protégé, dès que les douleurs ont suffisamment rétrocédé : marche sur tapis roulant incliné, bicyclette ergométrique. À la cessation des douleurs l'entraînement sera poursuivi par des exercices de type aérobie en salle (*low* puis *high impact*), la natation et le jogging.

Spondylolyse et spondylolisthésis

GÉNÉRALITÉS

La spondylolyse (lyse de l'isthme vertébral) est considérée actuellement comme une fracture de fatigue résultant d'une disproportion entre les contraintes itératives imposées à l'isthme vertébral (pars interarticularis) et la résistance biomécanique de cette structure osseuse.

L'insuffisance de résistance mécanique des tissus fibreux (disque intervertébral, ligaments) et musculaires (muscles de la poutre composite lombaire) de la charnière lombo-sacrée, associée à des troubles posturaux dans le plan sagittal, peut conduire secondairement à un spondylolisthésis (glissement vertébral). Le glissement ne concerne que la partie antérieure de la vertèbre (corps, pédicules, articulaires supérieures et apophyses transverses), la partie postérieure (articulaires inférieures, lames, épineuses) restant solidaire de la vertèbre sous-jacente.

La localisation de la lyse isthmique prédomine en L5 (80 % des cas) ou L4 (15 % des cas) mais peut aussi concerner exceptionnellement les autres étages lombaires (L3 ou L2). Le spondylolysthésis survient dans 10 % des spondylolyses et une fois constitué n'évolue que très peu dans les formes à faible déplacement (stade I).

Le maximum de fréquence des lyses isthmiques est classiquement situé vers l'âge de 5-6 ans. Ces lyses sont une conséquence de la verticalisation. Elles concernent 5 à 6 % de la population générale avec une nette prédominance masculine (2/3 des cas), mais cette fréquence est 3 à 5 fois plus grande chez les athlètes de haut niveau, pouvant même atteindre 30 % dans les sports à risques tels que le plongeon, la lutte, l'haltérophilie, la gymnastique, le parachutisme, le judo ou la danse (tableau 4.VI).

Les manifestations cliniques d'une spondylolyse ou d'un spondylolisthésis sont extrêment variables : certaines d'entre elles, asymptomatiques, étant découvertes fortuitement à l'occasion d'un examen de routine, d'autres se traduisant par des lombalgies chroniques ou parfois aiguës accompagnées ou non de radiculalgies. Fait important, il n'existe aucun parallélisme entre l'importance du spondylolisthésis et l'intensité des douleurs,

Les facteurs, plus ou moins intriqués, prédisposant à la spondylolyse ou au spondylolisthésis sont de trois ordres :

– morphostatiques : anomalies morphostatiques congénitales ou acquises de la charnière lombo-sacrée au premier rang desquelles une hyperlordose,

– tissulaires : mauvaise résistance biomécanique des tissus osseux (isthme), fibreux et musculaires de la charnière lombo-sacrée incapables d'assurer leur rôle de stabilisation ;

– mécaniques : hypersollicitations mécaniques statiques (haltérophilie) ou dynamiques en flexion-extension (gymnastique, équitation, saut à la perche) ou en inclinaison-rotation (canoë, judo), lors d'entraînements faisant appel à des postures ou des gestes stéréotypés répétitifs.

PATHOMÉCANIQUE

La charnière lombo-sacrée subit des contraintes et des déformations provenant de déséquilibres statiques et/ou dynamiques que l'on peut analyser à quatre niveaux (fig. 4.37) : la charnière lombo-sacrée elle-même (CLS), le complexe lombo-pelvi-fémoral (CLPF), le segment sus-pelvien (SSP) (rachis dorso-lombaire et ceinture scapulaire), le sujet dans son ensemble (posture ou gestes).

La charnière lombo-sacrée (CLS)

Analyse statique

– la CLS représente une zone de fragilité particulière du rachis car elle subit l'ensemble des contraintes imposées au tronc ;
– l'inclinaison du plateau sacré (45° ± 10° sur l'horizontale) induit physiologiquement une composante de cisaillement d'autant plus importante que l'inclinaison est marquée (fig. 4.38). Cette inclinaison, favorisant la spondylolyse et le spondylolisthésis, peut être exagérée par antéversion du bassin (1), nutation du sacrum (2), ou morphologie particulière du sacrum avec fermeture de l'angle formé entre le plateau sacré et la ligne tangente au bord postérieur de S1 (3). En cas de spondylolisthésis deux facteurs secondaires aggravant peuvent venir se surajouter : verticalisation du plateau sacré avec aspect coudé du sacrum (4) (augmentation de l'angle entre S1 et S2), et déformation du plateau sacré qui prend une forme convexe (5) ;

Tableau 4.VI. *Pourcentage des spondylolyses chez les sportifs en fonction de leur spécialité. D'après Hoshina et Rossi*

Sport	Spondylolyse observée %	
	D'après Hoshina	D'après Rossi
Plongeon	63,4	43,14
Lutte	27 à 33	29,82
Haltérophilie	30,7	22,68
Gymnastique	32	16,31
Parachutisme	25	
Ski	20	17,32
Athlétisme		16,23
Football	20	16,39
Yachting		16,36
Judo	12 à 25	12,77
Tennis	14	8,57
Escrime	20	8,11
Canoë		12,50
Rugby		11,54
Basket		8,97
Natation	3 à 27	7,41
Équitation	2,4	6,34
Volley-ball	2 à 20	6,09
Cyclisme	0	15,19

In : traitement des spondylolyses douloureuses du sportif par plaque bipédiculo-lombaire ou delta-plaque. J.-C. Husson *et al.* 1995.

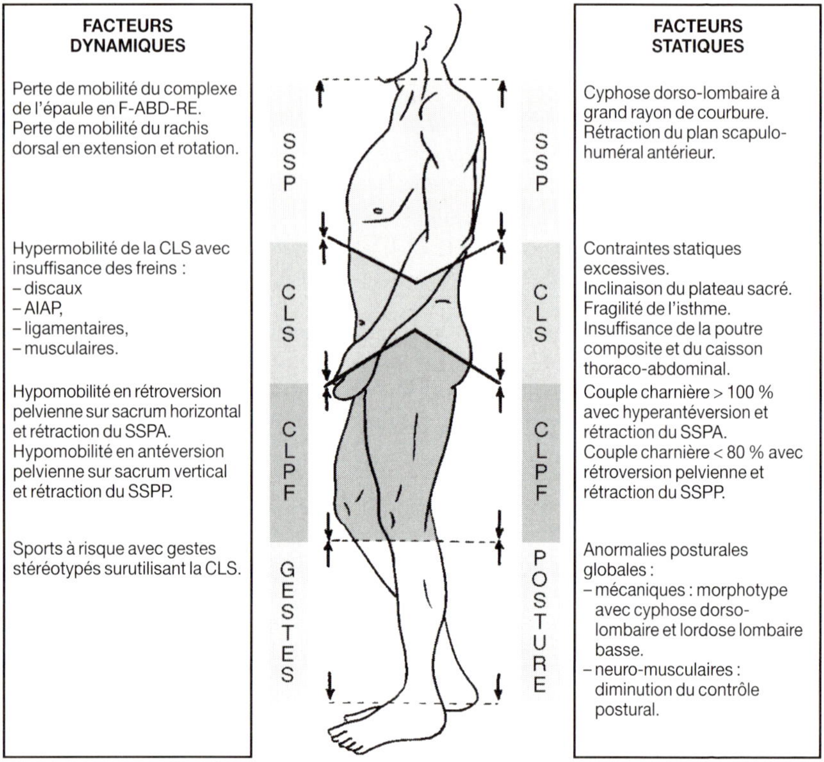

Fig. 4.37. *Facteurs statiques et dynamiques favorisant la spondylolyse ou le spondylolisthésis.*
SSP : segment sus pelvien,
CLS : charnière lombo-sacrée,
CLPF : complexe lombo-pelvi-fémoral,
SSPA : segment sous-pelvien antérieur,
SSPP : segment sous-pelvien postérieur.

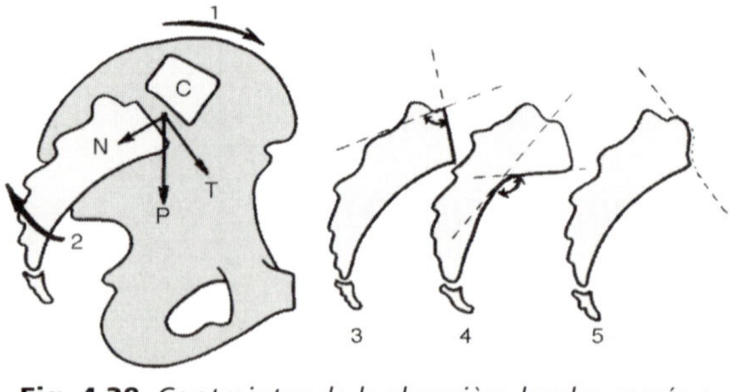

Fig. 4.38. *Contraintes de la charnière lombo-sacrée :*
C : centre instantané de rotation de L5 / S1, P : poids du tronc, N : composante normale de compression, T : composante tangentielle de cisaillement, T augmente avec 1, 2, 3, 4, 5.

– situé au confluent des pédicules, des apophyses transverses, des apophyses articulaires postérieures et des lames, les isthmes vertébraux, constitués d'os très dense, subissent d'importantes contraintes en cisaillement (fig. 4.39) : la surutilisation mécanique et/ou la fragilité osseuse (constitutionnelle ou acquise) peuvent aboutir à une fracture de fatigue uni- ou bilatéral de l'isthme ;

– en cas de spondylolisthésis le grand ligament vertébral antérieur et le grand ligament vertébral postérieur vont se laisser progressivement étirer, le disque olisthésis demeurant le seul frein passif. La dégénérescence de ce disque entraîne deux conséquences : d'une part une surcharge mécanique des articulations postérieures, le disque ne réalisant plus son rôle physiologique d'amortissement des contraintes, et d'autre part une détente des éléments passifs sus-cités avec glissement de la vertèbre et possibilité de bascule antérieure majorant la composante de cisaillement ;

– la stabilisation de la CLS dépend aussi de l'efficacité des muscles de la poutre composite lombaire au premier rang desquels la masse sacro-lombaire et le psoas-iliaque. Or ces deux muscles sont peu efficaces à ce niveau rachidien car :

- la masse sacro-lombaire va en s'amenuisant en se dirigeant vers S2 et S3 : elle est donc très peu épaisse en regard de L5S1,
- le psoas a, quant à lui, son insertion la plus basse sur L5 laissant libre la CLS,

– l'inefficacité des muscles du caisson thoraco-abdominal (plancher pelvien, abdominaux et diaphragme) peut s'accompagner en outre chez les sujets lombalgiques d'un déséquilibre entre les fléchisseurs et extenseurs du tronc au détriment de ces derniers.

Analyse dynamique

– la CLS est située à la jonction entre deux structures de mobilité différentes : le rachis dorso-lombaire possédant une grande mobilité et le pelvis dont la structure d'ensemble est relativement rigide ;

– la CLS assure physiologiquement 50 % des mouvements de flexion-extension du rachis lombaire (fig. 4.39). Cette mobilité importante due à l'épaisseur, à l'inclinaison et la cunéiformisation du disque L5S1 peut entraîner en extension, un contact entre les articulations inférieures et l'isthme de la vertèbre sous-jacente responsable de contraintes en cisaillement (phénomènes de coupe cigare) (fig. 4.39b). En flexion d'importantes contraintes en traction et en cisaillement de l'isthme peuvent aussi s'extérioriser (fig. 4.39c) ;

– cette mobilité autorise un plus grand déplacement en cas de spondylolyse et ce d'autant que la cunéiformisation de L5, majorée dans cette pathologie, favorise sa projection antérieure ;

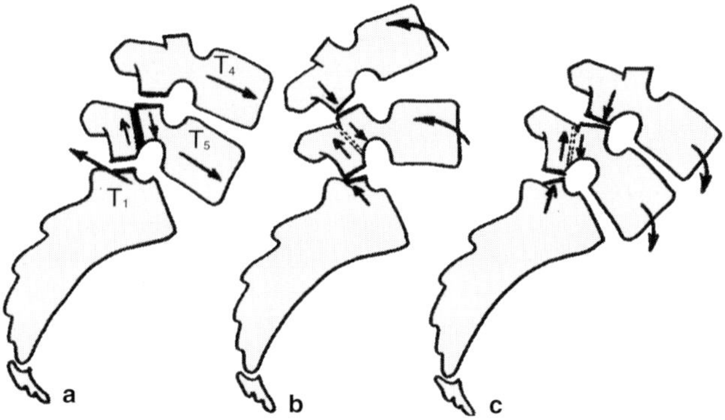

Fig. 4.39. *Contraintes statiques* (a), *et dynamiques en extension* (b), *et en flexion* (c), *s'exerçant sur la charnière lombo-sacrée.*
T_4 composante tangentielle de cisaillement de L4,
T_5 composante tangentielle de cisaillement de L5,
T_1 composante tangentielle de cisaillement de S1,
⇃↾ contrainte en cisaillement de l'isthme.

– le rôle de frein assuré par les articulations interapophysaires postérieures peut être compromis si l'orientation des surfaces articulaires, normalement à 40° du plan frontal, se sagittalise (plus grande mobilité dans le plan sagittal), ou bien si leur surface est moindre (agénésie symétrique ou asymétrique) : la diminution de ce rôle de frein est un facteur favorisant le spondylolisthésis ;
– le système ligamentaire de la CLS est peu efficace pour contrôler les mouvements à ce niveau car :
- les ligaments sur-épineux sont très fins au niveau de la CLS ou même chez certains sujets n'existent pas,
- les ligaments ilio-lombaires (LIL) n'assurent pas une stabilisation constante de L4 et de L5 : le faisceau supérieur du LIL destiné à L4 se détend en extension alors que le faisceau inférieur du LIL destiné à L5 se détend en flexion,
- en cas de spondylolyse le disque olisthésis dégénératif n'exerce plus son rôle physiologique de rappel et de répartition des contraintes dynamiques,

– la faillite du système musculaire évoquée plus haut se traduit par une perte du contrôle rachidien dans les mouvements extrêmes ou au cours de geste particulièrement rapides (changements de direction, réactions de rattrapage, etc.).

Le complexe lombo-pelvi-fémoral (CLPF)

Analyse statique

– une analyse des phénomènes intervenant dans l'acquisition de la station érigée peut expliquer en partie la survenue d'un spondylolisthésis.

Cette analyse fait intervenir deux notions :

- *la notion de complexe lombo-sacro-pelvi-fémoral* (Samuel) qui explique la complémentarité et l'interdépendance entre la position et/ou le mouvement des hanches, des articulations sacro-iliaques et de la charnière lombo-sacrée dans la station verticale et les mouvements du corps,
- *la notion de couple charnière lombo-pelvien* (Vidal et Marnay) qui exprime la résultante des contraintes qui s'exercent sur la bassin en station debout (fig. 4.40). Ce couple est caractérisé par la position relative, dans le plan antéro-postérieur, de l'interligne L5S1 (où s'applique le poids P du tronc) et du centre articulaire des articulations coxo-fémorales (où s'exerce la réaction R du sol). Le couple de rotation exercé par ces deux forces opposées (P et R), dont les bras de levier (respectivement D1 et D2), est calculé par rapport à S2 (centre de rotation théorique du couple P et R),

– l'analyse statique du complexe lombo-pelvi-fémoral à partir de ces deux notions peut se résumer à trois cas de figures (fig. 4.41)

- *si la ligne de gravité de P passe par le centre de la hanche* (fig. 4.41a) (80 % < D1/D2 < 100 %), l'équilibre des forces est assurée, le bassin est équilibré sur les têtes fémorales. Malgré cet équilibre, le poids du tronc appliqué sur le plateau supérieur de S1 tend à abaisser le promontoire et à faire tourner le sacrum en l'horizontalisant (nutation). Normalement, ce mouvement est limité par les ligaments sacro-iliaques et surtout par les puissants ligaments sacro-sciatiques.

Chez certains sujets se produit une horizontalisation du sacrum (nutation) favorisant la spondylolyse et/ou le spondylolisthésis (majoration des contraintes de glissement L5/S1),

- *si la ligne de gravité de P passe en avant de la hanche* (fig. 4.41b), D1/D2 > 100 %), le déséquilibre des forces induit une antéversion pelvienne avec horizontalisation du sacrum. Cette horizontalisation du sacrum sur antéversion pelvienne peut être majorée, comme dans le cas précédent, par une nutation du sacrum favorisant directement la spondylolyse et/ou le spondylolisthésis,
- *si la ligne de gravité de P passe en arrière de la hanche* (fig. 4.41c), (D1/D2 < 80 %), le déséquilibre des forces induit une rétroversion pelvienne avec verticalisation du sacrum. Ce déséquilibre postérieur de la ligne de gravité de P peut être à l'origine d'une spondylolyse s'accompagnant (fig. 4.42) :
  – d'un recul progressif de S1 et S2 (majoration de la verticalisation du sacrum avec augmentation de D2) créant un antélisthésis relatif de L5 sur S1 (recul de S1 et S2 sous L5) (fig. 4.42a),
  – d'un antélisthésis vrai de L5 sur S1 rapprochant la ligne de gravité de P de la projection de la hanche (diminution de D1) (fig. 4.42b),
  – d'un recul progressif de S2 (augmentation de D2) s'accompagnant d'une bascule de S1 avec verticalisation de la base sacrée (plicature du sacrum donnant un aspect de pseudo-nutation) et d'un antélisthésis de L5 qui glisse en avant sur la base sacrée verticalisée (diminution de D1) (fig. 4.42c),
  – d'une nutation du sacrum (horizontalisation du sacrum) malgré la rétroversion pelvienne (diminution de D1) (fig. 4.42d).

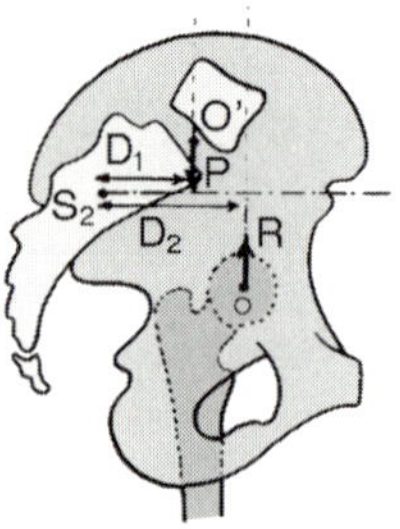

Fig. 4.40. *Couple charnière (d'après Vidal et Marnay)*
S_2 centre de rotation du couple, 0 centre articulaire de l'articulation coxo-fémorale où s'exerce la réaction du sol R, 0'centre instantané de rotation de l'interligne L5 S1 où s'exerce le poids du tronc P, D_1 distance entre la ligne d'action du poids du corps et le centre de rotation S_2, D_2 distance entre la ligne d'action de la réaction au sol et le centre de rotation S_2.

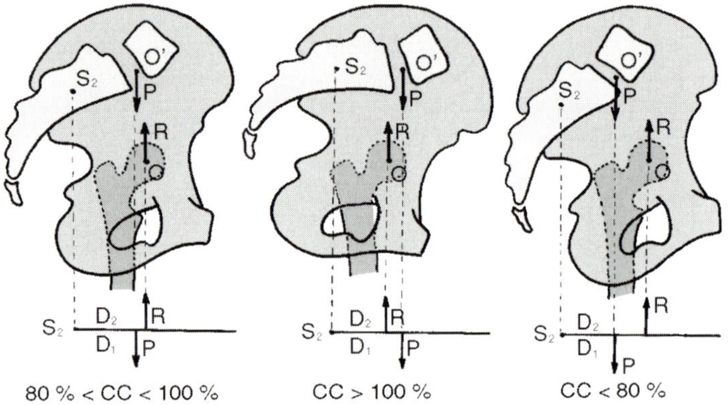

a. Bassin équilibré **b.** Bassin antéversé **c.** Bassin rétroversé

Fig. 4.41. *Analyse mécanique du complexe lombo-pelvi-fémoral*
41a : bassin équilibré, *41b :* bassin antéversé, *41c :* bassin rétroversé.

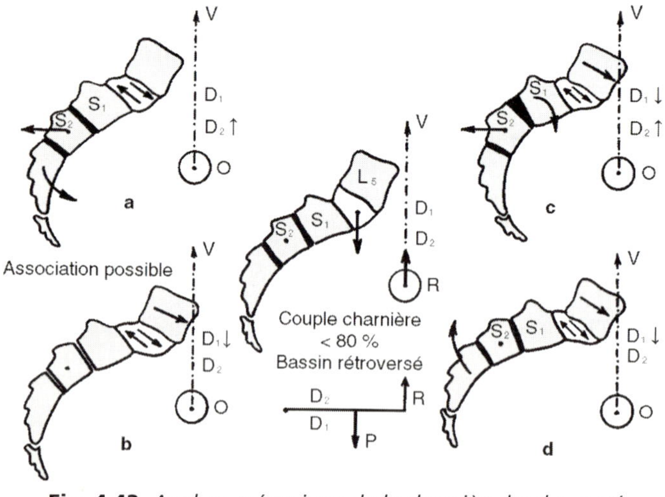

Fig. 4.42. *Analyse mécanique de la charnière lombo-sacrée* (modifié d'après Samuel *et al.* 1991).

Analyse dynamique

Les mouvements de *flexion antérieure du tronc* exercent des contraintes dynamiques en cisaillement et traction sur l'isthme (fig. 4.43a). Ces contraintes lombaires peuvent être majorées :

– si le rythme lombo-pelvi-fémoral est perturbé par l'hypomobilité du sacrum et/ou du bassin vers la flexion : rétroversion pelvienne (1) et verticalisation (ou contre -nutation) sacrée (2) avec rétraction du secteur sous pelvien postérieur (3) (pelvi-trochantériens, ischio-jambiers, raideur de hanche),

– si les muscles du plan postérieur (spinaux profonds et superficiels) n'exercent pas une force de rappel suffisante.

Les mouvements d'*extension du tronc* induisent des contraintes dynamiques en cisaillement et compression sur l'isthme (fig. 4.43b). Ces contraintes lombaires peuvent être majorées :

– si le rythme lombo-pelvi-fémoral est perturbé par l'hypomobilité du sacrum et/ou du bassin vers l'extension : antéversion pelvienne (1) et horizontalisation (ou nutation) sacrée (2) avec rétraction du secteur sous pelvien antérieur (3) (psoas-iliaque, droit antérieur, adducteurs, flessum de hanche),

– si le muscles du plan antérieur (psoas, grands droits) ne contrôlent pas suffisamment le mouvement.

Les mouvements combinés en flexion-inclinaison-rotation ou en extension-inclinaison-rotation, créant une divergence ou une convergence inter-apophysaire postérieure asymétrique, sont eux aussi à l'origine de contraintes isthmiques itératives préjudiciables.

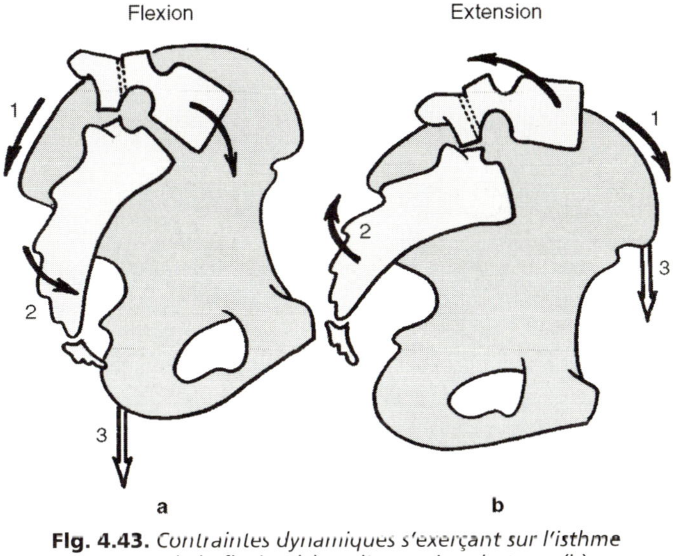

a b

Fig. 4.43. *Contraintes dynamiques s'exerçant sur l'isthme au cours de la flexion* (a) *ou l'extension du tronc* (b).

Le segment sus-pelvien (rachis dorso-lombaire et ceinture scapulaire) (SSP)

Analyse statique

– en cas de spondylolyse sur sacrum horizontal avec ou non antéversion pelvienne (couple charnière > 100 %), la colonne lombaire présente une hyperlordose basse à faible rayon de courbure avec possibilité de spondylolisthésis et compensation en cyphose sus-jacente. Cette inflexion antérieure du rachis lombaire haut s'accompagne d'une cyphose dorsale globale (fig. 4.44a)

– en cas de spondylolyse sur sacrum vertical avec rétroversion pelvienne (couple charnière < 80 %), le déséquilibre postérieur du rachis se compense par un spondylolisthésis mais aussi par une tendance à la cyphose dorsale ramenant l'axe corporel en avant (fig. 4.44b),

– dans les deux cas de figure, la cyphose dorsale s'accompagne :
  - d'une rétraction des muscles du tronc qui ont tendance à verrouiller cette cyphose tels que le grand dorsal ou les intercostaux,
  - d'un enroulement et d'une antéprojection de la ceinture scapulaire avec rétraction du grand pectoral et du petit pectoral, et dysharmanie entre les fixateurs du scapulum (hypotoniques) et le grand dentelé (qui favorise la translation externe du scapulum).

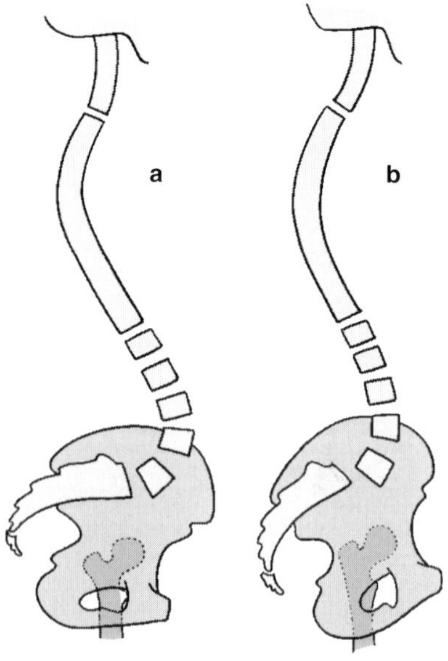

Fig. 4.44. *Analyse de la statique rachidienne.*

Analyse globale

Le morphotype dans le cadre de la spondylolyse associe le plus souvent une cyphose dorso-lombaire à grand rayon de courbure compensant :
– soit à un bassin plus ou moins antéversé avec sacrum horizontalisé (couple charnière > 100 %) associés à une lordose lombaire basse à faible rayon de courbure ; ce morphotype est souvent associé à une attitude en flexum – rotation interne de hanche (rétraction des muscles fléchisseurs) et valgus des genoux pouvant s'accompagner d'autres troubles (coxarthrose, syndromes fémoro-patellaires, etc.),
– soit à un bassin rétroversé avec sacrum vertical (couple charnière < 80 %) s'accompagnant d'un coup de hache lombo-sacrée ; l'attitude en rotation externe de hanche (rétraction des pelvi-trochantériens et des ischio-jambiers) et varus des genoux sont très fréquents dans ce morphotype,
– d'autres facteurs morphologiques (présence d'une scoliose associée) ou posturaux (troubles neuro-musculaires des boucles de régulation posturale) peuvent intervenir dans l'évolution d'une spondylolyse.

Analyse morphodynamique

La pratique sportive fait appel à des gestes stéréotypés mettant en jeu de manière automatique toute une chaîne cinétique dans laquelle s'intègre le complexe lombo-pelvi-fémoral : toute limitation articulaire rachidienne (raideur dorsale) ou périphérique (chevilles, genoux, épaules, coudes) ou toute asynergie musculaire (asynchronisme des différents segments), compensées par une sursollicitation de la charnière lombo-sacrée peuvent, si les mouvements sont répétitifs, conduire à terme à une souffrance de cet étage rachidien particulièrement vulnérable. Il convient donc de rechercher et de corriger ces défauts posturaux et/ou gestuels chez tout sportif souffrant de lombalgies sur spondylolyse ou spondylolisthésis.

La spondylolyse (lyse de l'isthme vertébral) est considérée comme une fracture de fatigue résultant d'une disproportion entre les contraintes imposées à l'isthme vertébral et sa résistance biomécanique.

La spondylolyse ou le spondylolisthésis (glissement de la vertèbre) sont 3 à 5 fois plus fréquents chez les athlètes de haut niveau que dans la population générale.

Les facteurs prédisposants sont :

- les anomalies de la charnière lombo-sacrée (CLS),
- les troubles posturaux dans le plan sagittal (couple charnière de Vidal et Marnay),
- les perturbations de la statique et de la dynamique du complexe lombo-pelvi-fémoral (CLPF de Samuel),
- la raideur des membres inférieurs et du tronc qui peut induire une sursollicitation compensatoire de la charnière lombo-sacrée.

Rééducation de la spondylolyse (ou du spondylolisthésis)

Protocole général

La rééducation de sportifs souffrant de lombalgies sur spondylolyse et/ou spondylolisthésis comporte trois grands domaines (tableau 4.VII) :

– *I. : des techniques à visées antalgiques* faisant appel aux contentions ou orthèses lombaires et à la physiothérapie antalgique venant compléter la mise au repos du rachis (repos sportif ou repos en décubitus) et le traitement médical (antalgiques, anti-inflammatoires et myorelaxants) ;

– *II. : des techniques manuelles* visant à mobiliser les différents tissus impliqués dans la lombalgie (massages à visée antalgique ou trophique appliqués aux cellulagies, contractures musculaires de défense, points douloureux ligamentaires, aponévrotiques ou capsulaires) de la région lombo-pelvienne (étirement et mobilisation en flexion de la charnière lombo-sacrée), des régions sus-pelviennes (région scapulaire et thorax), ou sous-pelviennes (segment sous-pelvien antérieur ou postérieur) ;

– *III. : des techniques actives (stretching, musculation, rééducation neuro-musculaire)* ayant pour objectif de modifier le schéma postural et gestuel de ces sportifs. Cette rééducation posturale ou gestuelle de sportifs souffrant de lombalgies sur spondylolyse ou spondylolisthésis est difficile car elle nécessite de prendre en compte 3 éléments interactifs :

- le retentissement des corrections sur les douleurs (la correction posturale déduite de l'analyse mécanique théorique est parfois incompatible avec l'antalgie) et sur la pratique sportive elle-même (qualité des performances, difficultés de modifier un schéma moteur déjà automatisé),
- la spécificité du sport au regard de la charnière lombo-sacrée (CLS) : certaines activités sportives surmènent la CLS en extension, d'autres en flexion mais beaucoup d'entre elles associent les deux mouvements ou d'autres combinaisons de mouvements associant des rotations et inclinaisons qu'il faudra prendre en compte au cours des assouplissements ou de la recherche de compensations,
- les particularités mécaniques de la charnière lombo-sacrée (CLS) liées à la spondylolyse ou au spondylolisthésis eux-mêmes. Ces particularités peuvent schématiquement se résumer à trois cas de figures (fig. 4.41) :

  – *spondylolyse et/ou spondylolisthésis sur bassin équilibré, couple charnière compris entre 80 et 100 %, sacrum horizontalisé, plateau sacré verticalisé, cyphose lombaire compensatrice* : une rééducation en rétroversion pelvienne modérée, obtenue simplement par un autograndissement, visant à soulager la partie postérieure du disque et les articulations interapophysaires postérieure peut être entreprise. Une rétroversion pelvienne excessive,

Tableau 4.VII. *Protocole général de traitement de sportifs souffrant de lombalgies sur spondylolyse ou spondylolisthésis*

I. Techniques à visée antalgique et anti-inflammatoire
1. Repos sportif ou repos en décubitus strict (± sur-repos du rachis lombaire en cyphose) **2. Traitement médical :** antalgiques, anti-inflammatoires non stéroïdiens, infiltration de corticoïdes, myorelaxants **3. Orthèses et contentions lombaires :** – orthèses lombaires rigides, – orthèses lombaires semi-rigides (lombostats baleinés en coutil élastique), – orthèses lombaires souples (lombostats non baleinés en coutil élastique), – contentions collées **4. Physiothérapie :** – Électrothérapie : • stimulation électrique transcutanée de basse fréquence à visée antalgique, • stimulation électrique transcutanée de très basse fréquence à visée antalgique, • diélectrolyse de substances antalgiques et / ou anti-inflammatoires, – ultrasonothérapie – agents thermiques : cryothérapie, application de chaleur
II. Techniques manuelles
1. Techniques manuelles localisées à la charnière lombo-sacrée : – étirement des muscles et aponévroses du plan postérieur, – mobilisation de la charnière lombo-sacrée en cyphose (décompression localisée) **2. Techniques manuelles localisées au complexe lombo-pelvi-fémoral :** – étirement du segment sous-pelvien antérieur et mobilisation de la hanche en extension, – étirement du segment sous-pelvien postérieur et mobilisation de la hanche en flexion **3. Techniques manuelles localisées au segment sus-pelvien (région dorsale ceinture scapulaire) :** – étirement des muscles et aponévroses du plan antérieur (adducteurs - rotateurs internes), – mobilisation du complexe de l'épaule en flexion-abduction-rotation externe, – mobilisation du rachis dorsal en extension et rotation **4. Techniques manuelles globales :** – étirement global des chaînes myo-aponévrotiques antérieures et postérieures
III. Techniques actives : stretching, tonification, rééducation neuro-musculaire
1. Techniques communes à tous les cas de figures : – rééducation posturale : insister sur l'obtention d'une lordose lombaire longue et harmonieuse, – rééducation gestuelle : insister sur la libération des segments sus- et sous-pelviens, – tenir compte des réactions algiques du patient (dissociation entre analyse théorique et résultats cliniques), – tenir compte de la spécificité sportive : sports en lordose, en cyphose ou nécessité de mobilité tridimentionnelle **2. Techniques particulières en fonction de l'équilibre pelvien :** – si bassin équilibré, sacrum horizontal : insister sur une rééducation en rétroversion modérée et en autograndissement et une rééducation gestuelle en étirement des segments sous-pelviens antérieur et postérieur, – si bassin antéversé, sacrum horizontal : insister sur une rééducation posturale en rétroversion (délordose) et une rééducation gestuelle avec étirement du segment sous-pelvien antérieur, – si bassin rétroversé, sacrum vertical : insister sur une rééducation posturale en antéversion modérée et une rééducation gestuelle avec étirement du segment sous-pelvien postérieur.

avec cyphose lombaire, bien que soulageant le patient à court terme peuvent s'avérer péjoratives à longue échéance car le déséquilibre postérieur engendré favorise un rééquilibrage par une lyse isthmique accentuée,

– *spondylolyse ou spondylolisthésis sur bassin antéversé, couple charnière > 100 %, sacrum horizontalisé, plateau sacré verticalisé, hyperlordose L5S1, cyphose dorso-lombaire compensatrice* : une rééducation en rétroversion pelvienne visant à horizontaliser le plateau sacré et à obtenir une délordose de la CLS, une lordose lombaire longue et harmonieuse (extension à parti de L3L4) et autograndissement peut être préconisée. L'étirement du segment sous-pelvien antérieur nécessaire à ce type de rééducation a aussi pour but d'éviter le surmenage de la CLS, avec impaction isthmique précoce, lors des mouvements d'extension du tronc,

– *spondylolyse ou spondylolisthésis sur bassin rétroversé, couple charnière < 80 %, sacrum verticalisé, plateau sacré horizontalisé, cyphose dorso-lombaire compensatrice :* une rééducation en antéversion pelvienne modérée visant à rééquilibrer la ligne de gravité vers l'avant et à obtenir une lordose lombaire longue et harmonieuse (autograndissement) peut être préconisée à condition qu'elle n'augmente pas les douleurs. L'étirement du segment sous-pelvien postérieur nécessaire à ce type de rééducation a aussi pour but d'éviter le surmenage de la CLS, avec cisaillement isthmique, lors des mouvements de flexion du tronc.

Remarque : pour une spondylolyse ou spondylolisthésis sur bassin rétroversé, couple charnière < 80 %, sacrum horizontalisé, plateau sacré verticalisé, cyphose dorso-lombaire compensatrice, la rééducation, en dehors des techniques communes à n'importe quelle lombalgie, n'a aucune spécificité posturale : l'antéversion pelvienne bien que favorable pour corriger le déséquilibre postérieur augmenterait la verticalisation du plateau sacré, alors que la rétroversion pelvienne aurait les conséquences inverses. Pour J.-C. Mauroy et coll, le traitement orthopédique chez l'enfant constitue le seul recours possible.

Techniques

Contentions et orthèses

Orthèses lombaires rigides (fig. 4.45)

Objectifs : ces orthèses qui sont réalisées soit en résine, soit en plastique thermomaléable (avec adjonction possible d'un coussinet lombaire gonflable), soit à partir d'une structure d'aluminium gainée de cuir, prennent de véritables appuis iliaques, pubiens, sacrés, et thoraciques. Elles ont pour but de soulager le patient en évitant tout mouvement intempestif du rachis lombaire.

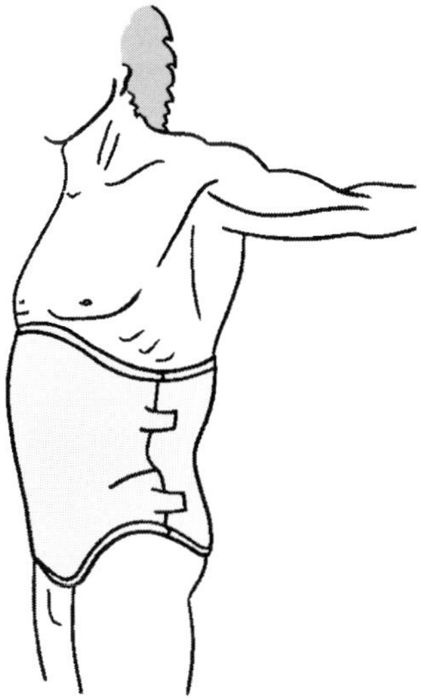

Fig. 4.45. *Orthèse lombaire rigide.*

Indications : ces orthèses portées 3 à 6 semaines trouvent leurs indications à la remise en charge de patients ayant présenté une phase hyperalgique (lumbago sévère, sciatique) nécessitant un repos en décubitus dorsal strict, ou à l'issue d'une chirurgie rachidienne.

Orthèses lombaires semi-rigides (lombostats baleinés en coutil élastique) (fig. 4.46)

Objectifs : Ces orthèses semi-rigides, placées par dessus les vêtements, modifient le rythme lombo-pelvi-fémoral en privilégiant la mobilité des hanches dans les mouvements d'amplitude modérée. La pression abdominale induite par la contention renforce le caisson thoraco-abdominal.

Indications : par leur qualité de contention et l'effet antalgique qu'elles procurent, ces orthèses lombaires sont unanimement employées à titre préventif, ou secondairement à des lombalgies, dans les sports motorisés (automobile, moto) ou dans les sports nécessitant le port de charge (haltérophilie).

Orthèses lombaires souples (lombostats non baleinés en coutil élastique) (fig. 4.47)

Objectif : ces orthèses souples, peu encombrantes, placés à même la peau du sujet, autorisent la pratique sportive sans aucune gêne mais permettent d'affiner les sensations extéroceptives utiles à un bon placement du rachis lombaire. La pression abdominale induite par la contention renforce en partie le caisson thoraco-abdominal.

Indications : le port de ces orthèses lombaires est indiqué de manière temporaire à la reprise d'un sport « dynamique » (arts martiaux, athlétisme) à l'issue d'une phase algique.

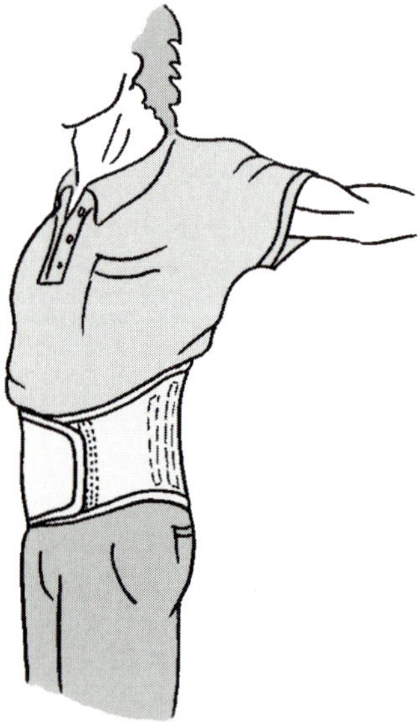

Fig. 4.46. *Orthèse lombaire semi-rigide.*

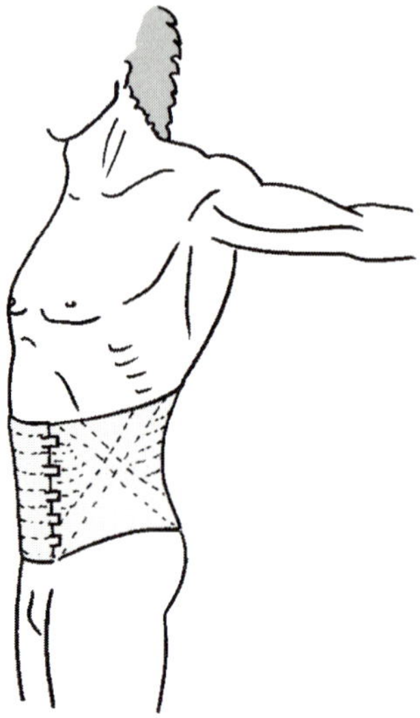

Fig. 4.47. *Orthèse lombaire souple.*

Contentions adhésives (fig. 4.48)

Objectif : les contentions adhésives du rachis lombaire ont pour but d'améliorer le contrôle proprioceptif du complexe lombo-pelvi-fémoral dans les trois plans de l'espace, de manière à éviter les mouvements nuisibles en fin d'amplitude.

Indications : employées à titre éducatif de manière temporaire de telles contentions sont indiquées au cours de la rééducation et au cours de la pratique de sports nécessitant de grands débattements articulaires (danse, gymnastique) ou de mouvements rapides (rugby, volley).

Position du sujet : sujet debout en position de correction du complexe lombo-pelvi-fémoral.

Préparation du support : pulvériser le vernis protecteur sur l'ensemble de la région lombo-fessière et les faces latérales du tronc.

Réalisation de la contention :
1 : mise en place de la première bande longitudinale postérieure (largeur 8 à 10 cm), tendue de la charnière dorso-lombaire au sacrum,
2 et 3 : mise en place de deux bandes longitudinales postérieures (largeur 6 cm) placée latéralement et chevauchant la précédente,
4 et 5 : mise en place de deux bandes spiroïdales (largeur 6 cm) tendues des épines iliaques antéro-supérieures à la face antéro-latérale des dernières côtes controlatérales,
6 et 7 : mise en place de deux bandes longitudinales antérieures (largeur 6 cm) placées symétriquement aux deux bandes postérieures et tendues des ancrages costaux et iliaques des bandes spiroïdes.

Remarques :

– les bandes 1, 2 et 3 exercent un rappel au cours du mouvement de flexion du rachis ;
– les bandes 4 et 5 exercent un rappel au cours des mouvements de rotation du tronc ;
– les bandes 6 et 7 exercent un rappel au cours de l'extension rachidienne ;
– les ban,des 2 et 6 contrôlent l'inclinaison gauche du tronc, alors que les bandes 3 et 7 contrôlent son inclinaison droite.

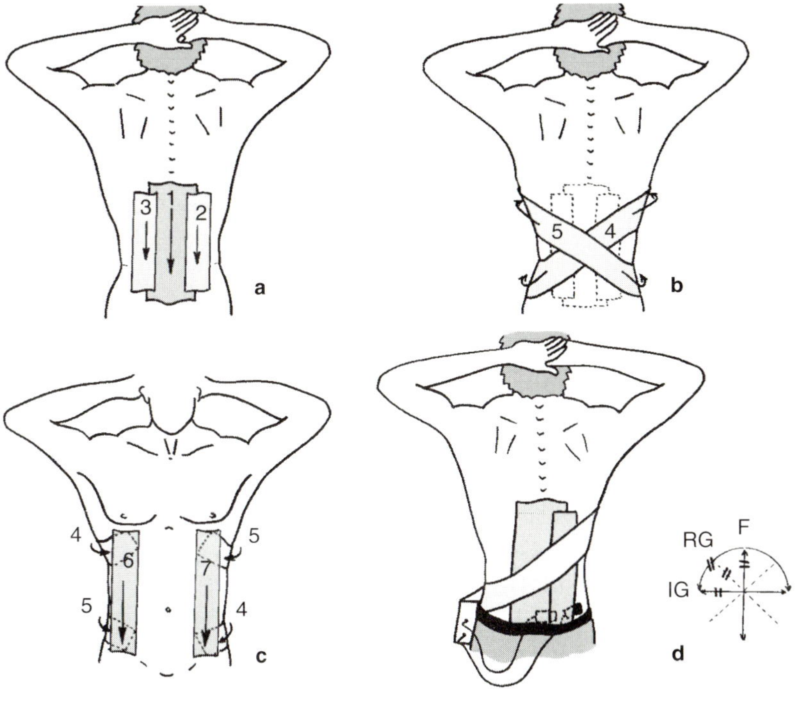

Fig. 4.48. *Contention adhésive.*

Variantes :

– une limitation plus importante des mouvements rachidiens peut être obtenue en recouvrant, au cours du montage, chacune des bandes initiales par 3 bandes inextensibles (largeur 4 cm) placées en tuiles de toit ;

– la contention, en ne gardant qu'une partie des bandes initiales ou des bandes inextensibles peut être adaptée pour ne limiter qu'un mouvement ou une combinaison particulière de mouvement ;

– la contention peut être associée à une stimulation électrique transcutanée à visée antalgique (SETA) en noyant initialement les électrodes sous la contention. On obtient alors l'association des effets mécaniques et proprioceptifs de la contention aux effets analgésiques de la SETA.

La figure 4.48d montre un exemple de SETA ambulatoire associée à un montage limitant sélectivement les mouvements rachidiens chez un sujet présentant une douleur lombaire basse, latéralisée à droite et majorée par les mouvements de flexion-rotation gauche-inclinaison gauche.

Physiothérapie

Électrothérapie à visée antalgique

L'électrothérapie employée dans un but antalgique fait appel à trois modalités d'applications :

– la stimulation électrique transcutanée à visée antalgique de basse fréquence (SETA de BF jouant sur le *Gate Control System*) appliquée soit sur la charnière dorso-lombaire, soit sur le rachis lombaire bas et la charnière lombo-sacrée, soit sur les irradiations S1 ou L5 :

- fréquence : 20 à 100 Hz,
- largeur d'impulsion : 40 à 200 microsecondes,
- forme de l'impulsion : rectangulaire biphasique,
- intensité : obtention de sensations de fourmillements ou de vibrations,
- emplacement des électrodes : sur le trajet de la douleur et des fibres afférentes,

– la stimulation électrique transcutanée à visée antalgique de très basse fréquence (SETA de TBF mettant en jeu le système enképhalinergique) appliquée sur le rachis dorso-lombaire ou sous forme d'électropuncture :

- fréquence : 1 à 10 Hz,
- largeur d'impulsion : 200 à 400 microsecondes,
- forme de l'impulsion : rectangulaire biphasique,
- intensité : obtention d'un effet striomoteur,
- emplacement des électrodes : en regard du rachis dorso-lombaire ou en point fixe sur les points réflexes (électropuncture),

– la diélectrolyse de substance antalgiques et/ou anti-inflammatoires grâce à l'emploi de courant continu (CC) :

- substance ionisable placée sur l'électrode de même polarité,
- intensité : 0,01 à 0,05 mA/cm^2 d'électrode active,
- électrodes : garnies d'une mousse épaisse et placées soit transversalement soit longitudinalement par rapport à l'axe du segment.

Ces trois modalités d'application peuvent être employées de manière isolée ou, si l'appareillage le permet (appareil multigénérateurs), de manière combinée. Les exemples suivants illustrent différentes modalités de montages dans le cadre de lombalgies particulières :

Exemple 1. Lombalgies basses, bilatérales, en barre, avec irradiations fessières bilatérales (fig. 4.49)

– l'électrode 1 (4 × 8 cm) est positionnée en regard de la charnière lombo-sacrée,
– les électrode 2 et 3 (4 × 2 cm) sont positionnées sur le trajet du nerf sciatique au sommet du losange poplité,
– les électrodes 1,2 et 3 sont reliées au générateur permettant d'effectuer une SETA de BF,

– les électrodes 4 et 5 (10 × 15 cm) sont positionnées sur le rachis dorso-lombaire et reliées au générateur permettant d'effectuer une SETA de TBF.

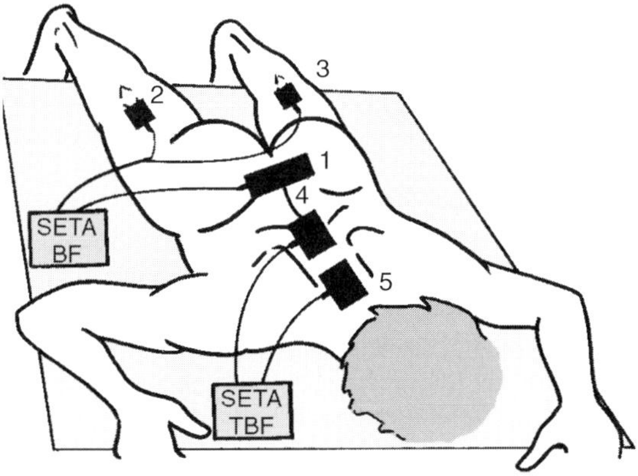

Fig. 4.49. *SETA sur douleur lombaire basse bilatérale, en barre, avec irradiation fessière bilatérale.*

Exemple 2. Douleur sacro-iliaque droite et « point de crête » iliaque gauche (fig. 4.50)

– l'électrode 1 (2 × 5 cm) est positionnée sur le sacrum en regard de l'émergence des racines S1 et S2 (1 et 2 trous sacrés),

– les électrodes 2, 3 et 4 (1 × 1 cm) sont positionnées respectivement en regard des ligaments ilio-lombaires (innervation décrite par Wybe), de la partie haute de l'articulation sacro-iliaque (boucle rétro-auriculaire d'Orsini), et sur le bord latéral du sacrum (rameau sensitif sous-cutané de Maigne). La stimulation sélective des points 2, 3 et 4 peut être aussi effectuée avec une électrode mobile ponctiforme (électropuncture),

les électrodes 1, 2, 3 et 4 sont reliées au générateur permettant d'effectuer une SETA de TBF,

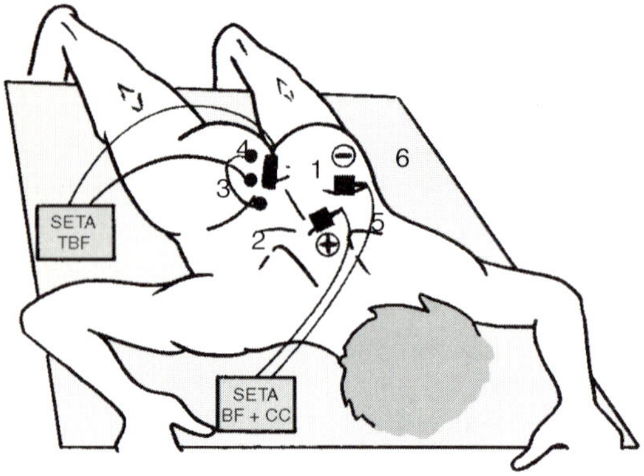

Fig. 4.50. *SETA sur douleur sacro-iliaque droite ou sur lombalgie basse avec point de crête à gauche (SETA + diélectrolyse)*

– l'électrode 5 (3 × 6 cm) est imprégnée de chlorure de calcium, est positionnée en regard de l'émergence des racines D12 et L1 (niveau vertébral D12-L1 et L1-L2), et reliée au pôle positif du générateur,
– l'électrode 6 (3 × 6 cm) est imprégnée de salicylate de sodium, est positionnée sur le point de crête, et reliée au pôle négatif du générateur,
– les électrodes 5 et 6 sont reliées au générateurs permettant d'effectuer un SETA de BF + diélectrolyse avec courant continu (CC).

Exemple 3. Lombo-sciatique S1 (fig. 4.51)

– l'électrode 1 (3 × 6 cm) est imprégnée de chlorure de calcium, est positionnée au regard de l'émergence de S1, et reliée au pôle positif du générateur,
– les électrodes 2, 3 et 4 (1 × 2 cm) sont positionnées sur le trajet de la racine S1 respectivement au milieu du pli sous-fessier, au sommet inférieur du losange poplité, et dans la gouttière rétro-malléolaire interne,
– les électrodes 1, 2, 3 et 4, sont reliées au générateur permettant d'effectuer une SETA de BF.

Exemple 4. Lombo-sciatique S1 avec point douloureux à l'insertion calcanéenne du tendon d'Achille (fig. 4.52)

– l'électrode 1 (3 × 6 cm) est imprégnée de chlorure de calcium, est positionnée au regard de l'émergence de S1, et reliée au pôle positif du générateur,
– l'électrode 2 (3 × 6 cm) est imprégnée de salicylate de sodium, est positionnée sur la partie basse du tendon d'Achille et reliée au pôle négatif du générateur,
– les électrodes 1 et 2 sont reliées au générateur permettant d'effectuer une SETA de BF + diélectrolyse avec courant continu (CC).

Exemple 5. Lombo-sciatique L5 (fig. 4.53)

– l'électrode 1 (2 × 3 cm) est positionnée en regard de l'émergence de L5 (niveau rachidien L5S1),
– les électrodes 2, 3, 4 (1 × 2 cm) sont positionnées sur le trajet de la racine L5 respectivement au milieu du pli sous-fessier, sur le bord interne du tendon du biceps fémoral, et au regard du col du péroné,

– les électrodes 1, 2, 3 et 4 sont reliées au générateur permettant d'effectuer une SETA de BF.

Exemple 6. Lombo-sciatique L5 avec point douloureux à l'insertion basse du biceps fémoral (fig. 4.54)

– l'électrode 1 (3 × 6 cm) est imprégnée de chlorure de calcium, est positionnée au regard de l'émergence de L5, et reliée au pôle positif du générateur,
– l'électrode 2 (3 × 6 cm) est imprégnée de salicylate de sodium, est positionnée sur la partie basse du tendon bicipital et reliée au pôle négatif du générateur,
– les électrodes 1 et 2 sont reliées au générateur permettant d'effectuer une SETA de BFA + diélectrolyse avec courant continu (CC).

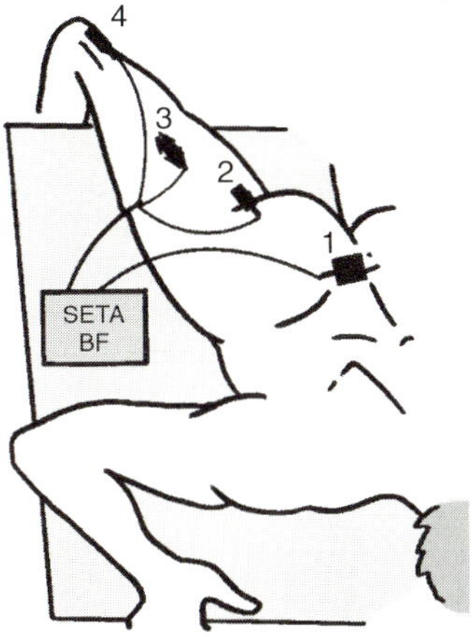

Fig. 4.51. *SETA sur lombosciatique S1*

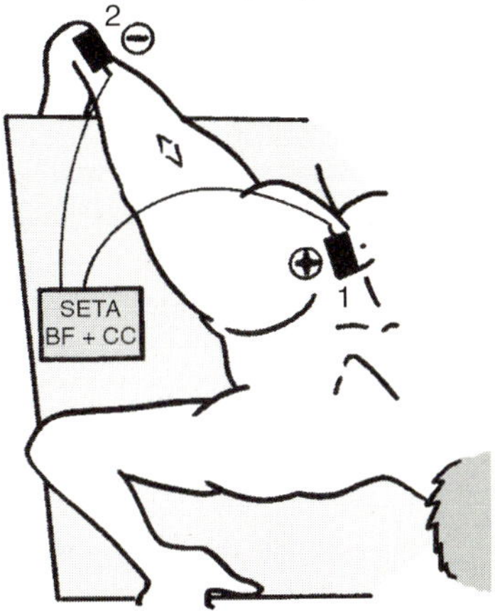

Fig. 4.52. *SETA + diélectrolyse sur lombosciatique S1 avec douleur du tendon d'Achille.*

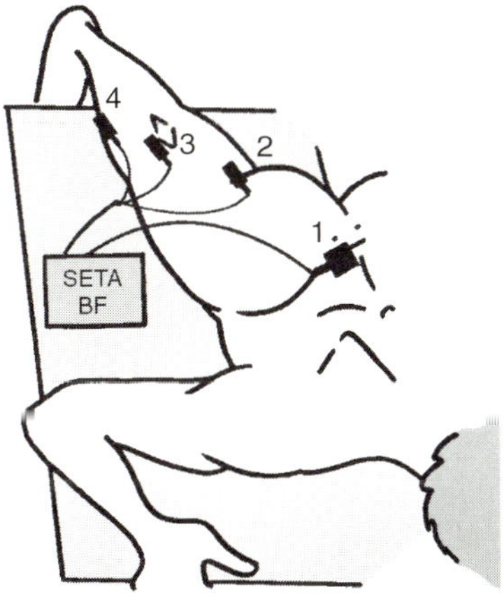

Fig. 4.53. *SETA sur lombosciatique L5.*

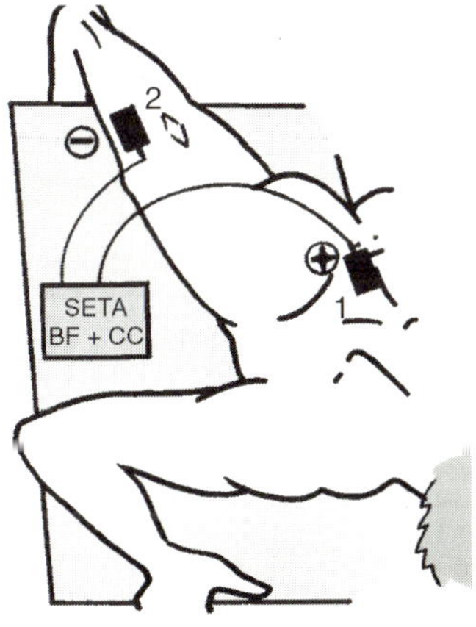

Fig. 4.54. *SETA + diélectrolyse sur lombosciatique L5 avec douleur du tendon bicipital.*

Ultrasonothérapie (fig. 4.55)

L'ultrasonothérapie, employée pour ses effets antalgiques et décontracturants, est réalisée selon trois modes d'applications :

– *en émission continue* (traits continus sur la figure), à une fréquence de 1 Mhz et une puissance de 1 à 1,5 Watts/cm², avec l'émetteur de grande taille (4 cm²), en balayage spiroïde lent, durant 10 à 12 minutes, sur les masses paravertébrales et sur l'éventail péritrochantérien, en insistant sur les contractures douloureuses retrouvées à la palpation ;

– *en émission pulsée* (traits discontinus sur la figure), à une fréquence de 1 Mhz et une puissance de 0,5 à 1 Watt/cm², avec l'émetteur de petite taille (1 cm²), en balayage transversal, durant 2 minutes par point ligamentaire douloureux (ligaments sur et inter-épineux, ilio-lombaires, sacro-iliaques, sacro-sciatiques) ;

– *en émission pulsée associée à une électrothérapie de très basse fréquence, sur les points réflexes du membre inférieur :* l'électrode neutre (4 × 8 cm) est positionnée sur la région lombo-sacrée, alors que la tête émettrice (1 cm²) servant aussi d'électrode mobile est appliquée, par un mouvement de friction circulaire ponctiforme sur les points réflexes cutanés, aponévrotiques, musculaires, ténopériostés ou nerveux du membre inférieur.

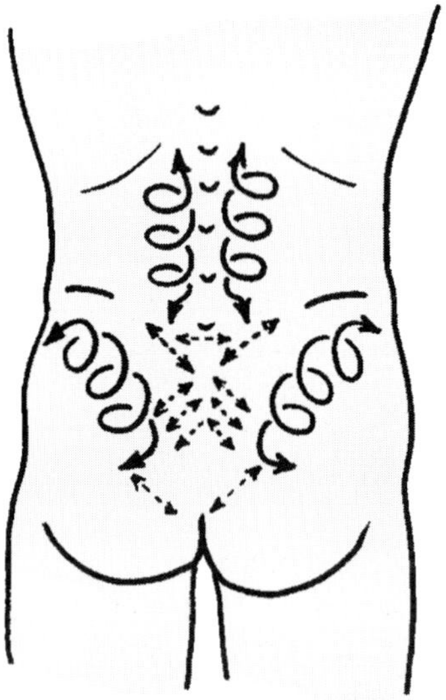

Fig. 4.55. *Ultrasonothérapie du rachis lombaire.*
↔ US en mode continu – émetteur 4 cm² – balayage spiroïde lent P = 4 à 6 watts,
↔ US en mode pulsé-émetteur 1 cm² – balayage transversal P = 1 watt.

Agents thermiques

La cryothérapie peut être employée de deux manières :

– soit en massages localisés sur les points douloureux ligamentaires de la région lombaire, ou sur les localisations tendineuses douloureuse des membres inférieurs ;

– soit en pulvérisation de spray cryogène en regard des tissus myo-aponévrotiques, ou du dermatome, au cours de leur étirement manuel. La figure 4.58 montre l'exemple d'un étirement des muscles pelvi-trochantériens avec cryothérapie associée de la région douloureuse qui accompagne habituellement ce type de contracture.

Les applications de chaleur, dans le cadre de lombalgies chroniques, consistent en enveloppements chauds (*Hot Packs*), en balnéothérapie chaude associée à des massages manuels ou aux jets subaquatiques, ou encore en l'emploi d'autres agents physiques capables d'assurer une vasodilatation superficielle (infrarouges) ou profonde (ondes courtes, ondes radar).

Techniques manuelles

Les techniques manuelles visent à lever les tensions tissulaires qui pérennisent la surcharge mécanique de la charnière lombo-sacrée et favorisent la spondylolyse ou le spondylolisthésis. Ces techniques concernent (fig. 4.56) :

– ***La charnière lombo-sacrée*** (CLS) qui présente une lordose lombaire basse à faible rayon de courbure,

Les techniques manuelles doivent étirer la masse sacro-lombaire et les aponévroses lombo-sacrées (1), et mobiliser la CLS en flexion (2),

– ***Le complexe lombo-pelvi-fémoral (CLPF) :*** la rétraction du segment sous-pelvien antérieur limite la rétroversion du bassin en extension du tronc (majoration de l'impact des articulations postérieures et des isthmes) alors que la rétraction du segment sous-pelvien postérieur empêche l'antéversion du bassin en flexion du tronc (majoration du glissement antérieur de L5 sur S1),

Les techniques manuelles doivent étirer :

– le secteur sous-pelvien antérieur : la psoas-iliaque, le droit antérieur, le tenseur du *fascia lata*, le couturier (3), les adducteurs (4),

– le secteur sous-pelvien postérieur : les pelvitrochantériens (5) et les ischio-jambiers (6).

– ***Le segment sus-pelvien (SSP) (région scapulaire et thorax) :*** la région scapulaire présente une antéposition et un enroulement des épaules accompagnant une cyphose accentuée et une raideur dorsales.

Les techniques manuelles doivent étirer le grand dorsal et les intercostaux (7) ; il faut aussi mobiliser l'unité omo-humérale en flexion-rotation externe (8) et l'unité omo-claviculaire en abaissement-translation interne (9), ainsi que le rachis dorsal en extension (10).

Techniques manuelles localisées à la charnière lombo-sacrée (CLS)

Objectifs

Les techniques manuelles localisées à la CLS ont pour but de lutter contre le pincement discal postérieur et l'impaction des articulations interapophysaires postérieures. Cette diminution des contraintes de la partie postérieures du segment mobile intervertébral peut être obtenue en associant :

– une décharge du tronc : les mobilisations sont réalisées en décubitus ou en balnéothérapie ;

– un étirement de la masse commune et des fasciae lombo-sacrés ;

– une mobilisation localisée en divergence bilatérale ou unilatérale ;

– une augmentation de la pression intra-abdominale par appui externe et/ou inspiration diaphragmatique.

Exemples de technique (fig. 4.57)

– position du sujet : sujet en latérocubitus, un coussin placé entre les membres inférieurs et entre ceux-ci et l'abdomen ;

– position du kinésithérapeute : MK face au sujet ;

– techniques :

  • le MK induit une flexion localisée en L5S1 grâce à une poussée dans l'axe des fémurs, associée à une flexion contrôlée des hanches et à un guidage manuel localisé à la charnière lombo-sacrée,

  • le MK effectue des manœuvre de massage plan par plan de la région lombo-fessière et sacrée : pétrissage des tissus cutanés, et sous-cutanés, traits tirés et crochetages aponévrotiques et ligamentaires (*cf.* figure pour le sens des manœuvres), décordage de la masse sacro-lombaire, frictions localisées sur l'éventail fessier, etc.

  • le MK demande au cours de ces manœuvres des contractions isométriques de ces différents muscles (appui des membres inférieurs du sujet contre le thorax et les membres supérieurs du MK) de manière à réaliser des techniques de contracter-relâcher ou d'isométrique-isotonique en alternance avec les mobilisations des différents tissus,

  • le MK demande des inspirations diaphragmatiques de grande amplitude contre résistane du coussin et des genoux du sujet (augmentation de la pression abdominale) et profite du temps expiratoire pour accentuer l'ouverture en L5S1.

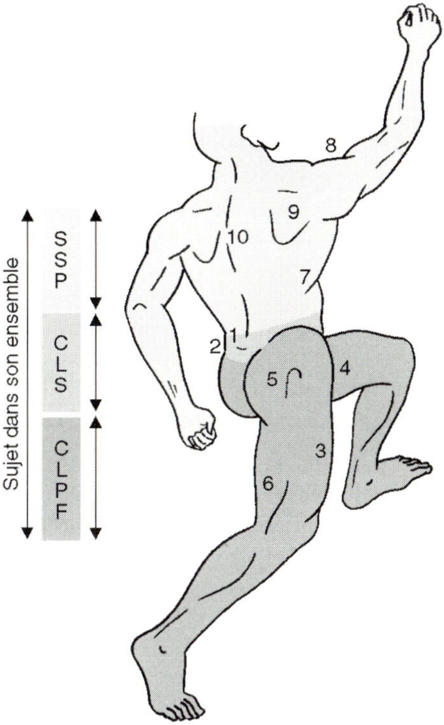

Fig. 4.56. *Les régions topographiques à étirer ou à mobiliser :*
CLS charnière lombo-sacrée, CLPF complexe lombo-pelvi-fémoral, SSP segment sus-pelvien.

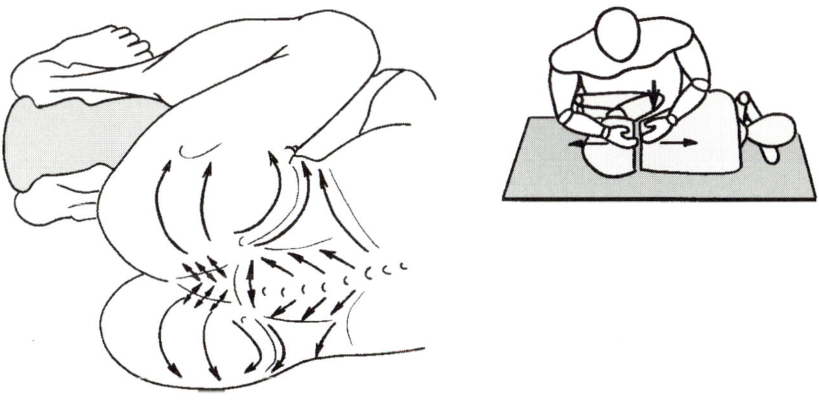

Fig. 4.57. *Massage réflexe de la région lombo-fessière.*

Techniques manuelles localisées au complexe lombo-pelvi-fémoral (CLPF)

Objectifs

Les techniques manuelles localisées au CLPF visent à étirer le segment sous-pelvien antérieur, de manière à favoriser la rétroversion du bassin lors des mouvements en extension du tronc, et/ou le segment sous-pelvien postérieur, de manière à favoriser l'antéversion du bassin lors des mouvements de flexion du tronc.

Exemples de technique (fig. 4.58) ***:***

- position du sujet : sujet en décubitus dorsal ;
- position du MK : MK controlatéral à la hanche à mobiliser ;
- techniques :
  - le MK induit un étirement des muscles pelvi-trochantériens en positionnant la hanche en flexion-adduction-rotation interne,
  - le genou du sujet étant bloqué sous le creux axillaire du MK, celui-ci accentue l'étirement en effectuant une poussée vers le bas et dans l'axe du fémur, tout en maintenant la rotation interne.
  - le MK pulvérise un spray cryogène en arrière du grand trochanter et sur la face postérieure de la cuisse puis réalise des frictions circulaires en regard des muscles pelvi-trochantériens,
  - le MK demande une adduction horizontale contre résistance de son bras puis profite du relâchement pour effectuer une poussée dans l'axe du col fémoral (désimpaction antérieure), puis pour accentuer l'étirement,
  - en progression, le MK étend progressivement le genou du sujet de manière à poursuivre cet étirement sur les muscles ischio-jambiers.

Techniques manuelles localisées au segment sus-pelvien (région dorsale et ceinture scapulaire)

Objectifs

Les techniques manuelles localisées à la région dorsale et à la ceinture scapulaire ont pour but de combattre la raideur dorsale en cyphose et l'enroulement des épaules. La libération manuelle de ces deux segments situés au-dessus du rachis lombaire autorisera par la suite une harmonisation des courbures rachidiennes dans le plan sagittal (rééducation posturale visant à obtenir une courbure lombaire longue et harmonieuse), et une meilleure répartition des mouvements (rééducation du geste sportif), entre la charnière lombo-sacrée (sur-utilisée) et les segments sus-jacents (hypomobiles).

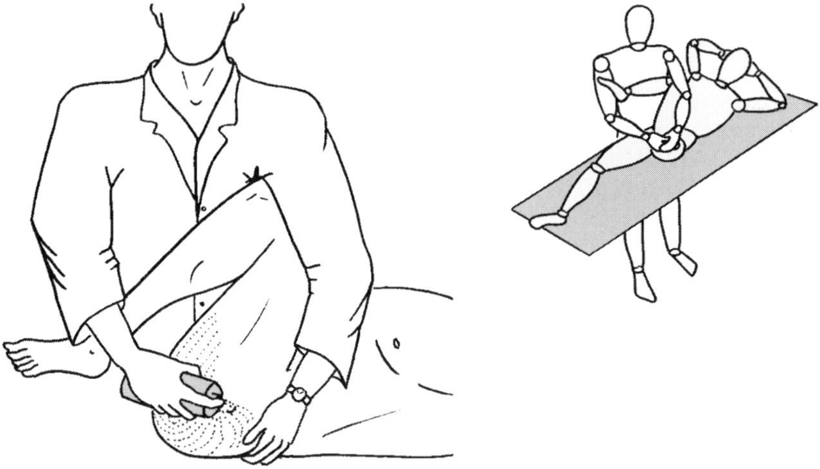

Fig. 4.58. *Étirement des pelvi-trochantériens et cryothérapie.*

Exemples de technique (fig. 4.59) *:*

– position du sujet : sujet en décubitus dorsal, tenant un bâton passant derrière le bassin du MK ; hanches à 90°, rachis lombaire en cyphose, jambes reposant sur un coussin triangulaire ; un coussin cylindrique est placé sous le rachis dorsal,

– position du kinésithérapeute : le MK est placé à la tête du sujet,

– techniques :

- le MK induit avec son bassin une traction axiale et une extension rachidienne,
- le MK guide l'expiration costale supérieure, inférieure et postérieure, puis abdominale,
- le MK effectue des pressions glissées profondes sur le grand pectoral, le petit pectoral, le grand dorsal ; il poursuit ces manœuvres sur le deltoïde antérieur et le biceps, et effectue un enroulement de tous les tissus mous du bras dans le sens de la rotation externe,
- le MK demande un contracter-relâcher sur tout ou partie de ces muscles contre résistance du bâton et en surajoutant localement des résistances cutanées tangentielles,
- le MK réalise ensuite des pressions modelantes antéro-postérieures, unies et bilatérales, localisées aux articulations sterno-costo-chondrales, sterno-costo-claviculaires, acromio-claviculaires et gléno-humérales,
- en progression :
  – augmentation de l'intensité et de la durée des manœuvres, augmentation de la densité de la beaume, de sa hauteur, et modification de son appui le long du rachis dorsal.

Techniques manuelles globales

Objectifs

Les techniques manuelles globales visent à synthétiser dans un même temps les différents objectifs qui ont été évoqués dans les paragraphes précédents de manière à les intégrer dans une chaîne posturale ou gestuelle utiles à la pratique sportive.

Exemples de technique (fig. 4.60) *:*

– position du sujet : sujet en décubitus dorsal, membres inférieurs tendus talons en appui contre un mur, membres supérieurs dans l'axe, reposant sur le sol en rotation externe ;

– techniques :

- le MK placé à la tête du sujet, effectue une prise occipito-mentonnière, tracte le rachis dans l'axe de manière à obtenir l'effacement des courbures, et demande des contractions isométriques alternées du plan postérieur contre appui de ses mains (1),

- le MK se déplace vers les mains du sujet, tracte les membres supérieurs dans l'axe du corps, et demande des contractions alternées multi-directionnelles des membres supérieurs (2),
- dans ces deux positions, le MK réalise les techniques entreprises dans le paragraphe précédent sur les régions thoraciques et scapulaires (3),
- le MK se positionne en regard du bassin et de la cuisse du sujet, verrouille le genou par un appui antérieur, et exécute des traits tirés et des décordages le long de l'éventail fessier et des ischio-jambiers (4). Il demande des contractions isométriques alternées du plan postérieur par appui des talons contre le plan du mur en faisant varier progressivement la position de hanche en rotation interne et externe (5),
- le MK se positionne en regard des pieds du sujet, majore la flexion dorsale des articulations tibio-tarsiennes (6) et réalise des traits tirés sur le triceps sural et l'aponévrose plantaire (7) qu'il fait alterner avec des contractions isométriques en flexion plantaire du pied puis des orteils.

Techniques actives

Les techniques actives comportent trois volets complémentaires :

– ***le stretching*** des régions lombo-sacrée, lombo-pelvi-fémorale, scapulaire et dorsale en poursuivant les objectifs fixés au cours des levées de tension entreprises au préalable manuellement ;

– ***la tonification*** des muscles de la poutre composite lombaire (psoas, spinaux profonds), du caisson thoraco-abdominal (plancher pelvien, diaphragme, abdominaux), des membres inférieurs (chaîne parallèle de triple

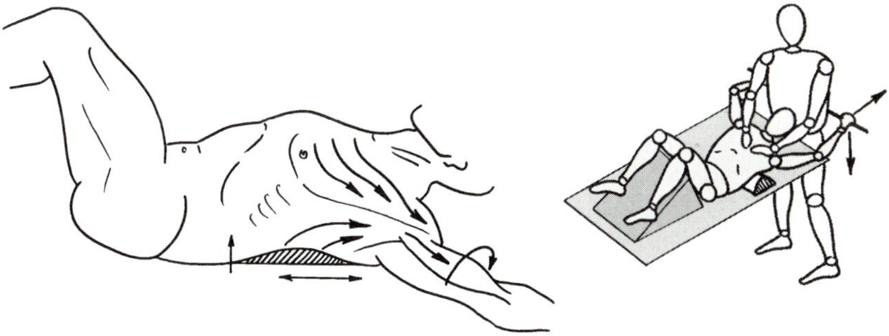

Fig. 4.59. *Massage-mobilisation avec étirement de la ceinture scapulaire et du thorax.*

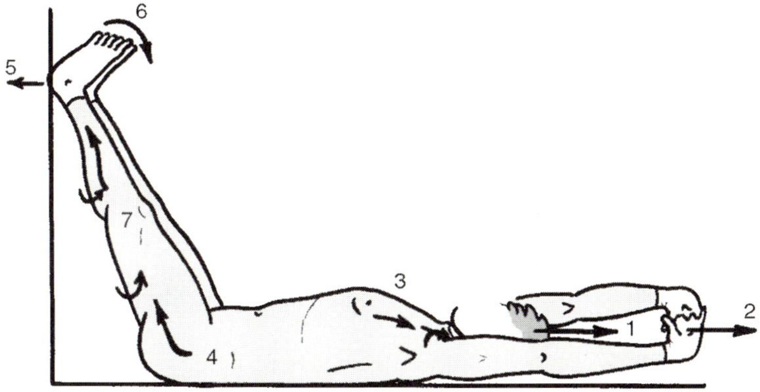

Fig. 4.60. *Techniques manuelles globales : les flèches indiquent l'action du MK.*

extension), des spinaux dorsaux et des fixateurs du scapulum. Ces exercices de tonification doivent être envisagées après un bilan musculaire rigoureux (tests isocinétiques à vitesse lente et à vitesse rapide), visant surtout à mettre en évidence :

- une asymétrie entre les fléchisseurs et extenseurs du tronc : le rapport fléchisseurs / extenseurs est normalement d'environ 60 % chez un sujet sain, mais peut chuter chez un sujet lombalgique (insuffisance des spinaux),
- une asymétrie entre rotateurs droits et gauche du tronc fréquemment retrouvée dans les sports dits « asymétriques » (canoë, tennis),
- une diminution du couple développé ou une fatigabilité musculaire anormale (tests de fatigue contre résistance isocinétique) des fléchisseurs, extenseurs ou rotateurs du tronc par rapport à une population de même âge, de même morphologie et de pratique sportive comparable,

– ***la rééducation neuro-musculaire*** visant à recréer des automatismes des chaînes posturales et gestuelles en fonction du type morphologique (type de déséquilibre pelvien) et des particularités liées au sport.

L'application de ces techniques actives, chez un sportif souffrant de lombalgies sur spondylolyse, peut s'envisager de deux manières :

– ***travail analytique à partir d'exercices non spécifiques*** (exemples 1 à 16), de stretching (étirement actifs de la ceinture scapulaire, de la ceinture pelvienne ou du tronc), de musculation groupe musculaire par groupe musculaire, et de proprioception (exercices sur ballon de Klein, etc.),

– ***travail synthétique à partir d'exercices spécifiques dérivés des gestes sportifs*** (exemples 17 et 18), intégrant les trois objectifs (étirement, tonification et proprioception). La rééducation consiste alors à élaborer une démarche thérapeutique comportant quatre temps :

- 1er temps : étude de la posture ou du geste sportif : étude des appuis, visualisation des malpositions segmentaires, des zones de raideurs et des zones charnières, des asynergies musculaires,
- 2e temps : correction et sollicitation des appuis (extéroception), correction segmentaire intégrant la réharmonisation du complexe lombo-pelvi-fémoral et affinement de la perception corporelle à travers des exercices de stretching (proprioception),
- 3e temps : travail isométrique de longue durée des chaînes posturales (tonification à visée posturale), puis déstabilisations rythmiques et travail sur plans instables (stabilisation neuro-musculaire),
- 4e temps : réalisation, correction, et répétition du geste sportif (rééducation gestuelle) à vitesse lente (contre forte résistance) puis à vitesse rapide (contre faible résistance).

Exemple 1. Stretching des pectoraux et assouplissement en rotation du rachis dorsal (fig. 4.61) **:**

– 1 : sujet assis en tailleur, main derrière la nuque, autograndissement ;
– 2 : étirement des pectoraux et rotation du rachis dorsal ;
– 3 : contraction des pectoraux contre résistance de la nuque ;
– 4 : étirement et décordage manuels du plan antérieur.

Exemple 2. Stretching des spinaux (fig. 4.62) **:**

– 1 : sujet en position genu pectoral, coussin placé entre l'abdomen et les cuisses ;
– 2 : étirement des spinaux lombaires avec inspiration abdominale ;
– 3 : contraction des spinaux par antéversion du bassin ;
– 4 : étirement et décordage manuels des spinaux lombaires.

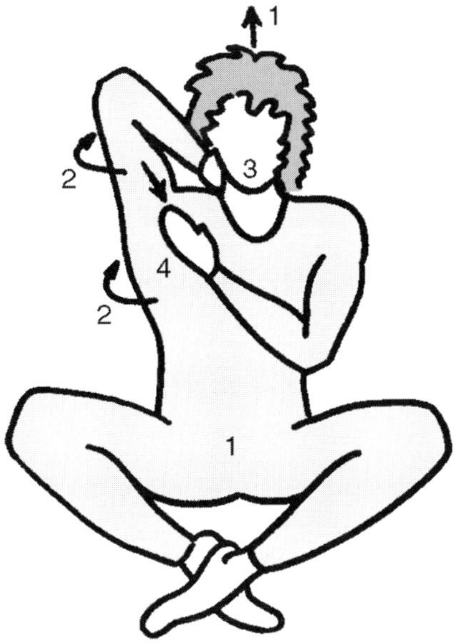

Fig. 4.61.

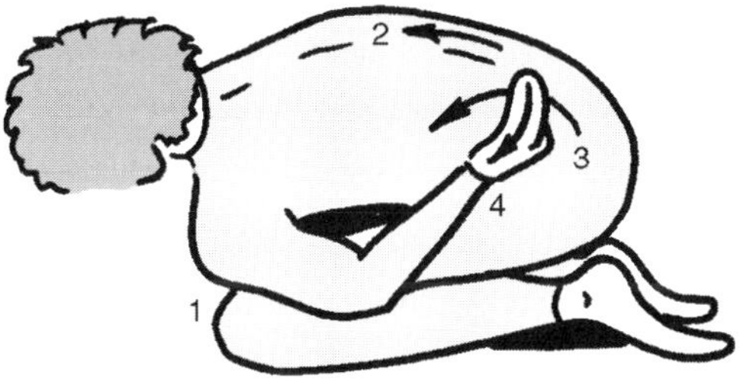

Fig. 4.62.

Exemple 3. Stretching des pelvi-trochantériens (fig. 4.63) **:**

- 1 : sujet assis, un membre inférieur fléchi, talon au sol, pied face externe de la cuisse controlatérale, autograndissement ;
- 2 : étirement des pelvi-trochantériens par appui du coude et adduction horizontale forcée ;
- 3 : contraction contre résistance du coude ;
- 4 : étirement et décordage manuels.

Exemple 4. Stretching des adducteurs (fig. 4.64) **:**

- 1 : sujet en décubitus dorsal, pieds reposant sur un mur, hanches en abduction, autograndissement ;
- 2 : étirement des adducteurs sous l'effet de la pesanteur (technique de fluage), et de l'antéversion pelvienne ;
- 3 : contraction des adducteurs contre résistance manuelle ;
- 4 : étirement et décordage manuels.

Exemple 5. Stretching des fléchisseurs de hanche (fig. 4.65) **:**

- 1 : sujet à genoux dressé, pieds reposant sur un coussin, autograndissement ;
- 2 : étirement des fléchisseurs par rétroversion du bassin ;
- 3 : contraction par déport postérieur du tronc ;
- 4 : étirement et décordage manuels.

Exemple 6. Stretching des ischio-jambiers (fig. 4.66) **:**

- 1 : sujet en appui sur un genou, membre inférieur contro-latéral tendu, autograndissement ;
- 2 : étirement des ischio-jambiers par antéversion du bassin avec rotation interne puis externe de hanche ;
- 3 : étirement et contraction par poussée du talon dans l'axe et vers le sol ;
- 4 : étirement et décordage manuels.

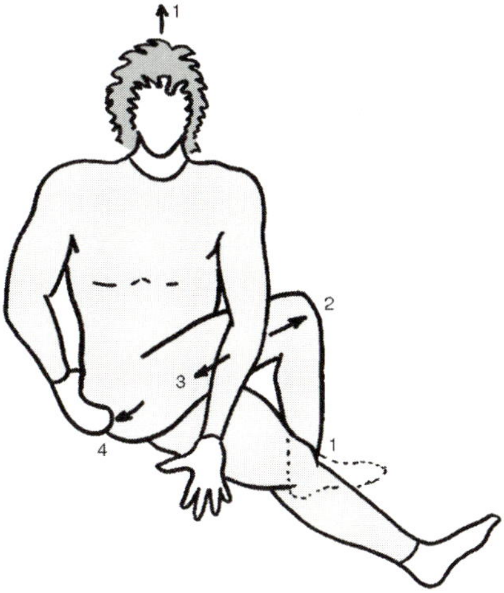

Fig. 4.63.

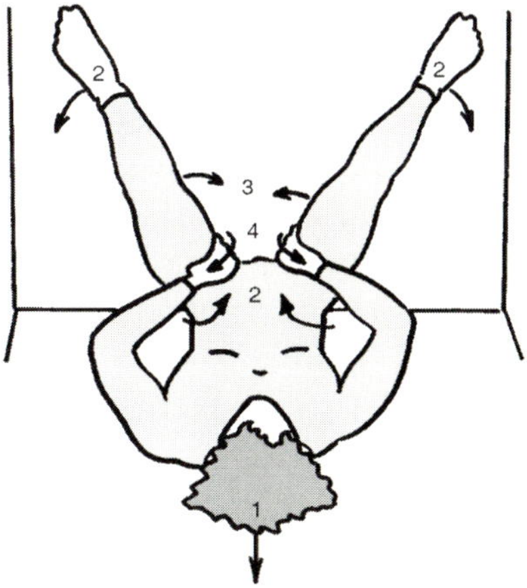

Fig. 4.64.

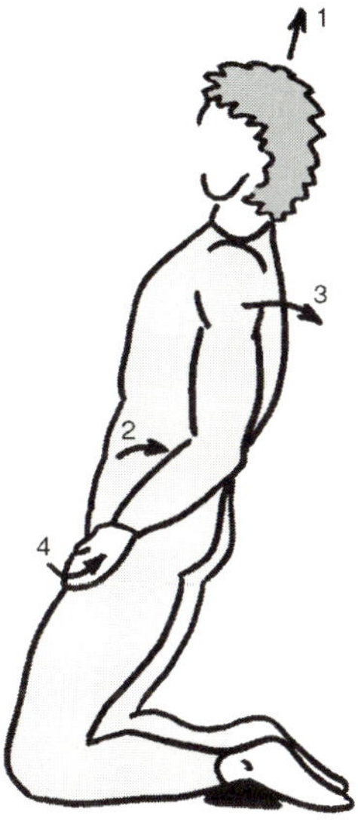

Fig. 4.65.

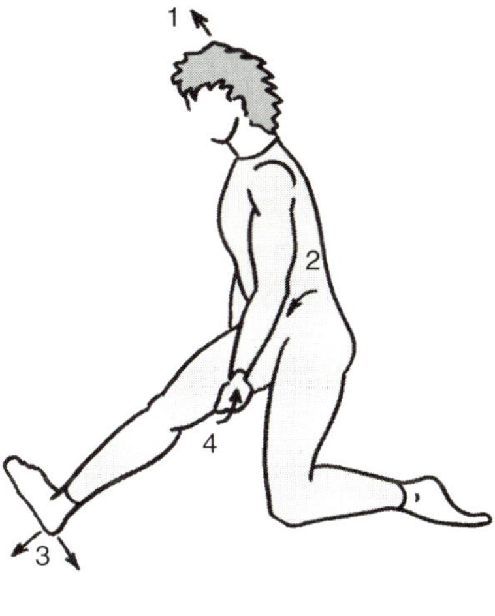

Fig. 4.66.

Exemple 7. Stretching de la chaîne postérieure en balnéothérapie (fig. 4.67) **:**

– 1 : sujet en immersion sternale, mains tenant la barre, membres inférieurs fléchis, pieds en appui sur la paroi ;

– 2 : étirement de la chaîne postérieure par extension des genoux, pose des pieds à plat contre la paroi, descente du bassin ;

– 3 : contraction des muscles postérieurs par traction sur la barre et/ou appui des pieds contre la paroi, puis relâchement ;

– 4 : possibilité de massage au jet des spinaux lombaires aux différentes étapes de l'exercice.

Exemple 8. Tonification des spinaux dorsaux (fig. 4.68) **:**

– 1 : sujet assis en tailleur, mains tenant les genoux ;

– 2 : autograndissement avec épaules basses et en arrière ;

– 3 : auto-résistance avec traction manuelle sur les genoux ;

– 4 : résistances manuelles multidirectionnelles du MK au vertex et à la face postérieure de l'occiput.

Exemple 9. Tonification de la poutre composite lombaire (fig. 4.69) **:**

– 1 : sujet assis sur un tabouret, doigts entrecroisés, membres supérieurs dans l'axe du tronc ;

– 2 : inclinaison antérieure du tronc par roulement antérieur sur les ischions avec autograndissement et antéversion du bassin ;

– 3 : poussée des membres supérieurs dans l'axe du tronc et vers le haut, scapulum serrés ;

– 4 : résistance manuelle du MK dans l'axe du rachis, vers l'avant (chaîne postérieure) ou vers l'arrière (chaîne antérieure).

Exemple 10. Tonification de la poutre composite lombaire et étirement des ischio-jambiers (fig. 4.70) **:**

– 1 : sujet debout, bassin contre un plan vertical, doigts entrecroisés, membres supérieurs dans l'axe du tronc ;

– 2 : inclinaison antérieure du tronc par pivotement autour des hanches, avec autograndissement et antéversion du bassin ;

– 3 : poussée des membres supérieurs dans l'axe du tronc et vers le haut, scapulum serré ;

– 4 : résistance manuelle du MK dans l'axe du rachis, vers le bas (chaîne postérieure) ou vers le haut (chaîne antérieure).

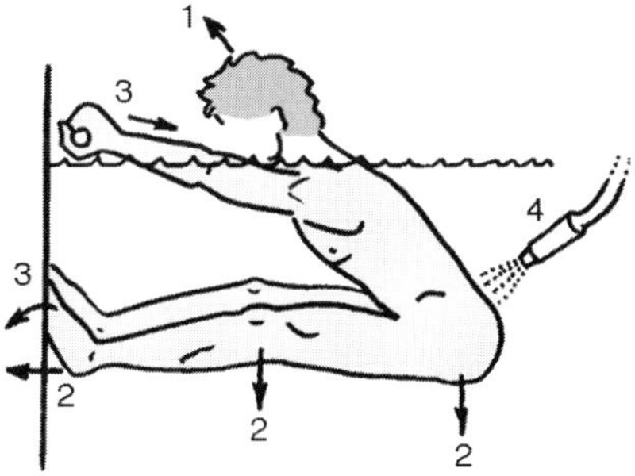

Fig. 4.67.

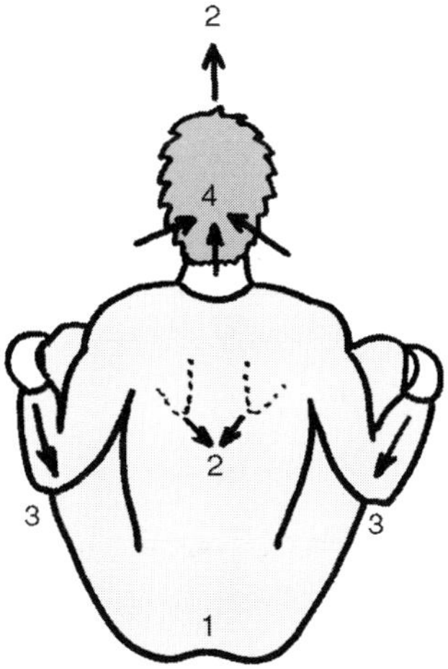

Fig. 4.68.

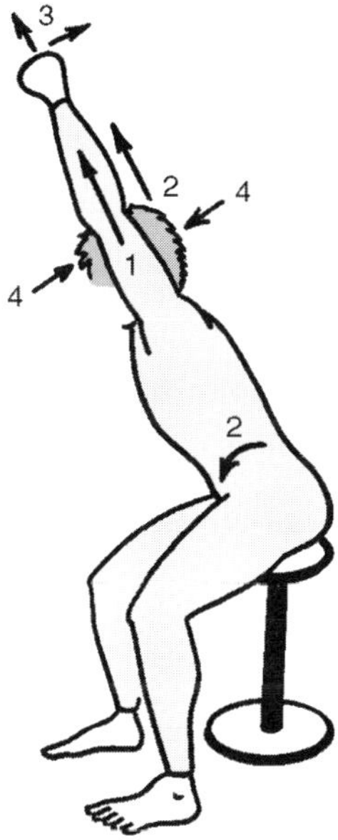

Fig. 4.69.

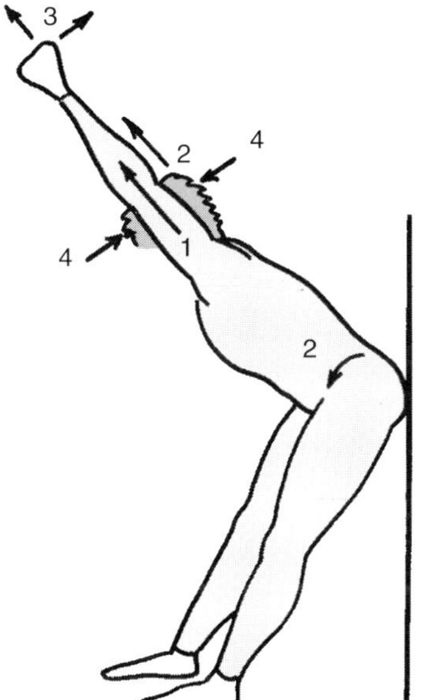

Fig. 4.70.

Exemple 11. Tonification du caisson thoraco-abdominal (fig. 4.71) **:**

– 1 : sujet en décubitus dorsal, mains aux épaules, hanches et genoux à 90° ;
– 2 : rétroversion du bassin, puis soulèvement lent du tronc à mi-hauteur sur un temps expiratoire ;
– 3 : tenu sur 4 à 5 cycles ventilatoires abdomino-diaphragmatiques de grande amplitude, puis retour au sol ;
– 4 : en position haute, possibilité de surajouter une résistance manuelle du MK soit directe (grands droits) soit croisée (obliques) sur les genoux, les membres supérieurs ou la ceinture scapulaire.

Exemple 12. Tonification du caisson thoraco-abdominal (fig. 4.72) **:**

– 1 : sujet en décubitus dorsal, mains à plat au sol, membres inférieurs en crochets, cuisses verticales, en autograndissement ;
– 2 : rétroversion du bassin, puis soulèvement lent des genoux au zénith, sur un temps expiratoire ;
– 3 : tenu sur 4 à 5 cycles ventilatoires abdomino-diaphragmatiques de grande amplitude, puis retour du bassin au sol ;
– 4 : en position haute, possibilité de surajouter des résistances manuelles multidirectionnelles du MK.

Exemple 13. Tonification du caisson thoraco-abdominal (fig. 4.73) **:**

– 1 : sujet en appui facial, genoux fléchis, bassin rétroversé, en autograndissement ;
– 2 : tenu sur 5 à 10 cycles ventilatoires abdomino-diaphragmatiques de grande amplitude ;
– 3 : possibilité de moduler les appuis main-genou opposé pour faire intervenir davantage les obliques ;
– 4 : possibilité de surajouter une résistance manuelle du MK d'arrière en avant sur le rachis.

Exemple 14. Tonification des membres inférieurs, de la poutre composite lombaire et du caisson thoraco-abdominal (fig. 4.74) **:**

– 1 : sujet debout, doigts entrecroisés, membres supérieurs dans l'axe du tronc, bassin rétroversé, genoux tendus, puis autograndissement rachidien et poussées alternatives des membres supérieurs dans l'axe du tronc, scapulum serrés ;
– 2 : flexion des membres inférieurs, bassin horizontal, membres supérieurs et rachis en étirement axial, puis bascule de l'ensemble du tronc vers l'avant, bassin en antéversion, spinaux lombaires contractés, membres supérieurs tractés dans l'axe et vers le haut, rachis en autograndissement ;
– 3 : tenu sur 4 à 5 cycles ventilatoires avec ventilation abdomino-diaphragmatique de grande amplitude, puis retour selon mouvements inverses,
– 4 : possibilités de surajouter des résistances manuelles multidirectionnelles aux différents temps de l'exercice.

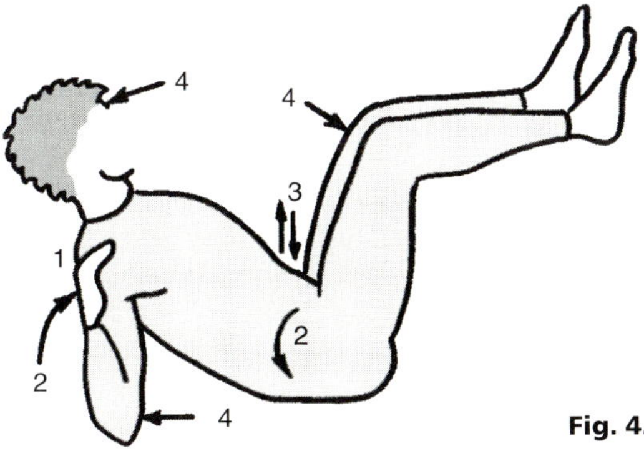

Fig. 4.71.

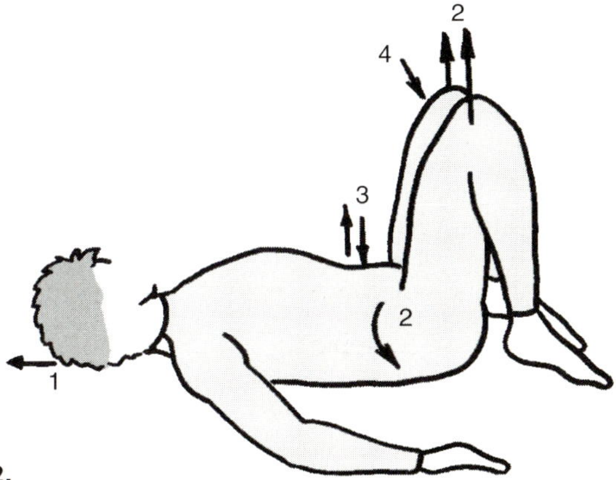

Fig. 4.72.

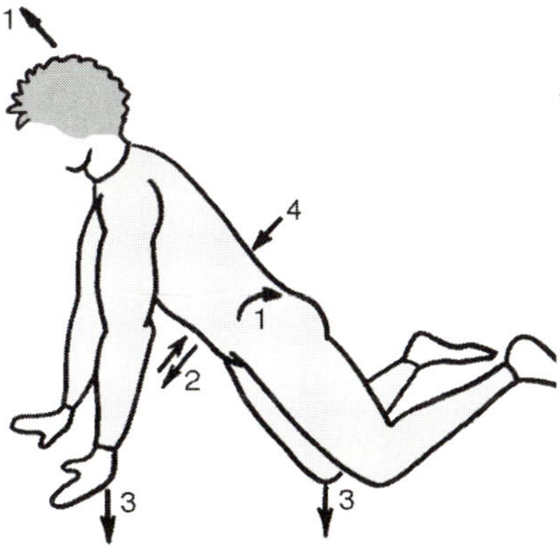

Fig. 4.73.

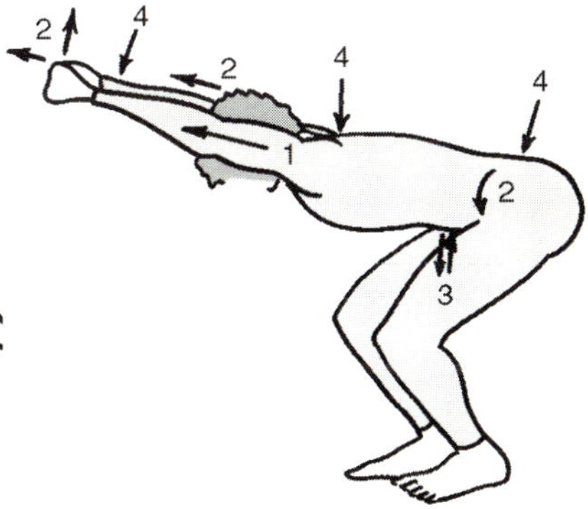

Fig. 4.74.

Exemple 15. Exercices proprioceptifs en décharge (fig. 4.75) **:**

– 1 : sujet en décubitus dorsal, hanches et genoux fléchis, pieds reposant contre un mur, mains tenant des poignées latérales. Correction des appuis plantaires et corrections segmentaires genoux, hanches, rachis, épaules (lutte contre l'enroulement) ;

– 2 : résistances d'appui : répulsion des membres inférieurs, traction des membres supérieurs, autograndissement et appui occipital contre le plan de la table ;

– 3 : autorésistances : rotation externe des hanches, rotation externe des épaules ;

– 4 : sollicitations manuelles du MK soit pour localiser les contractions (manœuvres de pression et traits convergents sur le muscle à contracter), soit les étirements (traits divergents) ; puis résistances manuelles du MK (appuis osseux ou tissus mous) de longue durée ;

– 5 : déstabilisations manuelles lentes puis rapides, avec appuis fixes puis sur plans instables (5), puis éviction progressive des appuis.

Exemple 16. Exercices proprioceptifs en charge sur ballon de Klein (fig. 4.76 à 4.78) **:**

– *exercices de perception du positionnement pelvien dans les trois plans de l'espace ceinture scapulaire fixe, charnière lombo-sacrée (CLS) mobile* (fig. 4.76) : roulements antéro-postérieurs (1) (anté- et rétroversion), droite-gauche (latéroversion) (2), circumduction (rotation) (3), puis intégration de la position corrigée suivant le type de spondylolyse ; l'ensemble de ces exercices est réalisé sans rebonds puis avec rebonds (4) ;

– *exercices de verrouillage lombo-pelvien dans la position corrigée, CLS verrouillée, ceinture scapulaire mobile* (fig. 4.77) : bascules antéro-postérieures (1), latérales (2) et rotatoires (3), sans puis avec rebonds (4), en position monobloc du tronc ;

– *exercices de verrouillage lombo-pelvien dans la position corrigée en délordose mais avec mobilité dissociée des membres supérieurs* (1), *inférieurs* (2) *et du rachis cervico-dorsal* (3) (fig. 4.78) dans les trois plans de l'espace sans puis avec rebonds (4), sans puis avec déstabilisations manuelles du MK (5).

Exemple 17. Exercices synthétiques appliqués au mouvement du service au tennis (fig. 4.79) **:**

– *étude de la posture et du geste sportif défavorables* (fig. 4.79a) : pieds posés trop à plat, parallèlement à la ligne du filet, déport de la ligne de

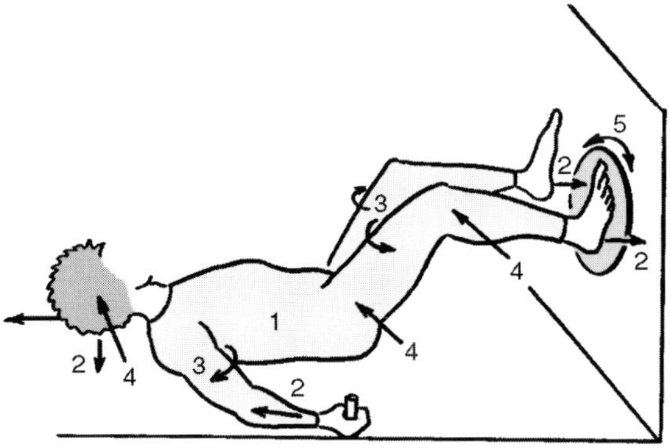

Fig. 4.75.

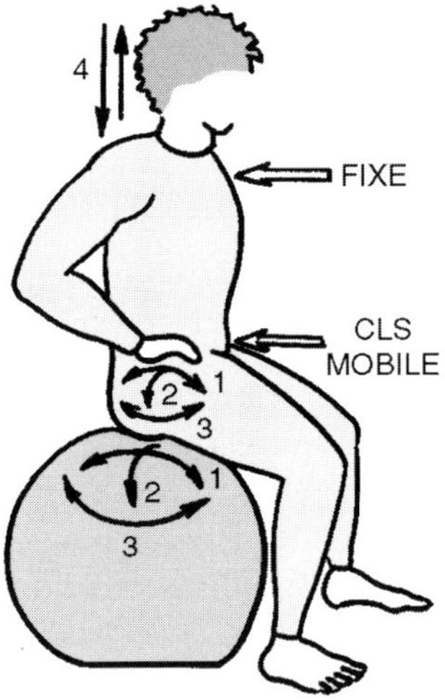

Fig. 4.76.

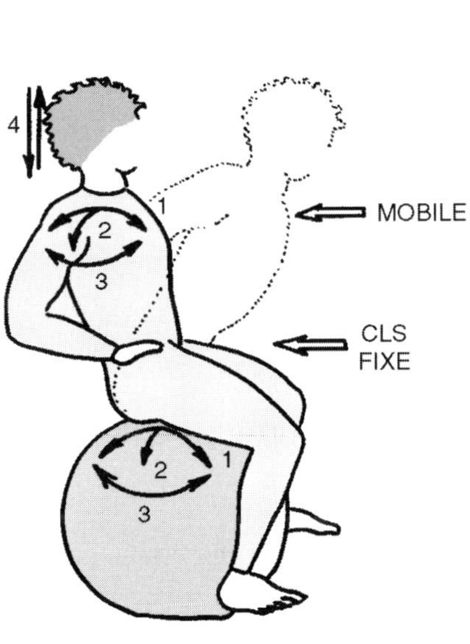

Fig. 4.77.

gravité vers l'arrière-pied (1), genoux et hanches peu fléchis (2), préparation avec rotation et extension du rachis excessifs surmenant la charnière lombo-sacrée (CLS) (3), frappe avec rotation controlatérale et flexion du rachis surmenant la CLS ;

– *correction et sollicitation des appuis, corrections segmentaires et affinement de la perception corporelle à partir d'exercices de stretching* (fig. 4.79b) :

• en décharge, stimulations variées des appuis sous la tête des métatarsiens (1), puis en charge exercices de perception des appuis sur l'avant-pied (sols de différentes natures, transfert du poids du corps avant-arrière, etc.) et positionnement correct de 3/4 par rapport à une ligne matérialisant le filet,

• flexion des genoux et des hanches (2), verrouillage lombo-pelvien et autograndissement (3), transfert de la ligne de gravité sur les avant-pieds, rotation du tronc à partir des genoux et des hanches (4), étirement du membre supérieur en flexion-abduction-rotation externe (5),

– *travail isométrique contre résistance manuelle ou instrumentale des chaînes posturales et gestuelles en position corrigée* (fig. 4.79c) : poussées de longue durée crânio-caudales et rotatoires sur les ceintures (1), puis déstabilisations rythmiques multidirectionnelles (2), puis travail sur plans instables (3) ;

– *réalisation du mouvement d'armer et de frappe contre résistance isocinétique (filin) en intégrant les corrections précédentes à faible vitesse, puis à vitesse rapide* (fig. 4.79d) ;

– *réalisation lente puis rapide du geste avec bracelets lestés, bâtons, massues* (fig. 4.79e) finalement raquette (corriger la prise du manche).

Exemple 18. Exercices spécifiques adaptés à différents sports et points importants à développer en rééducation :

La démarche générale est identique à celle développée dans l'exemple 17.

– 1 : danse. Exercices dérivés du renversement postérieur : insister sur l'étirement du segment sous-pelvien antérieur, la rétroversion du bassin, la tonicité des abdominaux, l'extension dorsale et l'extensibilité des épaules ;

– 2 : gymnastique. Exercices d'inclinaison antérieure : insister sur l'étirement du segment sous-pelvien postérieur, l'antéversion et le recul du bassin, la tonicité des spinaux lombaires ;

– 3 : patinage. Exercices dérivés d'un porté : insister sur la projection du centre de gravité et la qualité des appuis plantaires, la délordose lombaire et la tonicité des membres supérieurs et du tronc en étirement axial actif ;

– 4 : karaté. Exercices dérivés du coup de pied postérieur : insister sur l'étirement du segment sous-pelvien postérieur du côté de l'appui, l'antéversion du bassin, l'extensibilité du segment sous-pelvien antérieur du côté de la frappe ;

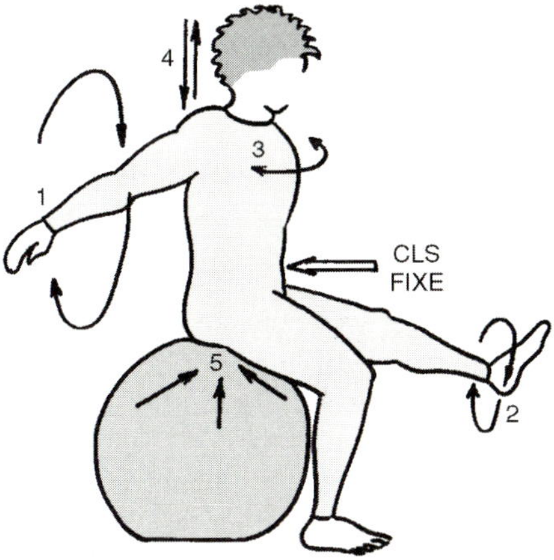

Fig. 4.78.

– 5 : judo. Exercices dérivés d'un mouvement d'épaule : insister sur la flexion des membres inférieurs, la tonicité des quadriceps et des ischio-jambiers (poutre composite fémorale), la délordose et la tonicité de la poutre composite rachidienne et du caisson thoraco-abdominal (surtout les obliques) ;
– 6 : saut à la perche. Exercices dérivés du renversement : insister sur la répulsion des membres supérieurs, l'extension dorsale, la rétroversion du bassin, la stabilisation excentrique des abdominaux ;
– 7 : saut en longueur. Exercices dérivés de la phase de suspension : insister sur la rétroversion du bassin préalable à la flexion des hanches, et sur la tonicité des abdominaux (phase excentrique au cours de l'envol avec freinage de l'antéversion du bassin, puis concentrique au cours de la phase de regroupement avec rétroversion) ;
– 8 : parachutisme. Exercices dérivés d'une réception de saut : insister sur la qualité d'amortissement des membres inférieurs (exercices pliométriques), la délordose et la tonicité de la poutre composite dorso-lombaire.

La rééducation de sportifs souffrant d'une spondylolyse ou d'un spondylolistésis comporte 3 temps :

– des techniques à visée antalgique, localisées au rachis lombaire et au bassin, faisant appel à la physiothérapie et aux contentions vertébrales,

– des techniques manuelles (massages, mobilisations) appliquées à la charnière lombo-sacrée et au bassin, au segment sous-pelvien et au segment sus-pelvien,

– des techniques actives ayant pour objectif de modifier le schéma postural et gestuel des sportifs.

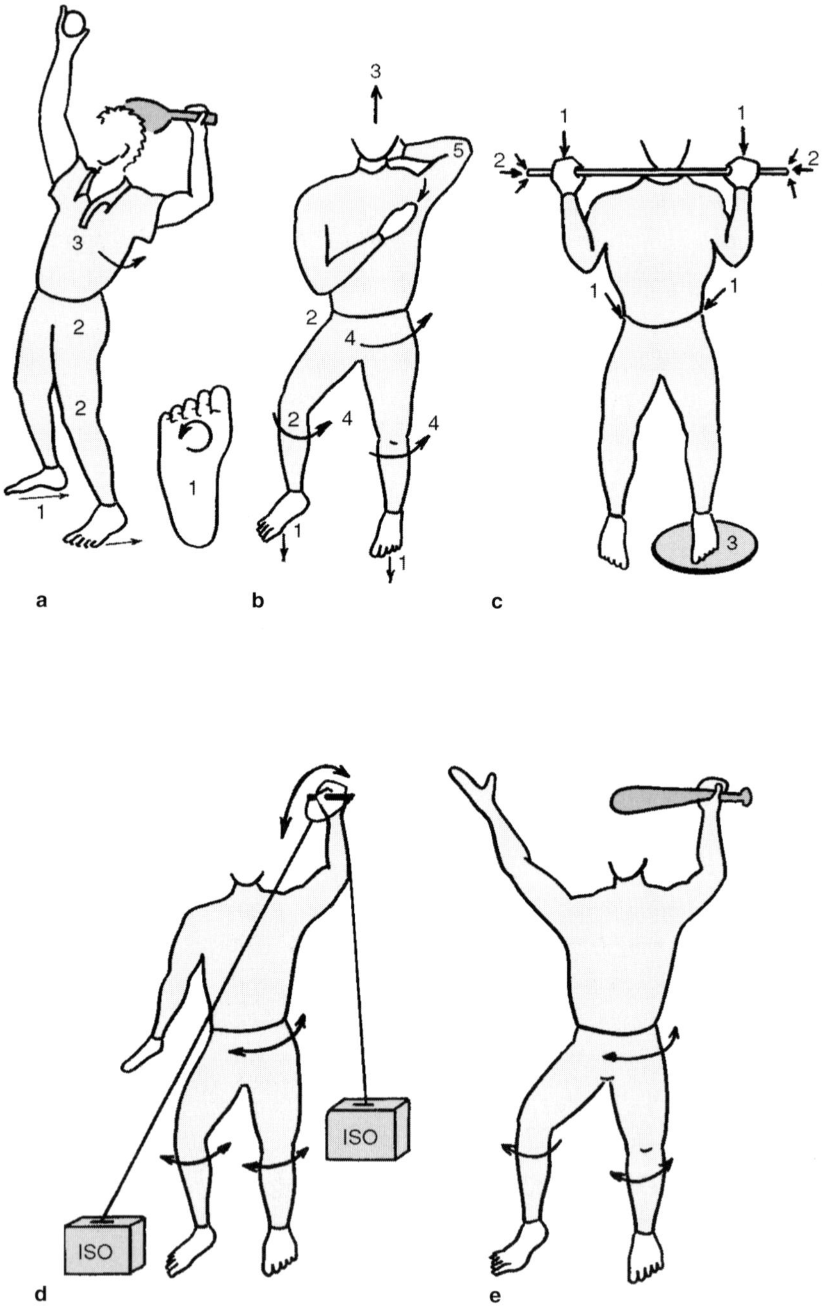

Fig. 4.79.

Bibliographie

Bassin

ADAMS R.J., CHANDLER F.H. – Osteitis pubis of traumatic actiology. *J. Bone Joint Surg,* 1953, *35-A,* 685-696.

ARESKI N., ZERGUINI Y., MEKKHALDI A., ZERDANI S., MASSEN R., BOURRAS R. – La maladie pubienne chez le sportif. Priorité au traitement médical. *J. Traumatol Sport*, Masson, Paris, 1991, *8,* 91-97.

BRUNET B. – La pubalgie : un syndrome « fourre-tout ». Pour une plus grande rigueur diagnostic et thérapeutique, EMC, Instantanés médicaux, Appareil locomoteur, Paris, France, 55, n° 1, 25-30, 1984.

CARNE P. – Contraintes pubiennes et degré d'antéversion du bassin. *J. Traumatolo. Sport,* Masson, Paris, 1991, *8*, 104-108.

DUREY A. – Aspects cliniques de la pubalgie du sportif. *J. Traumatol. Sport,* Masson, Paris, 1984, *I,* n° 2, 46-50.

GUILLOT M., BUSSIERES J.L., VANNEUVILLE G. *et al.* – Biomécanique du muscle grand spoas. *Ann. Réadaptation et Méd. Physique,* 1985, *27,* 215-223.

FISCHER L.P., GONON G.P., CARRET J.P., DIMNET J. – *Symphisis Publica in biomécanique articulaire,* Tome II, *Ceinture pelvienne et colonne vertébrale.* UER, Grange blanche, Lyon.

KERKOUR K., TERAZZI G., MEIER J.L. – Mesure de la force des extenseurs du tronc *in Journée de médecine physique de rééducation 91.* Expansion Scient. Française, Paris, 1991, 59-66.

LAVIGNOLLE B., SENEGAS J., TOSON B., MORLIER P. – Biomécanique des articulations sacro-iliaques et pathologies du sportif, *in Rachis et sport. Actualités en médecine du sport,* Masson, Paris, 1995, 115-121.

LUSCHNITZ E., RIEDEBERGER J., BAUSCHPIED B. – Das Röntgenologische bild der osteonecrosis pubica post-traumatic. *Fortschr. Röntgenstr.,* 1967, *107,* n° 1, 113-118.

LUSCHNITZ *et al.* – *Tableaux cliniques et radiologiques de l'ostéonécrose du pubis chez les joueurs de foot-ball.* Fortschr Gebeit Rœntgenstrahlen, 107, n° 1, 113-118, 1967.

MARNAY T. – *Équilibre du rachis et du bassin.* Cahiers d'enseignement de la SOFCOT, Conférences d'enseignement, 1988, 281-313.

NESOVIC B. – *El dolor inguinal en los futbolistas,* Apunts, 1983, *20*, 237-241.

PAUWELS F. – *Contribution à l'explication de la sollicitation du bassin et particulièrement de ses articulations in Biomécanique de l'appareil locomoteur.* Springer Verlag, Berlin Heidelberg, New-York, 1979, *3,* 141-152.

Provasi O. – Technique myotensive et pelvis. *Kiné Plus,* 1992, *21*, 30-39.

Revel M., Samuel J., Andres J.-C. – Physiologie du muscle psoas major. Etude électromyographique et déduction pour la kinésithérapie, *Ann. Kinésither.,* 1982, 9-7-39.

Rochcongar P. – Influence de l'antéversion du bassin sur les contraintes de la symphyse pubienne. *Médecine du sport,* 1981, *55,* 5, 42.338-44.340.

Williams J.G. – Limitation of the hip joint movement as a factor in traumatic osteitis publis. *Sport Med.,* 1978, *12*, 3, 129-133.

Walheim G., Olerud S., Ribbe T. – Motion of the public symphysis in pelvic instability. *Scand. J. Rehab. Med., 1984,* 16, 163-169.

Zuinen C., Vanderlinden C., Gilson M., Collard E. – Le syndrome spondylo-pubien. *J. Traumatol Sport,* Masson, Paris, 1990, *7*, 18-24.

Genou

Arvidsson I., Erickson E., Haggnark T., Johnson R.J. – Isokinetic thigh muscle strenght after ligament reconstruction in the knee joint. Int. *J. Sports Med.,* 1981, *2,* 7-11.

Arnoldi CC – the patellar pain syndrome. *Acta Orthop Scand,* 1991, *244.*

Augros C.R., Leyvraz P.F., Kerkour K. – Rééducation du genou après plastie intra et extra-articulaire combinée. *Kiné. Scient.,* 1988, *274,* 12-18.

Baycroft CM. – A self-treatment method for patello-femoral dysfunction. *J. Manual Med,* 1990, *5,* 25-6.

Berthelin F., Chanussot J.-C., Viel E. – Utilisation des courants microordonnés dans le traitement de la douleur du sportif, Lyon-Méditerranée Médical-Médecine du Sud-Est, séance annuelle de la Société Francophone d'Electrologie-*Electrothérapie,* 1986, *22,* 10, 10626-10629.

Bidault J., Taffry J. – Rééducation des genoux opérés par plastie externe type Lemaire. *Kiné Scient.,* 1984, *227,* 9-51.

Bigard A.-X., Canon F., Guezennec C.-Y. – Conséquences histologiques et métaboliques de l'électrostimulation. Revue de la littérature. *Science et sport,* 1991, *6,* 275-292.

Boillet M., Pataud D. – Le genou ligamentaire de l'analyse de la stabilité au cahier des charges kinésithérapiques d'une ligamentoplastie type Kenneth Jones modifiée. *Kinésither. Scentif.,* 1991, *297,* 33-38.

Bouquet D. – Genou - Protocole de rééducation après plastie intraarticulaires. *Médec. du Sport,* 1991, *6,* 307-309.

Castillon F., Laleu P. – Technique de rééducation pratiquée après ligamentoplastie mixte de type Mac Intocsh modifiée. *Ann. Kinésither.* 1990, *7,* 7-8, 387-395.

Cerulli F., Ceccarini A., Albert P.-F., Caraffa G. – Étude sur la proprioceptivité du ligament croisé antérieur du genou humain. *Ann. Kinésither.,* Masson, Paris, 1987, *14,* 211-215.

CHATRENET Y. – Notions spécifiques à la récupération musculaire après chirurgie du LCA du genou. *Ann. Kinésither.*, Masson, Paris, 1988, *14*, 5, 219-229.

CHATRENET Y. – Programme de récupération musculaire après chirurgie ligamentaire prophétique du genou. *Ann. Kinésither.*, 1990, *17*, 4, 181-184.

CHEYRON Ch. – Ligamenthoplastie de Mac-Intosch : modification de la rééducation en fonction des différentes techniques chirurgicales. *Kiné. Scient.*, 1989, *279*, 41-46.

COME G., MARCACCI M., SPINELLI M., GIROLAMI M., CAPORALI R., ROSSI A. – Mécanorécepteurs du ligament latéral interne du genou humain. *Ann. Kinésisther*, Masson, Paris, 1985, *12*, 4, 153-157.

DEJOUR H. – Instabilité et souffrance rotulienne. *Kiné Plus*, 1994, *40*, 13-19.

DE LECLUSE J., SABOURIN F., MIDDLETON P. – La rééducation du genou après plastie de Mac Intosch. *Tome de Méd. Phy. et Réédu*, 86. *Exp. scient*, 55-60.

DIVE M. – Anomalie d'axes des membres inférieurs : à propos du syndrome rotulien et de leur correction éventuelle. *Kiné Plus*, 1992, *25*, 12-17.1992, *26*, 15-17.

DOUCETTE S.A., GOBLE E.M. – The effect of exercise on patellar tracking in lateral patellar compression syndrome. *Am J. Sports Med.*, 1992, *20*, 434-40.

DUCHATEAU J., HAINAUT K. – Effect of immobilisation on contractile properties, recrutment and firing mates of humain motor units. *J. of physiol.*, 1990, *422*, 55-65.

DUPONT J.-Y., HERENBERG G., TULLY J.-P., MACQUET A. – Rééducation de l'opération de Mac Intosch modifiée, *in Actualités en rééducation fonctionnelle et réadaptation.*

FALEMPIN M., GOUBEL F., MOUNIER Y. – L'atrophie musculaire en situation de microgravité réelle ou simulée : analyse des propriétés contractiles et élastiques du complexe muscle tendon. *Sciences et motricité*, 1991, *14*, 34-45.

FOURATI M., DARGTOUH M. – Rééducation du genou après fracture de la rotule. *Ann. Kinési.* 1986, *13*, 12, 40-46.

GARROS J.-C., VIEL E. – Utilisation des contractions musculaires évoquées à distance par irradiation. *Ann Kinésither.*, Masson, Paris, 1979, *6*, 411-419.

GIOVE T.P., MILLER S.J., KENT B.E., SANFORD J.L. – Non-operative treatment of torm anterior cruciate ligament. *J. Bone Jt. Surg.*, 1983, *65*, 184-192.

GOUTALLIER D. – Les syndromes rotuliens douloureux chez l'adulte. *Cahiers d'enseignement de la SOFCOT*, Conférence d'Enseignement, 1993, 209-217.

GRIMBY B, GUSTAFSSON E., PETERSON L., RENSTROM P. – Quadriceps function and training after knee ligament surgery. *Med. Sci. Sports Exerc.*, 1980, *12*, 70-75.

GRIMBY G., HEIJNE C., WEDEL H. – Muscle strengh and endurance after training with reparated maximal isomatic contraction. *Scand. J. Rehab Med.*, 1981, *5*, 118-123.

Hawkins R.J., Misamore G.W., Merritt T.R. – Followup of the acute monoperated isolated anterior cruciate ligament tear. *Am. J. Sports Med.,* 1986, *14,* 205-210.

Heuleu J.-N., Breton G., Darnault A., Courtillon A., Jusserand J. – Réflexions sur la rééducation des syndromes rotuliens et notre expérience en ce domaine. *Cah. Kinésithér.,* 1984, *108,* 177-203

Host J.V., Craig R., Lehman R.C. – Patellofemoral dysfunction in tennis player. *Clin Sports Med.,* 1995, *14,* 177-203.

Johansson H. – Role of knee ligaments in proprioception and régulation of muscle stiffness. *Journal of Electromyography and Kinesiology,* Taven Press, New-York, 1991, 158-179.

Jozsa L., Kannus P., Jarvinen M., Kvist M., Lehto M. – Denervation and immobilization induced charges in the myotendinous junction. *Eur. J. Exp. Musculoskel. Res.,* 1992, *1,* 105-112.

Kauhanen S., Leivo I., Michelsson J.E. – Early muscle charges after immobilisation. *Clin Orthoped. Relt. Res.,* 1993, *297,* 44-50.

Kennedy F.C., Hawkins R.J., Willis R.S., Danylcaulk K.M. – Tension studies of human knee ligament. *J. Bone Joint Surg.,* 1976, 58 A 350.

Kerkour K., Barthe M., Meier J.L., Gobelet C. – Force musculaire maximale isocinétique (FMMI) extenseurs et fléchisseurs sagittaux du genou, *Ann. Kinésither.,* Masson, Paris, 1987, *14,* 6, 281-283.

Kerkour K, Zeyvraz P.F., Barthe M., Augros C., Meier J.L. – Rééducation du genou après plastie intra et extra-articulaire combinée. *Tome de méde. Phys. en rééducation* 87, Exp. Scient., 182-187.

Labrier K., O'Neil D.B. – Patellofemoral stress syndrome. Current concepts. *Sports Méd.,* 1993, *16,* 449-59.

Langford L.A., Schmidt R.F. – Afferent and efferent axons in the medial and posterior articuler nerves of the cont. *Anar Rec.,* 1983, *16,* 449-59.

Manour T., Barrault J.F., Boussagol M., Ster J. – Rééducation des lésions du ligament croisé postérieur du genou. *Actualités rééduc. Fonct. et réadap.,* 11e série, Masson, 1986, 208-215.

Mc Donagh M.J.N., Davies C.T.M. – Adaptative response of mammalian skeletal muscle to exercice with high loads. *Eur. J. Appl. Physiol.,* 1984, *52,* 139-155.

Mc Mullen W., Raoncarati A., Koval P. – Static and isokinetic treatments of chondomalacia patella : a comparative investigation. *J. Ortho Sports Phys. Ther,* 1990, *12,* 256-66.

Middleton P., Rodineau J. – La mobilisation sous anesthésie générale dans les suites de la chirurgie ligamentaire du genou.

O'Neill D. B,. Michell L.J., Warner J.P. – Patellofemoral stress. A prospective analysis of exercice treatment in adolescents and adults. *Am J Sports Med.,* 1992, *20,* 434-40.

PIERRON G., LEROUX P., DESMARAIS J.J. – Exemples de piégeages articulaires et musculaires du genou. *Ann. Kinésither,* Masson, Paris, 1992, *19,* 219-223.

POPE M.H., JOHNSON R.J., BROWN D.W., TIGNE C. – The role of the musculature in injuries to medial colloteral ligament. *J. Bone Joint Surg.* (ann), 1979, *61,* 398-402.

PORTERO P. – Influence de la position de la hanche sur l'activité isocinétique maximale des muscles polyarticulaires sagittaux de la cuisse. *Ann. Kinésither.,* Masson, Paris, 1985, 137-194.

PORTERO P. – Développement de la force et de la puissance des muscles de la cuisse – *Ann. Kinésither.,* Masson, Paris, 1993, 18, 9, 451-453.

RECEVEUR I., CHANUSSOT J.C. – Cryothérapie : intérêt d'une genouillère isotherme. *Ann. Kinésither.,* 1993, *20,* 1, 33-40.

RENAUT M., PROST A. ROCHONGAL P. – La rééducation de ligamentoplastie intra articulaire pour laxité antérieure du genou. *Ann Kinésit.,* 1983, *10,* 73-79.

REVEL M., PERREIN D., FIORINI P. – Levée d'inhibitions par « piégeage » neuromusculaire. *Journ. Méd. Phys. Rééd.,* Exp. Scientif. Française, 1983, 173-176.

RIGA L., DEJOUR H., CHAMBAT P. *et al.* – Arthroplastie de Kenneth Jones et rééducation. *Ann Kinésither.,* Masson, Paris, 1991, *10,* 9, 451-453.

RODINEAU J. – Traitement fonctionnel des lésions isolées du ligament croisé. Édit. Techn. EMC, *Instant. Médic.,* 1993, *64-2,* 57-60.

ROLANO D. – Éléments principaux de rééducation d'un genou traité par plastie intra articulaire de LCAE. *Kinésither. Scient.,* 1990, *289,* 17-22.

ROLL J.P., GILHODES J.C. – Méthode de rééducation motrice par assistance proprioceptive vibratoire, données fondamentales concernant les effets perceptifs et moteurs des vibrations tendineuses chez l'homme. *Ann. Kinésither.,* Masson, Paris, 1983, *10,* 1-10.

ROZENBLAT M. – Traitement fonctionnel d'une rupture isolée du ligament croisé antérieure. *Médecine du Sport,* 1989, *63,* 3, 153-155.

SABOURIN F. – La rééducation après plastie extra articulaire. *J. Traumat. Sport,* 1986, *3,* 29-34.

SABOURIN F., RODINEAU F. – Problème de rééducation posés par les instabilités antérieures du genou. *Tome de méd. Phys.,* 1983, Exp. Scient. Paris, 225-260.

SAUVANNET R. – La kinésithérapie des instabilités dynamiques fémoro-patellaires traitées par intervention de stabilisation dynamique interne. *Ann. Kinsi.,* 1985, *6,* 265-271.

SHELTON G.L. – Conservative management of patellofemoral dysfunction. *Prim Care,* 1992,*19,* 331-50.

SHELTON G.L., THIGPEN L.K. – Rehabilitation of patellofemoral dysfunction : a review of literature. *J. Orthop Sports Phys. Ter,* 1991, *14,* 243-9.

VAN VOOREN P. – La rééducation après plastie externe de Lemaire pour rupture de ligament croisé antérieur. *Ann. Kinésithér.,* Masson, Paris, 1983, *10,* 135-137.

VIEL. E, PIERRON G. – Contrôle du geste automatique par les récepteurs spécialisés. *Kinésither. Scentif.,* 1985, *233,* 11-19.

WOODALL W., WELSH J. – A biomechanical basis for rehabilitation programms involving the patellofemoral joint. *J. Orthop. Sports Phys. Ther,* 1990, *11,* 535-42.

YOUNG A., STOKES M., ILES J.F. – Effects of joint pathology on muscle. *Clin. Orthop. Rel. Res.,* 1987, *219,* 21-27.

ZAPPALA F.G., TAFFEL C.B., SCUDERI G.R. – Rehabilitation of patellofemoral joint disorders. *Orthop Clin North Am,* 1992, *23,* 555-66.

Cheville-Pied

ARANDES R., VILADOT A. – Biomécanica del calcanéo. *Méde. Chri.* (Barcelone), 1953, *XXI,* 1.

BASMAJIAN J.V. – *Arch support of foot in "Muscles Alive",* Williams & Wilkins Company, Baltimore, 1978, 266-275.

BASMAJIAN J.V., STECKO G. – The role of muscles in the arch support of the foot : on EMG study. *J. Bone Joint Surgery,* 1963, *45 a,* 1184-1190.

BENNETT M., KER R. – *Journ. Exp. Biologic,* 1981, *93,* 283-302.

BOISSONAULT W., DONATELLI R. – The influence off hallux extension on the foot during ambulation. *Journ. Orthop. Sports,* 1984, *5,* (5), 240-242.

BONNEL F., CLAUSTRE J. – Le système achilléo-calcanéo-plantaire. *Méd. Chir. Pied,* 1985, *2 / 4,* 79-82.

BONTEMPS F., GENOT C., PLAS F., VIEL E. – Creusement de la voute plantaire lors de la dorsi-flexion active du gros orteil. *Ann. Kinésithér.,* 1981, *7,* 61-68.

CASTELAIN T.J.C. – Rééducation des instabilités chroniques de la cheville traitées par retente ligamentaire extern. *Cah. Kinésisthér.,* 1980, *83,* 2, 47-53.

CHANUSSOT J.-C., BROS O., DANOWSKI R. – Rupture partielle de l'aponévrose plantaire : analyse physiopathologique et traitement. *Journ. de Méd. Phys. et de Rééduc.,* Expans. Scientif. Franç., 1989, 40-49.

CHANUSSOT J.-C. – La pliométrie. *Actual. Sport et Med.,* 1992, *12,* 22-26.

DEBUCK P. – *La liaison calcanéo-métatarso-phalangienne.* Rapport de recherches personnelles en vue de l'obtention du certificat de MCMK - Bois Larris - Mémoire, 1987 / 1988.

DE DONKER E., KOWALSKI C. – *Cinésiologie et rééducation du pied.* Monographies ECK, Bois Larris, Masson, Paris 1979, 26, 41, 56.

DELECLUSE T., RODINEAU J., DUPONT Ph., SABOURIN F., PEYRE M., KOUADIO V. – Traitement des entorses et instabilités tibio-tarsiennes externes par une orthèse stabilisatrice. *Tome de Médec. Phys.*, 1992, 289-295.

DELECLUSE T., RODINEAU J. *et al.* – Traitement des entorses et instabilités tibio-tarsiennes externes par une orthèse stabilisatrice. Rééducation, 1992, 289-295.

DE DONKER E., KOWALSKI C. – *Le pied normal et pathologique,* Publication acta médica Balgica, 1970, 31, 71.

DOMINGO, PECH J., GIRVENT-MONTLLOR F., HUGUET-BOQUERAS J. – Anatomie comparée du système achilléo-calcanéo-plantaire. *Méd. et chir. du pied,* 1985, *2 (4),* 75-78.

DOSSA J. – Médecins-rééducateurs et chirurgiens face aux fractures articulaires du calcanéum. *Cahier Rééduc. Réadapt.,* 1976, *11,* 21-30.

EDMOND C., GODIN J.P. – Tendinites achiléennes opérées. *Journée de Médecine Physique et de Rééducation,* 1984, Expansion scientifique, 86-95.

EDMOND Ch. – La rééducation des tendinites achilliennes opérées. *Ann. Kinésithér.,* 1976, *6,* 167-179.

FINE M. – *Relation morphologie fonction des segments jambe-pieds.* Thèse de doctorat en biomécanique Université Claude Bernard, Lyon, 1986.

FRITSCHY D., JUNET, BONVIN – Traitement fonctionnel de l'entorse grave de la cheville. *Journal Traumatologie Sportive,* 1987, *4,* 131-136.

HICKS J.H. – The function of plastar aponevrosis. *J. Anat.* (London), 1951, *85,* 414-415.

HICKS J.H. – The mecanics of the foot II : the planter aponevrosous and the arch. *J. Anat* (London), 1954, *88,* 25-30.

HOHMAN G. – *Pié y pierna* (traduct. espagnole). BARCELONE, LABOR., 1949.

JAEGER J.M., MEYER-FLECH D., BALLIET – Traitement des entorses graves de la cheville opérées ou non opérées et des laxités chroniques opérées par attelle pneumatique amovible. *J. Traumatol. Sport., 8,* 128-133.

JUDET T., JUDET H. – Raideur de l'articulation de la cheville. *Cinésiologie,* déc. 1978, *70,* 91-93.

LALARDRIE B. – Les ressorts cachés du coureur à pied. *Gazette médicale,* 1963, *94,* 29, 12-21.

LAPIDUS – Kinesiology and mechanical anatomy of the tarsal joints. *Chri. Orthop.,* 1963, *30,* 30-34.

LELIÈVRE J. – *Pathologie du pied.* Masson, Paris, 1967.

LERAY B., RANAIVO J.R. – Kinésithérapie de la tendinite d'Achille d'effort. *Ann. Kinésith.*, 1990, *17,* 10,551-554.

MC NEILL ALEXANDER R. *et al.* – *Nature,* 1987, *335,* 147-149.

PETITDANT B., HUGUENIN Ph. – Rééducation des fractures du calcanéum traitées selon la méthode fonctionnelle de Dautry. *Kinésith. Scientifique,* Anal 1994, *33,* 37-43.

PILARDEAU B., MUSSI R., PIGNEL R. *et al.* – Traitement médical de l'entorse externe de la cheville. A propos de 517 cas. *Journée Traumatol. Sport,* 1990, *7,* 124-130.

PLAS F. – Rééducation après entorse du LLE de la cheville. *Annales de Kinésithérapie,* 1977, *6,* 213-220.

PLAS F., VIEL E., BLANC Y. – *La marche humaine.* Monographies de l'ECK Bois-Larris, Masson, Paris, 1979, 60-66.

QUESNOT A., DANOWSKI R., LEGRAND E. – *Rééducation des raideurs post-traumatiques de la cheville.* Application au gain en flexion dorsale. Journées de Médecine physique et de rééducation, Paris, septembre 1995, 197-810.

ROCHON P.G., LAGOUTTE J.L. – Kinésithérapie des fractures du calcanéum traitées par la méthode fonctionnelle. *Cahier Kinésith.,* 1980, *87,* 6, 53-61.

RODINEAU J., SABOURIN F. – Conduite pratique de la rééducation proprioceptive, *in cheville et Médec. de Rééducation,* Masson, 1982, 86-90.

RODINEAU J. COURROY J.-B. SABOURIN F. DAUBINET G. – Le traitement de rééducation des tendinites d'Achille. *Journée de Médecine Physique et de rééducation.* Expansion scientifique, 1984, 90-95.

SAVAGNAC G., SAIBENE F., MARGARIA R. – *Journ. Appl. Physiol.,* 1964, *19,* 249-256.

SCARAVELLI J. – Entorse grave du LLE de l'articulation tibio-tarsienne. *Kinésithérapie Scient.,* Ann. 1991, *300,* 5-13.

SENEGA S., NOBLIA B., LAVIGNOLLE A., TASTET L., PANZINS T. – Rééducation des fractures articulaires du calcanéum. *EMC instantan. médic.,* 1981, *3,* 1981, *4.*

VILADOT A. – Anatomie, physiologie et physiopathologie du système achilléo-calcanéo-plantaire. *Méd. Chir. Pied,* 1985, *2,* 4, 69-74.

WITVOET T., JAULIN P. – Traitement des instabilités chronique de la tibio tarsienne. *Journée Physi. de Rééducation,* 1989, 80-86.

Rachis

ARGENSON C., LOVET F., LE PERRETI F., ROUSSEAU R. *et al.* – Rééducation des traumatisés du rachis cervical inférieur opérés par ostéosynthèse - arthrodèse antérieure. *Tome de médecine physique et rééducation,* 1986. Exp. Scient., 159-161.

BADELON B.-F. – Le spondylolisthésis dans la dynamique lombo-pelvi-fémorale, *in Journée de médecine physique et de rééducation,* 1991. Expansion Scientif. Française, Paris, 1991, 27-36.

BARROIS R., ARANDA P. – Rééducation des traumatisés graves du rachis cervical sans lésion neurologique. *Tome de médecine physique et de rééducation,* 1986. Exp. Scient., 157-158.

Benazet J.-P., Saillant G., Chamberlin B., Rolland E., Roy-Camille R. – Spondylolyse, spondylolisthesis et sports, *in Rachis et sport. Actualités en médecine du sport,* Masson, Paris, 1995, 108-115.

Berthelin F., Barrette G., Chanussot J.-C., Garcy J.-P. – Analgésie des articulations par la stimulation électrique transcutanée. *Journ. de méd. phys. et de rééduc.,* Expans. Scientif. Franç., 1989, 226-233.

Boyot M. Cochet M., Jassin J.-L., Levillain C., Eisenmann M. – Rééducation des fractures du rachis thoraco-lombaire sans signe neurologique. Édition Techni., Encycl. Rééd. Chir. (Paris-France) Kines. Rééducation fonctionnelle, 1992, 26-286, *10,* 14.

Cabail, Legrand, Lelievre, Paillet, Palisser, Perrein – Kinésithérapie des fractures du rachis dorsal et lombaire. *Kinési Scient.,* 1984, *228,* 55-58.

Chanussot J.-C., Danowski R., Copin J.-P., – *Rééducation des entorses du rachis cervical inférieur observées en milieu hippique.* Journ. de Méde. Phys. et Rééduc., Exp. Scient., 1986, 146-155.

Courtillon A., Breton G., Carzon J., Darnault A., Heulen J. – Techniques sélectives : massages et physiothérapie *in Simon P., Leroux J.P., Trivat J.M., Rachis cervical et Médecine de rééducation,* Montpellier 300-303 - Masson, 1985.

Danowski R., Quesnot A. – *Lombalgies du patineur sur glace.* Journées de Médecine physique et de rééducation, Paris, septembre 1995.

Danowski R., Laisne R., Chanussot J.-C. – *Monte en amazone-contraintes et pathologies.* Compte-rendu des Journées Européennes de Médecine et Sport Equestre de Saumur 1989.

Danowski R., Chanussot J.-C. – Rachis et sport. *Sport méd. Actual.,* 1990, *50,* 24-30.

Danowski R., Quesnot A., Chanussot J.-C. – *Rachis et Sports de glace des Journées de Montpellier « Rachis et Sport »,* 10 / 03 / 1995, 344-351.

David J.-P., Viel E. – Etude statique et dynamique de la colonne cervicale, application de la technique de Mest dogh à l'examen des nucalgies. *Ann. Kinésith.,* 1981, *8,* 35-43.

Delfosse G., Jacquemin J.-L., Tordevri J.-P., Maldagne P., Coyette F. – *Colonne cervicale et proprioception.* Méd. Phys. et de réédu. 86. Exp. Scient. 131-134.

De Mauroy J.-C., Voutey J.-N. – Traitement orthopédique lyonnais du spondylolisthésis, *in Journée de médecine physique et de rééducation* 91, Expansion Scentif. Française, Paris, 1991, 104-110.

Fabre G., Gault D., Laulla F.-E. – Cervicalgies post-traumatiques ou microtraumatiques. Méd. Phys. et réédu. 86. Exp. Scient., 160-166.

Galibert A., Benkrima C. – Spondylolyse et spondylolisthésis. *Kiné Plus,* *5,* 1990, 10-20.

GALLIEN P., DERAMOUDT B., PIALOUX B., BRAU S., BRISSOT R. – L'appareillage dans les fractures du rachis lombaire sans signe neurologique. T. Méd. Phys. et Rééd. 1988 Exp. Scient. 107-116.

HUSSON J.-L., MOREL G., BRONSARD J.-J. – Traitement des spondylolyses douloureuses du sportif par plaque bi-pédiculo-lamaire ou delta-plaque, *in Rachis et Sport.* Actualités en médecine du sport, Masson, Paris, 1995, 165-173.

JACQUOT J. – Comment rééduquer un syndrome cervical post-traumatique. *Ann. Kinési.* 1984. Exp. Scient., 107-116.

JAVELAS P., LARDRY J.-M., LEMAIRE J.-P. – La rééducation du spondyloslisthésis isthmique non opéré. *Kinésither. Scientifique,* 1983, *219,* 17-45.

KAMINA P., RIDEAU Y. – Considérations sur les variations de position du bassin dans diverses postures. *Ann. de Médecine Physique,* 1970, *XIII*, 2, 175-181.

LAVIGNOLLE B., SENEGAL P. – La rééducation des fractures du rachis dorsolombaire sans complications neurologiques. *Kinesi. Scient.,* octobre 1978, *162,* 45-54.

LEMAIRE J.-P., LARDRY J.M., JAVELAS P. – Physiopathologie du spondylolisthésis, *Kinésither. Scientifique,* 1983, *219,* 8-15.

MARIOTON F. – *Kinésithérapie dans les entorses graves du rachis cervical.* Mémoire pour l'obtention du certificat de moniteur cadre en masso-kinésithérapie, 1985, 16.

DE MAUROY J.-L. – Appareillage des fractures du rachis dorso-lombaire traitées orthopédiquement. *T. Méd. Phys. et Rééd.,* 1988, Exp. scient., 102-106.

NIRASCOU M. – Utilisation du ballon dans la rééducation des traumatisés craniens cérébraux. *Médec. Phys. et rééduc. 86,* Exp. Scien., 134-141.

PENINOU G., BARETTE G., DUFOUR M. – La rééducation abdominale après une fracture de D 12 sans trouble neurologique. *T. Méd. Phys. en Rééd.*, 1988, Exp. Scient., 134-141.

PERRIN R. – Kinésithérapie d'une fracture tassement dorso-lombaire sans trouble neurologique. *Kinési. Scient.,* 1986, *246,* 41-54.

PEYRIN F. – « L'entorse cervicale ». *Ann. Kinésith.,* 1984, *11,* 3, 75-78.

POCHOLLE M., CHANUSSOT J. C-., BERTHELIN F. – Effets des courants microordonnés sur les douleurs chroniques de plus de six mois. *Ann. Kinésithér.,* 1990, *17,* 10, 495-502.

PRETOT C. – Rééducation du spondylolisthésis. *Kiné plus,* 1992, *25,* 19-25.

QUESNOT A., DANOWSKI R., CHANUSSOT J.-C. – Bilan clinique rachidien préolympique des Équipes de France de Patinage. *Actual Sport et Méd.,* avril 1992, *16,* 2-9.

REVEL M., APSITT E., AUGE R. – *« La cervicalgie commune : technique de rééducation »* Orsay, Pfizer International INC, 1984.

RODINEAU J. – Traitement conservateur du spondylolisthésis du sportif, in Rachis et sport, *Actualités en médecine du sport,* Masson, Paris, 1995. 159-165.

Rossi F., Dragois S. – Lumbar spondylolysis occurence in competitive athletes. Updated achievement in a serie of 390 cases. *J. Sportsd Med.,* 1990, *30* (4), 450-452.

Roy-Camille R., Saillant G., Massin P. – Traitement des fractures du rachis dorso-lombaire par la méthode de Bohler. *Revue de chirurgie orthopédique,* 1989,*75,* 479-489.

Roy-Camille R., Lazennec J.-Y, Saillant G., – Spondylolysthésis et instabilité lombaire. *Synoviale,* mai 1992, *11,* 25.

Saillant G. Rolland E., Lemoine P., Benazet J.-P. – *Les entorses du rachis cervival,* « Rachis et Sport ». Masson, 1995, 47-47.

Samuel J. – Rééducation de la mobilité cervicale *in Simon L., Leroux J., Privat J.M., Rachis cervical et Médecine de rééducation.* Masson, Paris, 1985. Montpellier 304-323.

Samuel J., Valmont M., Peninou G. – Physiopathologie, étiopathogénie, mécanisme de la lyse isthme et du spondylolisthésis de la charnière lombo-sacrée, *in Journée de médecine,* physique et de rééducation 91, Expansion Scient. Française, Paris, 1991, 7-26.

Schlotter J. C, Callens C. – Rééducation après fracture tassement du corps vertébral du rachis dorso-lombaire sans signe neurologique. *Kinés. Scient.,* 1998, *267,* 21-45.

Senegas J., Guerin J., Lavignolle B., Arne P., Bioux M., Vigne C. – Rééducation des traumatismes du rachis cervical sans complication neurologique. *Instantanées Encycl. Méd. chir.,* 26993, 37-40, 35-38.

Steib J.-P., Ohlmann A.M. – Biomécanique du spondylolisthésis L5 / S1, *Ann. Kinésithér.,* Masson, Paris, 1989, *16,* 1-2, 21-31.

Tayon B., Perrein M., Fokeladen M. – Rééducation précoce des fractures du rachis dorso-lombaire. *T. Méd. Phys. de Méd.,* Exp. Scient., 1988, 117-120.

Vial D., Lecestre P., Delplace T., Beya K. – Intérêt et limitation du traitement fonctionnel de la fracture du rachis dorso-lombaire sans lésion neurologique. *T. de méd. Phys. et réédu.,* Exp. Scient., 1988, 122-125.

Vidal J., Marnay T. – La morphologie et l'équilibre corporel antéro-postérieur dans le spondylolisthésis L5 / S1. *Rév. Chir. Orthop.,* 1983, *69,* 17-28.

Wiltse J.L., Newman P.H., Mac Nab I. – Classification of spondylosis and spondylolisthesis. *Clin Orthop.,* 1976, *117,* 23-29.

Ouvrages généraux

Abeillon G., Auclair J., Domenach M. – *Traumatologie et rééducation en médecine du sport.* Arnette, Paris, 1992.

Azemar G., Ripoll H., *Neurobiologie des comportements moteurs.* INSEP Publications, 1982.

BAR-OR O. – *Médecine du sport chez l'enfant.* Masson, Paris, 1987.

BAROTTI J., DUJARDIN C. – *Guide pratique de traumatologie.* Masson, Paris, 1990.

BASMAJIAN J.V. – *Mucles alives.* Williams et Wikins Company, Baltimore, 1978.

BENASSY J. *et al.* – *Traumatologie Sportive.* Coll. des monographies de Médecin du sport, Masson, Paris, 1982.

BENEZIS J., SIMERNY J. *et al.* – *Muscles, tendons et sports.* Masson, Paris, 1983.

BENEZIS J., SIMERNY J. *et al.* – *L'enfant, l'adolescent et le sport.* Masson, Paris, 1986.

BOYER T. *et al.* – *Sport et appareil locomoteur.* Masson, Paris, 1989.

BROOKS M., EVANS R., FAIRCLOUGH J. – *Sports Injuries, pocket picture Guides.* Gonver medical Publishing, London, 1992.

CHANUSSOT J.-C., DANOWSKI R. – *Elastofiches, fiches de traumatologie du sport.* Lab. Fisch, 1992.

CORRIGAN B., MAITLAND G.D. – *Médecine Orthopédique Pratique.* Série Précis Médicaux, Masson, Paris, 1988.

CYRIAK J. – *Manuel de Médecine Orthopédique.* Coll. De Rééd. Fonct. et de Réadapt., Masson, Paris, 1988.

DANOWSKI. R., CHANUSSOT J.-C. – *Traumatologie du sport.* Masson, Paris.

DIMEGLIO A. – *Orthopédie pédiatrique quotidienne.** Médical, Vigot, 1988.

EINSIGBACH T., KLUMPER A., BIEDERMANN L. – *Physiothérapie sportive et rééducation.* Vigot, Paris, 1990.

FUNG Y.C. – *Biomechanics.* Springer-verlog, New-York Inc., 1988

GENETY J., BRUNET-GUEDJ E. – *Traumatologie du sport en pratique médicale courante.* Coll. Sport + Enseignement, Vigot, Paris, 1980.

GODEFROY D. – *La pathologie abarticulaire.* Lab. Cetrane, 1977.

HAY J.G. – *Biomécanique des techniques sportives.* Coll. Sport + Enseignement, Vigot, Paris, 1980.

HOPPENFELD S. – *Examen clinique des membres et du rachis.* Coll. de Rééduc. Fonct. et de Réadapt., Masson, Paris, 1990.

MC RAE R. – *Clinical orthopedic examination.* Longmarn group limited, 1983.

MC RAE R. – *Traumatologie pratique, diagnostic et traitement.* Medsi, 1982.

MAITLAND G.D. – *Péripheral manipulation.* Butterworth Co éd., London, 1977.

MAITLAND G.D. – *Articulations périphériques.* Butterworth Co éd., London, 1988.

MAITLAND G.D. – *Vertebral manipulation.* Butterworth Co éd., London, 1986.

MELLION M.B., WALSCH W.N., SHELTON G.L. – *The team Physician's handbook.* Hnley & Belfus edit., Philadelphia, 1990.

MONOD H., WANDEWALLE M. – *Sports et Médecine, tome 3.* Edit. Médicales, Fournier Frères-Pharmuca, 1963.

MONOD H., AMORETTI R., RODINEAU J. – *Médecine du sport pour le praticien.* SIMEP, 1994.

NADEAU M., PERRONET F. *et al.* – *Physiologie appliquée de l'activité physique.* Vigot, Paris, 1980.

PATEL A. – *Traumatologie.* Coll. Abrégés. Masson, Paris, 1988.

PETERSON L., RENSTROM P. – *Manuel du sportif blessé, prévention, rééducation fonctionnelle.* Vigot, Paris, 1986.

PILARDEAU P. – *Manuel pratique de médecine du sport.* Masson, Paris, 1987.

RODINEAU J., SIMON L. – *Rééducation des traumatismes sportifs.* Masson, 1992.

RODINEAU J., SIMON L. – *Microtraumatologie du sport.* Coll. de Patho. locomotrice, 13, Masson, Paris, 1987.

Index

D

E

F

G

H

I

J

K

L

M

N

T

U

V

W

X

T

U

V

W

X

MASSON Éditeur
21, rue Camille-Desmoulins
92789 Issy-les-Moulineaux Cedex 09
Dépôt légal : février 2005

401756 - I - (3) - CSB M90 - SNEL

Achevé d'imprimer sur les presses de
SNEL Grafics sa
rue Saint-Vincent 12 – B-4020 Lièg
Tél +32(0)4 344 65 60 – Fax +32(0)4 34
janvier 2005 – 33542

Imprimé en Belgique